Algemene ziekteleer

Algemene ziekteleer

Drs. IJ.D. Jüngen
Dr. M.J. Zaagman-van Buuren

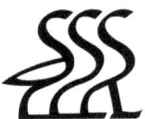

Bohn Stafleu van Loghum
Houten 2007

© 2007 Bohn Stafleu van Loghum, Houten
Alle rechten voorbehouden. Niets uit deze uitgave mag worden verveelvoudigd, opgeslagen in een geautomatiseerd gegevensbestand, of openbaar gemaakt, in enige vorm of op enige wijze, hetzij elektronisch, mechanisch, door fotokopieën of opnamen, hetzij op enige andere manier, zonder voorafgaande schriftelijke toestemming van de uitgever.
Voor zover het maken van kopieën uit deze uitgave is toegestaan op grond van artikel 16b Auteurswet 1912 j° het Besluit van 20 juni 1974, Stb. 351, zoals gewijzigd bij het Besluit van 23 augustus 1985, Stb. 471 en artikel 17 Auteurswet 1912, dient men de daarvoor wettelijk verschuldigde vergoedingen te voldoen aan de Stichting Reprorecht (Postbus 3051, 2130 KB Hoofddorp). Voor het overnemen van (een) gedeelte(n) uit deze uitgave in bloemlezingen, readers en andere compilatiewerken (artikel 16 Auteurswet 1912) dient men zich tot de uitgever te wenden.

Samensteller(s) en uitgever zijn zich volledig bewust van hun taak een betrouwbare uitgave te verzorgen. Niettemin kunnen zij geen aansprakelijkheid aanvaarden voor drukfouten en andere onjuistheden die eventueel in deze uitgave voorkomen.

ISBN 978 90 313 4571 7
NUR 897

Ontwerp omslag: Bottenheft, Marijenkampen
Ontwerp binnenwerk: Studio Bassa, Culemborg
Automatische opmaak: Pre Press, Zeist

Bohn Stafleu van Loghum
Het Spoor 2
Postbus 246
3990 GA Houten

www.bsl.nl

Distributeur in België:
Standaard Uitgeverij
Mechelsesteenweg 203
2018 Antwerpen

www.standaarduitgeverij.be

Woord vooraf

Als zorgverlener verleent de verpleegkundige/verzorgende op een professionele en verantwoorde wijze verpleegkundige zorg op menselijke maat om de last van ziekte, handicap of sterven te verlichten. De patiëntenzorg omvat nagenoeg het complete spectrum van de geneeskunde. Om het verpleegkundig proces op professionele wijze vorm te geven, verzamelt de verpleegkundige gegevens met speciale aandacht voor aanvullende onderzoeks- en laboratoriumuitslagen die een beeld geven van de vitale functies. Er wordt in beperkte mate lichamelijk onderzoek uitgevoerd.
Op basis van theoretische en praktische kennis van de anatomie/fysiologie en ziekteleer moet men in staat zijn gericht te observeren en vandaar uit te beredeneren wat er aan de hand kan zijn. In elke situatie is de verpleegkundige/verzorgende in staat zodanig de verzamelde gegevens te interpreteren, zodat waar nodig is, verpleegkundige (complexe) interventies uitgevoerd kunnen worden en gehandeld kan worden in levensbedreigende situaties.
Het basiswerk *Algemene ziekteleer* is allereerst bestemd voor verpleegkundestudenten (mbo), maar het is ook bedoeld voor verzorgenden die tijdens en na hun opleiding over bepaalde onderwerpen iets willen opzoeken. Daarnaast kunnen ook studenten van (para)medische mbo-opleidingen het gebruiken om hun kennis van de ziekteleer te verrijken. In het boek worden de ziekteverschijnselen uitgelegd met als vertrekpunt anatomie en fysiologie. Men leert de verschijnselen te herkennen, te interpreteren en daardoor in de beroepsuitoefening op de juiste wijze hierop te reageren. Dit geldt ook voor de medicatie. De verpleegkundige/verzorgende schrijft zelf geen medicatie voor, maar observeert patiënten die medicijnen krijgen en geeft voorlichting over het gebruik. Kennis van de werking en de bijwerkingen van (genees-)middelen is daarom noodzakelijk om te kunnen herkennen en interpreteren.
Dit boek vormt een onderdeel van de serie Basiswerken. De verschillende delen zijn erop gericht de student (en de reeds afgestudeerde

beroepsbeoefenaar) voldoende kennis en inzicht te laten opdoen om op professionele wijze het beroep uit te oefenen. De opbouw van de serie Basiswerken ondersteunt het proces waarbij eigen observaties en interpretaties worden gekoppeld aan medische kennis. Studenten leren zo te beredeneren welke stappen genomen moeten worden in het verpleegkundig handelen. Iedereen die opmerkingen of suggesties heeft ter verbetering van dit boek wordt van harte uitgenodigd om te reageren.

Dr. M.J. Zaagman-van Buuren
Drs. IJ.D. Jüngen

Over de auteurs

Dr. M.J. Zaagman-van Buuren studeerde geneeskunde aan de Rijksuniversiteit te Groningen. Na enige ervaring als huisarts te hebben opgedaan, besloot zij de opleiding tot longarts te volgen. In 1980 promoveerde zij tot doctor in de geneeskunde.
Sinds 1976 is Zaagman-van Buuren als docent/onderwijsontwikkelaar verbonden aan opleidingen in de gezondheidszorg op hbo- en mbo-niveau, met name de verpleegkunde. Zij had zitting in de Werkgroep integratie theorie en praktijk en nam vele jaren deel aan verschillende werkgroepen voor het ontwikkelen van itembanken en casuïstiek/integratieve toetsen voor de opleiding tot verpleegkundige. Als auteur was zij betrokken bij diverse uitgaven binnen de BGO-reeks en is zij lid van de redactie en auteur van het *Verpleegkundig vademecum*.

Drs. IJ.D. Jüngen studeerde geneeskunde aan de Vrije Universiteit te Amsterdam. Al voor het behalen van het artsexamen (1985) was zij als docent geneeskunde verbonden aan de opleiding tot A-verpleegkundige in Zaandam.
Sinds 1995 was Jüngen als docent geneeskunde, coördinator en geneeskundig ontwikkelaar verbonden aan de Hogeschool INHOLLAND. Tevens was zij als docent geneeskunde betrokken bij de specialistenopleiding van de Stichting voor Beroepsopleidingen in de Intramurale Gezondheidszorg Regio Amsterdam (BIGRA) en bij het ontwikkelen van bijscholing op vele fronten.
Vanaf 2001 is zij docent klinische vaardigheden aan de masteropleiding (ANP en later ook PA). Momenteel is zij werkzaam als artsdocent bij het Teaching Hospital van het Onze Lieve Vrouwe Gasthuis (OLVG) te Amsterdam.

Redactionele verantwoording

De ontwikkelingen binnen het verpleegkundig en verzorgend beroepsonderwijs gaan snel.
Zo is onder meer sprake van een aanpassing van de kwalificatiestructuur die gebaseerd is op (beroeps)competenties. Centraal daarbij staat de vraag welke kennis, vaardigheden en attitudes noodzakelijk zijn om binnen de verpleegkundige beroepscontext de juiste taken en de daaruit voortvloeiende acties uit te voeren met een effectief resultaat. Er is een centrale plaats voor de beroepspraktijk (de praktijk als krachtige leeromgeving), een scherpere profilering van de verzorgende en verpleegkundige functies/rollen en de daaraan gerelateerde functie-eisen. De toenemende aandacht voor flexibele leerwegen in het onderwijs, het toenemende gebruik van elektronische leeromgevingen en leermiddelen die gebruik maken van de computer, alsmede een toenemende zelfstandigheid en eigen verantwoordelijkheid van de student binnen het leerproces, leiden tot een nieuwe rol voor de docent, een andere organisatie van het onderwijs en andere toetsvormen. Deze ontwikkelingen vragen om leermiddelen die effectief aansluiten op de actuele situatie binnen het verpleegkundig en verzorgend beroepsonderwijs.

Curriculummodel
Voor de ontwikkeling van de serie Basiswerken is het curriculummodel van de reeks leerboeken *Bouwstenen voor het gezondheidszorgonderwijs* gehandhaafd. Dit curriculummodel sluit aan bij de kwalificatiedossiers voor de verpleegkundige en verzorgende beroepen op mbo-niveau, de diverse beroepsprofielen op hbo-niveau en het rapport 'Met het oog op de toekomst; beroepscompetenties van hbo-verpleegkundigen'.
Bij de ontwikkeling van het curriculummodel waren twee uitgangspunten belangrijk:
1 Een theoretisch uitgangspunt waarbij het *beroepsopleidingsprofiel*

centraal staat, dat wil zeggen de competenties en eindtermen voor de onderscheiden kwalificatieniveaus.
2 Een praktisch uitgangspunt waarin de *beroepsprofielen* en de daarvan afgeleide functie- en taakprofielen in de verschillende beroepscontexten centraal staan. Belangrijk is daarbij de vraag welke kennis, vaardigheden en attitudes nodig zijn om in een gegeven beroepscontext de vereiste taken, het adequate gedrag en het effectieve resultaat te bereiken.

De eindtermen gerelateerd aan de taakprofielen en de competenties (algemeen, algemeen professioneel en beroepsspecifiek) zijn richtinggevend voor de invulling van de leer- en vormingsgebieden verpleegkunde, ziekteleer, gezondheidsleer en methoden en technieken. Centraal daarin staat de verpleegkunde. In de verpleegkunde leert de verpleegkundige competent te worden in belangrijke beroeps- en verpleegsituaties afgeleid uit de zorgsituaties (multidisciplinair aandachtsgebied). Evidence-based werken, klinisch redeneren en reflectie op de beroepspraktijk (het ontwikkelen van professioneel gedrag) zijn belangrijke peilers om in de verpleegsituatie elementen uit de andere leer- en vormingsgebieden toe te passen en te integreren.

In de verpleegsituatie heeft de beroepsbeoefenaar te maken met gezondheid en gezondheidsproblematiek. In het kader van gezond gedrag heeft de beroepsbeoefenaar te maken met zorgvragen vanuit het zelfzorgproces dat gericht is op het in stand houden en/of ondersteunen van het gezond functioneren van de mens. In het kader van gezondheidsproblematiek heeft hij te maken met zorgvragen van het patiëntenzorgproces. Uiteraard hebben beide processen een nauwe relatie met elkaar.

Didactisch concept

Het uitgangspunt voor de inhoud van de serie Basiswerken zijn de verpleegkundige en verzorgende beroepsprofielen en de taakprofielen (competenties) binnen de algemene en geestelijke gezondheidszorg, de verzorgings- en verpleeghuizen (intramurale en extramurale zorg) en de thuiszorg. In de verpleegkundige en verzorgende beroepsuitoefening zijn generieke en specifieke elementen op respectievelijk hbo- en mbo-niveau te onderscheiden.

Een belangrijke overweging bij het concept van de serie Basiswerken is dat de student de 'grammatica' van de diverse vakken goed leert beheersen. Om competent te kunnen functioneren in de beroepspraktijk zal de beroepsbeoefenaar verpleegsituaties moeten kunnen beoordelen vanuit medische en psychosociale vakgebieden en de juiste vaardigheden moeten kunnen toepassen. Daarbij gaat het om de leer-

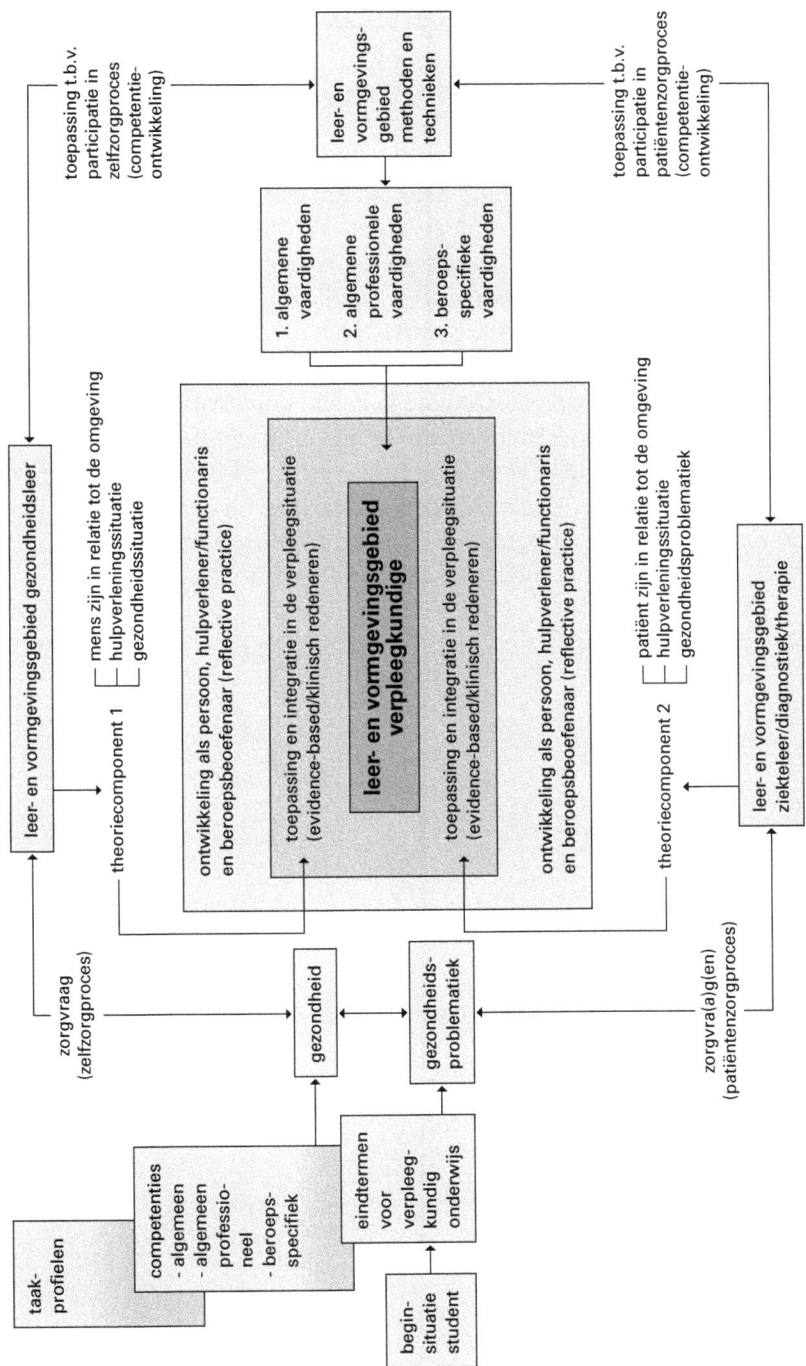

Curriculummodel voor de opleiding tot verpleegkundige op kwalificatieniveau 4 en 5.

en vormingsgebieden gezondheidsleer en ziekteleer, diagnostiek en therapie.

In de serie Basiswerken is ervoor gekozen om de algemeen geldende structuur van het vak te volgen. Ieder vak(gebied) kent haar eigen systematiek. Er wordt een basispakket kennis en vaardigheden aangereikt waarmee de koppeling naar andere en meer specifieke beroepscontexten gerealiseerd kan worden. Verdieping kan plaatsvinden via internet, elektronische leeromgeving, specifieke stages, aanvullende reeks op de serie Basiswerken (verdieping, specifieke onderwerpen), digitale bibliotheek enzovoorts.

Hoe het opleidingsprofiel eruit moet zien wordt niet bepaald door de serie Basiswerken. Op basis van de gekozen onderwijsvorm(en) kan iedere opleiding de leermiddelen naar eigen inzicht toepassen. De verantwoordelijkheid voor de organisatie van het leerproces ligt bij de opleidingsinstelling. Doelstellingen, opdrachten en toetsen zijn niet in de serie Basiswerken opgenomen, omdat niet is gekozen voor een methode. Dit is het domein van de opleidingsinstelling zelf.

De hoofdredactie

Inhoud

	Woord vooraf	5
	Over de auteurs	7
	Redactionele verantwoording	9
1	**Gezondheid, ziekte en ziekteverloop**	23
1.1	Ziekte en gezondheid	23
1.1.1	Ziekte, symptoom en syndroom	24
1.1.2	Ziektebeloop	25
1.2	Factoren die van invloed zijn op het ontstaan van ziekten	26
1.3	Factoren die tot ziekte kunnen leiden	26
1.3.1	Endogene factoren	27
1.3.2	Exogene factoren	27
1.3.3	Psyche en ziek zijn	30
1.4	Reacties van cellen op schadelijke agentia	30
2	**Geneeskunde**	33
2.1	Inleiding	33
2.1.1	Geneeskunde en geneeskunst	33
2.1.2	Alternatieve geneeswijzen (plaatsbepaling)	34
2.2	Relatie arts-patiënt	34
2.3	Het werkterrein van de arts	35
2.4	Het stellen van de medische diagnose	36
2.4.1	Anamnese	36
2.4.2	Lichamelijk onderzoek	37
2.4.3	Aanvullend specifiek onderzoek	40
3	**Medische microbiologie**	56
3.1	Inleiding	57
3.2	Geschiedenis	58
3.3	Micro-organismen	59
3.3.1	Bacteriën	59

3.3.2	Virussen	70
3.3.3	Schimmels (fungi) en gisten	74
3.3.4	Protozoën	76
3.4	Epidemiologie	77
3.4.1	Het vaststellen van het betrokken micro-organisme	79
3.4.2	Op zoek naar de besmettingsbron	79
3.4.3	Welke besmettingsweg wordt gevolgd?	79
3.4.4	Besmetting en infectie	81
3.5	Belangrijke micro-organismen in de medische praktijk	82
3.5.1	Commensale flora	82
3.5.2	Alledaagse ziekteverwekkers	82
3.5.3	Infecties en infectieziekten, bacteriëmie en sepsis	85
3.5.4	Ziekenhuisinfecties (nosocomiale infecties)	86
3.5.5	Hulp van buitenaf	87
4	**Afweer van het menselijk lichaam en immunopathologie**	**91**
4.1	Inleiding	91
4.2	Afweer van het menselijk lichaam	92
4.2.1	Uitwendige afweer door huid, slijmvliezen en andere weefsels	92
4.2.2	De inwendige algemene (niet-specifieke) natuurlijke afweer	94
4.2.3	Inwendige, specifieke (verworven) afweer	101
4.3	Immunopathologie	104
4.3.1	Reacties op soortvreemde antigenen	104
4.3.2	Reacties op soorteigen antigenen	107
4.3.3	Immunodeficiëntie	111
5	**Algemene oncologie**	**112**
5.1	Inleiding	113
5.2	Normale celgroei en tumorvorming	113
5.3	Tumor versus andere volumeveranderingen in weefsels	114
5.4	Aard van de tumor	114
5.5	Goedaardige tumoren (benigne tumoren)	117
5.5.1	Oorzaken	118
5.5.2	Diagnostiek	118
5.5.3	Behandeling	118
5.6	Kwaadaardige tumoren (maligne tumoren)	118

5.6.1	Wijze waarop kanker in het lichaam tot ontwikkeling komt	119
5.6.2	Hoe ziet kanker eruit?	120
5.6.3	Metastasevorming	122
5.6.4	Oorzaken	125
5.6.5	Symptomen	127
5.6.6	Diagnostiek	127
5.6.7	Stadiumbepaling of stagering	129
5.6.8	Behandeling	131
5.6.9	Prognose en verloop	137
6	**Algemene geneesmiddelenleer**	**140**
6.1	Inleiding	142
6.1.1	Organisatie in Nederland	143
6.1.2	Indeling	144
6.2	Ontwikkeling van geneesmiddelen	144
6.2.1	Geschiedenis	144
6.2.2	Huidige gang van zaken	146
6.3	Naamgeving	148
6.4	Toedieningsvormen	149
6.4.1	Droge toedieningsvormen	149
6.4.2	Natte toedieningsvormen	151
6.4.3	Vette toedieningsvormen	152
6.5	Wat doet het lichaam met het geneesmiddel?	152
6.5.1	Opname	152
6.5.2	Verdeling	158
6.5.3	Biotransformatie	159
6.5.4	Uitscheiding	161
6.5.5	Begrippen in de farmacokinetiek	161
6.6	Wat doet het geneesmiddel met het lichaam?	163
6.6.1	Receptoren	163
6.6.2	Ionenkanalen	164
6.6.3	Enzymen	164
6.6.4	Transporteiwitten	165
6.7	Bijwerkingen	165
6.8	Interacties en veranderingen in werking	166
6.8.1	Interacties	166
6.8.2	Veranderde werking	167
6.8.3	Ongevoeligheid (resistentie)	167
6.8.4	Reboundfenomeen	168
6.9	Geneesmiddelen tijdens zwangerschap, borstvoeding (lactatie), bij kinderen en ouderen	168

6.9.1	Geneesmiddelen tijdens de zwangerschap	168
6.9.2	Geneesmiddelen tijdens de borstvoedingsperiode	169
6.9.3	Geneesmiddelen bij kinderen	169
6.9.4	Farmacotherapie bij ouderen	170
6.10	Veelgebruikte geneesmiddelen	174
6.10.1	Pijnstillende middelen (analgetica)	174
6.10.2	Antibiotica	183
6.10.3	Penicillinen	186
6.10.4	Cefalosporinen	188
6.10.5	Aminoglycosiden	188
6.10.6	Chlooramfenicol	189
6.10.7	Tetracyclinen	189
6.10.8	Macroliden	190
6.10.9	Rifamycinen	191
6.10.10	Chinolonen	191
6.10.11	Sulfonamiden	191
6.10.12	Tuberculostatica	192
6.11	Middelen tegen schimmels (antimycotica)	193
6.12	Antivirale middelen (virusgroeiremmende medicijnen)	194
6.13	Middelen ter behandeling van trombose en embolie (antitrombotica)	195
6.13.1	Inleiding	195
6.13.2	Antitrombotica	196
6.14	Infusen	199
6.14.1	Inleiding	199
6.14.2	Indeling infuusvloeistoffen	201
6.14.3	Complicaties	203
6.15	Bloedtransfusie	205
6.15.1	Selectie van donoren en testen	205
6.15.2	Bloedbereiding	206
6.15.3	Bloedproducten	207
6.15.4	Toediening van bloedproducten	207
6.15.5	Transfusiereacties	208
	DEEL II KLINISCH OBSERVEREN	**211**
7	**Veranderingen en afwijkingen aan de huid**	**212**
7.1	Inleiding	213
7.2	Kleurveranderingen van de huid	213
7.3	Afwijkingen in de turgor van de huid	214
7.4	Afwijkende huidstructuren	214

7.4.1	Eczemen	215
7.4.2	Andere huidziekten	217
7.5	Verwondingen van de huid	219
7.5.1	Wondcomplicaties	221
7.5.2	Algemene wondbehandeling (globaal)	221
7.5.3	Brandwonden	222
7.6	Huidafwijkingen als gevolg van circulatiestoornissen	223
7.6.1	Open been (ulcus cruris)	224
7.6.2	Necrose en gangreen	225
7.6.3	Decubitus	226
8	**Circulatie**	**236**
8.1	Inleiding	238
8.2	Verschijnselen wijzend op een ziek hart	240
8.2.1	Decompensatio cordis	240
8.2.2	Pijn aan het zieke hart	247
8.2.3	Ritmestoornissen	248
8.3	Afwijkingen aan de pols	248
8.3.1	Frequentie	249
8.3.2	Regulariteit (regelmaat)	250
8.3.3	Aequaliteit (gelijkmatigheid)	251
8.3.4	Spanning	252
8.3.5	Heftigheid	252
8.3.6	Vulling	252
8.3.7	Polsregistratie	253
8.4	Oedeemvorming	254
8.4.1	Toename in de hydrostatische druk	256
8.4.2	Afname in de colloïdosmotische druk	256
8.4.3	Verhoogde doorlaatbaarheid van de capillairen	256
8.4.4	Belemmerde afvloed van de lymfe	257
8.5	Afwijkingen in de bloeddruk	257
8.5.1	Inleiding	257
8.5.2	Bloeddrukmeting	260
8.5.3	Hoge bloeddruk (hypertensie)	261
8.5.4	Hypotensie	264
8.6	Shock	266
8.6.1	Hypovolemische shock	267
8.6.2	Cardiogene shock	268
8.6.3	Distributieve shock (*vaatverwijdingsshock*)	268
8.6.4	Obstructieve shock	269
8.6.5	Verschijnselen van shock	269
8.6.6	Behandeling van shock	270

8.7	Bloedingen	272
8.7.1	Veneuze bloedingen	273
8.7.2	Arteriële bloedingen	273
8.7.3	Namen van enkele specifieke bloedingen	274
8.8	Bloedarmoede (anemie)	275
8.8.1	Factoren van invloed op de aanmaak van erytrocyten	276
8.8.2	Oorzaken van bloedarmoede	276
8.8.3	Verschijnselen van bloedarmoede	279
8.8.4	Behandeling van bloedarmoede	280
8.9	Afwijkingen in het witte-bloedbeeld	280
8.10	Trombose en longembolie	281
8.10.1	Trombose	281
8.10.2	Longembolie	284
9	**Cyanose**	**286**
9.1	Inleiding	286
9.2	Centrale cyanose	288
9.3	Perifere cyanose	289
9.4	Koolmonoxidevergiftiging	289
10	**Stoornissen in het zuur-basenevenwicht**	**291**
10.1	Inleiding	291
10.2	Verstoring zuur-basenevenwicht	293
10.2.1	Acidose	294
10.2.2	Alkalose	296
11	**Ziekteverschijnselen vanuit de longen en luchtwegen**	**297**
11.1	Inleiding	297
11.2	Klachten vanuit de bovenste luchtwegen	298
11.2.1	Neusklachten	298
11.3	Klachten vanuit de onderste luchtwegen	300
11.3.1	Heesheid	300
11.3.2	Hoesten	301
11.3.3	Sputumproductie	302
11.3.4	Dyspnoe	303
11.3.5	Piepende en brommende geluiden	304
11.3.6	Afwijkingen in frequentie en diepte van de ademhaling	305
11.3.7	Afwijkende ademhalingstypen	305
11.4	Herkennen van longontsteking	308
12	**Stoornissen in de temperatuurregulatie**	**311**

12.1	Normale temperatuurregulatie	311
12.2	Stoornissen in de temperatuurregulatie	314
12.2.1	Temperatuurverhoging	315
12.2.2	Ondertemperatuur	320
13	**Verschijnselen vanuit het spijsverteringskanaal ten gevolge van ziekten**	**323**
13.1	Inleiding	324
13.2	Klachten en verschijnselen	324
13.3	Misselijkheid en braken	327
13.3.1	Oorzaken van braken	329
13.3.2	Aspect van het braaksel	332
13.3.3	Gevolgen van veel braken	332
13.3.4	Behandeling van braken	333
13.3.5	Reflux, regurgitatie en rumineren	333
13.4	Diarree en obstipatie	334
13.4.1	Normale feces en normale defecatie	334
13.4.2	Abnormaal aspect van feces en afwijkende defecatie	335
13.4.3	Diarree	336
13.4.4	Obstipatie	342
14	**Icterus**	**346**
14.1	Inleiding	346
14.2	Oorzaken van icterus	349
14.2.1	Posthepatische icterus	349
14.2.2	Hepatische icterus	351
14.2.3	Prehepatische icterus	353
14.3	Praktische aspecten van icterus	355
14.3.1	Beoordeling van de gele verkleuring	355
14.3.2	Andere verschijnselen	355
14.3.3	Gevaren van icterus	355
15	**Stoornissen in mictie, uiterlijk en samenstelling van urine**	**356**
15.1	Inleiding	356
15.2	Stoornissen in het mictiepatroon en in de hoeveelheden geproduceerde urine	357
15.2.1	Stoornissen en klachten met betrekking tot de mictie	357
15.2.2	Stoornissen in de hoeveelheden geproduceerde urine	359
15.3	Stoornissen in uiterlijk en samenstelling van de urine	360
15.4	Routineonderzoek urine	361

16	**Peritonitis en ileus**	**365**
16.1	Peritonitis	365
16.1.1	De acute buik	366
16.1.2	Verloop	367
16.1.3	Oorzaken	367
16.1.4	Behandeling	368
16.2	Ileus	369
16.2.1	Inleiding	369
16.2.2	Mechanische ileus	369
16.2.3	Dynamische of functionele ileus	373
17	**Ziekteverschijnselen vanuit zenuwstelsel en zintuigen**	**374**
17.1	Inleiding	375
17.2	Ziekteverschijnselen vanuit het zenuwstelsel (neurologische symptomen)	375
17.2.1	Uitvalsverschijnselen	375
17.2.2	Prikkelingsverschijnselen	380
17.2.3	Jeuk	391
17.2.4	Stoornissen in het bewustzijn	392
17.3	Stoornissen in de zintuigfunctie	393
17.3.1	Duizeligheid	393
17.3.2	Slecht horen, doofheid	396
17.3.3	Slecht zien	397
18	**Slaap en slaapstoornissen**	**400**
18.1	Fysiologie van de slaap	401
18.2	Structuur van de slaap	403
18.2.1	De non-REM-slaap	403
18.2.2	De REM-slaap (Rapid Eye Movement)	404
18.3	Slaapbehoefte	404
18.4	Het nut van slapen	406
18.5	Slaapstoornissen (dyssomnieën)	406
18.5.1	Slaapstoornissen zonder psychiatrische of lichamelijke aandoening	406
18.5.2	Slaapstoornissen door ongewenste verschijnselen die door de slaap worden uitgelokt of versterkt (parasomnieën)	407
18.5.3	Slaapstoornissen bij psychiatrische stoornissen	408
18.5.4	Slaapstoornissen bij lichamelijke ziekten, alcohol- of drugsgebruik, of ten gevolge van geneesmiddelengebruik	408

18.6	Behandeling	408
18.6.1	Medicamenteuze therapie	408
18.6.2	Bijwerkingen	409
18.6.3	Interacties en contra-indicaties	410
19	**De oudere mens, sterven en de dood**	**411**
19.1	Inleiding	411
19.1.1	Ouderdomsverschijnselen	412
19.1.2	Gerontologie en geriatrie	414
19.2	Het sterven en de dood	416
19.2.1	Het sterven	417
19.2.2	De dood	418
	Referenties	422
	Register	424

1 Gezondheid, ziekte en ziekteverloop

1.1	Ziekte en gezondheid	23
	1.1.1 Ziekte, symptoom en syndroom	24
	1.1.2 Ziektebeloop	25
1.2	Factoren die van invloed zijn op het ontstaan van ziekten	26
1.3	Factoren die tot ziekte kunnen leiden	26
	1.3.1 Endogene factoren	27
	1.3.2 Exogene factoren	27
	1.3.2.1 *Natuurkundige ziekteoorzaken*	27
	1.3.2.2 *Chemische ziekteoorzaken*	29
	1.3.2.3 *Biologische ziekteoorzaken*	30
	1.3.2.4 *Ziekteoorzaken voortkomend uit de voeding*	30
	1.3.3 Psyche en ziek zijn	30
1.4	Reacties van cellen op schadelijke agentia	30

1.1 Ziekte en gezondheid

Het is niet eenvoudig om op een juiste manier aan te geven wat precies onder gezondheid wordt verstaan. Dat komt vooral omdat ieder mens gezondheid weer op een andere manier ervaart; je kunt ook zeggen dat gezondheid iets subjectiefs is.

Toch heeft de Wereldgezondheidsorganisatie (WHO) de volgende definitie opgesteld:

> Onder gezondheid wordt verstaan het zich welbevinden/het
> welzijn op lichamelijk, geestelijk, economisch en sociaal gebied
> en niet alleen het afwezig zijn van ziekten en gebreken.

Deze definitie omvat een zó breed terrein dat je er alle kanten mee op kunt. Subjectiviteit is ook hier niet uitgesloten; men zou zich bijvoorbeeld kunnen afvragen of lichamelijk gehandicapten of verstandelijk beperkten binnen deze definitie nu gezond of ziek zijn.

Velen beschouwen gezondheid als vanzelfsprekend, maar dat is het allerminst. Het mag eerder een wonder heten dat het menselijk lichaam met al zijn ingewikkelde processen steeds goed functioneert. Dat dit toch het geval is komt door een goed op elkaar ingespeeld zijn van een groot aantal regelmechanismen binnen het lichaam (fysiologie). Daarin bestaat een dynamisch evenwicht: *homoiostasis* (Grieks) of (vernederlandst) *homeostase* genoemd. Dynamisch houdt in dat het steeds in beweging is (dynamiek=beweging), zich aanpassend aan de wisselende omstandigheden waarin het lichaam zich bevindt.

We kennen behalve een lichamelijke ook een geestelijke homeostase. Zijn beide aanwezig, dan is de mens gezond. Is er sprake van een ziekelijke verstoring van een of meer lichamelijke of psychische regelmechanismen, dan raakt de homeostase uit balans en ontstaat ziekte. In ernstige gevallen volgt de dood. In dergelijke omstandigheden probeert het lichaam wel zo goed mogelijk de fout op te vangen. Soms is er daarbij sprake van een te sterke reactie binnen de regelmechanismen, wat opnieuw tot ziekten aanleiding kan geven. Dit zal verderop in dit boek worden uitgelegd.

1.1.1 ZIEKTE, SYMPTOOM EN SYNDROOM

Ziekten gaan in de regel vergezeld van ziekteverschijnselen (symptomen).

Symptomen zijn het gevolg van een niet goed functioneren (disfunctioneren) van organen en/of weefsels. Er wordt een onderscheid gemaakt tussen *objectieve* en *subjectieve* symptomen. Objectieve symptomen zijn door buitenstaanders vast te stellen, subjectieve niet. Voorbeelden van objectieve symptomen zijn: koorts, hoge bloeddruk, bleekheid en een abnormale stand van een gebroken arm of been. Voorbeelden van subjectieve symptomen zijn: pijn, jeuk en misselijkheid, ze zijn voor een buitenstaander moeilijk objectief vast te stellen. Er moet worden afgegaan op wat de persoon in kwestie vertelt. Pas als pijn vergezeld gaat met sterk transpireren en bleek zien, jeuk van krabeffecten op de huid en misselijkheid gevolgd wordt door braken, wordt geloofwaardig dat de waarheid wordt verteld.

In geval van ziekte zijn meestal een aantal verschijnselen aanwezig, die bij deze ziekte altijd samen worden gezien. Men kan er de ziekte aan herkennen en een naam geven. Het kan ook voorkomen dat een groep verschijnselen tegelijkertijd aanwezig is, maar dat deze niet typisch bij één ziekte horen maar bij meerdere ziekten kunnen voorkomen. In dat geval wordt gesproken van een *syndroom*. Een voorbeeld hiervan is wat door de meesten van ons wordt gekend als 'repetitive strain injury' (RSI, er zijn vele synoniemen): een verzameling van klachten aan nek, bovenrug, schouder, elleboog, onderarm en pols. Deze verschijnselen op zich kunnen ook heel goed bij andere aandoeningen voorkomen, zoals het carpaletunnelsyndroom (beknelling van de zenuw die door de pols loopt) of slijtage van nekwervels (cervicale arthrosis).

1.1.2 ZIEKTEBELOOP

Het patroon aan verschijnselen kan vanaf het begin van de ziekte tot aan herstel variëren.

Het begin kan plotseling zijn (*acute ziekte*), maar verschijnselen kunnen ook langzaam maar zeker ontstaan (*chronische ziekte*). Een acute ziekte kan overgaan in een chronische ziekte. Bij een chronische ziekte kunnen weer opflikkeringen ontstaan in het ziekteproces (*rechutes of exacerbaties*). Er kan bij een chronische ziekte ook verbetering optreden zonder dat er sprake is van genezing: dat wordt een *remissie* genoemd (afb. 1.1). Chronisch reuma is een goed voorbeeld van een ziekte waarbij dit voorkomt.

Een ziekte kan vergezeld gaan van *complicaties*. Dit zijn onverwachte gebeurtenissen die tijdens het verloop van de ziekte ontstaan en die de situatie verergeren. Het optreden van dergelijke complicaties kan wel vanuit het ziektebeeld worden uitgelegd. Voorbeeld: bij chronische neusklachten bestaat grote kans op het krijgen van een neusbijholte-ontsteking (sinusitis) als complicatie (zie par. 11.2 voor uitleg).

Als een ziekte, na volledig te zijn genezen, weer terugkeert, is dat een *recidief*. Van *genezing* is pas sprake als de ziekteverschijnselen geheel zijn verdwenen. Vaak voelt men zich dan nog niet helemaal de oude en volgt er nog een periode van aansterken: de *reconvalescentieperiode*.

Bij sommige ziekten zijn heel duidelijk voorverschijnselen (*prodromata*) aanwezig. Het zijn in de regel algemene verschijnselen die vaak bij ziekten horen, zoals moeheid en zich niet prettig voelen (malaise). De oorzaak ligt wel in de ziekte die gaat komen, maar deze is nog niet herkenbaar. Een ander voorbeeld is een aura die vooraf kan gaan aan een epileptisch insult (zie par. 17.2.2). Dit is een subjectieve ervaring waarbij de betrokkene vreemde dingen ruikt of hoort, of een onbestemd gevoel in maag of buik krijgt.

Tot slot kennen we nog het begrip *prognose*, dit is de toekomstverwachting ten aanzien van de ziekte. Zo wordt bij kanker veel gewerkt met een percentage vijfjaarsoverleving. Men bepaalt de prognose aan de hand van het aantal patiënten dat vijf jaar na het stellen van de diagnose nog in leven is.

1.2 Factoren die van invloed zijn op het ontstaan van ziekten

Er zijn vele oorzaken waardoor de mens ziek kan worden. Deze oorzaken worden *ziekmakende agentia* of ook wel *etiologische factoren* genoemd.

In de geneeskunde wordt het belangrijk geacht de ziekte goed te begrijpen, omdat dan de meest juiste behandeling kan worden ingesteld. Omdat in een ziek lichaam oorzaak en gevolg aan elkaar verbonden zijn, wordt er bij de behandeling vooral naar gestreefd de oorzaak van de ziekte te kunnen wegnemen (causale behandeling, causa=oorzaak). Het is daarom belangrijk op de hoogte te zijn van oorzakelijke factoren.

Er bestaan nogal wat verschillen in de individuele gevoeligheid voor ziek worden. Dat heeft vooral te maken met de individuele verschillen in weerstand of conditie. Dit zou kunnen worden omschreven als de mate waarin het lichaam in staat is weerstand te bieden aan ziekmakende factoren. Deze weerstand of conditie is grotendeels constitutioneel bepaald. Onder *constitutie* verstaan we het totaal aan erfelijke (genetische) eigenschappen die we van onze ouders meekrijgen.

Het is echter ook mogelijk dat de weerstand vermindert doordat tijdens het leven blijvende beschadigingen zijn opgelopen aan organen of weefsels, zodat deze niet meer zo goed functioneren en een grotere gevoeligheid voor ziekten ontstaat.

1.3 Factoren die tot ziekte kunnen leiden

De wetenschap die zich bezig houdt met ziekteoorzaken heet *etiologie*. Het is in de praktijk zelden zo dat slechts één factor verantwoordelijk is. Meestal zijn er meer oorzaken (multicausaal) tegelijkertijd. Die kunnen vanuit het individu zelf komen (*endogene factoren*) of vanuit de buitenwereld (*exogene factoren*). Nadat etiologische factoren hebben ingewerkt, volgt het proces van ontwikkelen van de ziekte, de *pathoge-*

nese. De fysiologie past zich aan de omstandigheden van het ziek-zijn aan, we noemen dit *pathofysiologie*.

1.3.1 ENDOGENE FACTOREN

Endogene factoren komen voort uit het individu en zijn meestal genetisch bepaald (zie par. 1.2). In het erfelijkheidsmateriaal (DNA-materiaal) zit in dit geval een afwijking gecodeerd. De ziekte kan dan bij de geboorte al aanwezig zijn (congenitaal) of zich tijdens het leven openbaren. Nu is het niet zo dat iedere aandoening die bij een pasgeborene wordt vastgesteld erfelijk is, het is ook mogelijk dat beschadiging in de baarmoeder de reden is geweest. Een voorbeeld daarvan is de bij de geboorte al aanwezige oog- en/of hartafwijking als gevolg van een rodehondinfectie die de moeder tijdens de eerste drie maanden van de zwangerschap doormaakte. Tegenwoordig zijn in Nederland gelukkig de meeste vrouwen al in hun jeugd ingeënt tegen rode hond.

Bloederziekte (hemofilie) en de ziekte van Huntington (een niet te beheersen onwillekeurig bewegen met verstandelijke achteruitgang en psychische symptomen, optredend vanaf het veertigste levensjaar) zijn voorbeelden van aandoeningen die wel helemaal erfelijk bepaald zijn. Tot endogene factoren wordt ook het niet meer goed functioneren van organen en weefsels gerekend (zie par. 1.2).

1.3.2 EXOGENE FACTOREN

De meeste oorzaken van ziekten komen van buitenaf, de exogene factoren. Er zijn vele soorten exogene factoren. Zij kunnen in groepen worden onderverdeeld:
- natuurkundig (fysisch);
- scheikundig (chemisch);
- biologisch;
- oorzaken gelegen in de voeding.

1.3.2.1 Natuurkundige ziekteoorzaken

Op een natuurkundige wijze kan men ziek worden door beschadigende energie, die mechanisch, thermisch, elektrisch en door straling kan ontstaan.

Mechanische energie

Is de energiehoeveelheid groot genoeg, dan zullen de getroffen weefsels beschadigd raken en zullen er wonden ontstaan. We spreken in dit verband van een *trauma*. De consequenties kunnen licht tot zeer ernstig zijn, kunnen zich lokaal afspelen of het gehele lichaam erbij

betrekken. Voorbeelden van ziekten ten gevolge van mechanische energie zijn:
- botbreuken, beschadigde bloedvaten, hersenschuddingen en andere letsels veroorzaakt door (verkeers)ongevallen;
- beschadiging van weefsels als gevolg van een snelle stijging of daling in de luchtdruk (atmosferische druk), zoals bij explosies, waardoor plotselinge sterke luchtverplaatsingen optreden. Een snelle stijging van de atmosferische druk kan het longweefsel doen scheuren. Een snelle daling van atmosferische druk, zoals bij te snel opstijgen naar het wateroppervlak na diepzeeduiken, maakt dat de bloedgassen niet langer in oplossing blijven, maar gasbelletjes vormen (vergelijk dit met het opendraaien van een fles koolzuurhoudende drank). Deze belletjes blokkeren de kleine bloedvaatjes, wat vooral in de hersenen tot ernstige gevolgen kan leiden. Verblijf in een lage atmosferische druk, zoals in het hooggebergte, kan leiden tot zuurstoftekort in de weefsels (hypoxie) waardoor zelfs bewusteloosheid kan ontstaan;
- blijvende longbeschadiging doordat te veel fijn zandstof en/of fijn steenkoolstof is ingeademd. De ziektebeelden worden silicosis respectievelijk anthracosis genoemd: jarenlang werken in steengroeven en steenkoolmijnen kan dit tot gevolg hebben. Inademen van asbestdeeltjes geeft een vergelijkbaar ziektebeeld, asbestiosis. Bovendien kan asbest ook nog longkanker veroorzaken. Gewone talkpoeder of haarspray kan ook beter niet worden ingeademd, omdat dit in de longen diverse weefselreacties kan geven.

Thermische energie
Toevoer van thermische energie (hitte) of onttrekking ervan (koude) kunnen lokaal weefselbeschadiging veroorzaken (verbranding, bevriezing), maar ook aanleiding geven tot een te hoge algemene lichaamstemperatuur of juist tot onderkoeling van het lichaam (zie hoofdstuk 12).

Elektrische energie
Als een elektrische stroom de weefsels passeert, kan dit tot ernstige beschadigingen leiden, al is vaak moeilijk te voorspellen welke schade zal ontstaan. Het hangt af van de dikte van de huid en het aan- of afwezig zijn van water en zouten (mineralen) aan het oppervlak van de huid. Als hart en hersenen door de stroom worden gepasseerd, worden de eigen prikkelvorming en -geleiding dermate verstoord dat acute uitval van functie optreedt. Zenuw- en spierweefsel kunnen

bovendien behoorlijk door elektrische energie worden beschadigd (zie ook het boek *Chirurgie* uit de serie Basiswerken).

Stralingsenergie
Eventuele beschadiging door straling hangt samen met de hoeveelheid energie die door de straling aan het weefsel wordt toegevoegd en de manier waarop deze energie aangrijpt.
Infrarode straling levert vooral warmte en kan hoogstens thermisch-energetisch in tweede instantie beschadigingen geven. UV-licht kan ziekten veroorzaken zoals huidkanker en oogbeschadiging. Ioniserende straling is het gevaarlijkst. Deze straling is afkomstig uit de ruimte (kosmische straling), van radioactief materiaal en komt vrij bij röntgen- en bestralingsapparatuur. Bijzonder gevoelig voor ioniserende straling is het erfelijkheidsmateriaal (genen, DNA en RNA), waarbij met name de sneldelende cellen kwetsbaar zijn. Worden de geslachtscellen getroffen, dan kan steriliteit het gevolg zijn of treden er veranderingen in de genstructuur (mutaties) op die pas bij de nakomelingen zichtbaar worden (genetische effecten van straling).
Niet alle weefsels blijken dus even gevoelig voor straling. Beenmerg, lymfoïd weefsel, stamcellen en kiemcellen zijn het gevoeligst. Het voert te ver hier in te gaan op de stralingsziekte zoals die zich nog na jaren kan openbaren (atoombom Hiroshima).

1.3.2.2 Chemische ziekteoorzaken
Chemische stoffen kunnen de cel beschadigen, wat vaak leidt tot het afsterven van de cel. Ook tussenliggende weefselstructuren (bijv. bindweefselvezels) kunnen aangetast worden. Voorbeelden zijn etsende stoffen, zoals zoutzuur en zwavelzuur. Kleine kinderen bijvoorbeeld kunnen na het drinken ervan ernstige slokdarmbeschadigingen overhouden, die met flinke littekenvorming genezen waar ze hun hele leven problemen mee houden.
Het inhaleren van chemische stoffen kan ernstige gevolgen voor de longen hebben en zelfs de noodzaak van tijdelijk beademen met zich meebrengen.
Het eten van giftige stoffen kan na opname in het bloed ernstig ziek maken. Als ze later door de nieren worden uitgescheiden of de lever passeren, kan dit weer ernstige beschadiging van beide organen met zich meebrengen. In het zenuwstelsel kunnen prikkeloverdrachtstoffen (neurogene transmittoren) in hun vorming of werking worden geblokkeerd.

1.3.2.3 Biologische ziekteoorzaken

Een belangrijke groep biologische ziekteoorzaken zijn de micro-organismen. Deze worden, omdat ze van alle ziekteoorzaken verreweg de belangrijkste zijn, apart besproken in hoofdstuk 3.
Ook huisstofmijten, verantwoordelijk voor de meest voorkomende allergie, wormen en bijvoorbeeld luizen moeten gerekend worden tot de biologische oorzaken.

1.3.2.4 Ziekteoorzaken voortkomend uit de voeding

Behalve dat voeding schadelijke stoffen kan bevatten, kan ook een tekort of een teveel aan voedingsstoffen aanleiding geven tot ziek worden. In onze westerse maatschappij is een verkeerde samenstelling van de voeding (te veel energetische waarde) er mede de oorzaak van dat welvaartsziekten zich (hebben) kunnen ontwikkelen.
Eenzijdige voeding kan onder meer leiden tot vitaminegebrek of eiwitgebrek, waardoor de weerstand sterk vermindert. Ook kunnen bepaalde ziektebeelden ontstaan, ondervoeding (marasmus), scorbuut (scheurbuik, vitamine-C-gebrek), vitamine-B-gebrek (beriberi) enzovoort.

1.3.3 PSYCHE EN ZIEK ZIJN

Psychische en lichamelijke processen beïnvloeden elkaar onmiskenbaar. We kennen allemaal het blozen door emoties en het misselijk worden van afkeer. Zo kunnen psychogene factoren ook aanleiding zijn tot lichamelijk ziek worden. We spreken dan van psychosomatische aandoeningen. Hoe men ziek wordt is in dergelijke gevallen niet altijd even gemakkelijk te begrijpen. Ook moet worden gewaakt voor overwaardering van de invloed van de psyche. Het is door de jaren heen vaak genoeg gebleken dat psychosomatische aandoeningen bij nader inzien, doordat we er meer over te weten kwamen, heel goed ook lichamelijk konden worden verklaard, al blijft interactie tussen lichaam en psyche onbetwist. Voorbeelden hiervan zijn de maagzweer, colitis ulcerosa en astma.

1.4 Reacties van cellen op schadelijke agentia

Het lichaam zal reageren op schadelijke agentia. Nu is het niet zo dat er direct een verstoring van de gezondheid optreedt. In de eerste plaats zal het lichaam actief worden binnen de dynamiek van de homeostase. En daarin is de lichaamscel het eerst aan de beurt.

Cellen bezitten het vermogen om via een aantal mechanismen (pathologische basisreacties) te reageren. Deze mechanismen houden in:
- <u>aanpassing (adaptatie) aan de nieuwe situatie</u> door (tot op zekere hoogte):
  - de stofwisseling (metabolisme) van de cel te wijzigen. Voorbeelden hiervan zijn: het vrijmaken van vetzuren uit vetcellen bij vasten als aanvulling op de energiebehoefte en de aanpassing in de lever in het maken van passende enzymen om geneesmiddelen te kunnen afbreken;
  - het normale groeipatroon (celactiviteit) te wijzigen. Dit kan inhouden: een toename in aantal en grootte van cellen (hypertrofie) als hogere functionele eisen worden gesteld, dan wel door een toegenomen hormonale stimulering; een afname in aantal en grootte van cellen (atrofie) als van de cellen minder wordt geëist of de hormonale stimulering is afgenomen; wijziging in de celvorm (metaplasie), via aanpassing in het celdifferentiatieproces; een toename in aantal cellen (hyperplasie), dit kan alleen in weefsels die in staat zijn tot celdelingen, dus niet in spier- en zenuwweefsel.

  De genoemde groeipatronen zijn omkeerbaar als de veroorzakende factor verdwijnt;
- <u>reactie op beschadigd raken van cellen</u>. Dit gebeurt als de grens van het als normaal acceptabele is overschreden. Beschadigde cellen vertonen dan een zogenaamde cellulaire stressreactie. Dat wil zeggen dat de huishoudelijke genen (die coderen voor normale celeiwitten) minder actief zijn en andere genen (stressgenen) actiever. De laatste zorgen voor aanpassen van de organisatie binnen de cel en de bescherming van de cel. Er worden eiwitten gemaakt die van levensbelang zijn voor de cel (ze worden heat shock proteins (HPS) genoemd, naar een met een hitteshock uitgevoerd experiment waarbij de stoffen voor het eerst werden aangetoond). Er zijn verschillende soorten van: kleine moleculen, die zich hechten aan normale of beschadigde eiwitten om deze te beschermen, en ubiquitine, betrokken bij het verwijderen van oude en beschadigde eiwitten: het bindt zich daar aan en het geheel wordt dan herkend en afgebroken door specifieke enzymen. Soms blijven er brokjes over (insluitlichaampjes) die zichtbaar zijn onder het microscoop. Zo kennen we de mallory-lichaampjes in levercellen van alcoholisten, en lewy-lichaampjes in neuronen bij de ziekte van Parkinson;
- <u>afsterven van cellen</u>. Dit proces heet apoptose, het verloopt via een geprogrammeerde celdood. Apoptose hoort er bij, in zowel de

normale ontwikkeling als bij ziekten en gebeurt zonder dat naastgelegen cellen het merken.

Als de basisreacties ontoereikend blijken te zijn en de grenzen van homeostase in de richting van pathologie worden overschreden, zullen de beschadigende factoren wel in staat blijken weefsels kapot te maken. In dat geval worden in het lichaam andere reacties georganiseerd om de schade te beperken en te herstellen. Deze reacties gaan echter nogal eens gepaard met ziekteverschijnselen. Dit wordt verder beschreven in hoofdstuk 4.

Veel van de bovengenoemde bij de basisreacties betrokken genen blijken ook kanker te kunnen veroorzaken, ze worden proto-oncogenen (oncogeen betekent kankerveroorzakend) genoemd. In dat geval raakt de celgroei zodanig ontregeld dat er tumorgroei ontstaat. Dit wordt verder beschreven in hoofdstuk 5.

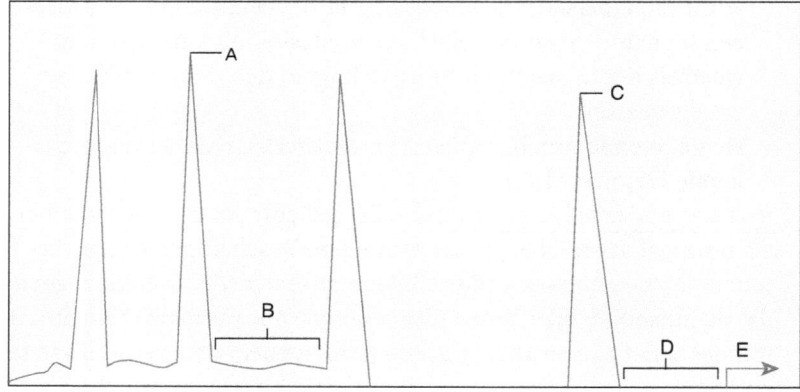

Afbeelding 1.1 *Grafiek met op de verticale as de ernst van de klachten en op de horizontale as de tijd. Hierin zijn de verschillende perioden aangegeven die kunnen optreden in het ziekteverloop. In de reconvalescentiefase zijn de specifieke klachten geheel verdwenen, de patiënten voelen zich echter nog niet helemaal als vanouds.*
A Exacerbatie
B Remissie
C Recidief
D Reconvalescentie
E Genezing

2 Geneeskunde

2.1	**Inleiding**		33
	2.1.1	Geneeskunde en geneeskunst	33
	2.1.2	Alternatieve geneeswijzen (plaatsbepaling)	34
2.2	**Relatie arts-patiënt**		34
2.3	**Het werkterrein van de arts**		35
2.4	**Het stellen van de medische diagnose**		36
	2.4.1	Anamnese	36
	2.4.2	Lichamelijk onderzoek	37
	2.4.2.1	*Observatie en inspectie*	37
	2.4.2.2	*Auscultatie*	38
	2.4.2.3	*Percussie*	39
	2.4.2.4	*Palpatie*	39
	2.4.3	Aanvullend specifiek onderzoek	40
	2.4.3.1	*Laboratoriumonderzoek*	40
	2.4.3.2	*Radiologisch onderzoek*	44

2.1 Inleiding

2.1.1 GENEESKUNDE EN GENEESKUNST

Geneeskunde kan het beste worden omschreven als de wetenschap die zich bezighoudt met:
– de bouw (anatomie) en de werking (fysiologie) van het menselijk lichaam;
– de oorzaken en de aard van ziekten en de methoden om tot een juiste diagnose te komen;
– de manieren om ziekten te voorkomen of te genezen.

De huidige medische wetenschap heeft haar successen vooral op natuurwetenschappelijk gebied geboekt. Al jaren wordt de zieke mens beschouwd als een complex van gebeurtenissen die vanuit de wetten van de natuurwetenschappen zijn te verklaren. Deze benadering wordt ook wel de benadering volgens het *medische model* genoemd.

Deze benadering heeft er wel toe geleid dat heel veel is ontdekt. Maar tegelijkertijd is er een zekere verzakelijking van ziek-zijn ingeslopen waarbij de menselijke aspecten dreigden te worden verwaarloosd. Gelukkig is daar nu meer oog voor, evenals voor de ethische kant van medische onderzoeken en behandelingen.

Toch blijft het waardevol de wijze waarop ziekteprocessen in het lichaam spelen (pathofysiologie) verstandelijk (rationeel) te benaderen, oorzaken en gevolgen aan elkaar te verbinden en te verklaren. Het heeft zich wel bewezen dat daarop aansluitende diagnostiek en behandeling (therapeutische maatregelen) naar genezing leiden.

Geneeskunst is meer dan geneeskunde alleen. Het houdt in feite de wijze van toepassen van de geneeskunde in. Daarbij komen zaken als intuïtie, het in de vingers hebben van het vak, het gevoel dat iets goed of juist niet goed is, om de hoek kijken.

2.1.2 ALTERNATIEVE GENEESWIJZEN (PLAATSBEPALING)

Onder de reguliere geneeskunde wordt verstaan: de gangbare geneeskunde, waarvoor men aan universiteiten wordt opgeleid, die (ook) in de ziekenhuizen wordt beoefend en waarvoor de bevoegdheid tot uitoefening wettelijk geregeld is. Ook enkele paramedische beroepen vallen onder de reguliere geneeskunde: fysiotherapie, logopedie, ergotherapie en diëtetiek.

Naast de reguliere geneeskunde bestaan de *alternatieve geneeswijzen*. Voorbeelden hiervan zijn homeopathie, acupunctuur, iriscopie, manuele therapie en nog vele andere. Een kenmerk van deze geneeswijzen is dat de zieke op een geheel andere wijze wordt benaderd, overeenkomsten met de denkwijzen van de reguliere geneeskunde zijn er vrijwel niet.

In dit boek wordt alleen over de reguliere geneeskunde gesproken. Wil men zich oriënteren over alternatieve geneeswijzen, dan bestaat daarover uitgebreide literatuur.

2.2 Relatie arts-patiënt

De relatie tussen de arts en de patiënt is een *vertrouwensrelatie*, waarin de patiënt ervan overtuigd moet zijn dat datgene wat door hem aan de arts wordt medegedeeld niet aan anderen wordt verteld (tenzij met

toestemming) en dat de arts zowel vanuit zijn vakkennis als vanuit medemenselijkheid op de juiste wijze met hem omgaat.
Het bevorderen van zowel het welzijn als welbevinden van de patiënt staat bij de arts voorop. Daarbij moet rekening worden gehouden met de levensbeschouwing en het cultuurpatroon van de patiënt. De adviezen en voorschriften die worden gegeven, moeten duidelijk worden besproken, ze mogen niet worden opgelegd. De arts moet de eigen verantwoordelijkheid van de patiënt respecteren en er begrip voor kunnen opbrengen als die afwijzend tegenover het gegeven advies staat.
Bereikbaarheid is een basisvoorwaarde voor het functioneren van de arts. Het is daarom de taak van de arts te zorgen voor een goede weekend- of nachtdienstwaarneming en bij ziekte of vakantie voor een vervanger. De arts moet in principe 24 uur per etmaal bereikbaar zijn. Een en ander is vastgelegd in de gedragsregels voor artsen, opgesteld door de Koninklijke Nederlandsche Maatschappij tot bevordering der Geneeskunst (KNMG). Tegenwoordig zijn de werktijden van huisartsen gereguleerd en wordt een deel van de bereikbaarheid overgenomen door centrale (huis)artsenposten. Medisch specialisten maken onderlinge afspraken over waarneming en vervanging voor continue bereikbaarheid.
De twee belangrijkste wetten die de arts-patiëntrelatie reguleren zijn de Wet op de geneeskundige behandelings overeenkomst (WGBO) en de Wet toetsing levensbeëindiging op verzoek en hulp bij zelfdoding.

2.3 Het werkterrein van de arts

Een belangrijk deel van de tijd van de arts wordt ingenomen door het stellen van de diagnose en het behandelen van de patiënt. Het stellen van de diagnose en het behandelen van de patiënt zal in de toekomst gedeeltelijk en in specifieke situaties ook gebeuren door de verpleegkundig specialist (of *advanced nurse practitioner*) en de *physician assistant*. Vaak is het zo dat het contact met de patiënt er pas is op het moment dat men ziek is. De maatregelen die de arts dan neemt zijn gericht op genezing (*curatieve geneeskunde*) en/of het verminderen van de klachten door symptomen te bestrijden. Een voorbeeld van curatieve geneeskunde is behandeling met antibiotica na het vaststellen van een longontsteking (pneumonie). Het geven van pijnstillers is een bekende vorm van *symptomatische behandeling*.
Het zorggebied van de arts is echter uitgebreider. Van groot belang is namelijk het voorkómen (preventie), de zogenoemde *preventieve geneeskunde*. Inentingen (vaccinaties), maar ook het geven van voorlich-

ting over hoe ziekten zijn te voorkomen dan wel hoe er goed mee om te gaan om verergering/complicaties zoveel mogelijk te beperken, zijn voorbeelden van preventieve geneeskunde die (ook) binnen het aandachtsgebied van de arts vallen. In de maatschappij is de laatste tijd eveneens veel meer aandacht voor 'gezonder leven', men is zich er in toenemende mate van bewust dat levenswijzen invloed hebben op het ontstaan van ziekten.

Soms is het moeilijk of onmogelijk curatief te handelen en zijn de maatregelen gericht op het verlichten van lijden en het zo veel mogelijk bevorderen van de kwaliteit van het leven. Dit heet *palliatieve geneeskunde*.

2.4 Het stellen van de medische diagnose

Het vaststellen van de aard, de ernst en de oorzaak van een ziekte wordt het *diagnostisch proces* genoemd. Daarvoor wordt door de arts gebruikgemaakt van de anamnese, het lichamelijk onderzoek en aanvullend specifiek onderzoek.

2.4.1 ANAMNESE

De anamnese houdt een gesprek in tussen de arts en de patiënt over zijn/haar klachten. Het doel van de anamnese is een indruk te krijgen van wat zich in het lichaam van de patiënt afspeelt om uiteindelijk een medische diagnose te stellen. De anamnese is een zeer belangrijk onderdeel binnen het diagnostisch proces; een goede anamnese leidt naar de diagnose. Sommigen zijn zelfs van mening dat zonder een goede anamnese geen diagnose mogelijk is.

Het afnemen van een goede anamnese is geen eenvoudige zaak. Het vereist beheersing van ondervraagtechnieken, kennis van ziektebeelden en veel oefening. Geadviseerd wordt een aantal regels in acht te nemen:

– houd je aan de feiten en pas op voor subjectieve interpretaties;
– de patiënt mag bij het antwoorden worden begeleid, maar het suggereren van antwoorden is uit den boze;
– houd de lijn in het oog, maar ga niet overdreven gedetailleerd te werk, want dan zie je door de bomen het bos niet meer;
– wees steeds selectief, noteer dingen die van belang zijn en ga daar eventueel dieper op in. Probeer dwaalsporen te vermijden; je mist anders de diagnose.

Wanneer een patiënt zelf goed kan antwoorden op de vragen, is sprake van een *auto-anamnese*. Soms echter is de patiënt niet in staat zelf betrouwbare informatie te geven, bijvoorbeeld een klein kind of een patiënt in coma. In dat geval kunnen familieleden, buren of omstanders (bij een ongeluk) de nodige informatie verschaffen, dit wordt een *hetero-anamnese* genoemd.

Bij de anamnese vraagt de arts allereerst naar de klachten die voor de patiënt aanleiding waren de arts te bezoeken (*speciële anamnese*). Daarna wordt in algemene zin gevraagd naar het functioneren van de belangrijkste orgaanstelsels, zoals ademhaling, bloedsomloop, spijsvertering en dergelijke (*algemene anamnese*). Ook wordt geïnformeerd naar reeds doorgemaakte ziekten, allergieën, medische onderzoeken en behandelingen (*vroegere anamnese* of *medische voorgeschiedenis*), en welke ziekten in de familie voorkomen (*familie-anamnese*). Tot slot is het van belang om intoxicaties vast te stellen (geneesmiddelen, roken en alcohol- of drugsgebruik) en om de voedingsgewoonten van de patiënt in kaart te brengen.

2.4.2 LICHAMELIJK ONDERZOEK

Na het afnemen van de anamnese heeft de arts meestal al een indruk van wat er aan de hand zou kunnen zijn. Het lichamelijk onderzoek kan er nu bij helpen meer zekerheid hierover te krijgen.
Dit onderzoek gebeurt met behulp van kijken, ruiken en horen (observatie/inspectie), luisteren met de stethoscoop (auscultatie), kloppen (percussie) en voelen (palpatie).
Bij het lichamelijk onderzoek hoort ook het vaststellen van lengte, gewicht, lichaamstemperatuur en de bloeddruk.

2.4.2.1 *Observatie en inspectie*
Al tijdens het afnemen van de anamnese wordt een indruk verkregen omtrent:
- de mate van ziek-zijn;
- de psychische toestand: gespannen, angstig, somber, gedesoriënteerd e.d.;
- de bewustzijnstoestand: slaperig, niet goed aanspreekbaar, comateus;
- afwijkingen in de lichaamshouding en in de vorm van de verschillende lichaamsonderdelen, mobiliteit en stabiliteit;
- het aspect van de huid en de slijmvliezen, afwijkingen/veranderingen en kleur. Bij bloedarmoede (anemie) is de patiënt bleek, bij leverziekten kan de patiënt geel gaan zien (icterus) en patiënten met slechte longen hebben vaak een blauwgrijze kleur (cyanose);
- de voedingstoestand;

- een afwijkende en/of hoorbare ademhaling, kortademigheid, hoesten en opgeven van sputum;
- de geur van de patiënt: patiënten met suikerziekte ruiken soms naar aceton, een teken van een niet goed functioneren van de stofwisseling. Urinegeur bij incontinentie, grondlucht bij leverziekten. Ook een alcohollucht laat zich niet miskennen.

Soms wordt meer gericht gekeken zoals bij inspectie van de keel of de oren.

2.4.2.2 Auscultatie

Bij auscultatie (afb. 2.1) wordt met behulp van de stethoscoop geluisterd naar geluiden afkomstig van organen in het lichaam, zoals de longen, het hart of de ingewanden. Deze geluiden zijn bij iedereen ongeveer gelijk. In geval van ziekte kunnen ze echter totaal van karakter veranderen, toenemen of afnemen. Het vaststellen hiervan helpt bij de diagnostiek.

De meting van de bloeddruk wordt nog steeds betrouwbaar gevonden als dit auscultatoir gebeurt met behulp van een rond de bovenarm aangelegde band. Tegenwoordig wordt door leken nogal eens de methode waarbij om de pols de band wordt gelegd en de bloeddruk- en polsfrequentiewaarden in de display verschijnen, gebruikt. Soms ook op advies van de arts in het kader van zelfcontrole.

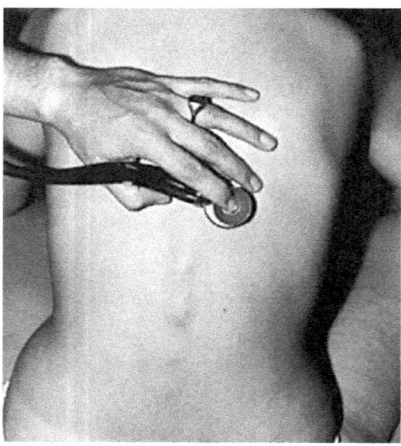

Afbeelding 2.1 Auscultatie van de long.

2.4.2.3 Percussie

Bij percussie (afb. 2.2) klopt de arts met de vinger van de ene hand op de vinger van de andere hand. Het daarbij voortgebrachte geluid echoot terug, al naar gelang de dichtheid van de weefsels steeds weer met een andere toon.

Bij percussie van de longen zal de toon hol (sonoor) klinken, vanwege de luchthoudendheid van de longen. Als er een longontsteking is, zal door de dichtheid van het ontstekingsweefsel ter plekke een matte toon ontstaan. Boven de lever of het hart is de toon eveneens mat: het is mogelijk de hartfiguur met behulp van percussie als het ware op de thorax te projecteren. Op die manier is een door ziekte vergroot hart al met behulp van percussie vast te stellen. Boven holle organen, zoals de maag en ingewanddelen, klinkt de toon tympanitisch (minder donker en iets muzikaler dan boven de longen).

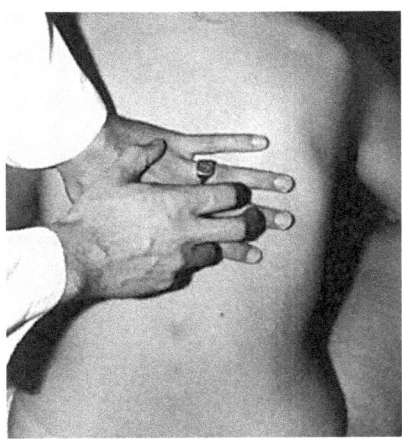

Afbeelding 2.2 *Bepaling van de longgrens met behulp van percussie.*

2.4.2.4 Palpatie

Bij palpatie (afb. 2.3) voelt de arts naar afwijkingen in vorm, in dichtheid/vastheid (consistentie) en het oppervlak van organen. Zowel de drukpijnlijkheid als afwijkingen in de beweeglijkheid worden vastgesteld. Voorbeelden zijn het vaststellen van oedemen aan de huid (in de huid is een tijdelijk putje te drukken) en het palperen van de lever (deze heeft normaliter een scherpe rand en komt aan de zijkant niet onder de ribbenboog uit).

Ook rectaal en vaginaal toucher behoren tot de palpatoire onderzoeken. Bij het rectaal toucher wordt met een gehandschoende vinger omhooggegaan in de anus, waarbij afwijkingen aan anus, rectum en aangrenzende organen kunnen worden gevoeld. Bij het vaginaal toucher vindt palpatie via de vagina van met name de inwendige geslachtsorganen bij de vrouw plaats.

Met de rug van de hand is het beste een lokaal temperatuurverschil waar te nemen. Het voelen van de pols moet eveneens tot het palpatoire onderzoek worden gerekend.

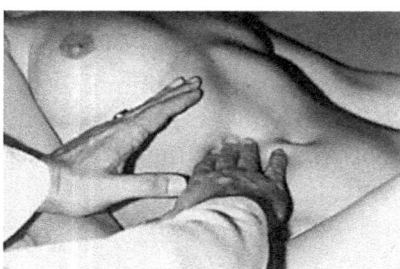

Afbeelding 2.3 *Palpatie van de lever.*

Met de gegevens verkregen tijdens de anamnese en het lichamelijk onderzoek kan een zogenoemde differentiële diagnose worden gemaakt. Dit houdt in een lijst van mogelijke diagnoses, met de meest waarschijnlijke (de waarschijnlijkheidsdiagnose) bovenaan de lijst.

2.4.3   AANVULLEND SPECIFIEK ONDERZOEK

Op basis van de uitkomst van de anamnese en het lichamelijk onderzoek kan aanvullend onderzoek worden gedaan om tot een definitieve diagnose te komen.

2.4.3.1   Laboratoriumonderzoek

Hematologisch onderzoek
In het hematologisch laboratorium vinden onder andere onderzoek van de bloedcellen, de bepaling van het hemoglobinegehalte (Hb) en de hematocrietwaarde (Ht), een differentiatie van het bloedbeeld, en de bepaling van de bezinkingssnelheid erytrocyten (BSE) plaats. Het aantal witte bloedcellen en bloedplaatjes wordt bepaald en het stollingsmechanisme wordt gecontroleerd.

Met de Hb-bepaling wordt de hoeveel rode bloedkleurstof (hemoglobine) in het bloed bepaald. Een te laag Hb-gehalte betekent dat de patiënt bloedarmoede heeft (zie par. 8.8). De hematocrietwaarde geeft de verhouding tussen het aantal bloedcellen en het plasma aan. Een lage Ht-waarde betekent dat er in verhouding weinig cellen in het bloed zitten, het bloed is als het ware verdund. De afkorting BSE (afb. 2.4) staat voor de bezinkingssnelheid van erytrocyten (bloedbezinking). Onstolbaar gemaakt bloed wordt in een dun buisje gezogen en dan gedurende een uur rechtop weggezet. De cellen in het bloed zakken naar beneden onder invloed van de zwaartekracht en bovenaan in het buisje blijft alleen plasma over. Na een uur wordt gekeken hoe hoog de plasmakolom is. Deze mag normaal hoogstens 15-20 millimeter zijn. Dit onderzoek wordt veel verricht wanneer wordt vermoed dat ergens in het lichaam een infectie aanwezig is. De BSE is in die gevallen vaak verhoogd.

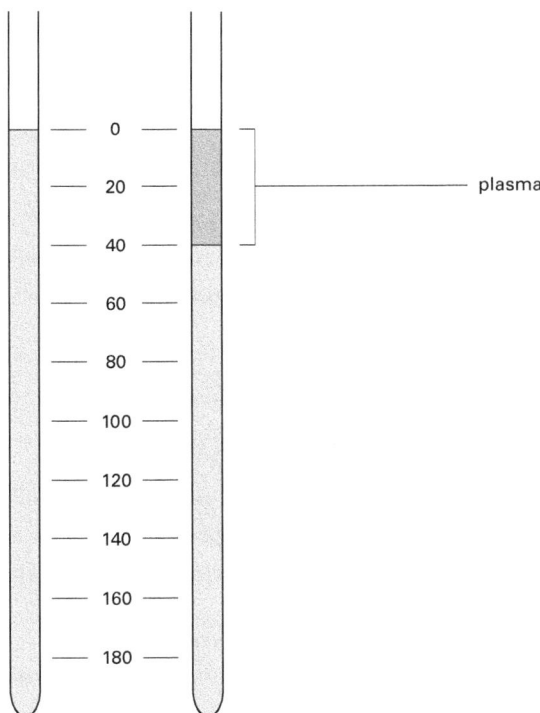

Afbeelding 2.4 Een BSE-bepaling. Links het buisjes dat direct na bloedafname rechtop is weggezet, rechts de situatie na een uur: er is nu een duidelijk zichtbare plasmakolom boven de bloedcelkolom.

Klinisch-chemische bepalingen

Het klinisch-chemisch laboratorium onderzoekt de in feces, urine en bloed voorkomende stoffen. Op indirecte wijze kunnen zo stoornissen worden vastgesteld. De aanwezigheid van onverteerde voedselbestanddelen in feces wijst op een stoornis in de vertering van voedsel; suiker in de urine (glucosurie) komt voor bij suikerziekte; eiwitten in de urine (proteïnurie) en soms ook bloed (hematurie) kunnen wijzen op een nier- of urinewegaandoening, enzovoort.

Voorbeelden van bloedbepalingen zijn die van de elektrolyten (natrium, kalium enzovoort), van ureum (zegt iets over de nierfunctie), van bilirubine (zegt iets over de leverfunctie).

Als een orgaan beschadigd is, dan komen daaruit specifieke enzymen in het bloed terecht. Door bepaling van die enzymen kan worden nagegaan welk orgaan beschadigd is of niet goed/abnormaal functioneert. De uitslagen geven bijvoorbeeld informatie over:
- versterkte celafbraak, necrose, zoals bij een hartinfarct;
- vermeerdering van weefsel dat de enzymen vormt, zoals bij tumoren;
- leverbeschadiging, waardoor de enzymen minder snel worden afgebroken en zich dus ophopen;
- blokkade van de normale excretie van enzymen, bijvoorbeeld bij pancreatitis kan amylase door zwelling van het pancreas-uitscheidingskanaal niet vrij naar de darm; de amylase wordt dan naar het bloed gestuwd.

Veel bepaalde enzymen zijn (redenen erbij genoemd):
- *aspartaattransaminase*, ASAT of AST, komt voor in lever, hart en skeletspieren en is bijvoorbeeld bij leverbeschadiging, na een hartinfarct of een ernstige spierbeschadiging (door bijv. een trauma) verhoogd;
- *alaninetransaminase*, ALAT of ALT, komt voor in de lever en is bij leverbeschadiging verhoogd;
- *lactaatdehydrogenase*, LDH of LD, zie hierna;
- *creatine(fosfo)kinase*, CPK of CK, komt voor in spierweefsel en is verhoogd bij beschadiging van spieren;
- *alkalische fosfatase*, AF, komt voor in lever en skelet en is verhoogd bij leverbeschadiging en in botprocessen waarin de beenvreetcellen (osteoclasten) actief zijn (genezende fracturen, skeletmetastasen);
- *amylase*, zie boven;
- *gammaglutamyltransferase*, gamma-GT, komt voor in lever, nieren en prostaat. Is verhoogd bij leveraandoeningen en prostaatcarcinoom;

- zure fosfatase, komt voor in de prostaat en is verhoogd bij prostaatcarcinoom.

Blijkbaar komen veel enzymen in meerdere organen/weefsels voor en zijn niet specifiek voor één orgaan. Daarom worden tevens zogenaamde iso-enzymen bepaald die onder creatininefosfokinase (CPK) en lactodehydrogenase (LDH) vallen. Die iso-enzymen blijken wel orgaanspecifiek te zijn.

Zo heeft CPK 3 iso-enzymen: CPK-mb: komt vooral in de hartspier voor; CPK-mm: komt vooral in de skeletspieren voor; en CPK-bb: komt vooral in de hersenen voor. Een hartinfarct kan men dan ook beter (en specifieker) aantonen door CPK-mb te bepalen, dan door 'gewoon' CPK (dit is de totale CPK-activiteit) te bepalen.

LDH heeft 5 iso-enzymen. Bij verhoging van iso-enzym 1 en 2, tezamen met een verlaging van 3, 4 en 5, moet gedacht worden aan lekkage of necrose van de hartspiercellen en/of de erytrocyten. Wanneer de hoogste activiteit in LDH 5 zit, wijst dit op een leveraandoening. Wanneer een diffuse verhoging van LDH 2, 3 of 4 gevonden wordt, moet men bedacht zijn op kwaadaardige tumoren.

Bloedgasanalyse
Door middel van bloedgasanalyse wordt informatie verkregen over de in het bloed aanwezige gassen en het zuur-basenevenwicht. De achtergronden hiervan worden beschreven in hoofdstuk 10.
Bloedgasanalyse (Åstrup) wordt uitgevoerd in slagaderlijk (arterieel) bloed; als dit niet mogelijk is mag capillair bloed worden genomen. Na een arteriepunctie moet men bedacht zijn op nabloeding omdat de bloeddruk in de slagader hoog is. De wond moet tien minuten zorgvuldig worden afgedrukt.

Wat is een afwijkende waarde?
Bij de beoordeling van laboratoriumuitslagen, van welk onderzoek dan ook, wordt een vergelijking gemaakt met normaalwaarden (referentiewaarden). Voor iedere bepaling is deze samengesteld met behulp van de curve van Gauss (afb.2.5).
In de medisch-specialistische delen van deze serie zal uitgebreider en gerelateerd aan de ziektebeelden op bloedbepalingen worden ingegaan.

Microbiologisch onderzoek
In het microbiologisch (bacteriologisch) laboratorium wordt vastgesteld welke ziektekiemen in ingestuurd materiaal, afkomstig van/uit

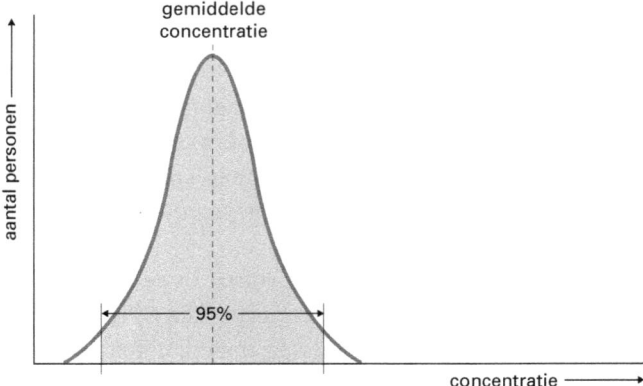

Afbeelding 2.5 *De curve van Gauss vormt de basis voor de beoordeling van laboratoriumuitslagen.*

het lichaam, aanwezig zijn. Ook wordt bepaald welk antimicrobieel middel het beste kan worden gebruikt (zie hoofdstuk 3).

Pathologisch-anatomisch onderzoek
In het pathologisch-anatomisch laboratorium vinden lijkschouwingen (obducties) plaats, waarbij zowel macroscopisch (met het blote oog zichtbaar) als microscopisch (met behulp van een microscoop) onderzoek wordt uitgevoerd om te kunnen vaststellen waaraan de persoon is overleden. Dit wordt in ieder geval gedaan als het vermoeden bestaat op een niet-natuurlijke doodsoorzaak.
Het doel van de obductie kan ook zijn onderzoek te verrichten naar de aard van de ziekte om meer kennis hierover te vergaren en/of resultaten van medische onderzoeks- en behandelmethoden na te gaan. In dat geval wordt aan de familie toestemming gevraagd.
Organen en weefsels die bij een operatie zijn verwijderd, worden eveneens in het pathologisch-anatomisch laboratorium onderzocht, evenals materiaal verkregen via biopsieën en puncties.

2.4.3.2 *Radiologisch onderzoek*

Röntgenfoto's
Het is mogelijk van vele organen röntgenfoto's te maken, al of niet met behulp van contrastmiddelen.
Röntgenstralen (voor het eerst ontdekt door Wilhelm Röntgen) hebben als kenmerk dat ze de diverse weefsels van ons lichaam meer of

minder goed passeren. Lucht houdt röntgenstralen niet of nauwelijks tegen, waterige oplossingen doen dit al veel meer, kalkhoudende weefsels nog veel sterker. Wanneer de stralen die het lichaam hebben 'doorboord' worden opgevangen op een fotografische plaat ontstaat een beeld dat te vergelijken is met het belichte negatief van een fotorolletje. De uiteindelijke röntgenfoto zoals ook hier in het boek is opgenomen, wordt wel als positief afgedrukt (alles wat wit zou moeten zijn, is zwart). Lucht laat de stralen vrijwel geheel door waardoor er een sterke zwarting op het negatief ontstaat. Botten houden veel straling tegen waardoor deze helder oplichten. Breuken in botten (afb. 2.6) zijn met dit onderzoek goed vast te stellen, maar aandoeningen van de weke delen, zoals een spierbloeding, kunnen niet zichtbaar worden gemaakt.

Zware metalen houden eveneens straling tegen; daarvan wordt gebruikgemaakt in de vorm van contrastmiddelen, bijvoorbeeld bariumpap. Een normale röntgenfoto van de buik toont het skelet (wervelkolom, bekken en enkele ribben). De inhoud van de weke delen (darmen en dergelijke) wordt echter niet of nauwelijks zichtbaar, slechts de in de darmen aanwezige lucht is zichtbaar. Om de inhoud en wand van de darm beter te kunnen beoordelen, wordt deze eerst gevuld met een contrastmiddel. Een tumor aan de binnenkant van de darm wordt nu zichtbaar, omdat op die plaats geen contrastmiddel kan komen.

Tegenwoordig kunnen röntgenfoto's digitaal worden opgeslagen.

CT-scan
Bij computertomografie (CT) worden met behulp van de computer 'doorsneden' (afb. 2.7) van het lichaam gemaakt. Afbeelding 2.8 is een schematische weergave van een moderne CT-scanner. Een röntgenbuis (6) wordt rond de patiënt bewogen. De buis zendt röntgenstralen uit die aan de andere kant worden opgevangen door stralingsgevoelige detectoren. Deze detectoren sturen de informatie naar de computer die de beelden versterkt op een beeldscherm zichtbaar maakt. Een CT-scan wordt toegepast voor moeilijk te onderzoeken gebieden in het lichaam. Zo heeft het onder meer zijn dienst bewezen bij hersenonderzoek en bij onderzoek in het borst- en buikgebied.

Angiografie
Bij angiografisch onderzoek worden met behulp van een röntgencontrastmiddel bloed- en lymfevaten zichtbaar gemaakt. Foto's van slagaders (arteriogrammen, afb. 2.9), van aders (flebogrammen) en van lymfevaten (lymfogrammen) zijn mogelijk. Op een normale foto is van

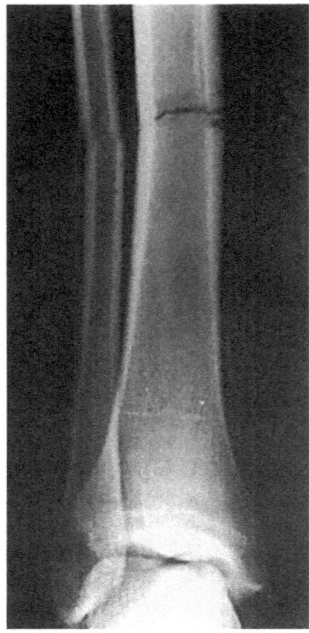

Afbeelding 2.6 Röntgenopname zonder contrast. De foto toont duidelijk een fractuur van zowel scheen- als kuitbeen.

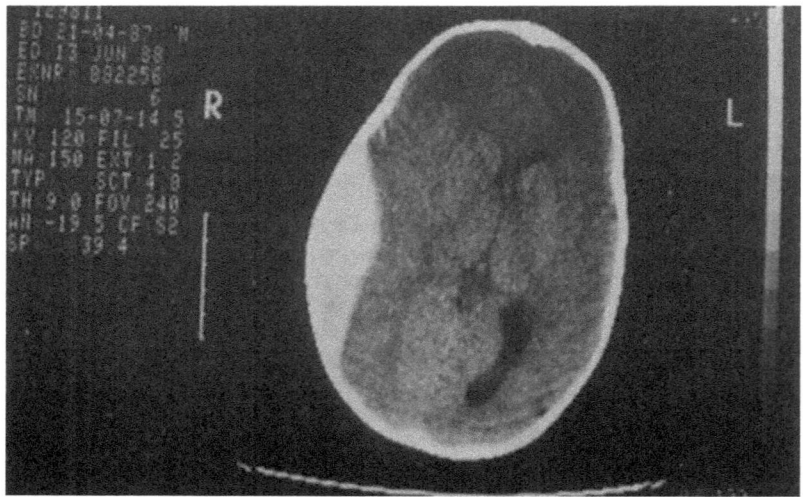

Afbeelding 2.7 CT-scan van de hersenen bij een patiënt met een epiduraal hematoom.

deze structuren niets te zien. Wanneer vooraf een contrastmiddel in de

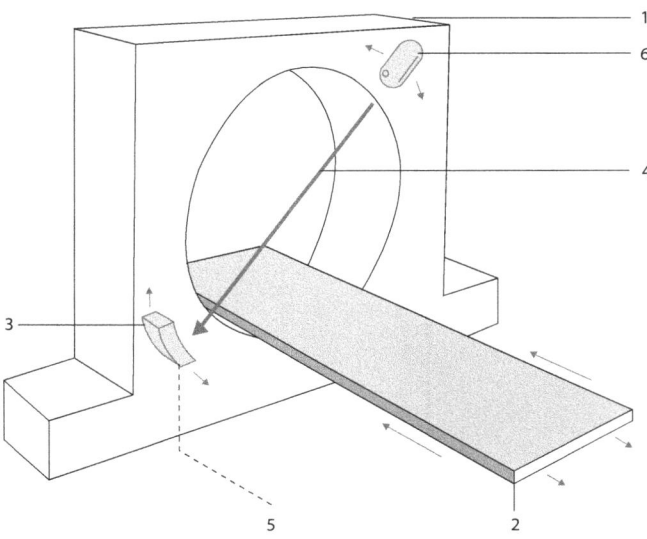

Afbeelding 2.8 *Schematische weergave van een CT-scanner.*
1 Het CT-apparaat
2 Beweegbare tafel
3 Stralingsgevoelige detector
4 De 'weg' die de röntgenstralen volgen
5 Afvoer van de gegevens naar de computer
6 Röntgenbuis (normaal niet zichtbaar)

vaten wordt ingebracht en daarna een gewone röntgenfoto wordt gemaakt, zullen deze structuren wel duidelijk zichtbaar worden. Het nadeel van dit soort onderzoeken is dat ze nogal belastend zijn voor de patiënt. Bovendien bestaat er bij arteriogrammen een niet gering gevaar voor nabloedingen; er wordt immers een slagader aangeprikt en de bloeddruk in deze vaten is hoog. Er bestaat ook een methode waarmee aders in plaats van slagaders kunnen worden aangeprikt, deze heet *digital vascular imaging* (DVI), ook wel digitale substractie-angiografie (DSA) genoemd.

Bij DVI-onderzoek wordt een contrastmiddel intraveneus ingespoten, dat zich na het passeren van het hart over het gehele lichaam verspreidt. De concentratie is dan echter zo laag geworden dat het maken van een gewone röntgenfoto geen zin heeft, er zouden geen vaten op zichtbaar zijn. Voordat het contrastmiddel wordt ingespoten, wordt een röntgenfoto gemaakt. De gegevens hiervan worden opgeslagen in de computer. Tijdens de doorstroming met contrastmiddel wordt opnieuw een aantal röntgenfoto's gemaakt, deze worden eveneens opgeslagen. De computer vergelijkt alle röntgenfoto's met elkaar. Op een aantal plaatsen zijn de gegevens gelijk (in die gebieden waar geen contrast doorheen is gestroomd), de rest is verschillend (zoals op plaatsen waar de vaten liggen). De computer versterkt slechts die plaatsen die verschilden van elkaar en maakt de vaten op het beeldscherm zichtbaar. Hier kunnen dan weer röntgenfoto's van worden gemaakt.

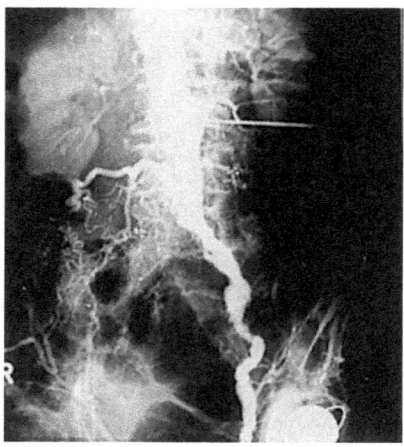

Afbeelding 2.9 *Arteriogram. Rechtsboven is de naald zichtbaar waarmee de aorta is aangeprikt. Linksonder, ter hoogte van de bifurcatie, is door een afsluiting het vat niet meer zichtbaar.*

Scintigrafie

Radioactief gemerkte (isotopen) in het lichaam ingebrachte stoffen, die zich daar overigens als normale stoffen gedragen, sturen gammastralen uit die door een speciale camera aan de buitenkant kunnen worden opgevangen. Als deze isotopen in bepaalde weefsels/organen worden opgenomen - ze worden dan meestal aan stoffen gebonden die zich specifiek in één orgaan verzamelen - zal daar de hoogste concentratie worden gemeten. Op deze manier is het bijvoorbeeld mogelijk met radioactief gemerkt jodium onderzoek van de schildklier te verrichten. Soms is er sprake van een juist door ziekte afwezig zijn van straling terwijl deze er normaliter wel had moeten zijn, bijvoorbeeld wanneer er een tumor in de schildklier zit die geen jodium opneemt en het normale schildklierweefsel wegdrukt. Scintigrafie (scan) wordt vooral gebruikt bij de diagnostiek van longembolieën, om kankeruitzaaiingen in botten (afb. 2.10) vast te stellen, bij schildklieronderzoek en bij nier- en leverafwijkingen.

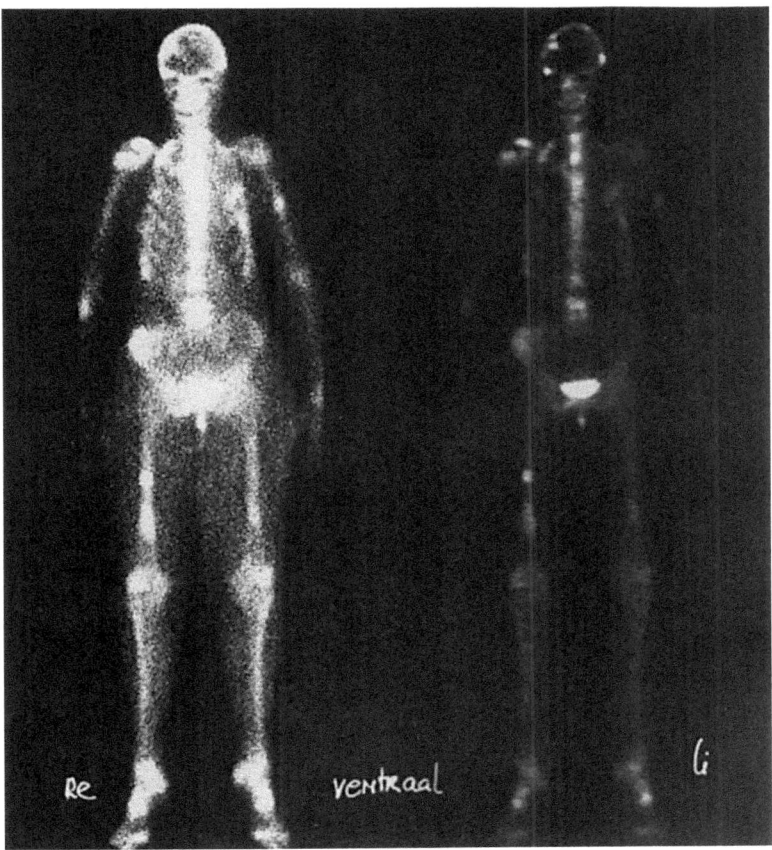

Afbeelding 2.10 *Skelet-scintigram met duidelijk zichtbare metastasen (o.a. in het bovenbeen rechts).*

Echoscopie (echo)
Dit voor de patiënt volkomen onschadelijke onderzoek wordt zeer veel gebruikt en is een belangrijk diagnostisch hulpmiddel geworden. Ultrasonore (ver boven de gehoorgrens) geluidsgolven worden het lichaam ingestuurd. Kenmerk van deze golven is dat ze het lichaam binnendringen, maar dat bij elke nieuwe weefsellaag die ze tegenkomen een deel wordt teruggekaatst. Deze teruggekaatste golven worden zodanig omgezet dat er een beeld van wordt gevormd (afb.

2.11). Zo kunnen ongeboren kinderen worden 'gezien', galstenen worden vastgesteld, enzovoort.

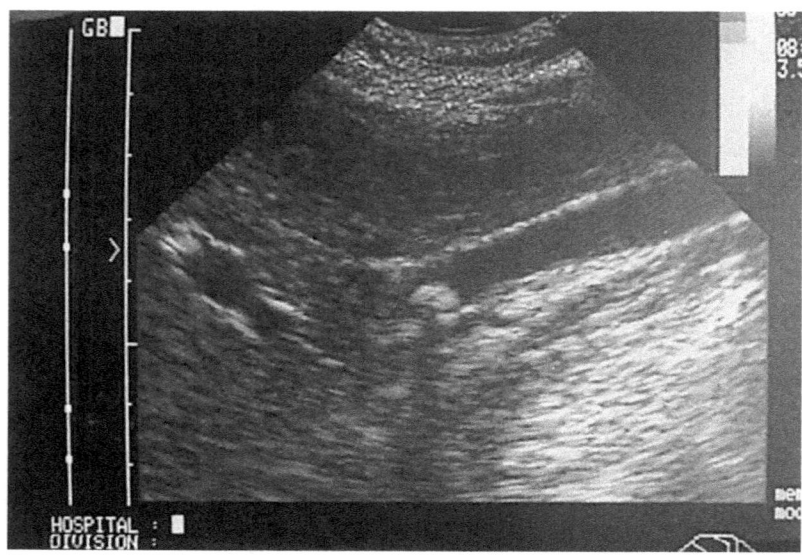

Afbeelding 2.11 *Echografie van de galblaas. Midden op de foto is duidelijk een galsteen zichtbaar.*

Doppler-onderzoek

Bij het Doppler-onderzoek wordt gebruikgemaakt van het feit dat geluidsgolven die terugkaatsen van bewegende objecten een frequentieverschuiving vertonen. Hetzelfde effect treedt op wanneer je voor een spoorwegovergang staat en de trein hoort passeren. Tot de passage stijgt de frequentie, na de passage daalt deze. Met dit principe is het mogelijk op een niet-bloedige wijze de bloeddoorstroming in een bloedvat te meten. Hierbij wordt gebruikgemaakt van een apparaat waarin zich aan het uiteinde twee kristallen bevinden (afb. 2.12). Het ene kristal zendt ultrasoon geluid uit, het andere vangt het weer op. Is er een frequentieverschil dan zal er een geluid geproduceerd worden. Wanneer het apparaat wordt gericht op een bloedvat waar bloed doorheen stroomt, veranderen de bewegende bloedcellen de frequentie en wordt dit met het apparaat dus hoorbaar gemaakt.

Magnetic resonance imaging (MRI) of kernspinresonantie

Bij de zogenoemde magnetic resonance imaging (MRI) wordt gebruikgemaakt van het feit dat atoomkernen om hun as draaien, waar-

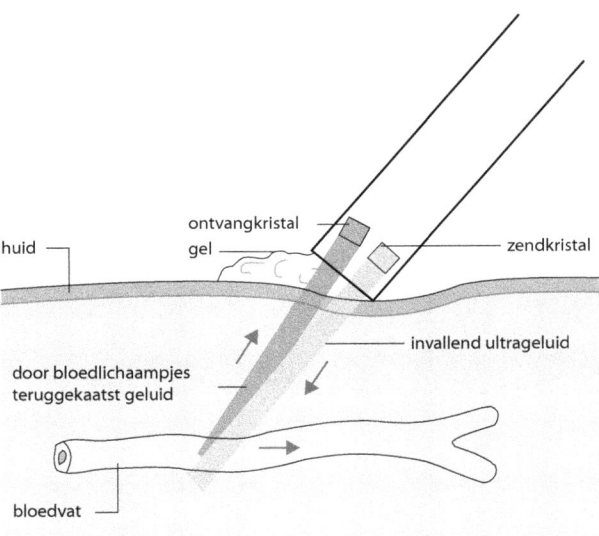

Afbeelding 2.12 *Het principe van het Doppler-onderzoek.*

door rondom de atoomkernen magnetische veldjes ontstaan (kernspin). Bevindt de patiënt zich in een elektromagnetisch veld, dan zullen sommige atoomkernen zich in de richting van het magnetisch veld rangschikken. Vervolgens wordt het geheel verstoord door er radiogolven op af te sturen. Na uitschakeling ervan keren de atoomkernen terug in de evenwichtssituatie terwijl ze gelijktijdig radiogolven uitzenden. Deze worden opgevangen en er wordt een beeld van gemaakt.

Op die manier ontstaan net als bij een CT-scan doorsneden van het lichaam (afb. 2.13), vaak duidelijker en in kleur. Het voordeel ten opzichte van een CT-scan is dat er hier geen röntgenstralen aan te pas komen.

Endoscopisch onderzoek

Endoscopie is het bekijken van het inwendige van het lichaam. Daarbij wordt met een buis of slang het lichaam binnengegaan via een bestaande of een voor de gelegenheid gemaakte opening (afb. 2.14). De tegenwoordige endoscopen zijn flexibel en kunnen tot ver in het lichaam doordringen. Endoscopisch onderzoek heeft enkele belangrijke voordelen: de aandoening kan van nabij worden geïnspecteerd en er kan een biopt worden genomen met behulp van via de endoscoop omhooggeschoven tangetjes (een stukje van het weefsel wordt ver-

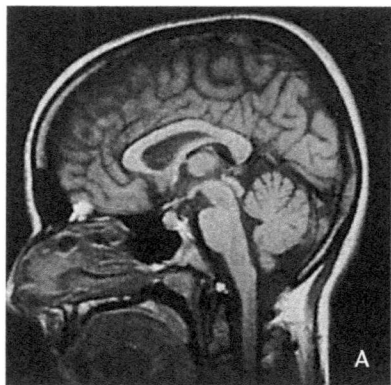 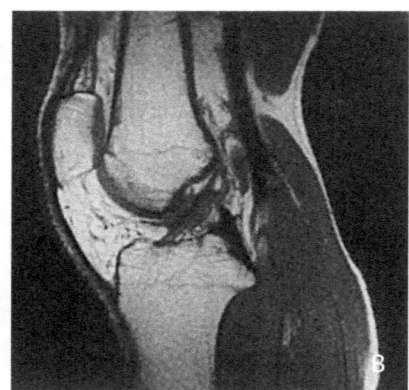

Afbeelding 2.13 Twee voorbeelden van MRI. De anatomische structuren komen duidelijk tot uiting.
A MRI van de schedel.
B MRI van de knie.

wijderd en uit het lichaam genomen). Het biopt kan vervolgens door de patholoog-anatoom worden bestudeerd en zo kan bijvoorbeeld de diagnose kanker worden gesteld.

Endoscopie is voor de patiënt een meer belastend onderzoek dan bijvoorbeeld echografie. Vaak moeten patiënten worden voorbereid. Zo is een maagonderzoek alleen mogelijk wanneer de maag leeg is (de patiënt moet nuchter zijn). Er moet bovendien een buis worden ingeslikt, wat gepaard gaat met braakgevoelens. Vergelijk het maar met het opwekken van een braakreflex door een vinger achter in de keel te steken.

We kennen verschillende vormen van endoscopisch onderzoek:
- *bronchoscopie* (onderzoek van de luchtwegen). De inspectie van de luchtwegen gebeurt onder regionale verdoving of als dat nodig is onder narcose (bijv. bij kinderen). Behalve de eerder genoemde voordelen zijn er ook therapeutische mogelijkheden. Een voorbeeld hiervan is de verwijdering van vreemde voorwerpen uit de luchtweg (bijv. een ingeademde pinda) met behulp van de bronchoscoop;
- *gastroscopie* (onderzoek van de maag). Dit onderzoek is van belang om bijvoorbeeld na te gaan of een patiënt die last heeft van een maagzweer goed reageert op behandeling en of er geen vorm van maagkanker bijzit. Om dit laatste goed te kunnen beoordelen worden dan biopten genomen; vooral de kleinere vormen van maagkanker kunnen alleen maar op deze manier worden vastgesteld;

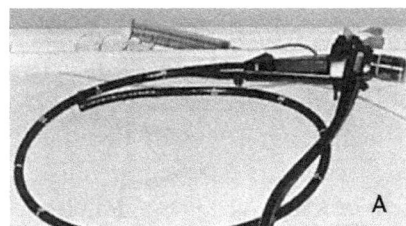
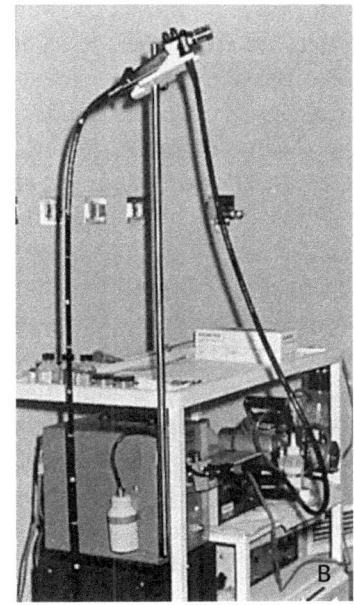

Afbeelding 2.14
A Een endoscoop. Het gedeelte waarop de cijfers staan wordt bij de patiënt ingebracht.
B Endoscoop aangesloten op hulpapparatuur, onder andere een afzuiginstallatie.

- *oesofagoscopie* (onderzoek van de slokdarm). Wordt vooral gebruikt bij patiënten die chronisch last hebben van terugvloed van maagzuur vanuit de maag naar de slokdarm. Op den duur kan dit aanleiding geven tot de ontwikkeling van slokdarmkanker. Alleen als dit in een vroeg stadium wordt ontdekt is nog een curatieve behandeling mogelijk;
- *jejunoscopie* (onderzoek van de dunne darm). Hiervan zijn vele toepassingen mogelijk;
- *coloscopie* (onderzoek van de dikke darm). Wordt vooral gebruikt bij ziekten die gepaard gaan met kleine wijzigingen in het slijmvlies. De afwijkingen zijn dan vaak zo gering dat ze met andere onderzoeken niet zichtbaar gemaakt kunnen worden. Voordat een patiënt een coloscopie kan ondergaan is een uitgebreide voorbereiding noodzakelijk: een vloeibaar en vezelarm dieet én gebruik van laxeermiddelen om het colon goed schoon te maken;
- *cystoscopie* (onderzoek van de urineblaas). Tegenwoordig voert de uroloog heel veel behandelingen uit via de cystoscoop, die daarom

een vrijwel onmisbaar instrument voor hem is geworden. Verbrijzelen van nierstenen, verwijderen van prostaattumoren en dergelijke zijn allemaal via een endoscoop uit te voeren;
- *rectoscopie* (onderzoek van het rectum). Wanneer een patiënt last heeft van bloedverlies via de anus en de arts vermoedt dat het veroorzaakt wordt door een afwijking van het rectumslijmvlies (bijv. een tumor), is dit uitstekend te onderzoeken met behulp van de rectoscoop. Kleine behandelingen zoals de verwijdering van aambeien zijn eveneens mogelijk;
- *laparoscopie* (onderzoek van de vrije buikholte). Dit wordt doorgaans onder lokale verdoving uitgevoerd. Men blaast daarbij bovendien via de opening in de buikhuid lucht of koolzuur in de buikholte. Hierdoor komen de diverse organen vrij van elkaar te liggen en kunnen de lever, galblaas, vrouwelijke geslachtsorganen en dergelijke bekeken worden. De meeste sterilisaties bij vrouwen worden tegenwoordig ook via de laparoscoop verricht;
- *artroscopie* (onderzoek van de gewrichten). Het meest bekend is wellicht het onderzoek van de knie wanneer het vermoeden bestaat dat de meniscus beschadigd is. Kleine meniscusletsels kunnen tegenwoordig zelfs via de artroscoop worden behandeld, men spreekt dan wel van een kijkoperatie. Endoscopisch onderzoek van vrijwel alle gewrichten is tegenwoordig mogelijk;
- *laryngoscopie* (onderzoek van het strottenhoofd). Dit wordt vooral gebruikt door de kno-arts, vooral bij afwijkingen van de stembanden. Ook hier is behandeling mogelijk, bijvoorbeeld een verwijdering van poliepen van de stembanden;
- *thoracoscopie* (onderzoek in de pleuraholte);
- *mediastinoscopie* (onderzoek in mediastinum);
- *fundoscopie* (oogspiegelonderzoek);
- *otoscopie* (inspectie van uitwendige gehoorgang en trommelvlies).

Functieonderzoek
Longfunctieonderzoek wordt regelmatig uitgevoerd bij patiënten met astma en chronische obstructieve longziekten (COPD), maar in principe bij iedere patiënt met longklachten. Het onderzoek wordt uitgevoerd met behulp van een spirometer waarin volgens speciale technieken moet worden geblazen. Het resultaat wordt weergegeven in een spirogram, waaruit statische en dynamische longfunctiewaarden af te lezen zijn. Eigenlijk is bloedgasanalyse (zie boven) ook een functietest voor de longen.

Elektrografisch onderzoek

Voorbeelden van elektrografisch onderzoek zijn het elektrocardiogram (ECG), het elektro-encefalogram (EEG) en het elektromyogram (EMG).

Bij het ECG worden de elektrische stroompjes die nodig zijn voor de prikkeling van het hart op de huid gemeten. Het ECG meet de elektrische verschillen steeds op twee verschillende plaatsen en geeft hier een afbeelding van. Met een aantal van die afbeeldingen op papier kunnen verschillende conclusies worden getrokken met betrekking tot zuurstoftekort (ischemie), een hartinfarct, een ritmestoornis of een hypertrofisch hart.

Bij het EEG wordt met elektrodes op de schedel de elektrische activiteit van de hersenen gemeten. Op die manier kan bijvoorbeeld worden vastgesteld of er aanwijzingen zijn voor epilepsie.

Met behulp van een EMG wordt de elektrische activiteit van de spieren vastgesteld, zodat inzicht ontstaat of er sprake is van zenuwletsel of een spieraandoening bij bijvoorbeeld een verlamming.

Medische microbiologie 3

3.1	Inleiding	57
3.2	Geschiedenis	58
3.3	**Micro-organismen**	59
	3.3.1 Bacteriën	59
	3.3.1.1 *Bouw van de bacterie*	59
	3.3.1.2 *De fysiologie en de voortplanting*	61
	3.3.1.3 *Diagnostiek*	62
	3.3.1.4 *Microscopisch onderzoek*	63
	3.3.1.5 *Bacteriekweek*	64
	3.3.1.6 *Andere diagnostische methoden*	65
	3.3.1.7 *Resistentiebepaling*	67
	3.3.1.8 *Ziekmakend vermogen van de bacterie*	69
	3.3.2 Virussen	70
	3.3.2.1 *Bouw en fysiologie*	70
	3.3.2.2 *Ziekmakend vermogen*	72
	3.3.2.3 *Diagnostiek*	73
	3.3.3 Schimmels (fungi) en gisten	74
	3.3.3.1 *Bouw, fysiologie en ziekmakend vermogen*	74
	3.3.3.2 *Diagnostiek*	75
	3.3.4 Protozoën	76
	3.3.4.1 *Bouw, fysiologie en ziekmakend vermogen*	76
	3.3.4.2 *Diagnostiek*	76
3.4	**Epidemiologie**	77
	3.4.1 Het vaststellen van het betrokken micro-organisme	79
	3.4.2 Op zoek naar de besmettingsbron	79
	3.4.3 Welke besmettingsweg wordt gevolgd?	79
	3.4.4 Besmetting en infectie	81

3.5 Belangrijke micro-organismen in de medische praktijk 82
- 3.5.1 Commensale flora 82
- 3.5.2 Alledaagse ziekteverwekkers 82
- 3.5.3 Infecties en infectieziekten, bacteriëmie en sepsis 85
- 3.5.4 Ziekenhuisinfecties (nosocomiale infecties) 86
- 3.5.5 Hulp van buitenaf 87
- 3.5.5.1 *Antimicrobiële middelen* 87
- 3.5.5.2 *Ondersteunen/bevorderen van de specifieke immuniteit* 88

3.1 Inleiding

Microbiologie is de wetenschap die zich bezighoudt met de bestudering van micro-organismen. Dit zijn kleine organismen die niet met het blote oog waarneembaar zijn. Micro-organismen zijn van wezenlijk belang voor alle levensprocessen, ze zijn dan ook overal op aarde te vinden. Ze spelen bijvoorbeeld een belangrijke rol bij het vruchtbaar houden van de aardbodem, bij recirculatie van afvalstoffen en bij de vorming van voedingsbronnen.

Ook voor de mens zijn micro-organismen onmisbaar. In ons darmstelsel bijvoorbeeld leven minstens zeventig soorten die behulpzaam zijn bij de verwerking van voedingsstoffen. Heel bekend is de colibacil (*Escherichia coli*-bacterie, E. coli). Deze leeft in de darm van voedselresten en vormt de voor de mens waardevolle vitamine K, die nodig is voor de vorming van stollingseiwitten door de lever. Hier is sprake van *symbiose:* het in nauw contact met elkaar samenleven van twee totaal verschillende organismen.

Maar een klein deel van alle micro-organismen is in staat de mens ziek te maken. Met dit deel houdt de medische microbiologie zich bezig, al bestudeert zij ook die micro-organismen die in en op het menselijk lichaam leven, maar de mens normaliter niet ziek maken.

Medische microbiologie wordt beoefend tegen de achtergrond van de relatie tussen gast (het micro-organisme) en gastheer (de mens). Immers, of de mens ziek zal worden hangt enerzijds af van de aanvalskracht van de ziekteverwekker, anderzijds van de weerstand van de mens, die heel verschillend kan zijn. De ene persoon wordt wel ziek, de andere niet, terwijl beiden zijn besmet met eenzelfde ziekteverwekker. Het is daarom logisch ook in te gaan op de wijze waarop het lichaam in staat is zichzelf te beschermen tegen aanvallen van bacteriën, virussen en andere micro-organismen, en hoe het lichaam in staat is terug te vechten als deze eenmaal zijn binnengekomen. Dit is het vakgebied van de *immunologie*. In feite bestudeert deze wetenschap de 'weerstand' van de mens. Dit wordt besproken in hoofdstuk 4.

3.2 Geschiedenis

Het heeft tot in de negentiende eeuw geduurd voordat men ontdekte dat er 'onzichtbare wezentjes' bestaan die in staat zijn mensen in meer of minder ernstige mate ziek te maken. Twee belangrijke onderzoekers uit die tijd, die de basis legden voor de bacteriologie als wetenschap, waren Louis Pasteur (1822-1895) en Robert Koch (1843-1910). Louis Pasteur (afb. 3.1) zag als eerste het belang in van ontsmetten als maatregel om ziekten te voorkomen. Dankzij zijn ideeën begon Lister operatieapparatuur te steriliseren en benadrukte Semmelweis de grote noodzaak van hygiëne rondom het kraambed. Pasteur deed ook proeven die de grondslag vormden voor het latere inenten (vaccineren). Het lukte hem bij dieren een zekere immuniteit op te bouwen tegen miltvuur (anthrax) en hondsdolheid (rabiës). Jenner, een Poolse plattelandsarts, ontdekte dat diegenen die ooit een koepokinfectie hadden opgelopen nauwelijks ziek werden als er een epidemie heerste van gewone pokken. Jenner ging zelfs verder; in een experiment injecteerde hij bij een jongen de inhoud van een koepokblaasje in de huid. Later bleek de jongen inderdaad immuun te zijn tegen pokken.

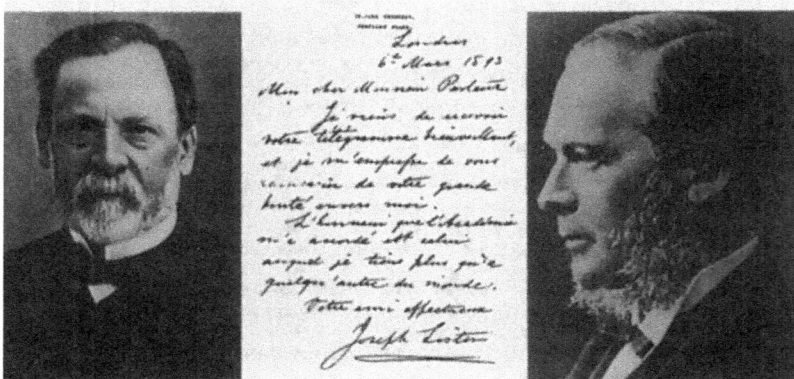

Afbeelding 3.1 *Briefje van Lister, de bewerker van de antisepsis, aan Pasteur, de grote Franse bacterioloog (met links Pasteur en rechts Lister).*

Robert Koch ontdekte de tuberkelbacil. Dit was een belangrijke ontdekking, aangezien in die tijd tuberculose volksvijand nummer één was. Ook de tuberculinereactie (mantoux) werd door Koch ontwikkeld en gebruikt ter ontdekking van een tuberculeuze infectie. Daarnaast bedacht Koch bacteriologische onderzoekmethoden, die nog steeds de basis vormen voor het hedendaagse laboratoriumonderzoek.

3.3 Micro-organismen

Micro-organismen zijn in vier groepen onder te verdelen: bacteriën, virussen, schimmels (fungi) en gisten, en protozoën.
De bacteriën zijn het langst bekend, er bestaat al veel kennis over deze micro-organismen. Virussen zijn het laatst ontdekt, wat vooral te maken heeft met hun zeer kleine afmetingen; ze zijn slechts met een elektronenmicroscoop te zien.
Binnen de vier groepen micro-organismen zijn er verschillende die in staat zijn de mens ziek te maken; reden om nader in te gaan op de specifieke kenmerken en de manieren waarop zij ziekten kunnen veroorzaken.

3.3.1 BACTERIËN
Bacteriën zijn eencellige organismen met een diameter van ongeveer 1 micrometer. Bacteriën bezitten een celwand waardoor ze vroeger onterecht werden ingedeeld in het plantenrijk. Ze zijn na kleuring onder de gewone (licht)microscoop te zien.

3.3.1.1 Bouw van de bacterie
Een bacterie is opgebouwd (afb. 3.2) uit celvocht (cytoplasma) met daaromheen een membraan. In het cytoplasma bevindt zich een ringvormig DNA-molecuul (erfelijkheidsmateriaal). Dit ligt los in het celvocht, een kernmembraan zoals in menselijke cellen ontbreekt. Daarom is er ook geen m-RNA nodig om de boodschappen vastgelegd in het DNA-molecuul over te brengen naar structuren in het cytoplasma. Regelmatig is elders in het cytoplasma een extra klompje DNA-materiaal te vinden, het *plasmide* genoemd. Cytoplasma en cytoplasmamembraan worden omgeven door een celwand. De celwand is door de cytoplasmamembraan gemaakt en is van stug materiaal; de celwand geeft de bacterie haar vorm. Verder bezit de celwand stoffen die de eigenschap bezitten het afweersysteem van de mens te prikkelen tot vorming van antilichamen, de *antigene eigenschap* van bacteriën. Tot slot is het de celwand die de kleurbaarheid van de bacterie bepaalt, zodat de bacterie onder de microscoop kan worden waargenomen.

Buiten de celwand bevindt zich vaak nog een kapsel en soms ook slijm. Ook deze worden door de celwand gevormd. Bacteriën die een kapsel bezitten, hebben een grotere aanvalskracht en kunnen ook minder gemakkelijk door witte bloedlichaampjes worden gefagocyteerd (opgenomen in de cel en verteerd). Dankzij haarvormige uitsteeksels, de zogenoemde *pili*, *fimbriae* en *flagellen*, kunnen bacteriën zich verplaatsen en hun afvalproducten verwijderen. Flagellen zitten verankerd in het cytoplasma met behulp van een poollichaampje. Soms is er één flagel (monotrichie), soms meer flagellen (peritrichie).

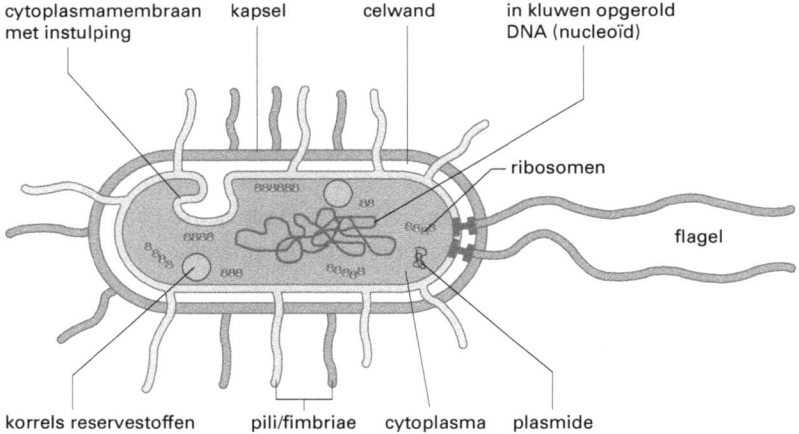

Afbeelding 3.2 *De bouw van een bacterie, schematisch.*

Een enkele maal vindt men in het cytoplasma celinsluitsels. Dit is een teken dat de bacterie een overvloed aan voedsel krijgt en nu een reservevoorraad deponeert in het cytoplasma. De coli-bacil (*E. coli*) heeft de neiging onder dergelijke omstandigheden glycogeenkorrels in het cytoplasma te deponeren, terwijl een difteriebacil polyfosfaatkorrels vormt, al naar gelang het past in de fysiologie van de bacterie. Sommige bacteriën zijn in staat over te gaan in een sporenvorm (afb. 3.3) en wel als de leefomstandigheden ongunstig zijn. Dit moet worden beschouwd als een overlevingsvorm; een spore heeft geen stofwisseling en is behoorlijk bestand tegen beschadigende factoren. Een bekend voorbeeld van een bacterie die op deze wijze overleeft, is de tetanusbacil (*Clostridium tetani*).

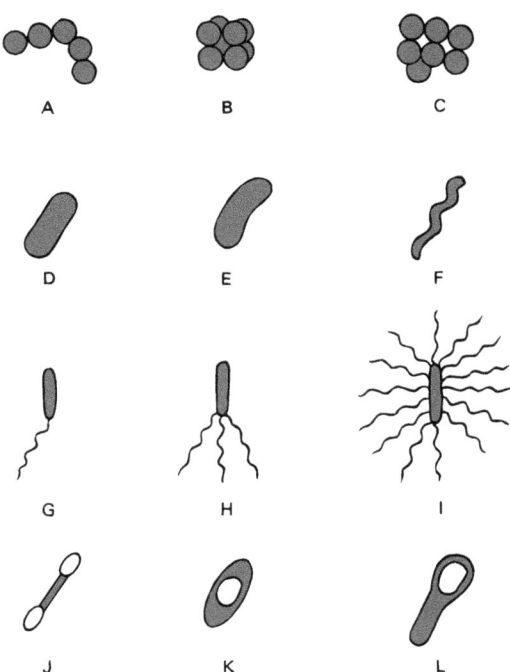

Afbeelding 3.3 A, B, C Kokken in respectievelijk streptoligging, pakketjes en trosjes; D, E, F respectievelijk een staaf, een vibrio en een sprili; G, H, I cellen met respectievelijk monotriche, lofotriche en peritriche flagellen; J poolkorrels; K, L centrale respectievelijk eindstandige spore (Clostridium). Bron: Hoepelman, 2004.

3.3.1.2 *De fysiologie en de voortplanting*
Voor haar fysiologie heeft de bacterie een omgeving nodig van waaruit zij naar behoefte voedingsbestanddelen kan opnemen. Voor de verschillende bacteriesoorten kunnen dit heel verschillende stoffen zijn. De bacteriën die ons ziek kunnen maken of bij ons 'wonen', hebben in ieder geval een koolstofbron, een stikstofbron en een bron voor zwavel en fosfor nodig alsmede sporenelementen en water. De meeste bacteriën hebben zuurstof nodig (aerobe bacteriën), maar er zijn ook bacteriën die in een zuurstofrijke omgeving juist afsterven (anaerobe bacteriën, zoals de tetanusbacil en de bacterie die gasgangreen veroorzaakt, de *Clostridium welchii*). Voor een optimale groei is een temperatuur van 37°C en een pH van 7 nodig, min of meer overeenkomend met de situatie in het menselijk lichaam.
De voedingsstoffen worden door de bacterie opgenomen en zo nodig met behulp van in het cytoplasma aanwezige enzymen omgevormd tot

een in het centrale stofwisselingssysteem (afb. 3.4) passende stof. Dit systeem verzorgt de gehele stofwisseling, maar kan ook extra producten maken, zoals gifstoffen (toxinen) en enzymen die dan tezamen met de afvalproducten aan de omgeving worden afgegeven.

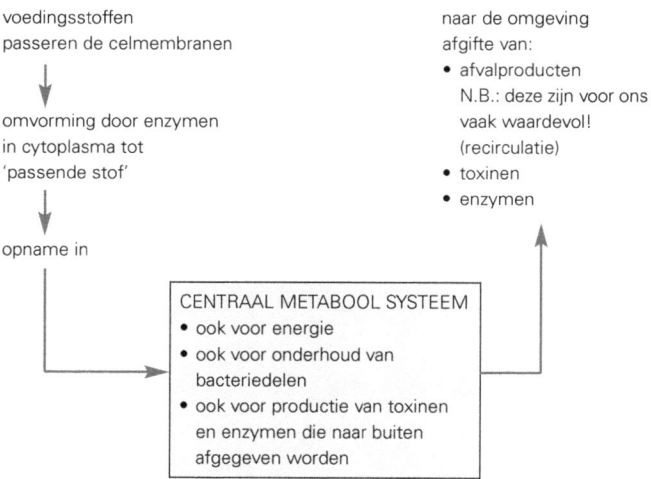

Afbeelding 3.4 *Centraal stofwisselingssysteem van een bacterie in schema.*

De bacterie leeft om zich te vermenigvuldigen, althans zo lijkt het. De vermenigvuldiging verloopt via een (amitotische) binaire bacteriedeling. Er vindt verdubbeling plaats van het DNA en elk ander onderdeel in de bacterie, waarna het cytoplasma wordt verdeeld over de twee nieuw te vormen bacteriën. De delingen volgen vrij snel op elkaar. Soms begint de bacterie alweer aan een volgende vermenigvuldiging, terwijl de vorige nog niet eens is afgemaakt. Onder gunstige omstandigheden lijkt de vermenigvuldiging haast oneindig door te gaan, binnen enkele uren kunnen er miljoenen nakomelingen worden geproduceerd. Als na enige tijd groeifactoren uitgeput raken, stopt dit proces en kan afsterving plaatsvinden, vooral ook als giftige bacterieproducten onvoldoende afgevoerd worden. De voortplanting is wezenlijk voor de bacterie, in feite houdt het handhaving en overleving in. Een bacterie die zich niet meer deelt, sterft uit.

3.3.1.3 Diagnostiek

Met grote regelmaat wordt materiaal afkomstig van patiënten (pus, bloed, feces en urine) voor 'kweek' ingestuurd naar het bacteriologisch laboratorium met het verzoek de bacterie die betrokken is bij de infectie vast te stellen en tevens te bepalen welk antibacterieel geneesmiddel het beste kan worden ingezet. Dit wordt uitgevoerd met behulp van microscopisch onderzoek, bacteriekweek en diverse andere diagnostische methoden.

3.3.1.4 Microscopisch onderzoek

Van het ingestuurde materiaal wordt een dunne laag op een objectglaasje aangebracht. Na doden (fixatie) wordt een kleuringstechniek toegepast waardoor bacteriën zichtbaar worden. De belangrijkste kleurtechnieken zijn:
- *methyleenblauwkleuring*, die bacteriën blauw kleurt;
- *gramkleuring*, waarmee bacteriën paarsblauw (grampositief) of helderrood (gramnegatief) kunnen worden gekleurd, afhankelijk van de samenstelling van de celwand. De gramkleuring wordt zeer veel toegepast. Behalve dat hiermee bacteriën zichtbaar worden gemaakt is het grampositief of gramnegatief zijn medebepalend voor de keuze van het antibacteriële middel;
- *ziehl-neelsenkleuring*, een kleuring gericht op zuurvaste staafjes, dat wil zeggen staafvormige bacteriën die kunnen overleven in een zuur milieu (maagsap). De tuberkelbacil is zo'n bacterie, de kleuring wordt dan ook onder andere toegepast als men tuberculose vermoedt. De tuberkelbacteriën kleuren zich bruinrood.

Bij het bestuderen van de bacteriën wordt gelet op specifieke kenmerken (afb. 3.3).
- Vorm van de bacterie. Deze kan zijn:
  - *rond* (kok), zoals de stafylokokkussoorten en streptokokkussoorten;
  - *staafvormig* (bacil), zoals de tetanusbacil, tuberkelbacil en salmonellabacil;
  - *spiraalvormig* (spiril en spirocheet), zoals *Spirocheta pallidum* die lues veroorzaakt en een spirocheet die de ziekte van Weil veroorzaakt;
  - *kommavormig* (vibrio), zoals *Vibrio cholerae*. Een kok is een halve tot één micrometer groot, een bacil is even dik, maar twee micrometer lang.
- Ligging van de bacteriën ten opzichte van elkaar. Ze kunnen in de vorm van een keten aan elkaar zijn verbonden, of als een trosje, of steeds met zijn tweeën bij elkaar liggen.

Ronde bacteriën die in ketens liggen, worden *streptokokken* genoemd; liggen ze in trosjes bij elkaar, dan heten ze *stafylokokken* en als ze met zijn tweeën liggen *diplokokken* (ook wel microkokken).

Het is niet toevallig dat bacteriën op een bepaalde manier bij elkaar liggen; dit is genetisch bepaald, evenals trouwens de vorm van de bacterie. De verschillende liggingsvarianten gaan niet alleen op voor de kokken, maar in principe ook voor andere bacterievormen. Aan de vorm en de ligging is al heel wat van de bacterie te herkennen, wat richting geeft aan de verdere diagnostiek.

Voorbeelden van infecties met de verschillende soorten bacteriën zijn beschreven in par. 3.4.2.

3.3.1.5 Bacteriekweek

Voor een bacteriekweek wordt een kleine hoeveelheid van het ingestuurde materiaal met behulp van een uitgegloeide (dus steriele) entnaald aangebracht in of op een voedingsbodem (afb. 3.5a). Er zijn twee typen voedingsbodems: *synthetische* (uit chemische bestanddelen samengesteld) en *natuurlijke* (bevatten gemalen vlees, vis of planten waarin alle benodigde voedingsstoffen voor de groei van bacteriën aanwezig zijn). Aan deze voedingsbodems kunnen nog andere stoffen worden toegevoegd, afhankelijk van welke bacteriën men denkt te vinden. De voedingsbodem kan vast of vloeibaar zijn en wordt uitgegoten in kweekbuizen of petrischalen.

Bindmiddel voor een vaste voedingsbodem kan agaragar zijn, deze stof wordt niet door bacteriën aangetast. Het voordeel van een vaste voedingsbodem is dat de bacterie niet door de vloeistof heen groeit, maar boven de voedingsbodem uit groeit en daardoor gemakkelijk is te 'pakken' voor verder onderzoek. Is het materiaal eenmaal geënt op de plaat, dan wordt deze in de broedstoof (afb. 3.6) geplaatst (37 °C). Na enkele dagen ontstaan bacteriekolonies. Een kubieke millimeter bevat honderd miljoen bacteriën!

Afhankelijk van de bacteriesoort kan het uiterlijk (kleur, vorm en de snelheid van groei) sterk wisselen. Dit wordt meegenomen bij het stellen van de bacteriediagnose.

Het is van groot belang dat het materiaal voor een kweek steriel wordt afgenomen. De kans is anders groot dat bacteriën die er van buiten bijgekomen zijn de uitgroeiende ziekteverwekkers overwoekeren. Er volgt dan een verkeerde uitslag.

In dit verband ook nog het volgende. Robert Koch ontdekte reeds de grote waarde van de 'reincultuur', dat wil zeggen één bacteriesoort op een broedplaat. Een dergelijke reincultuur krijgt men door, na uitgroei, steeds over te enten van de ene op de andere broedplaat. Op den duur blijft dan één bacteriesoort over, die ongehinderd kan uitgroeien en waarmee betrouwbare experimenten kunnen worden gedaan (zie ook afb. 3.5b).

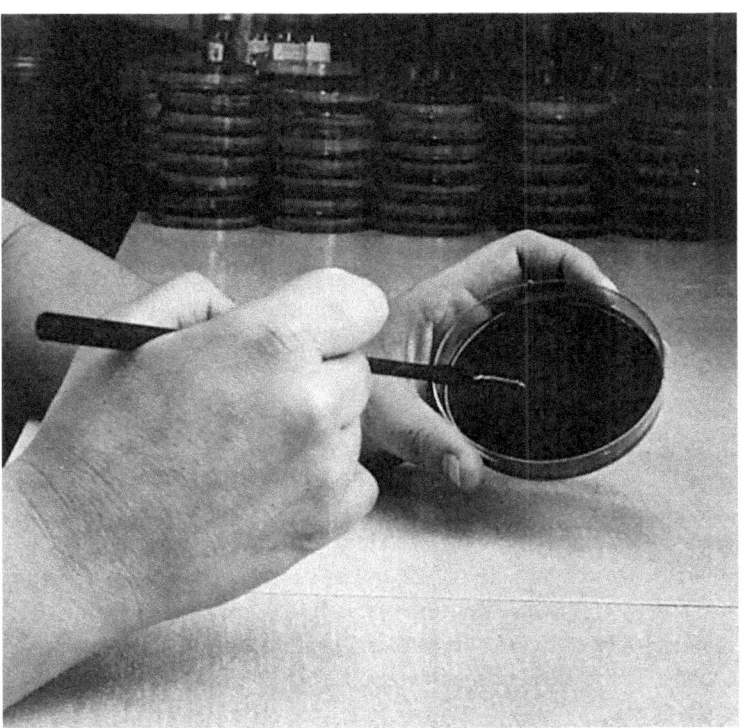

Afbeelding 3.5a *Het beënten van een voedingsbodem. De ronde schaal bevat een voedingsbodem. Daarover wordt met een entnaald pus, ontlasting of ander materiaal uitgestreken.*

3.3.1.6   Andere diagnostische methoden

Om zekerheid omtrent de bacteriële diagnose te verkrijgen, zijn er nog verschillende andere technieken.
- *DNA-probe.* Bij de DNA-probetechniek worden met behulp van enzymen stukjes uit het DNA-molecuul 'geknipt' die te maken hebben met de hoofdkenmerken van het micro-organisme. Deze stukjes (dubbelketens) worden vervolgens bewerkt waardoor enkelketens onstaan die, in oplossing gebracht, dienen als reagens om een bepaald micro-organisme aan te tonen.
- *Polymerase Chain Reaction (PCR).* Dit is een zeer specifieke en gevoelige test. Bij deze test worden met behulp van chemische stoffen in vitro DNA-stukjes gekopieerd en tot enkelketens verwerkt. Deze dienen weer als reagens om bepaalde micro-organismen aan te tonen.

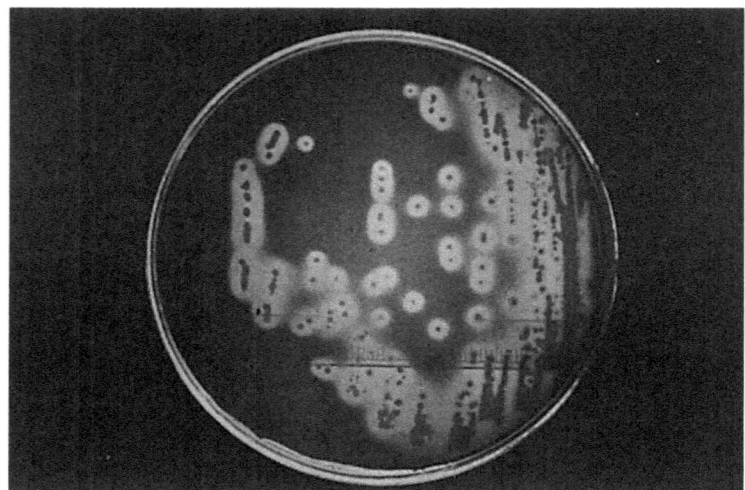

Afbeelding 3.5b Cultuur van stafylokokken op een bloedhoudende voedingsbodem. De stafylokokken liggen in massa's bij elkaar en vormen groepjes die kolonies worden genoemd. Kolonies van stafylokokken zijn lichtgeel. In de omgeving worden de erytrocyten in de bodem opgelost, zodat de bodem helder wordt. Aangezien hier slechts één bacteriesoort werd gekweekt, wordt gesproken van een reincultuur.

- *Serologische diagnostiek.* Hierbij worden in het bloed antilichamen tegen de ziekteverwekker bepaald. Dit gebeurt als ander materiaal van de patiënt moeilijk te verkrijgen/kweken is.
- *Huidreacties.* In het lichaam gevormde antilichamen zijn niet in het bloed, maar met name in de huid, gekoppeld aan cellen, te vinden. Als de huid wordt geïnjecteerd met het antigeen, dan zal reactie optreden. Een voorbeeld hiervan is de mantouxreactie (tuberculose).
- *Onderzoek op proefdieren.* Als micro-organismen niet buiten het lichaam te kweken zijn, en ze ook met andere methoden niet goed vast te stellen zijn, worden proefdieren (cavia, muis) gebruikt. In de diagnostiek van tuberculose, tetanus en botulisme is dit soms nodig.
- *Proeven gericht op de stofwisseling van de bacterie.* Door het opvangen en onderzoeken van uitscheidingsproducten kan worden nagegaan waar de bacterie van leeft. Deze onderzoeken worden de laatste jaren minder toegepast omdat nieuwe (bovenstaande) technieken voldoende afrondende diagnostiek opleveren.

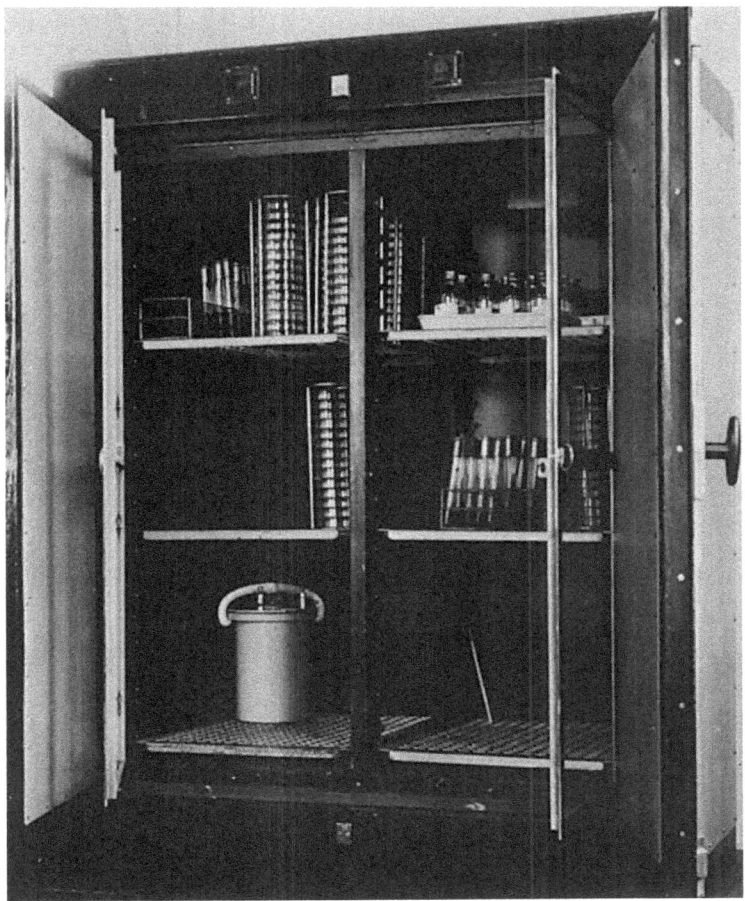

Afbeelding 3.6 Broedstoof. Vloeibare voedingsbodems in buisjes en vaste voedingsbodems in schalen zijn beënt met het te onderzoeken materiaal. De temperatuur in de kast bedraagt 37°C; hierbij kunnen de bacteriën zich vermeerderen. In de metalen pot linksonder is de zuurstof vervangen door stikstof. Op de daarin aangebrachte voedingsbodems kunnen zich anaerobe bacteriën ontwikkelen.

3.3.1.7 Resistentiebepaling

Als men eenmaal weet om welke bacterie het gaat, moet nog worden uitgezocht welk antimicrobieel geneesmiddel het beste kan worden gebruikt voor de behandeling van de patiënt.
De gevoeligheid van de bacterie voor verschillende antimicrobiële middelen kan worden uitgetest (afb. 3.7). Dit is mogelijk met de schijfjes-agardiffusiemethode. Daarbij wordt op een geënte broedplaat

een disk (een filtreerpapierschijfje, waarin een bepaalde hoeveelheid van het antimicrobiële middel is aangebracht) gelegd. Dit wordt achttien uur in de broedstoof geplaatst, daarbij dringt het middel door in de groeibodem. De concentratie ervan is het hoogste in het centrum van het schijfje en neemt af naar de randen toe.

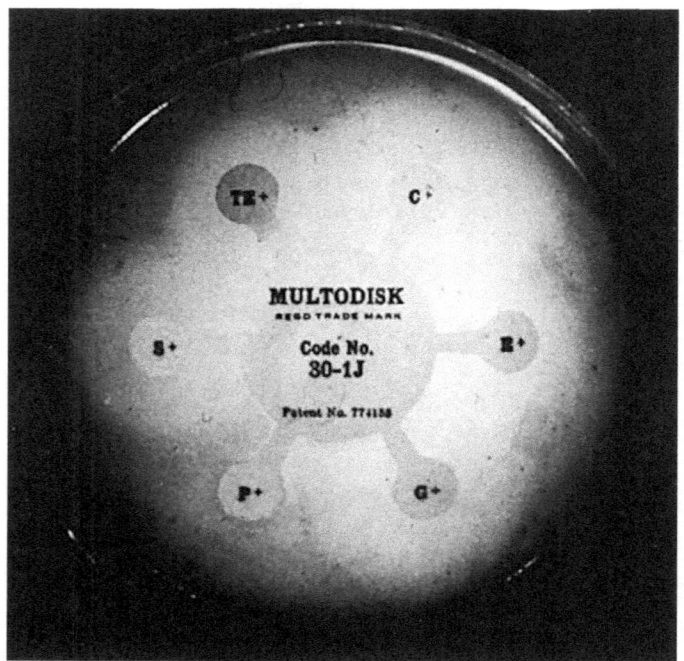

Afbeelding 3.7 Bepaling van de gevoeligheid van bacteriën voor antimicrobiële middelen door middel van de diffusiemethode. Een voedingsbodem wordt beënt met de te onderzoeken bacteriën. Daarna wordt er een schijfje filtreerpapier op gelegd, dat doordrenkt is met de te onderzoeken middelen. In de afbeelding zijn verschillende papiertjes, met verschillende middelen doordrenkt, gehecht aan de uitsteeksels van een grotere schijf. Dat maakt de toepassing in de praktijk eenvoudiger. De middelen diffunderen rondom de desbetreffende schijfjes in de bodem en kunnen in bepaalde mate de ontwikkeling van bacteriën tegengaan. Een remmingszone betekent dus: gevoelig voor dat middel.

Als de geënte bacterie gevoelig is voor het middel zal deze niet uitgroeien. Maar er is een grens als de hoeveelheid aanwezig middel, die naar de rand toe steeds geringer wordt, niet meer in staat is te remmen. De concentratie op dat punt is bekend en kan in verband worden gebracht met de minimaal remmende concentratie (MRC-)waarde van het geneesmiddel in het bloed. Op die manier wordt ook duidelijk voor welk middel de bacterie ongevoelig is, waartegen die dus *resistent* is. Elke bacterie heeft de neiging een resistentie op te bouwen tegen geneesmiddelen die haar functioneren, groei en vermenigvuldiging beïnvloeden. Dit kan op verschillende manieren. Sommige bacteriën schakelen bijvoorbeeld over op een andere soort stofwisseling, waardoor de voorheen gebruikte middelen niet meer werken, anderen veranderen hun celwand waardoor medicatie hierop geen invloed meer heeft. Deze verworven resistentie treedt vaker op naarmate er meer met antimicrobiële middelen wordt gewerkt. Het verschijnsel treedt dan ook vooral op in ziekenhuizen (zie par. 3.4.4).

Tot slot: bij elk bacterieel onderzoek wordt terdege rekening gehouden met de aard en oorsprong van het materiaal dat is ingestuurd. De ervaring heeft geleerd dat het in bepaald materiaal, zoals sputum, toch altijd gaat om dezelfde groepen micro-organismen. Daar wordt dan ook in de eerste plaats het onderzoek op gericht.

3.3.1.8 Ziekmakend vermogen van de bacterie

Het vermogen van de bacterie om ziek te maken heet *pathogeniteit*. Wil een bacterie de mens ziek maken, dan moet ze in staat zijn zich in menselijk weefsel te handhaven.

Naast pathogeniteit speelt de aanvalskracht (*virulentie*, in feite de sterkte van het ziekmakend vermogen) een rol. Hoe groter de virulentie, des te meer kans dat er infectie op volgt. De virulentie is sterker naarmate de bacterie meer in staat is anatomische en biologische barrières (zie hoofdstuk 4) te overwinnen of aanvallen van witte bloedcellen (leukocyten) af te slaan, wat soms zelfs gebeurt door leukocytbeschadigende stoffen te produceren.

De schade die bij de mens wordt aangericht is het gevolg van twee factoren:
- *vorming van fermenten (enzymen) door de bacterie.* Deze fermenten beschadigen het weefsel en verstoren het onderlinge verband, zodat de bacterie de gelegenheid krijgt zich in de omgeving te verspreiden. Een voorbeeld van zo'n ferment is hyaluronidase dat de bindweefselgrondsubstantie aantast;
- *vorming van gifstoffen (toxinen) door de bacterie.* Deze toxinen kunnen direct celbeschadigend werken, maar dragen ook bij tot het algemene ziek-zijn.

Er zijn twee soorten:
- *exotoxinen* die door de levende bacterie worden gemaakt. Ze kunnen zeer giftig zijn, komen in de bloedbaan terecht en dragen vooral sterk bij tot het algemene ziek-zijn. Het zijn eiwitten met vaak

antigene eigenschappen, wat inhoudt dat ze in staat zijn het lichaam tot antilichaamvorming te prikkelen (zie hoofdstuk 4);
- *endotoxinen* die pas vrijkomen na het afsterven van de bacterie. Het zijn stoffen die deel uitmaken van de celwand, als regel minder giftig maar ook minder antigeen.

3.3.2   VIRUSSEN

3.3.2.1   *Bouw en fysiologie*
De tweede belangrijke groep van ziekteverwekkers is die van de virussen. Virussen zijn veel kleiner dan bacteriën, hun afmetingen variëren tussen de vijf en tweehonderd nanometer; onder de gewone lichtmicroscoop zijn ze dan ook niet te zien.
Het woord virus betekent letterlijk gif. De naam stamt nog uit de tijd dat men al wel wist van het bestaan maar nog geen idee had wat dit voor stoffen zouden kunnen zijn.
Virussen zijn veel eenvoudiger gebouwd (afb. 3.8) dan bacteriën, ze horen thuis in het grensgebied tussen dode en levende stof. Virussen hebben geen stofwisseling, ze gebruiken geen voedsel en kunnen zich niet zelfstandig voortplanten. In feite is het virus niets anders dan een hoeveelheid erfelijkheidsmateriaal (DNA of RNA) met daaromheen een omhulling van capsiden. Bij sommige virussen zit daaromheen een enveloppe. Een compleet viruspartikel heet een *virion*.

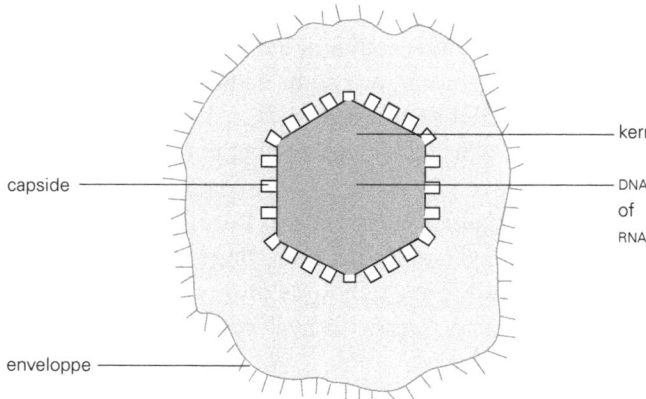

Afbeelding 3.8 *Schematische voorstelling van de bouw van een virus. Het eigenlijke nucleïnezuur van het virus bevindt zich in het midden. In dit geval wordt het virus verder nog omgeven door een enveloppe; dit is niet bij alle virussen het geval.*

Om te kunnen leven en zich te vermenigvuldigen zijn virussen aangewezen op levende cellen die de enzymen en eiwitvormende structuren bezitten waarvan gebruik kan worden gemaakt. Eenmaal in de cel past het virus-DNA (of RNA, dat in de cel eerst weer tot DNA wordt opgebouwd) zich in in de celfysiologie en beïnvloedt deze zodanig dat nieuwe virussen worden gevormd. De cel gaat daarbij kapot en de virussen komen vrij. Zo gaat het tenminste bij virussen zonder enveloppe. Het is ook mogelijk dat de cel blijft leven, hij kan dan langdurig nieuwe virussen produceren. De vrijgekomen virussen gaan direct op weg naar andere cellen en het proces herhaalt zich. Op deze wijze zorgt het virus voor cel- en weefselbeschadiging en maakt het iemand ziek. Het proces van vermenigvuldiging (replicatie) van enveloppevirussen is te zien in afbeelding 3.9.

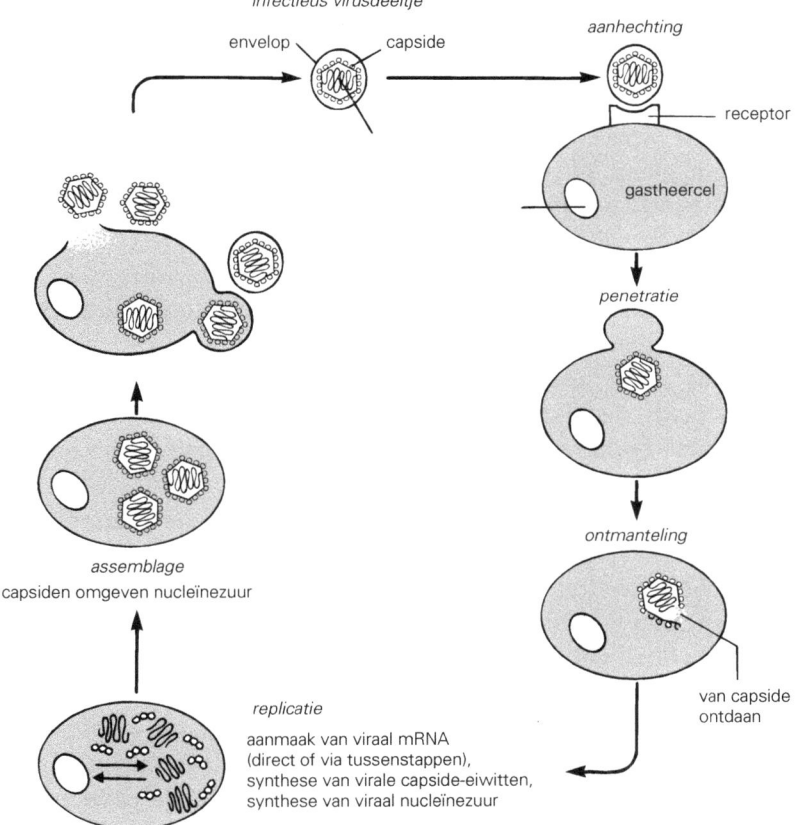

Afbeelding 3.9 Stadia in de replicatiecyclus van een enveloppevirus. Bron: Hoepelman, 2004.

Niet alleen voor de mens, maar ook voor planten, dieren en zelfs bacteriën is het virus een belangrijke verstoorder van de cel en dus een ziekmaker. Virussen die mensen of dieren ziek maken, hebben meestal de vorm van een bolletje. Planten worden vooral door staafvormige virussen bedreigd, bacteriën door paddestoelvormige virussen die er uitzien als maanlandertjes (bacteriofagen).

Voor de meeste virussen geldt dat zij alleen die cellen kunnen binnendringen die op hun oppervlak een receptor voor het virus bezitten. Het virus kiest dus zijn doelcellen uit en zal zich beslist niet vasthechten aan iedere levende cel die het tegenkomt. Als het virus 'past' op de receptor (sleutel-slot-principe, maar dan op enzymatisch niveau), dan zal het erfelijkheidsmateriaal in die betreffende cel worden gebracht met alle gevolgen van dien.

3.3.2.2 Ziekmakend vermogen

Afhankelijk van de virussoort, maar vooral ook van het celtype dat beschadigd raakt, kennen we ernstige en minder ernstige virusziekten. Vooral als gespecialiseerde celtypen worden aangetast kan onherstelbare schade ontstaan, omdat deze cellen niet meer kunnen worden bijgemaakt. Voorbeelden zijn polio (het virus maakt de motorische voorhoorncel kapot) en aids (het virus vernielt een bepaald type lymfocyt, dat niet bijgemaakt kan worden).

Er zijn virussen die vooral organen aantasten (orgaanvirussen) en andere die vooral oppervlakte-epitheel beschadigen (oppervlaktevirussen). Voorbeelden van de eerste zijn het hepatitis- (lever) en het poliovirus (ruggenmerg en hersenstam). Het influenzavirus, het SARS-virus en het H5N1-virus (vogelgriep), die zich nestelen in luchtpijpepitheel (trachea en bronchus) en het rhinovirus (neusepitheel) worden gerekend tot de tweede groep.

Sommige virussen (herpesvirussen) blijven na de eerste infectie levenslang 'in rust' (latent) in het lichaam aanwezig. Er bestaat dan een evenwicht tussen het virus en de gastheer, maar bij verminderde weerstand kan het virus weer opspelen en vindt van binnenuit herbesmetting plaats met zichtbaar een infectie als gevolg. Voorbeelden van herpesvirussen zijn: herpessimplexvirus type I (verantwoordelijk voor koortsuitslag: herpesinfecties aan gelaat, mond en keel), herpessimplexvirus type II (geeft herpesinfecties rond de geslachtsorganen: herpes genitalis), varicellavirus (waterpokken en gordelroos/herpes zoster), epstein-barr-virus (de ziekte van Pfeiffer) en het cytomegalievirus.

Tegen een virusziekte valt weinig uit te richten. Antibiotica zijn tegen virussen niet werkzaam, omdat deze de meestal binnen in de cel

(intracellulair) gelegen virussen niet kunnen bereiken. Het lichaam zal zelf het virus moeten overwinnen. Welke afweermechanismen hierbij belangrijk zijn, komt in hoofdstuk 4 aan de orde.
Eventuele middelen die worden gebruikt, zijn gericht op verlichting van de klachten. Er zijn wel antivirale middelen (bijvoorbeeld Zovirax®), maar deze kunnen hoogstens de vermenigvuldiging van het virus (virusreduplicatie) afremmen, zij doden het virus niet. Toch worden soms antibiotica gegeven, maar dat gebeurt om te voorkomen dat er in tweede instantie bacteriële infecties bijkomen.
Virussen kunnen vrij goed tegen ongunstige leefomstandigheden, alleen bij een temperatuur boven 100°C gaan de meeste virussen dood.

3.3.2.3 Diagnostiek

Een virusziekte wordt meestal herkend aan de aanwezige ziekteverschijnselen; als meerdere personen in de omgeving het ook hebben kan dit de diagnose ondersteunen (epidemiologische gegevens, zie par. 3.3). Het aantonen van het virus zelf is niet erg belangrijk omdat je het toch niet kunt bestrijden met een antibioticum of iets soortgelijks, zoals dat bij bijvoorbeeld een bacterie wel mogelijk is. Een enkele keer wil men wel graag weten welk virus het is, zoals bij het vermoeden van een gevaarlijke virusziekte, of het vermoeden van een nieuw virus wat verder wetenschappelijk moet worden onderzocht. In dat geval kan men proberen de antigene structuur van het virus te bepalen. Dit gebeurt met in het laboratorium aanwezige gerichte antilichamen. Deze antilichamen passen bij één bepaald virus (monoklonale antilichamen). De antilichamen zijn eveneens in het bloed te meten, maar pas op een later moment, als de aanmaak ervan goed op gang is gekomen (zie hoofdstuk 4). Je kunt de diagnostiek dan weer uitvoeren met behulp van in het laboratorium aanwezige antigenen. Moderner is de DNA-probe-techniek (zie onder bacteriediagnostiek) die ook voor virusdiagnostiek kan worden gebruikt.
Gewoonlijk komt het virus enkele dagen achtereen in het bloed voor *(viremie)* vlak na het uitbreken van de virusziekte, soms ook al vóórdat de symptomen verschijnen. Dit is een geschikt moment om bloed voor onderzoek af te nemen.
Het is mogelijk virussen te kweken, maar dan wel in levende cellen. Tegenwoordig worden daarvoor weefselcultures gebruikt, vroeger (hoewel ook nu nog wel) bebroede kippeneieren. Tot slot kunnen virussen duidelijk met de elektronenmicroscoop worden gezien, waarbij hun typische vorm kan worden herkend.

3.3.3 SCHIMMELS (FUNGI) EN GISTEN

3.3.3.1 Bouw, fysiologie en ziekmakend vermogen

Schimmels en gisten worden tot de lagere plantensoorten gerekend. Zij groeien op een organische bodem. Het zijn saprofyten, dat wil zeggen dat ze leven van dode stof. De meeste schimmels schuwen levende weefsels. Schimmels en gisten zijn eencellige, soms meercellige, organismen die lange draden (hyfen, afb. 3.10) vormen en daarmee een netwerk (zwamvlok of mycelium) maken. De voortplanting, via sporen, kan geslachtelijk en niet-geslachtelijk plaatsvinden.

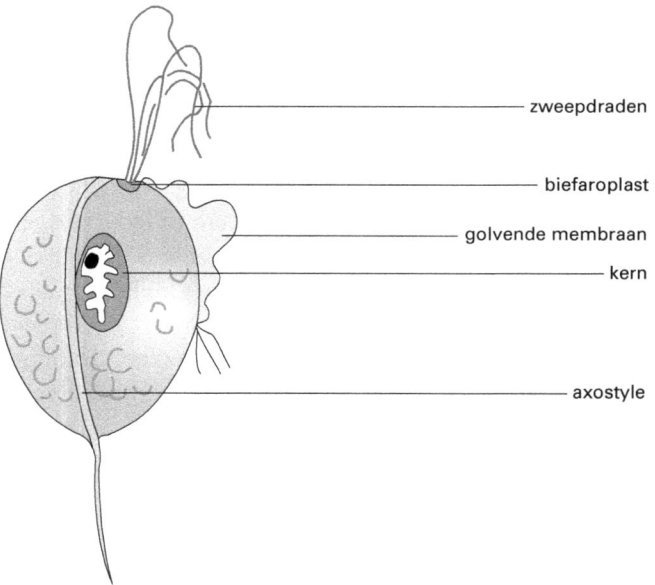

Afbeelding 3.10 *Trigomonas vaginalis, een protozoair micro-organisme dat beweeglijk is door een bundel zweepdraden. Bij afkoeling verdwijnt de beweeglijkheid snel. Onderzoek moet ook gebeuren op een enigszins verwarmd glaasje en snel na het afnemen van het materiaal.*

Er is geen wezenlijk verschil tussen schimmels en gisten. Gisten vormen eigenlijk geen mycelia (dradennetwerk); schimmels wel, maar die kunnen zich bij een andere omgevingstemperatuur weer als gist gedragen. Onder de duizenden schimmelsoorten zijn er slechts enkele ziekmakend voor de mens. Dit doen ze door de samenhang van de weefsels te beschadigen en/of het maken van voor de mens giftige stoffen.

Een schimmelziekte wordt *mycose* genoemd. Schimmelinfecties beperken zich meestal tot de huid, nagels en haren (dermatomycosen), een enkele maal worden organen aangetast (systeemmycosen).
De redenen dat mycosen meestal aan de oppervlakte blijven zijn de volgende:
- schimmels groeien het beste bij een temperatuur tussen de 24 en 30°C, in het lichaam is het dus te warm;
- in de weefsels bevinden zich antischimmel (antifungoïde) stoffen, waardoor het uitgroeien van de schimmels wordt bemoeilijkt;
- schimmels groeien het liefst op dode organische stof (bijvoorbeeld de hoornlaag van de huid) in een niet al te vochtig milieu, in de weefsels is het veel te vochtig.

Systeemmycosen ontstaan alleen bij een verminderde weerstand (lokaal of algemeen). Schimmels die systeemmycosen veroorzaken groeien het beste bij een temperatuur van 37°C en wijken ook verder in eigenschappen af van andere schimmels, waardoor ze zich kunnen handhaven en vermeerderen.

Een voorbeeld van een dermatomycose is zwemmerseczeem, een voorbeeld van een systeemmycose is histoplasmose. De candida-infectie (een infectie met *Candida albicans*, een gist/schimmel) staat eigenlijk tussen deze twee vormen in. Onder normale omstandigheden is de *Candida albicans* niet ziekmakend. Het is zelfs zo dat deze bij 65% van de mensen als 'vaste bewoner' voorkomt op de huid, slijmvliezen en in het maag-darmkanaal. Alleen bij een verminderde algehele of lokale weerstand kan een infectie ontstaan, bijvoorbeeld in de mond, de ingewanden, de huid, de vagina of een nagelriemontsteking. Oorzaken voor een lokale of algehele weerstandsvermindering worden besproken in hoofdstuk 4.

3.3.3.2 Diagnostiek

Schimmels kunnen onder de microscoop worden bekeken nadat bijvoorbeeld een gramkleuring is toegepast. Ze kunnen in een broedstoof worden gekweekt, maar dan wel op een voedingsbodem van dood organisch materiaal en bij een lagere temperatuur dan bij bacteriën gebruikelijk is. Schimmels kunnen tot antilichaamvorming prikkelen, deze antilichamen kunnen in het bloed worden gemeten wat helpt bij de diagnostiek.

3.3.4 PROTOZOËN

3.3.4.1 Bouw, fysiologie en ziekmakend vermogen

De protozoën zijn eencellige organismen, behorend tot het dierenrijk. Het zijn parasieten; dat betekent dat ze om te kunnen leven afhankelijk zijn van een gastheer. Tijdens hun leven worden vaak verschillende gastheren aangedaan. Ziekmakende protozoën zijn:
- *Trichomonas vaginalis*, die ontstekingen kan veroorzaken aan de vagina en de urethra; de trichomonas bezit flagellen waarmee het zich in de omgeving kan verplaatsen;
- *Entamoeba histolytica*, veroorzaker van de amoebendysenterie wat in de derde wereld vrij vaak voorkomt. De entamoebe kan zich met schijnvoetjes verplaatsen (amoeboïd bewegen). Er zijn verschillende verschijningsvormen; een niet-gevaarlijke kleinere vorm kan bij de mens in de darmen als vaste bewoner voorkomen;
- *Plasmodium*, veroorzaker van malaria, een ziekte waaraan jaarlijks miljoenen mensen sterven;
- *Toxoplasma gondii*, veel mensen worden hiermee waarschijnlijk besmet, vooral kattenbezitters. In de kattenbak komt namelijk een bepaald stadium van deze protozoa voor, de oöcyt, die daar met de uitwerpselen van de kat in terechtkomt. Maar behalve katten kunnen onder meer ook varkens de tussengastheer zijn. De mens wordt als regel niet echt ziek na een besmetting. Alleen een ongeboren kind kan, na besmetting via de moeder, sterk beschadigd raken (onder andere ogen en centraal zenuwstelsel) en overlijden. Daarom wordt zwangere vrouwen ontraden zelf de kattenbak te verschonen of in de tuin te werken (daar komt nogal eens een kat langs) en geadviseerd liever geen halfgaar vlees te eten. Bij aidspatiënten kan reactivatie van toxoplasmose ten gevolge van weerstandsvermindering tot hersenontsteking (encefalitis) leiden.

Mensen worden ziek van parasieten als deze kans zien cellen en weefsels te beschadigen.

3.3.4.2 Diagnostiek

De malariaparasiet kan worden aangetoond in een dikkedruppelpreparaat (bloedonderzoek). Tegenwoordig wordt ook de QBC-techniek (een fluorescentietechniek) gebruikt, die een waardevolle vervanging blijkt. In ontwikkelingslanden zijn sticks meer aangewezen, die weliswaar niet specifiek aantonen, maar toch een indicatie geven.

Van de entamoeba kan een bepaalde verschijningsvorm in de feces worden teruggevonden; de *Trichomonas vaginalis* (afb. 3.10) is heel mooi te zien in een op temperatuur gehouden microscopisch preparaat (de beweeglijkheid blijft daarin bestaan).

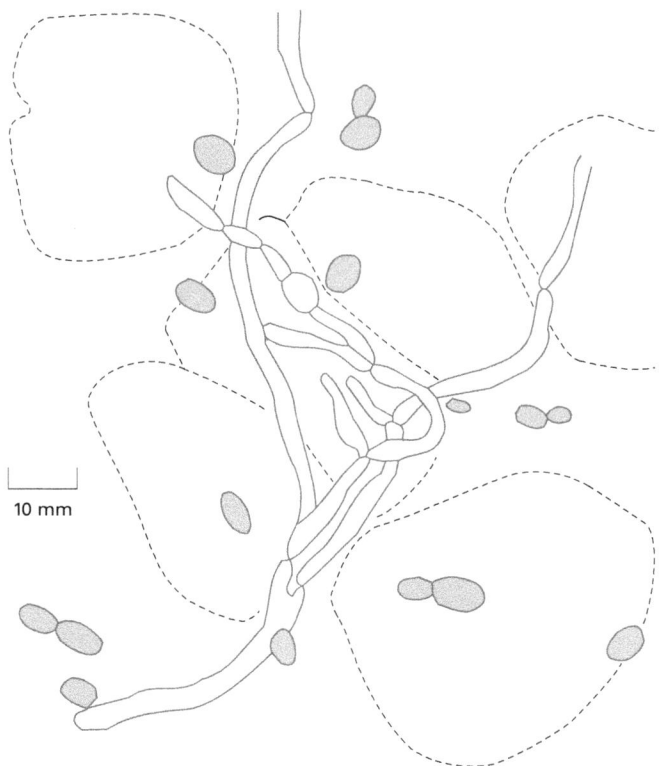

Afbeelding 3.11 *Candida albicans met hyfen en sporen.*

Tegen de meeste parasieten worden antilichamen gevormd. Dit kan ook al gebeuren als de parasieten zich nog niet in het interne milieu bevinden maar ergens in de darmen of galwegen verblijven. De antilichaambepaling wordt in de diagnostiek gebruikt. Zie voor meer informatie: www.microbiologie.info.

3.4   Epidemiologie

Epidemiologie is de wetenschap die met name de wijze waarop ziekten zich verspreiden bestudeert. Van oudsher ging het om besmettelijke ziekten, later werd ook de verspreiding via overerving epidemiologisch bestudeerd en tegenwoordig ook de factoren (zoals milieu) die van invloed zijn op het ontstaan van klachten bij chronische aandoeningen. Binnen de epidemiologie zijn de begrippen *epidemie, pandemie* en *endemie* ontstaan.

Er wordt gesproken van een epidemie wanneer in een stad, een bepaald gebied of een geheel land plotseling veel personen tegelijk een bepaalde ziekte oplopen. Dit kennen we vooral van griepepidemieën. Wanneer een ziekte zich wereldwijd verspreidt, spreken we van een pandemie. Van een endemie wordt gesproken wanneer een bepaalde ziekte in een gebied of land regelmatig voorkomt. Struma kwam vroeger endemisch voor in Limburg, malaria is een infectieziekte die nu nog endemisch voorkomt in grote gebieden in Afrika.

Er worden verschillende epidemiologische maten gehanteerd. De *incidentie* betreft het aantal nieuwe gevallen binnen een bepaalde bevolkingsgroep gedurende een bepaalde periode. De *prevalentie* is het totale aantal ziektegevallen binnen een bepaalde bevolkingsgroep op een bepaald moment (puntprevalentie) of binnen een bepaalde periode (periodeprevalentie). De *morbiditeit* betreft het aantal ziektegevallen per 10 000 of 100 000 van de bevolking, de *mortaliteit* het aantal sterfgevallen per 100 000 van de bevolking, en de *letaliteit* de sterfte per 100 of per 1000 ziektegevallen.

Het doel van de epidemiologie is het opsporen van determinanten; dat zijn factoren die bepalend zijn voor het bestaan van ziekten onder de bevolking.

Voor een goed inzicht is het noodzakelijk om belangrijke infectieziekten in de bevolking systematisch en continu op te sporen, gegevens te registreren en tevens passende preventieve maatregelen aan te geven. Relevante infectieziekten, gericht op dit doel, zijn ingedeeld in drie groepen:
- groep A: de ziekte moet meteen worden gemeld omdat de gevolgen (zeer) ernstig kunnen zijn;
- groep B: melding van deze ziekte is nodig om een opeenhoping van ziekten te kunnen vaststellen;
- groep C: melding is statistisch van belang.

Nadere informatie en protocollen zijn te vinden op: www.infectieziekten.info.

In de epidemiologie van infectieziekten is het verder belangrijk om er achter te komen:
- welk micro-organisme bij de ziekte betrokken is;
- waar de besmettingsbron te vinden is;
- op welke wijze de micro-organismen van de ene persoon op de andere worden overgebracht (transmissieroute).

3.4.1 HET VASTSTELLEN VAN HET BETROKKEN MICRO-ORGANISME

In het voorgaande is al ingegaan op de verschillende manieren waarop micro-organismen gediagnosticeerd kunnen worden.

3.4.2 OP ZOEK NAAR DE BESMETTINGSBRON

De besmettingsbron is niet altijd even gemakkelijk te vinden. Het kan een mens of een dier zijn, maar ook modder, stof, straatvuil, enzovoort.

Als een mens of dier zelf ook ziek is, maakt dat herkenning eenvoudiger. Vaak echter ontbreken ziekteverschijnselen doordat de infectie subklinisch (dat wil zeggen zonder duidelijke verschijnselen) verloopt. Een enkele maal is de besmettingsbron een 'drager'; het ziekmakende micro-organisme bevindt zich ergens op de huid of in de ingewanden van de betreffende persoon, zonder aanleiding te geven tot ziek-zijn. Dit is moeilijk te ontdekken, omdat dragers immers geen klachten hebben en dus ook geen reden zien om zich te laten onderzoeken. Hij of zij kan echter wel anderen besmetten!

3.4.3 WELKE BESMETTINGSWEG WORDT GEVOLGD?

De wijze waarop micro-organismen worden overgebracht (tabel 3.1) kan heel verschillend zijn. In de eerste plaats is het van belang vast te stellen of de ziekte door *directe* besmetting (dat is via direct lichamelijk contact) of door *indirecte* besmetting (via voedsel, water of lucht) wordt overgebracht.

In de tweede plaats moet bekend zijn waar het micro-organisme het lichaam binnendringt. Dit kan op verschillende plaatsen en manieren, maar het is wel zo dat een micro-organisme pas ziek maakt als het op een 'passende wijze' is binnengekomen, langs de zogenoemde 'porte d'entrée'.

In dit verband worden vier besmettingswegen (transmissieroutes) onderscheiden:
- *enteraal* (via het spijsverteringskanaal);
- *aerogeen* (via de luchtwegen), bij de mens waarschijnlijk de belangrijkste weg;
- *hematogeen* (via het bloed);
- *cutaan* (via de huid en via slijmvliezen).

Het begrip 'porte d'entrée' kan het beste aan de hand van een voorbeeld worden uitgelegd. Het influenzavirus geeft aanleiding tot griep als het is ingeademd (aerogeen). Maar wordt het virus opgegeten (enteraal) of zou het op de huid worden aangebracht (cutaan), dan

Tabel 3.1 Besmettingsbron, besmettingsweg en porte d'entrée bij enkele bekende infectieziekten.

infectieziekte	besmettingsbron	besmettingsweg	porte d'entrée
bacteriële infectieziekten			
paratyfus	feces van de patiënt met paratyfus of 'drager'	indirect (besmet voedsel en drank)	enteraal
tetanus	straatvuil, roestig prikkeldraad e.d.	komt direct in de wond	cutaan
tuberculose	aerosol bij hoesten geproduceerd bij patiënt met open tbc	indirect (hoesten)	aerogeen
gonorroe	afscheiding uit urethra/vagina	direct (via seksueel verkeer)	slijmvlies
virale infectieziekten			
hepatitis A	feces van hepatitispatiënt (besmet voedsel en drank)	indirect	enteraal
ziekte van Pfeiffer	speeksel van patiënt met de ziekte van Pfeiffer of 'drager'	direct (speeksel)	enteraal
bof	speeksel van de patiënt met de bof	indirect	aerogeen
polio	feces van de patiënt met polio	indirect	enteraal
waterpokken	patiënt met waterpokken (blaasjesvocht)	indirect	aerogeen
rodehond	keelvocht van de patiënt met rode hond	indirect direct (via placenta)	aerogeen hematogeen
aids	bloed van dragers van het hiv-virus (seropositieven)	direct en indirect (resp. seksueel contact en contact met bloed)	hematogeen
hepatitis B	bloed van dragers van delen van het hepatitis-B-virus (seropositieven)	direct en indirect (resp. seksueel contact en contact met bloed)	hematogeen
SARS	aerosol bij hoesten geproduceerd door patiënt met SARS-infectie	indirect	aerogeen
influenza	aerosol bij hoesten geproduceerd door patiënt met influenza	indirect	aerogeen
vogelgriep	kippen/vogels besmet met H5N1-virus	direct/indirect	aerogeen

infectieziekte	besmettingsbron	besmettingsweg	porte d'entrée
protozoaire infectieziekten			
dysenterie (*Entamoeba histolytica*)	feces van patiënt met dysenterie	indirect (besmet voedsel en drank)	enteraal
malaria	bloed van patiënt met malaria	indirect (mug)	hematogeen

ontstaat geen ziekte. Om ziekte te veroorzaken is het dus noodzakelijk het virus in te ademen: de porte d'entrée is aerogeen.

3.4.4 BESMETTING EN INFECTIE

Een besmetting, ook wel *contaminatie* genoemd (afgeleid van het Engelse woord voor besmetting 'contamination'), houdt in feite alleen maar in dat het lichaam in contact komt met micro-organismen, waarbij deze soms in de weefsels doordringen.

> Besmetting houdt in dat het lichaam contact maakt met micro-organismen.

Zien deze micro-organismen kans zich in het lichaam te handhaven, te vermenigvuldigen en zich vervolgens te verspreiden, dan wordt gesproken van infectie.

> Infectie is het zich vermeerderen en verspreiden van micro-organismen in het lichaam.

Een besmetting hoeft niet altijd te worden gevolgd door een infectie als de micro-organismen weinig virulent zijn of als de omstandigheden op de plaats waar ze het lichaam binnenkomen weinig gunstig zijn om te kunnen overleven (bijvoorbeeld door een goede afweer). Een infectie daarentegen vindt niet anders plaats dan na besmetting. Zodra er een infectie is, wordt het lichaam geprikkeld tot de inwendige afweer.
Ziet de infectie toch kans zich verder te ontwikkelen, dan zullen op den duur ziekteverschijnselen ontstaan. De tijd die verstrijkt tussen het moment van besmetting en het uitbreken van de ziekte wordt *incubatietijd* genoemd.

3.5 Belangrijke micro-organismen in de medische praktijk

3.5.1 COMMENSALE FLORA

Onder commensale flora verstaan we die micro-organismen die dag en nacht bij ons wonen op huid en slijmvliezen (residiënte flora), maar ons onder normale omstandigheden niet ziek maken. Deze micro-organismen zijn daar ooit na de geboorte terechtgekomen als vaste bewoners in een vast patroon (kolonisatie) en blijven daar in principe het leven lang. Sommige commensalen zijn overigens wel pathogeen, maar alleen onder speciale omstandigheden, bijvoorbeeld als ze op abnormale plaatsen terechtkomen waar de weerstand tegen juist dit micro-organisme minder is. Ook bij een totale weerstandsvermindering kunnen commensale infecties optreden.

De commensale flora speelt een belangrijke rol in de bescherming tegen pathogene ziektekiemen en is daarin onmisbaar voor mens en dier. Een commensale flora voorkomt dat pathogene ziektekiemen van buitenaf zich op huid en slijmvliezen nestelen. In dit kader wordt gesproken van de *kolonisatieresistentiefactor*. Het blijkt een belangrijk onderdeel van de afweer te zijn (zie verder hoofdstuk 4).

Tot de commensale micro-organismen (kunnen) onder andere behoren: streptokokken, stafylokokken, colibacillen en lactobacillen (melkzuurbacteriën). Maar niet alleen bacteriën, ook de *Candida albicans*, bepaalde herpesvirussen en nog vele andere micro-organismen kunnen deel uitmaken van de commensale flora.

3.5.2 ALLEDAAGSE ZIEKTEVERWEKKERS

De meeste ziekteverwekkers zullen worden besproken bij de behandeling van de ziekten die ze veroorzaken. Toch is het nuttig om iets meer te weten over infecties die door alledaagse bacteriën, zoals streptokokken en stafylokokken (waar we ons op deze plaats toe beperken), worden veroorzaakt.

Voor streptokokken (grampositief) zijn dit:
- etterige neusverkoudheid (*rhinitis purulenta*), vooral bij kinderen (zie par. 11.2);
- middenoorontsteking (*otitis media*), vooral bij kinderen;
- neusbijholteontsteking (*sinusitis*) (zie par. 11.2);
- keelontsteking (*acute pharyngitis*) en ontstoken keelamandelen (*tonsillitis*). Bij beide zijn witte puntjes (etterkopjes) ter plekke zichtbaar;
- krentenbaard (*impetigo*, afb. 3.12), kan ook door stafylokokken veroorzaakt worden;

- wondinfectie/wondroos (*erysipelas*). De porte d'entrée is vaak een kleine verwonding, die alweer genezen kan zijn op het moment dat erysipelas zich manifesteert. Erysipelas kan ook als complicatie bij een operatiewond optreden. Aan de huid is een vaak scherp begrensde ontsteking waar te nemen, pusvorming treedt eigenlijk niet op. De patiënt heeft koorts en voelt zich ziek. Wondroos wordt altijd met antibiotica behandeld;
- Ontstoken haarfollikel (*folliculitis*). Het begint meestal met een klein, rood en jeukend papeltje, met daarna een pustel (etterkopje). De aandoening komt veel voor en is niet ernstig. Ook een stafylokok kan de veroorzaker zijn.

Het aspect van het pus bij een streptokokkeninfectie is over het algemeen lichtgeel-plakkerig-vloeibaar.

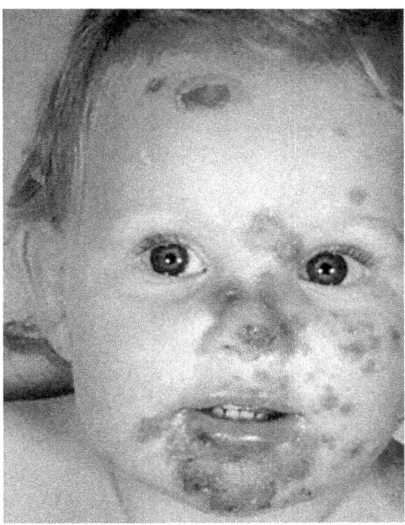

Afbeelding 3.12 *Een patiëntje met krentenbaard.*

Bij bovenstaande infecties is vaak de S. *pyogenes* (pyogeen betekent pusvormend) betrokken. Een andere streptokok, de S. *viridans* (vergroenende streptokok, pus is groen van kleur), kan ontsteking van de hartklep (endocarditis) veroorzaken, die in principe alleen optreedt bij mensen met een hartziekte. Aangezien de bacterie tot de commensale flora van de mondholte behoort, is men gewend tandheelkundige ingrepen bij deze personen altijd onder antibiotische bescherming, een 'antibioticaparaplu', uit te voeren.

Veel streptokokken produceren een stof die erytrocyten uiteen doet vallen (hemolyse). Een voorbeeld waarbij deze eigenschap ook in de naam is opgenomen is de β-hemolytische streptokok A (Lancefield). Deze bacterie is verbonden aan het in tweede instantie op immunologische basis (antilichamen gevormd tegen het toxine, blijken beschadigende reacties op te wekken) ontstaan van het ziektebeeld 'acuut reuma'. Daarbij kunnen acute ontstekingen aan de grote gewrichten, hartafwijkingen (vooral klepgebreken) en een bepaalde vorm van nierontsteking (glomerulonefritis) ontstaan. Dit gebeurt dan na een doorgemaakte keelontsteking of roodvonk. De bacteriën zijn in deze fase al gedood en dus ook niet te vinden in de nu zieke organen/weefsels.

Voor stafylokokken (grampositief) zijn dit:
- *folliculitis* (zie boven);
- steenpuisten (*furunkels*), dit is een folliculitis die veel dieper doordringt en ook veel ernstiger verloopt. Er is een vaste, soms harde, ontsteking (infiltraat) aanwezig met in het centrum pusvorming. Steenpuisten bevinden zich vaak in de nek, in de bilstreek, aan de onderbenen en soms in het gezicht. Zij zijn nogal pijnlijk en geven ongemak. Ze komen vaker voor bij personen met een verminderde weerstand, vooral suikerpatiënten kunnen er last van hebben. Meerdere furunkels bij elkaar noemt men een karbunkel (negenoog);
- borstklierontsteking (*mastitis*), stuwing in de borstklier bij zogende vrouwen kan mastitis uitlokken. Het ontstaat meestal twee tot drie weken na de bevalling en vormt gemakkelijk pus;
- *omloop* (nagelriemontsteking of paronychium), kan ook door *Candida albicans* veroorzaakt worden;
- *panaritium*, een etterende ontsteking aan de palmaire kant van vingers en tenen, ontstaan door een lokale verwonding. Men moet erop bedacht zijn dat als complicatie infectie van aangrenzende structuren, zoals pezen en botweefsel, kan optreden;
- 'scheetje' op het oog (*hordeolum*);
- *wondinfecties* (zie boven).

Het pus ziet er bij een stafylokokkeninfectie lichtgeel-romig-lobbig uit.

Verder kan de S. *aureus* de oorzaak zijn van:
- maag-darminfecties, deze kunnen zeer acuut en ernstig verlopen (uitdroging). Exotoxinen zijn ervoor verantwoordelijk (zie par. 13.4.3);
- de '*tamponziekte*' met als gevolg een toxische shock (zie par. 8.6);

- de longontsteking (*pneumonie*) die als complicatie bij influenza optreedt;
- beenmergontsteking (*osteomyelitis*).

Vanuit deze infectiehaarden kunnen bacteriën in de bloedbaan terechtkomen en zo ontstekingen in inwendige organen veroorzaken. Komen stafylokokkeninfecties vaak bij dezelfde persoon voor, dan is hij waarschijnlijk drager (dus besmettingsbron) van de S. *aureus*.
Van de twintig soorten stafylokokken worden de S. *aureus*, de S. *epidermidis* en de S. *hemolyticus* het vaakst bij mensen aangetroffen. Ongeveer 30% van hen draagt de S. *aureus* bij zich (vooral in de neus en op het perineum), bij medisch personeel ligt dit percentage nog hoger. De S. *aureus*, maar ook wel de S. *epidermidis*, zijn vooral verantwoordelijk voor bovenstaande ziektebeelden.

Behandeling
Pus moet als het maar even kan worden verwijderd, door insnijden (incisie) of met behulp van Daroderm, ichthammol ('trekzalf'), waardoor de pushaard sneller doorbreekt. Vaak ook wordt de patiënt geadviseerd, als dit tenminste gemakkelijk uitvoerbaar is, zoals bij infecties aan handen en voeten, om de aangedane plek enkele malen per dag in Biotex of Sunil-water te dompelen. Dat moet ook worden volgehouden nadat het abces, op welke wijze dan ook, is opengegaan. Afhankelijk van de ernst van de infectie moeten antibiotica worden gegeven. Lokale desinfectie (bijvoorbeeld met Hibiscrub) kan het herstel versnellen en tevens uitbreiding van de ontstekingen helpen voorkomen. De ontstekingsverschijnselen kunnen afnemen door een nat verband te geven.

3.5.3 INFECTIES EN INFECTIEZIEKTEN, BACTERIËMIE EN SEPSIS

Er wordt onderscheid gemaakt tussen infecties en infectieziekten. Een infectie kan door meer dan één micro-organisme worden veroorzaakt, waarbij er toch ongeveer dezelfde verschijnselen zijn. Een infectieziekte is een ziektebeeld met symptomen die bij iedereen in meer of mindere mate aanwezig zijn, maar alleen kan worden veroorzaakt door een bepaald micro-organisme. Een voorbeeld van een infectie is blaasontsteking, een voorbeeld van een infectieziekte is waterpokken.
Bij vele bacteriële infecties komen tijdens het verloop ervan regelmatig bacteriën in de bloedbaan terecht. Deze verdwijnen echter vrij snel ten gevolge van het functioneren van de afweer. In dit geval wordt gesproken van *bacteriëmie*, het tijdelijk aanwezig zijn van bacteriën in de bloedbaan. Ziet de bacterie kans zich in het bloed te handhaven (dus te

vermenigvuldigen), dan ontstaat een gevaarlijke situatie die levensbedreigend kan zijn, de zogenoemde bloedvergiftiging (*sepsis*). Sepsis gaat vaak gepaard met hoge koorts en ernstig ziek zijn.

3.5.4 ZIEKENHUISINFECTIES (NOSOCOMIALE INFECTIES)

Ziekenhuisinfecties zijn infecties die bij een patiënt optreden ten minste 48 uur na opname en die geen relatie hebben tot de ziekte waarvoor de patiënt is opgenomen. Een ziekenhuisinfectie wordt vaak veroorzaakt door in het ziekenhuis aanwezige ziektekiemen, meestal afkomstig van andere patiënten. Ook is het mogelijk dat commensale micro-organismen ten gevolge van medische ingrepen de kans hebben gekregen op plaatsen te komen waar ze normaliter niet thuishoren en zo tot ziekte aanleiding geven. Wordt een patiënt met antibiotica behandeld, dan bestaat de kans dat ziekenhuisbacteriën deel gaan uitmaken van de commensale flora omdat de antimicrobiële behandeling het evenwicht in de normale commensale flora heeft verstoord (zie hierboven).

Ziekenhuisinfecties zijn vaak het gevolg van *kruisbesmetting*. Dat is het krijgen van ziektekiemen die afkomstig zijn van andere zieken of van voorwerpen. Vooral het medisch en paramedisch personeel (artsen, verpleegkundigen) zijn heel belangrijke overbrengers hierbij. De infectie die op deze wijze ontstaat, noemt men *kruisinfectie*.

Het grote probleem van ziekenhuisinfecties is dat bestrijding moeilijk is, omdat de bacteriën, doordat ze in een omgeving leven waarin antimicrobiële middelen veel meer dan elders worden gebruikt, tegen deze middelen resistentie hebben ontwikkeld. Dan moet een ander antibioticum worden gebruikt om de bacteriën alsnog te bestrijden.

In het ziekenhuis heeft men rekening te houden met mensen met een verminderde weerstand, die veel ontvankelijker zijn voor infecties. Het betreft:

- patiënten met een duidelijk verminderde algehele weerstand, zoals bij suikerziekte, een slechte voedingstoestand of uittering (cachexie), bij ernstige uitdrogingsverschijnselen (dehydratie) en bij beenmergarmoede of andere vormen van immunodeficiëntie (zie hoofdstuk 4);
- patiënten die bepaalde geneesmiddelen krijgen. Denk hierbij aan het gebruik van afweeronderdrukkers (immunosuppressiva) die de leukocytenfunctie sterk verminderen. Ze worden onder andere gebruikt bij patiënten bij wie een orgaan getransplanteerd is om de afstoting van het nieuwe orgaan te remmen. Het verschijnsel is ook bekend bij middelen tegen kanker (cytostatica). Deze middelen

beïnvloeden sneldelende cellen, dus ook stamcellen in het beenmerg die betrokken zijn bij de vorming van witte bloedcellen. De gevolgen van antibioticagebruik in dit kader zijn reeds ter sprake gekomen;
- patiënten bij wie de mechanische of biologische barrières (zie hoofdstuk 4) zijn doorbroken door operatieve ingrepen, gebruik van catheters, infusen, drains enzovoort en door medische onderzoeken en behandelingen zoals endoscopieën, intubaties van luchtwegen en dergelijke.

Bekende ziekenhuisbacteriën zijn de Klebsiella, de stafylokok (methicilline resistente *staphylococcus aureus*, MRSA), de Pseudomonas en de gramnegatieve Enterobacter. Typische ziekenhuisinfecties treffen de urinewegen, de huid, de longen en de luchtwegen (deze laatste twee vooral bij personen die daar extra gevoelig voor zijn, zoals COPD-patiënten). Ook aderontsteking () ten gevolge van een infuus wordt tot de ziekenhuisinfecties gerekend. Heel gevaarlijk is een complicerende sepsis, die tot de dood kan leiden.

3.5.5 HULP VAN BUITENAF

De mens levert zelf een belangrijke bijdrage aan het voorkomen en bestrijden van infectie. Ondersteunend daarin is het bevorderen van een goede gezondheid, waardoor de afweer optimaal functioneert. Een andere belangrijke maatregel is het bevorderen van hygiëne en in het ziekenhuis bovendien het hanteren van asepsis en steriliteit. Er wordt mee bereikt dat het aantal besmettingsbronnen sterk vermindert en besmettingswegen onderbroken worden.

Als medische maatregelen kunnen antimicrobiële middelen worden toegepast en kan de specifieke immuniteit worden bevorderd of ondersteund.

3.5.5.1 *Antimicrobiële middelen*

Antimicrobiële middelen zijn gericht tegen micro-organismen. Het doel ervan is het aantal micro-organismen in de buitenwereld sterk te beperken (desinfectantia) en in de binnenwereld het lichaam te ondersteunen bij het overwinnen van de infectie (antibiotica en chemotherapeutica). De desinfectantia worden verder besproken in *Verpleegkunde* van deze serie.

Antibiotica en chemotherapeutica kunnen micro-organismen in het lichaam onschadelijk maken door ze te doden (*bactericide werking*) of door de groei van de micro-organismen te blokkeren (*bacteriostatische werking*). Zij worden verder besproken in hoofdstuk 6.

Bacteriën zijn voor bepaalde middelen gevoelig, terwijl ze voor andere middelen ongevoelig (resistent) zijn. Het kwam al eerder ter sprake dat deze resistentie van nature aanwezig kan zijn (natuurlijke resistentie), maar ook kan zijn verworven (verworven resistentie). Een verworven resistentie kan voortkomen uit mutaties in de genen van de bacteriën als gevolg van een net even te gering contact met het antibioticum. Daardoor is de bacterie blijven leven en de nakomelingen blijken nu resistent te zijn. Het kan ook zijn dat de resistentie is overgedragen via een plasmide. Plasmiden kunnen namelijk langs een 'brug' van de ene naar de andere bacterie gaan.

Is een bacterie eenmaal resistent geworden voor een bepaald antibioticum, dan blijkt zij ook ongevoelig voor andere middelen uit dezelfde groep. Dit wordt *kruisresistentie* genoemd. Een voorbeeld is resistentie voor tetracycline; in dat geval is de bacterie ongevoelig voor alle tetracyclinesoorten.

Hoe nuttig antibiotica en chemotherapeutica ook zijn, ze moeten toch worden gezien als ondersteunende middelen. Functioneert de eigen afweer van de patiënt, om welke reden dan ook, niet goed, dan zijn de gegeven antimicrobiële middelen toch niet in staat de ziekte te genezen. Bij een verminderde afweer zal men bij voorkeur een bactericide (dodend) middel kiezen.

3.5.5.2 Ondersteunen/bevorderen van de specifieke immuniteit

Immuniteit betekent ongevoeligheid voor een bepaald micro-organisme (afb. 3.13). In de praktijk kan deze ongevoeligheid kunstmatig worden bevorderd met behulp van inentingen (vaccinaties) en het geven van kant-en-klare antilichamen (antisera). Daarmee wordt een op *actieve* (vaccinaties) dan wel *passieve* (antisera) manier verkrijgen van een gerichte (specifieke) afweer bereikt. Actief betekent in dit verband dat het lichaam zelf de antilichaamvorming heeft georganiseerd. Deze immuniteit is effectief en kan jaren blijven bestaan, soms zelfs een heel leven. Passief betekent dat het lichaam zelf niet actief is geweest in de vorming van antilichamen, maar ze kant-en-klaar heeft ontvangen. Deze vorm van immuniteit is tijdelijk, het lichaam beschouwt de ontvangen immunoglobulinen als lichaamsvreemd en zal er antilichamen tegen gaan vormen. Ze verdwijnen dus na korte tijd uit het bloed. Ook 'kent' het lichaam het betreffende antigeen niet, een nieuw contact zal dus gelden als de eerste keer.

Vaccineren gebeurt met behulp van entvloeistoffen (vaccins) waarin zich verzwakte of gedode micro-organismen bevinden of onschadelijk gemaakte toxinen. Veel toegediende vaccins zijn die tegen polio, difterie, kinkhoest, tetanus, bof/rodehond, haemophilus influenza type-B (HIB), hepatitis B, meningokokken C-infectie en mazelen. Ieder

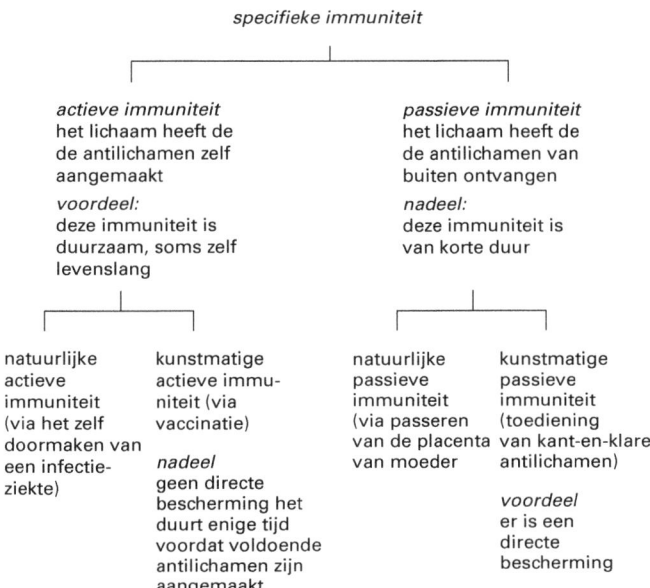

Afbeelding 3.13 *Overzicht van de actieve en passieve immuniteit en de voor- en nadelen ervan.*

kind in Nederland ontvangt deze vaccinaties in zijn of haar jeugd volgens een vastgesteld inentingsschema. Verder zijn vaccins tegen influenza en de pneumokok beschikbaar. Deze worden alleen toegepast bij mensen die behoren tot een 'risicogroep'. Er zijn ook vaccins beschikbaar tegen in de derde wereld regelmatig voorkomende infectieziekten; personen die daar naartoe gaan worden ertegen ingeënt. De met vaccins verkregen immuniteit noemen we een *kunstmatige actieve immuniteit*. Naast de inentingen kan ook het zelf doormaken van de ziekte leiden tot een actieve immuniteit. In dit geval zijn geen hulpmiddelen van buitenaf gebruikt, maar is de natuur zijn gang gegaan. Deze vorm van immuniteit wordt dan ook *natuurlijke actieve immuniteit* genoemd.

Voorbeelden van immunoglobulinen die in de praktijk worden gegeven, zijn die tegen het rodehondvirus, het hepatitisvirus, het waterpokkenvirus, het cytomegalievirus en tegen het tetanustoxine. Verder worden immunoglobulinen ingezet bij resusantagonisme. Immunoglobulinen worden alleen toegediend in acute situaties. Naast het toedienen van bijvoorbeeld een serum, waardoor een *kunstmatige passieve immuniteit* ontstaat, is het ook mogelijk op natuurlijke wijze antilichamen te verkrijgen, bijvoorbeeld doordat sommige van de bij de moeder aanwezige antilichamen de placenta kunnen passeren. Het kind zal na de geboorte daardoor enige tijd voor bepaalde ziekten immuun zijn (*natuurlijke passieve immuniteit*).

4 Afweer van het menselijk lichaam en immunopathologie

4.1	**Inleiding**	91
4.2	**Afweer van het menselijk lichaam**	92
	4.2.1 Uitwendige afweer door huid, slijmvliezen en andere weefsels	92
	4.2.2 De inwendige algemene (niet-specifieke) natuurlijke afweer	94
	4.2.2.1 *Ontstekingsreactie*	96
	4.2.2.2 *Ontstekingsvormen en het verloop van een ontsteking*	99
	4.2.3 Inwendige, specifieke (verworven) afweer	101
4.3	**Immunopathologie**	104
	4.3.1 Reacties op soortvreemde antigenen	104
	4.3.1.1 *Overgevoeligheidsreacties van het onmiddellijke type ('immediate type') (type I)*	104
	4.3.1.2 *Overgevoeligheidsreacties door afzetting van antigeen-antilichaamcomplexen (type III)*	106
	4.3.1.3 *Cellulaire reacties*	107
	4.3.2 Reacties op soorteigen antigenen	107
	4.3.2.1 *Bloedtransfusiereactie*	108
	4.3.2.2 *Zwangerschapsimmunisatie*	108
	4.3.2.3 *Orgaantransplantatie*	109
	4.3.2.4 *Reactie op individu-eigen antigenen*	110
	4.3.3 Immunodeficiëntie	111

4.1 Inleiding

Het is voor micro-organismen niet eenvoudig om de mens ziek te maken. Direct al vanaf het eerste contact krijgt het te maken met de weerstand (afweersysteem) van de mens. Om het lichaam binnen te dringen, moeten namelijk eerst beschermende barrières worden gepasseerd en eenmaal binnen in het weefsel wordt de verdediging vanuit het lichaam zo sterk dat micro-organismen in de regel niet zullen overleven.

Er blijkt een evenwicht tussen aan de ene kant de aanval (door de ziektekiem, de gast) en de andere kant de verdediging (door de mens, de gastheer). Bepalend voor het resultaat is de verdediging. Het is belangrijk dat deze goed functioneert, wat onder normale (gezonde) omstandigheden ook is gegarandeerd. Dat toch infecties kunnen optreden, heeft te maken met de virulentie van het pathogene micro-organisme, of met een, al dan niet tijdelijke, verminderde lokale of algehele afweer.

De weerstand omvat een *uitwendig* en *inwendig* deel. Tot de uitwendige afweer worden huid en slijmvliezen gerekend: de afgrenzing naar de buitenwereld en relatieve buitenwereld.

Bij de inwendige afweer spelen witte bloedcellen een belangrijke rol. Deze vorm van afweer wordt weer onderverdeeld in een *niet-specifiek* en een *specifiek* gedeelte. Een overzicht hiervan geeft afbeelding 4.1.

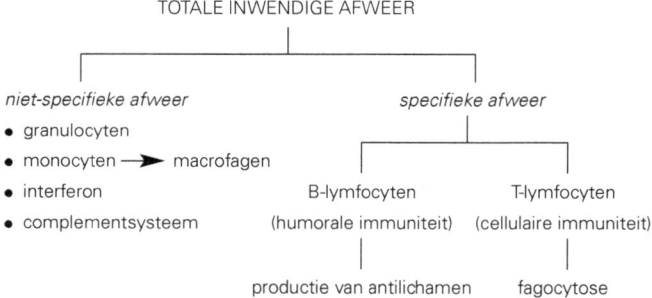

Afbeelding 4.1 *Overzicht van de inwendige afweer.*

4.2 Afweer van het menselijk lichaam

4.2.1 UITWENDIGE AFWEER DOOR HUID, SLIJMVLIEZEN EN ANDERE WEEFSELS

Belemmeringen voor micro-organismen om het menselijk lichaam binnen te komen zijn de *mechanische barrières* en *biologische barrières*.
De mechanische barrières worden gevormd door de dekweefsels die het lichaam afgrenzen van de buitenwereld en de relatieve buitenwereld die heel goed bestand zijn tegen invasies van micro-organismen.
Bij deze mechanische barrières horen biologische barrières. Deze zijn:

- *de huid*. De relatief lage vochtigheid, de lagere temperatuur en de lagere pH vormen voor veel micro-organismen een onvriendelijke omgeving om zich te handhaven. Bovendien is de huid al bevolkt door een vast patroon van bewoners (kolonisatie met commensale flora, zie par. 3.4.1) die niet toestaan dat daar vreemde (ziekmakende) bacteriën tussen gaan groeien;
- *de luchtwegen*. Het trilhaarepitheel (afb. 4.2) is heel nuttig als het gaat om het verwijderen van ingeademde micro-organismen en andere partikeltjes die er niet thuishoren. In het luchtwegslijm bevinden zich bovendien veel witte bloedcellen;
- *de mond*. Het speeksel bevat stoffen die bacteriegroei remmen. Speeksel is daarom belangrijk voor het handhaven van de normale mondflora. Evenals op de huid het geval was, zal een normale mondflora uitgroei van vreemde micro-organismen belemmeren. Als je mondflora uit balans is, door welke reden ook, ontstaan ontstekingen van het mondslijmvlies. Voor het schoonmaken van de mond wordt soms gebruikgemaakt van oplossingen met citroenglycerine (naast fysiologisch zout). De zurige citroenglycerine stimuleert de speekselproductie en helpt zo de mondflora in evenwicht te houden;
- *de keel*. In de keelwand en achter in de mond bevindt zich veel lymfatisch (afweer)weefsel, de ring van Waldeyer genaamd (afb. 4.3);
- *de maag*. De meeste micro-organismen overleven de zure omgeving (lage pH) in de maag niet (de tuberkelbacil overleeft wel, hij is zuurvast). Toch passeren verwekkers van ingewandstoornissen wel eerst de maag. Ze zijn dan vaak in grote aantallen aanwezig of passeren 'verstopt' in voedsel de maag. Als het om virulente micro-organismen gaat, hoeven er slechts enkele de dunne darm te bereiken en de patiënt wordt ziek;
- *de darm*. In de darmwand bevindt zich veel afweerweefsel, ook hier weer vaak in concentraties (plaques van Peyer). Bewegingen van de darm kunnen het vasthechten van micro-organismen aan de darmwand beletten. Kolonisatie met micro-organismen is ook in de darmen aanwezig (darmflora) en speelt, zoals dat ook voor de huid en de mondholte is beschreven, een beschermende rol. Vernietiging van deze commensale flora, bijvoorbeeld door het gebruik van breedspectrumantibiotica, zal dan ook betekenen dat er een grotere kans is om een infectie van het maag-darmkanaal op te lopen;
- *de vagina*. In de vagina bij de vrouw heerst een zurig milieu. Dit is een natuurlijke bescherming ter voorkoming van 'opstijgende' infecties (naar baarmoeder en eileiders) die anders gemakkelijk zou-

den kunnen ontstaan omdat er een open verbinding is met de buitenwereld. Deze zurige omgeving wordt onderhouden door in de vagina levende melkzuurbacterien (lactobacillen), naar de ontdekker ervan staafjes van Döderlein (afb. 4.4) genoemd. Deze lactobacil leeft van glycogeen dat regelmatig vrijkomt uit afstervende cellen van het meerlagige plaveiselepitheel dat de vagina bekleedt.

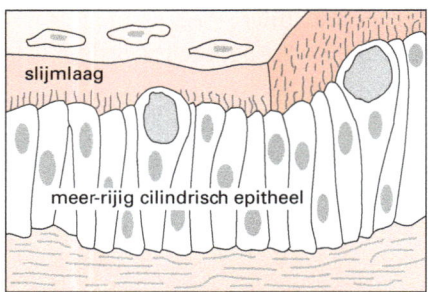

Afbeelding 4.2 *Tekening van het microscopisch beeld van trilhaarepitheel met de slijmdeken waarin zich enkele leukocyten bevinden.*

Lukt het de ziektekiem ondanks de uitwendige verdedigingslinies toch om de weefsels binnen te dringen en zich daar te handhaven, dan zal het lichaam worden gealarmeerd.
Lokaal ontwikkelt zich een ontstekingsreactie met als doel:
– onschadelijk maken van de beschadigende factor;
– afschermen van het zieke weefsel ten opzichte van het gezonde weefsel;
– repareren van het beschadigde weefsel.
Daarnaast zullen antilichamen worden gevormd tegen aanwezige lichaamsvreemde stoffen om deze stoffen en daarmee structuren/reacties waaraan ze zijn gekoppeld, onschadelijk te maken.
De ontstekingsreactie kent men al heel lang; zij is rond het begin van onze jaartelling al door Celsus (een Romeinse arts) beschreven, men wist toen alleen nog niet hoe de verschijnselen erbij te verklaren.
Bij zowel de ontstekingsreactie als bij de antilichaamvorming spelen witte bloedlichaampjes een belangrijke rol.

4.2.2 DE INWENDIGE ALGEMENE (NIET-SPECIFIEKE) NATUURLIJKE AFWEER

De algemene afweer is gericht op alles wat niet in het lichaam thuishoort. Het wordt de natuurlijke afweer genoemd, wat inhoudt dat deze

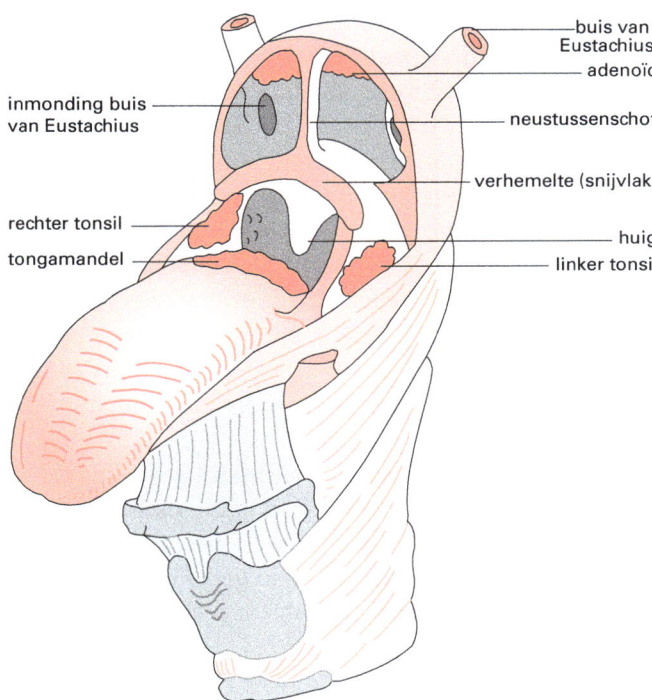

Afbeelding 4.3 Macroscopisch beeld van de ring van Waldeyer, de onderdelen zijn in blauw aangegeven.

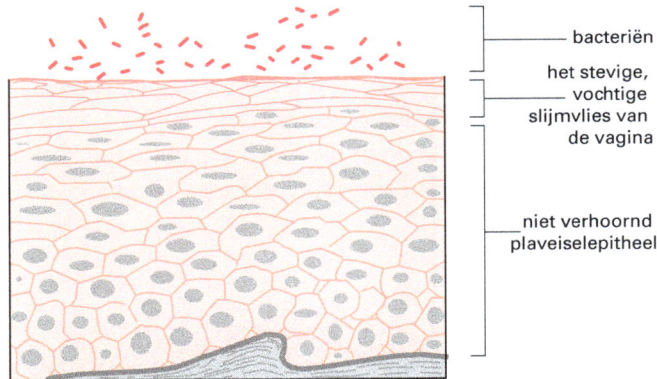

Afbeelding 4.4 Tekening van het microscopisch beeld van vagina-epitheel en döderleinbacteriën.

vanaf de geboorte aanwezig en beschikbaar is. De ontstekingsreactie is een onderdeel van de algemene afweer.

In het ontstaan van de ontstekingsreactie spelen verschillende witte bloedcellen (leukocyten) een rol. Daarbij zijn zowel cellen zelf betrokken (*cellulaire component*) als vrij circulerende stoffen (*humorale component*).

De cellulaire component wordt verzorgd door neutrofiele granulocyten en monocyten. Zij nemen beschadigende deeltjes, zoals een bacterie of een tumorcel, op en verteren ze (fagocytose). Verder neemt aan de 'cellulaire component' een kleine groep lymfocyten deel, de zogenaamde naturalkillercellen (NK-cellen). Deze produceren celdodende (cytotoxische) stoffen, vooral gericht op tumorcellen en op cellen die door virussen zijn geïnfecteerd.

De humorale component wordt verzorgd door verschillende in het bloed aanwezige eiwitten, zoals:
- *interferonen* (α, β en γ). Deze vergroten de weerstand van cellen tegen virussen en remmen daarmee de vermenigvuldiging van virussen af;
- *complementbindingssysteem*. Dit is een systeem dat bestaat uit een twintigtal eiwitten die via een reeks aan kettingreacties (vergelijkbaar met zoals het binnen het stollingssysteem gebeurt) de cellulaire component stimuleren;
- *tumornecrosefactoren a en b* (TNF-α, TNF-β). Deze zijn celdodend voor tumorcellen, maar geven ook aanleiding tot koorts en dragen bij aan het tot stand komen van de ontstekingsreactie.

4.2.2.1 Ontstekingsreactie

Een ontstekingsreactie is in feite een lokale reactie van het lichaam op cel- en weefselbeschadiging. Het wordt door het lichaam direct georganiseerd als de in hoofdstuk 1.4 beschreven mechanismen van celaanpassingen niet voldoende konden opvangen.

Vele oorzaken (noxen, agentia) kunnen weefselbeschadiging geven, maar altijd zal het lichaam als lokale afweervorm met de ontstekingsreactie reageren.

Tot de oorzaken rekenen we:
- micro-organismen;
- verbrandingen;
- allergie en andere immunologische reacties;
- chemische stoffen zoals etsende stoffen of sommige injectievloeistoffen;
- wonden;
- kwaadaardige processen.

Alleen als micro-organismen de oorzaak zijn, wat het vaakst voorkomt, zul je deze ook in de ontsteking terugvinden. Bij de andere

genoemde oorzaken zijn ze afwezig, het zijn steriele ontstekingen. Het is wel mogelijk dat er in tweede instantie infectie bijgekomen is. In de praktijk worden begrippen als ontsteking en infectie vaak door elkaar gebruikt. Dit is strikt genomen niet juist (zie par. 3.3.1), maar wordt wel algemeen geaccepteerd. Ook wordt de term infectie gebruikt voor het ziek-zijn (klinische beeld) door micro-organismen.
Als weefsel is beschadigd komen er stoffen vrij uit de cellen ter plekke. Deze stoffen, *ontstekingsmediatoren* genoemd (hiertoe worden gerekend interleukine, histamine en ook de in tweede instantie gevormde prostaglandinen), zetten lokaal de ontstekingsreactie in gang. Andere eveneens ter plekke vrijkomende stoffen komen in het bloed terecht en bereiken zo een speciaal soort witte bloedcellen die de antilichaamvorming gaan regelen (lymfocyten). Deze stoffen zorgen er ook voor dat bijvoorbeeld het hormoonstelsel geactiveerd wordt om het lichaam in een staat van paraatheid te brengen.
Uit het beenmerg worden granulocyten vrijgemaakt en afgegeven aan het bloed. Daar zullen er meer van aanwezig zijn (leukocytose), wat gemeten kan worden. De granulocyten passeren de bloedvatwanden in het ontstoken gebied. Dit proces begint met aanhechting van de granulocyt aan de vaatwand door vorming van hechtingsmoleculen. Vervolgens vormen zich schijnvoetjes (pseudopodia) en lukt het de cel zich te vervormen en zich daarmee tussen de endotheelcellen door te wringen (diapedese). Op geleide van scheikundige prikkels (chemotactische factoren) verrijken de granulocyten het ontstekingsgebied. Eenmaal daar aangekomen, fagocyteren ze de beschadigende factoren (zoals bacteriën) (afb. 4.5). Deze directe afweer, die direct na het beschadigen van het weefsel wordt georganiseerd, is heel effectief. Alles wat niet in het lichaam thuishoort, wordt aangevallen. De granulocyten zijn niet kieskeurig en er is ook geen sprake van een noodzakelijk geheugen zoals dat wel bij de specifieke afweer het geval is (zie par. 4.1.3).
De granulocyten worden wel geholpen doordat op het oppervlak van het micro-organisme zogenoemde markeermoleculen (opsoninen: IgG en complement) zijn aangehecht (opsonisatie). De granulocyten worden er door aangetrokken en tot fagocytose gestimuleerd (zie afbeelding 4.5).
Naast de granulocyt is ook de monocyt bij de directe of niet-specifieke afweer betrokken. De monocyt komt later in het ziektegebied aan. Eerst moest rijping tot macrofaag plaatsvinden; dan pas is het mogelijk door diapedese de bloedbaan te verlaten. De mogelijkheid te vervormen is, net als bij de granulocyt, een voorwaarde om te kunnen fagocyteren wat ook bij deze cellen de manier is om op te ruimen.

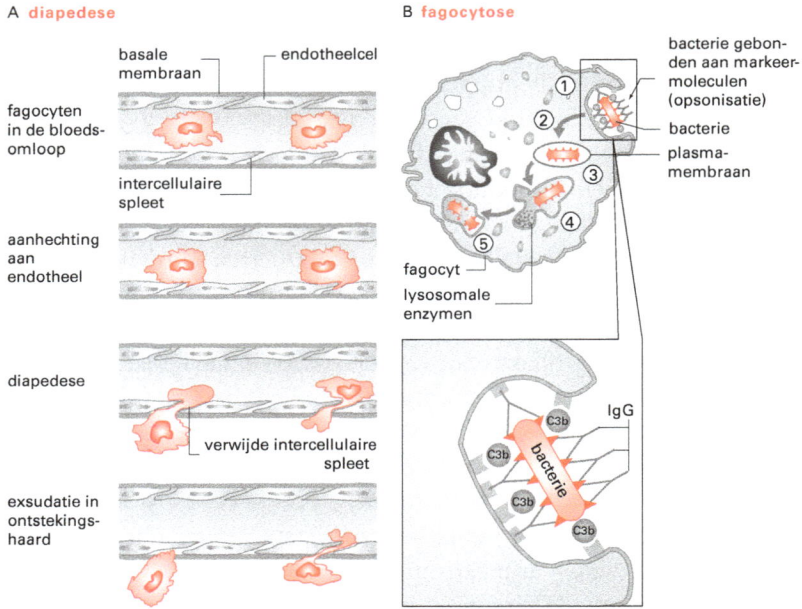

Afbeelding 4.5 A Schematische voorstelling van het optreden van diapedese van granulocyten door de capillairwand. B. Het verloop van fagocytose van een bacterie door een granulocyt. Bron: Bouman en Bernards, 2002.

Macrofagen zijn echte 'vreetcellen'. Omdat ze later aankomen in het zieke weefsel worden ze ook wel de 'late opruimers' genoemd.

Bij een beschadiging door virussen, zal er veel minder sprake zijn van granulocytenactie. Virussen trekken granulocyten namelijk minder aan. Toch beschikt het menselijk lichaam bij een virusinfectie over een soort directe afweer, namelijk via lokale productie van interferon (zie eerder). Dit interferon wordt ter plekke gemaakt bij virale beschadiging, het werkt kort en wordt dan weer snel afgebroken. In het bloed is het dan ook niet te vinden. De stof is individuspecifiek en de werking bestaat uit het stabiliseren van de celmembraan tegen aanvallen van virussen. Het virus kan het 'slot van de deur' niet meer vinden (zie par. 3.2.2). Op deze wijze wordt de lokale beschadiging door de virussen ingedamd. Een ontstekingsreactie zoals hierna wordt beschreven zal wel volgen, maar minder heftig dan bijvoorbeeld bij een bacteriële weefselbeschadiging. Omdat naar verhouding weinig granulocyten worden aangetrokken, is er eigenlijk ook nooit sprake van pusvorming bij een virale ontsteking.

Een ontsteking wordt herkend aan vijf *klassieke ontstekingssymptomen*:
- roodheid (rubor);
- warmte (calor);
- zwelling (tumor);
- pijn (dolor);
- functieverlies (functio laesa).

Roodheid ontstaat als gevolg van vaatverwijding (vasodilatatie), waardoor in verhouding meer (rood) bloed op de plek van de ontsteking aanwezig is. Deze vaatverwijding staat ook toe dat de polsslag zich voortplant tot in het ontstekingsgebied (kloppende vinger).
Warmte is voor een gedeelte het gevolg van de vaatverwijding. Er bevindt zich daardoor meer bloed op de plaats van de ontsteking. Dit bloed is afkomstig uit diepere lagen van het lichaam die warmer zijn dan de huid. Een tweede reden voor het ontstaan van lokale warmte is de verhoogde stofwisseling van de aan de ontsteking deelnemende cellen.
Zwelling ontstaat doordat de verwijde bloedvaten zelf ruimte innemen, maar vooral doordat vocht en witte bloedcellen zijn uitgetreden naar de weefsels. Zijn in verhouding meer cellen uitgetreden, dan voelt een ontsteking vast-elastisch aan en spreekt men van een *infiltratieve ontsteking of infiltraat*. Is in verhouding meer vocht uitgetreden, dan voelt de ontsteking zachter aan en wordt van *exsudatieve ontsteking* gesproken. Het ontstekingsvocht heet *exsudaat*.
Pijn is het gevolg van druk op pijnprikkelgevoelige zenuwvezels. Vooral als er weinig mogelijkheden tot uitzetten bestaan, leidt dit tot pijn. De in de weefsels vrijkomende stoffen vormen eveneens een reden voor pijn. Vooral prostaglandinen werken prikkeldrempelverlagend op de pijnprikkelgevoelige zenuwvezels.
Functieverlies betreft vooral het gehinderd zijn in bewegingen, veroorzaakt door zwelling en pijn.

4.2.2.2 Ontstekingsvormen en het verloop van een ontsteking

Ontstekingsreacties kunnen op verschillende manieren verlopen en ook het aspect kan wisselend zijn.
Bij acute ontstekingen komen de vijf klassieke symptomen het beste tot uiting. Vindt een acute ontsteking plaats in slijmvliezen, dan gaat die vrijwel altijd gepaard met extra vochtproductie door de in het slijmvlies gelegen klieren en slijmcellen. Een bekend voorbeeld is de neusverkoudheid (loopneus). Een dergelijke 'natte' ontsteking wordt een *catarre* genoemd.
Meestal is het zo dat een ontsteking na enige tijd weer verdwijnt en dat

de weefsels herstellen. Het is echter ook mogelijk dat in het centrum van de ontsteking verweking plaatsvindt. De directe reden is het ontstaan van een tekort aan bloeddoorstroming (ischemie) in het centrum van de ontsteking. Dit vormt de aanloop tot de pusvorming, er sterven cellen af. De vervloeiing, een belangrijk onderdeel in de pusvorming, komt tot stand door enzymen die vrijkomen uit de granulocyten. Omdat bacteriën granulocyten in groten getale aantrekken, zien we pusvorming voornamelijk bij bacteriële ontstekingen. Pus moet als infectieus materiaal worden beschouwd, er zitten naast dode altijd ook levende bacteriën in. Verder zitten in pus dode en levende granulocyten en weefselresten. Grotere moleculen in pus worden afgebroken tot een groot aantal kleinere, waardoor de osmotische druk in de pus toeneemt en vocht wordt aangetrokken. De pushoeveelheid neemt daardoor toe, maar wordt ook dunner. Het pus bevindt zich in een ruimte in de weefsels die er eerst niet was, maar die tijdens het proces van pusvorming is ontstaan. We spreken in dit geval van een *abces*.

> Een abces is een niet eerder bestaande holte gevuld met pus

Zolang er bacteriën aanwezig blijven, zullen meer granulocyten worden aangetrokken en zal er meer weefselversterf optreden. De pushoeveelheid blijft toenemen. Een abces heeft altijd een bolle vorm, behalve in die gevallen dat de structuren eromheen heel vast zijn (zoals bot), zodat het abces tot een andere vorm gedwongen wordt. Om de pushaard heen bevindt zich een dikke laag ontstekingscellen (infiltraat) als een soort kapsel. Vaak zie je het abces na enige tijd doorbreken, waarna genezing snel volgt. Grote abcessen gaan altijd vergezeld van een heftige ziekte met hoge koorts. Deze abcessen snijdt men liever in (incisie), zodat men zeker weet waar het uittredende pus terechtkomt. Als niet wordt ingegrepen en het natuurlijk beloop wordt afgewacht, dan bestaat de kans dat het pus op kritieke plaatsen terecht kan komen (bijvoorbeeld rechtstreeks in de bloedbaan), waardoor men ernstig ziek kan worden.

Het is ook mogelijk dat pusvorming optreedt in een natuurlijk bestaande lichaamsholte, zoals in de galblaas. In dat geval wordt niet gesproken van een abces, maar van een *empyeem*.

> Een empyeem is de aanwezigheid van pus in een natuurlijk bestaande lichaamsholte.

Behalve *acute ontstekingen* kennen we *chronische ontstekingen*. De grens tussen een acute en een chronische ontsteking is een kunstmatige.

Acute ontstekingen kunnen overgaan in chronische en chronische ontstekingen kunnen acute perioden doormaken. Als een acuut ontstekingsproces overgaat in een chronische vorm komt dat meestal doordat er iets zit dat de ontsteking onderhoudt, zoals een stuk dood weefsel of straatvuil. Als een chronische ontsteking acuut wordt komt dit meestal door superinfectie of een verminderde lokale of algemene weerstand. Een chronische ontsteking op zich komt langzamer op gang en is veel minder explosief. De klassieke ontstekingskenmerken zijn daarom ook minder duidelijk aanwezig. Reparatie van weefsels treedt al op tijdens het ontstoken zijn, bij een acute vorm komt dit veel later op gang, bijvoorbeeld pas na het ledigen van een abcesholte. Chronische ontstekingen komen nogal eens voor bij ziekten op basis van immunologische weefselbeschadiging, zoals bij reumatoïde artritis (chronisch reuma).

Naast lokale verschijnselen treden bij ontstekingen ook algemene symptomen op, zoals koorts, algemeen ziektegevoel (malaise), lusteloosheid, verlies van eetlust (anorexie) en een versnelde pols (tachycardie). Hoe ernstiger en uitgebreider de ontsteking, des te sterker zullen deze verschijnselen aanwezig zijn.

4.2.3 INWENDIGE, SPECIFIEKE (VERWORVEN) AFWEER

Behalve de niet-specifieke natuurlijke afweer beschikt het menselijk lichaam over de specifieke verworven afweer. Deze specifieke verworven afweer bestaat ook uit een *cellulaire* en een *humorale* component. De cellulaire component wordt gevormd door celdodende (cytotoxische) T-lymfocyten. Zij maken gericht celdodende stoffen tegen tumorcellen en door virussen geïnfecteerde cellen.

De humorale component omvat antistoffen (antilichamen) die door B-lymfocyten worden gemaakt na contact met antigenen. Antigenen zijn lichaamsvreemde stoffen die in staat zijn tot antilichaamvorming te prikkelen. Niet alle lichaamsvreemde stoffen blijken hiertoe in staat. Daarvoor moet aan nog een aantal andere eisen zijn voldaan: de stoffen moeten grote moleculen zijn en in ieder geval moet een gedeelte van het molecuul een antigene structuur (determinant) bezitten. Soms binden kleine moleculen met antigene eigenschappen (haptenen) zich aan grotere waardoor het geheel toch aan de eisen voldoet. Micro-organismen of onderdelen en/of producten ervan zijn vaak antigeen, waardoor de antilichaamproductie een belangrijk onderdeel in de afweer tegen infecties blijkt te zijn. Antilichamen zijn immers in staat zich aan antigenen te binden en ze zo onschadelijk te maken. Dat geldt ook voor structuren waar de antigenen onderdeel van zijn. Antigenen worden voor herkenning aangeboden aan het immuunsysteem door zogenaamde antigeenpresenterende cellen (APC). Alle kernhoudende cellen kunnen antigenen presenteren, maar macrofagen en andere van monocyten afgeleide cellen zijn hier in gespecialiseerd. Voor deze functie is het nodig dat humane leucocyt antigenen (HLA) op de celmembraan zitten.

Humane leukocyt antigenen zijn specifieke immuunglobulinen die in verschillende klassen zijn onder te verdelen:
- HLA-klasse I worden door alle lichaamscellen gemaakt. Ze binden zich aan brokstukken (peptide) van abnormale eiwitten die ontstaan na infectie van de cel door virussen of door tumorgroei. Het complex HLA-peptide wordt herkend door cytotoxische T-lymfocyten (NK-cellen), ze kunnen na hiertoe geactiveerd te zijn de cellen doden;
- HLA-klasse II worden door B-lymfocyten en door endotheelcellen gemaakt, ze kunnen zich binden aan vrij circulerende lichaamsvreemde antigenen. Dit complex activeert een andere stam van lymfocyten, de T-helpercellen, die een belangrijke bron vormen van cytokinen, waardoor verschillende specifieke en niet-specifieke afweerreacties in gang worden gezet.

Van geactiveerde T- en B-lymfocyten worden klonen gevormd, daarvan blijven geheugencellen langdurig aanwezig. Bij hernieuwd contact met het antigeen is een veel snellere respons mogelijk. De geheugenfunctie is voor de verschillende antigenen wel van verschillende duur.

B-lymfocyten kunnen antigenen herkennen met behulp van een in het celmembraan gelegen receptor (een immuunglobuline, Ig). Wordt dit immuunglobuline gebonden, dan gaat de cel zich delen en de dochtercellen ontwikkelen zich tot plasmacellen; de producerende cellen voor gerichte (specifieke) antilichamen. Een plasmacel kan slechts één bepaalde antistof maken. Humorale antilichamen (gammaglobulinen, immunoglobulinen) circuleren vrij in bloed en lichaamsvloeistoffen. In tegenstelling tot wat bij de directe (niet-specifieke) afweer het geval is, kan een mens bij zijn geboorte niet meteen over de specifieke afweer beschikken. Weliswaar krijgen we bij de geboorte cellen mee die betrokken zullen gaan worden bij de antilichaamvorming, maar de specifieke afweer zelf zal zich pas tijdens het leven verder ontwikkelen door contacten met ziekteverwekkers en andere lichaamsvreemde stoffen (afb. 4.6).

In de regel duurt het na een eerste contact met het antigeen een aantal dagen tot weken voordat de antilichamen voldoende zijn aangemaakt om effectief met het antigeen te kunnen reageren. Er moet namelijk een bepaalde minimumconcentratie antilichaam in het bloed en weefselvocht aanwezig zijn. We spreken daarom van *indirecte afweer*. Bij een volgend contact gaat de aanmaak van antilichamen veel sneller. De specifieke afweer blijkt in de praktijk zeer effectief.

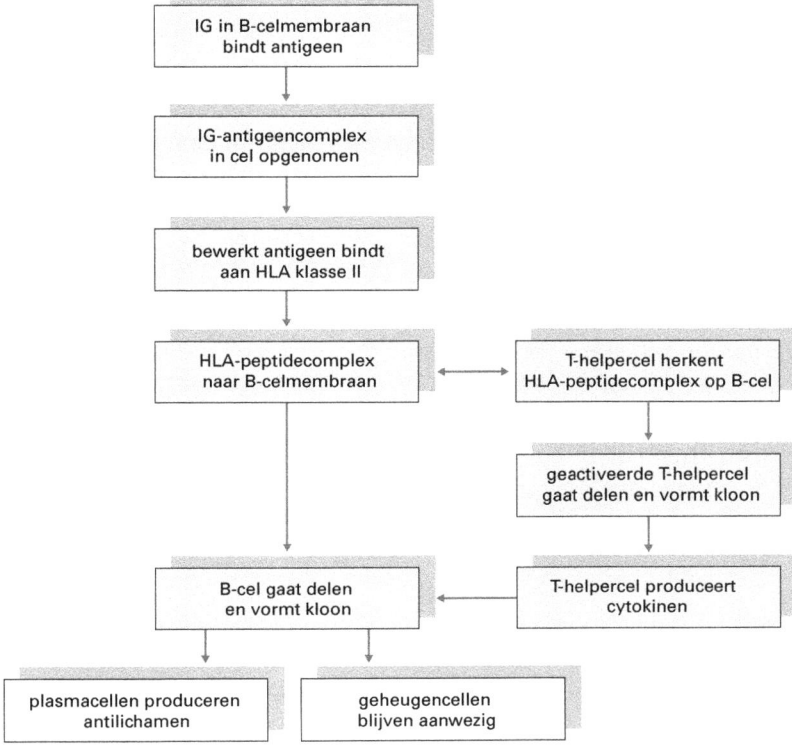

Afbeelding 4.6 *Schema van de reactie van een B-lymfocyt op het aanbieden van een antigeen en de vorming van antistoffen. Bron: Bouman en Bernards, 2002.*

Tussen de specifieke en de niet-specifieke afweer bestaat een onmisbare samenwerking. Bovendien blijken beide vormen van afweer betrokken bij het functioneren van de biologische en mechanische barrières, zoals:
- in slijmvliezen zijn monocyten, granulocyten en ook IgA-antilichamen aanwezig ter ondersteuning van deze barrières;
- micro-organismen die door antilichamen (opsoninen) zijn ingekapseld, worden gemakkelijker gefagocyteerd en vernietigd;
- na antigeen-antilichaamreacties zijn wel weer fagocyterende leukocyten nodig voor de uiteindelijke opruiming van gevormde schadelijke stoffen en weefselresten;

– door T-cellen geproduceerde stoffen stimuleren de rijping van monocyt tot macrofaag.

4.3 Immunopathologie

De immunopathologie is de wetenschap die zich bezighoudt met een abnormaal functionerend afweerapparaat. Bestudeerd worden ziekten en afwijkingen ten gevolge van de reactie op soortvreemde antigenen, op soorteigen antigenen en het tekortschieten van de afweer ten gevolge van defecten aan het afweerapparaat.

4.3.1 REACTIES OP SOORTVREEMDE ANTIGENEN

Herhaalde contacten met bepaalde soortvreemde antigenen kunnen soms aanleiding geven tot ziekteverschijnselen. In dat geval wordt gesproken van *allergische* of *overgevoeligheidsreacties*. Daarvan bestaan verschillende typen. Zo kennen we:
– overgevoeligheidsreacties van het onmiddellijke type ('immediate type') (type I);
– overgevoeligheidsreacties door afzetting van antigeen-antilichaamcomplexen (type III);
– cellulaire reacties (type IV).

4.3.1.1 *Overgevoeligheidsreacties van het onmiddellijke type ('immediate type') (type I)*

De antilichamen (immunoglobulinen) die hierbij een rol spelen behoren alle tot de klasse E (IgE). Deze worden te sterk aangemaakt en zijn overdadig aanwezig in het lichaam. Ze binden zich aan mestcellen en basofiele granulocyten (afb. 4.7), maar kunnen tegelijkertijd antigenen blijven binden. Daarbij wordt een brug geslagen tussen twee aan de cel gebonden IgE-moleculen. Dat heeft tot gevolg dat er degranulatie van de cel plaatsvindt waardoor histamine en tryptase vrijkomen, terwijl de cellen snel leukotriënen en prostaglandines aanmaken. Deze stoffen beïnvloeden de weefsels ter plekke wat leidt tot:
– vaatverwijding (vasodilatatie) en een verhoogde doorlaatbaarheid van kleinere bloedvaten;
– samentrekking (contractie) van gladde spiercellen;
– zwelling van slijmvliezen;
– toename van secretie door kliercellen.

Er vindt infiltratie plaats van eosinofiele leukocyten en andere ontstekingscellen.

Dit type allergische reactie is meestal orgaangebonden. Voorbeelden ervan zijn allergische neusklachten (zoals hooikoorts), allergisch ast-

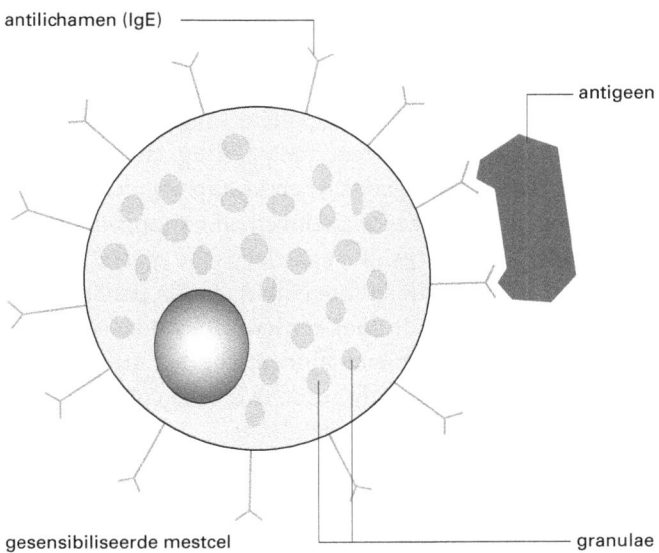

Afbeelding 4.7 Schematische voorstelling van een overgevoeligheidsreactie type I. Het antigeen slaat een brug tussen twee IgE-moleculen. Dit leidt tot degranulatie van de mestcel, waarbij primaire mediatoren (histamine en chemotactische factoren) vrijkomen. Het histamine leidt tot een bronchusobstructie (vroege reactie). De chemotactische factoren trekken leukocyten aan die gestimuleerd worden tot de productie van secundaire mediatoren (bijv. leukotriënen) die eveneens bronchusobstructie veroorzaken (late reactie).

ma (wat zich in de onderste luchtwegen afspeelt), atopische dermatitis en voedingsallergieën. Bekende stoffen die hierbij als allergeen (antigeen dat in dit geval prikkelt tot antilichaamvorming) kunnen functioneren zijn huisstofmijten (overgevoeligheid voor huisstof), gras-/boompollen (vooral bij hooikoorts), huidschilfers van dieren (katten en honden) en schimmels. Het betreft hier stoffen die worden geïnhaleerd. Maar ook voedingsmiddelen kunnen een allergische reactie geven die zich kan afspelen in bijvoorbeeld de luchtwegen of in de huid (netelroos of urticaria; muggenbult zonder muggenprik). Bij mensen die daarvoor gevoelig zijn, kan op deze manier een ernstige astma-aanval optreden. Bij anderen leidt het eten van aardbeien, varkensvlees of chocola tot het ontstaan van urticaria.

Een enkele keer komt de 'immediate type'-reactie gegeneraliseerd (in het hele lichaam) voor. In dat geval wordt gesproken van een *anafylactische reactie*. Deze reactie speelt zich af buiten de contactplaats met het allergeen. Het antigeen is in de circulatie terechtgekomen en de

bovengenoemde vrijgekomen producten uit de mestcellen veroorzaken een algemene vaatverwijding en verhoogde doorlaatbaarheid van kleinere bloedvaten, daardoor dreigt shock. Het begint meestal met jeuk, waarna de hele huid rood wordt. De patiënt krijgt het erg benauwd ten gevolge van plotseling optredende zwelling van het slijmvlies van het strottenhoofd (glottisoedeem) en kramp ter plekke. Een sterke bloeddrukdaling volgt, met bewusteloosheid en mogelijk zelfs overlijden van de patiënt. Een dergelijke anafylactische reactie komt niet uit de lucht vallen, maar is alleen mogelijk nadat de patiënt gevoelig is gemaakt (gesensibiliseerd) door eerdere contacten. Krijgt de patiënt vervolgens dezelfde stof opnieuw binnen, al is het maar in heel kleine hoeveelheden, dan kan een anafylactische reactie volgen. Uit de praktijk zijn de volgende voorbeelden bekend:
- toediening van dierlijk (anti)serum;
- wespensteek of bijensteek;
- penicilline;
- lokaal verdovingsmiddel (anestheticum) procaïne.

Er moet direct gehandeld worden door onmiddellijke toediening van adrenaline (dit vernauwt de vaten), gevolgd door een middel dat het effect van histamine tegengaat (antihistaminicum).

Het vermogen tot allergisch reageren volgens het 'immediate type' blijkt erfelijk te zijn bepaald en wordt *atopie* genoemd. Atopische ziekten komen tegenwoordig steeds vaker voor.

4.3.1.2   *Overgevoeligheidsreacties door afzetting van antigeen-antilichaamcomplexen (type III)*

Een overgevoeligheidsreactie door afzetting van antigeen-antilichaamcomplexen (type III) verloopt weer geheel anders. Na de reactie tussen het antigeen en het antilichaam komen hier geen stoffen vrij, maar worden complexen gevormd. Als dergelijke complexen neerslaan in het lichaam geeft dit aanleiding tot acute ontstekingsreacties. Als veel antilichamen ter beschikking staan, zal een complex snel neerslaan. De reactie blijft dan beperkt tot de plaats waar het antigeen binnendrong (arthus-reactie). Zijn de antigenen in de meerderheid, dan worden oplosbare complexen gevormd die gegeneraliseerde reacties veroorzaken (serumziekte) en overal in het lichaam kunnen worden afgezet. Vergeleken met de 'immediate type'-reacties duurt het veel langer voordat de reacties zichtbaar zijn. Het arthus-fenomeen verschijnt na zes tot acht uur, de serumziekte doet zich pas na acht dagen voor.

Serumziekte is het eerst beschreven na een injectie met dierlijk antiserum, maar kan ook optreden na toediening van bepaalde geneesmiddelen; vooral penicilline is berucht. De verschijnselen die optreden bij een serumziekte zijn koorts, zwellingen van de (voornamelijk lokale) lymfeklieren, miltvergroting, een rode huiduitslag en pijnlijke, gezwollen gewrichten. Zelfs hart- en nierontstekingen zijn mogelijk.

4.3.1.3 Cellulaire reacties

Bij cellulaire reacties gaan lichaamscellen kapot als gevolg van een antigeen-antilichaamreactie. Voorbeelden zijn: contactdermatitis, overgevoeligheid ten opzichte van bacteriële en andere eiwitten en insectenbeten (antigeen in speeksel van het insect). Ook de mantouxreactie (controle op tuberculeuze infectie) berust op een cellulaire reactie.

Het meest bekende voorbeeld van contactdermatitis is de geïrriteerde huid van de oorlel door het dragen van oorbellen die niet van goud, zilver of kunststof zijn gemaakt, maar van een metaallegering waarin nikkel is verwerkt. Vooral bij gaatjes in de oorlel (meer vocht) en bij aanwezigheid van zeepresten lost nikkel op en is juist dan in staat op de bewuste plaats contactdermatitis te veroorzaken. Een ander voorbeeld is de sleutelbos die altijd in dezelfde broekzak gedragen wordt, waardoor op den duur contactdermatitis op het dijbeen kan ontstaan (ook door overgevoeligheid voor nikkel).

4.3.2 REACTIES OP SOORTEIGEN ANTIGENEN

Ieder mens is specifiek in zijn opbouw. Alleen bij wijze van hoge uitzondering zijn eiwitten bij verschillende personen identiek (eeneiige tweeling). Normaal bestaan er grote verschillen in de samenstelling van antigenen tussen mensen. Dit betekent dat weefsels van een ander individu niet zonder meer worden geaccepteerd, integendeel, zij zullen worden vernietigd. Toch wordt in de praktijk weefsel van de ene mens aan de andere gegeven: onder meer bloed, beenmerg, een nier, of een hart. Dit moet met vele voorzorgsmaatregelen gebeuren. Een daarvan is het vaststellen van de vreemde antigenen; deze moeten zo goed mogelijk passen bij die van de ontvangende persoon. De voor de praktijk belangrijkste antigenen zijn de bloedgroepantigenen van erytrocyten (ABO en resus), plasma-eiwitten en antigenen van het HLA-systeem die op elke lichaamscel te vinden zijn. Ondanks allerlei voorzorgsmaatregelen kunnen toch nog reacties optreden, zoals:
– bloedtransfusiereacties;
– zwangerschapsimmunisatie;
– orgaantransplantatiereacties.

4.3.2.1 Bloedtransfusiereactie

Voor de beschrijving van de verschillende soorten bloedgroepen en de kenmerken die daarbij horen wat betreft de rode bloedcellen en het bloedplasma wordt verwezen naar het boek *Fysiologie en anatomie* uit de serie Basiswerken.

In het algemeen kijkt men bij de donor naar het antigeen en bij de ontvanger naar het antilichaam (afb. 4.8). Als iemand in zijn bloed een bepaald antilichaam heeft, dan mag hij geen bloed ontvangen dat het corresponderende antigeen bevat (afb. 4.9). Gebeurt dit wel, dan worden de rode bloedcellen in het toegediende bloed onmiddellijk afgebroken, wat met ernstige lichamelijke verschijnselen gepaard gaat en zelfs overlijden tot gevolg kan hebben. In de praktijk komt dit gelukkig weinig voor. De bloedgroep van zowel donor als ontvanger zijn immers bekend en in het laboratorium wordt ook nog eens een kruisproef verricht waarbij een kleine hoeveelheid donorbloed bij bloed van de ontvanger is gebracht. Bovendien worden bloedtransfusies tegenwoordig niet meer zo vaak gegeven, alleen in geval van acuut ernstig bloedverlies. Bij het geven van bloedproducten (i.c. erytrocytensuspensie) moet men gedeeltelijk op dezelfde problemen bedacht zijn. Deze zijn voor vol bloed:
- een allergische reactie, die zich uit in het optreden van uitslag en urticaria. In veel gevallen kan de transfusie worden voortgezet;
- bij patiënten die al vaak transfusies hebben ondergaan, kan een reactie optreden tegen de leukocyten, zich uitend in koorts. De transfusie moet dan direct worden gestopt;
- hemolyse (uiteenvallen van rode bloedlichaampjes) treedt op wanneer bloed wordt gegeven waartegen de ontvanger antilichamen bezit. De eerste verschijnselen die hierbij optreden zijn pijn in de lendenen, pijn in de thorax, koude rillingen en koorts. De transfusie moet direct worden gestaakt, vóór het optreden van de ernstiger verschijnselen zoals bloeddrukdaling, uitvallen van de nierfunctie en icterus (geel worden van huid en slijmvliezen). Anders overlijdt de patiënt.

4.3.2.2 Zwangerschapsimmunisatie

Als een ongeboren kind resuspositief is, dat wil zeggen met het Rh-antigeen op de rode bloedcellen, en de moeder is resusnegatief, dan gaat de moeder antilichamen maken tegen dit antigeen. Passeren deze antilichamen de placenta, dan worden de rode bloedcellen van het kind afgebroken. Tegenwoordig bestaan hiervoor doeltreffende voorzorgsmaatregelen, waardoor zelden nog problemen voorkomen. Zie *Verloskunde/Gynaecologie* en *Kindergeneeskunde* uit de serie Basiswerken.

bloedgroep	bloedcel bij resus ⊕ bloed	bloedcel bij resus ⊖ bloed	bloedplasma
A	AgA	AgA +Rh-Ag	AlB
B	AgB	AgB +Rh-Ag	AlA
AB	beide Ag	drie Ag	geen anti-lichamen
O	geen Ag	Rh-Ag	beide anti-lichamen

Afbeelding 4.8 *De verschillende soorten bloedgroepen en de kenmerken die erbij horen wat betreft de rode bloedcellen en het bloedplasma.*
Ag = antige(e)n(en)
Al = antilichaam
Rh = resus

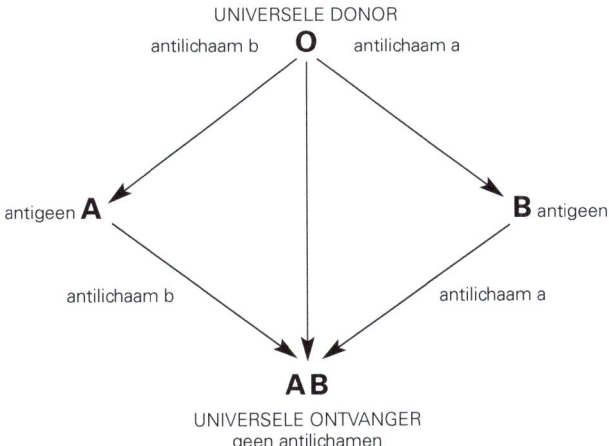

Afbeelding 4.9 *Schematische voorstelling van de bloedtransfusiemogelijkheden. Antilichamen kunnen vrij worden gegeven, antigenen niet (zie de tekst).*

4.3.2.3 Orgaantransplantatie

Een geïmplanteerd orgaan zal onherroepelijk door de ontvanger als een vreemd lichaam worden ervaren, met als gevolg dat het lichaam van de ontvanger aanstalten maakt met het afweren (afstoten) van het orgaan. Hierbij spelen zowel humorale als cellulaire afweer een rol. Er ontstaat vorming van antilichamen tegen de antigenen, die in dit verband transplantatie- of histocompatibiliteitsantigenen worden genoemd. De belangrijkste antigenen bij een transplantatie zijn die van het ABO-(bloedgroepen)systeem en het humaan leukocyten antigeen (HLA-)systeem. Als de antigenen van beide systemen bij donor en ontvanger zo goed mogelijk bij elkaar passen, heeft de transplantatie een grotere kans van slagen. Dit wordt van tevoren uitgezocht; dit heet *weefseltypering*. Toch blijft het, behalve als de donor en de ontvanger een identieke tweeling vormen, noodzakelijk om na de transplantatie afweeronderdrukkende middelen (immunosuppressiva) te geven, zoals corticosteroïden, cyclosporine, cytostatica en dergelijke. Door immunosuppressiva vermindert echter ook de weerstand tegen infecties. Het is inmiddels ook bekend dat de kans op de ontwikkeling van kwaadaardige aandoeningen erdoor toeneemt.

4.3.2.4 Reactie op individu-eigen antigenen

In principe beschouwt het immuunapparaat onze eigen eiwitten niet als lichaamsvreemd, ze zullen dus niet worden afgebroken. Toch zijn er ziekten bekend waarvan de oorzaak ligt in het juist wel afbreken van eigen lichaamsstructuren. Waarom dit gebeurt, is nog grotendeels onduidelijk. De oorzaak wordt gezocht in een gestoord functioneren van het immuunsysteem. Het kan ook zijn dat de lichaamseigen eiwitten iets van structuur veranderen en nu niet meer lichaamseigen zijn. We noemen het vormen van antilichamen tegen lichaamseigen eiwitten *auto-immuniteit*.

Inmiddels is gebleken dat het ontstaan van heel wat aandoeningen mede of alleen door auto-immuniteit wordt bepaald. Een voorbeeld is de pernicieuze anemie, die al vrij lang bekend is als een auto-immuunziekte. Het is een vorm van bloedarmoede die berust op een gebrek aan vitamine B12 in het lichaam. Gewoonlijk krijgen we vitamine B12 dagelijks binnen met het voedsel en wordt het in de dunne darm geresorbeerd. Deze resorptie vindt alleen plaats in aanwezigheid van de gastrale intrinsieke factor (GIF) wat in de zoutzuurproducerende cellen van de maag wordt gemaakt. In geval van pernicieuze anemie heeft het lichaam echter antilichamen geproduceerd tegen onder andere de zoutzuurproducerende cellen, met als resultaat dat ze verdwijnen en er geen GIF meer wordt aangemaakt. Vanaf dat moment zal er nauwelijks nog resorptie van vitamine B12 zijn. Daardoor zal de aanmaak van rode bloedcellen sterk verminderen waardoor een ernstige bloedarmoede ontstaat. De behandeling van pernicieuze anemie bestaat uit het geven van vitamine B12 parenteraal, dat is buiten het maag-darmkanaal om, dus per injectie. De bloedarmoede blijft dan uit.

4.3.3 IMMUNODEFICIËNTIE

Immunodeficiëntie houdt in een tekortschieten van het immuunapparaat.

Zowel de niet-specifieke als de specifieke afweer kunnen stoornissen of defecten vertonen. Soms zijn die aangeboren, in de meeste gevallen worden ze verworven tijdens het leven. Een immunodeficiëntie kan zijn verworven door:

- *beschadiging van het immuunapparaat*. Een heel bekend voorbeeld is het vernietigd zijn van de T-helpercellen door het aidsvirus. De T-cel-afhankelijke immuunreactie blijft dan volledig uit. De T-helpercellen kunnen tijdens het leven niet worden bijgemaakt. Dit is de belangrijkste reden waarom aids een dodelijke afloop heeft. Zonder T-helpercellen kan de afweer het niet redden;
- *beenmergarmoede*. Beenmergarmoede betekent een sterk tekort aan stamcellen in het beenmerg waardoor de aanmaak van onder andere leukocyten (vooral granulocyten) sterk verminderd is. Dit kan komen door bestraling, door lokale ziekteprocessen (zoals bij leukemie), of door gebruik van bepaalde medicijnen, zoals cytostatica;
- *eiwittekort in het lichaam*. De bouwstenen voor de opbouw en het onderhoud van het immuunapparaat zijn in te geringe mate aanwezig.

Aangeboren immunodeficiëntie is meestal genetisch bepaald en betreft vaak een tekort aan T- of B-cellen, of een afwijkend functioneren van fagocyterende leukocyten.

Immunodeficiëntie kan zowel in lichte vorm als in zeer ernstige vorm voorkomen. De ernstige vormen zullen onherroepelijk met ziek-zijn gepaard gaan, van de lichtere vormen hoeft iemand soms zijn hele leven niets te merken. Immunodeficiëntie heeft een sterk toenemen van de ontvankelijkheid voor infecties tot gevolg. Micro-organismen die bij een gezond persoon nooit tot ziekte zouden leiden, zijn bij patiënten met een immunodeficiëntie in staat ernstige infecties te veroorzaken. Deze infecties worden *opportune* of *gelegenheidsinfecties* genoemd. Inmiddels staat vast dat in geval van immunodeficiëntie ook kanker vaker voorkomt.

Algemene oncologie 5

5.1	Inleiding	113
5.2	Normale celgroei en tumorvorming	113
5.3	Tumor versus andere volumeveranderingen in weefsels	114
5.4	Aard van de tumor	114
5.5	Goedaardige tumoren (benigne tumoren)	117
	5.5.1 Oorzaken	118
	5.5.2 Diagnostiek	118
	5.5.3 Behandeling	118
5.6	Kwaadaardige tumoren (maligne tumoren)	118
	5.6.1 Wijze waarop kanker in het lichaam tot ontwikkeling komt	119
	5.6.2 Hoe ziet kanker eruit?	120
	5.6.3 Metastasevorming	122
	5.6.3.1 *Lymfogene metastasering*	122
	5.6.3.2 *Hematogene metastasering*	123
	5.6.4 Oorzaken	125
	5.6.5 Symptomen	127
	5.6.6 Diagnostiek	127
	5.6.7 Stadiumbepaling of stagering	129
	5.6.8 Behandeling	131
	5.6.8.1 *Chirurgie*	131
	5.6.8.2 *Radiotherapie*	131
	5.6.8.3 *Chemotherapie*	133
	5.6.8.4 *Hormonale therapie*	135
	5.6.8.5 *Hyperthermie*	136
	5.6.8.6 *Immunotherapie*	136

5.6.8.7	Diversen	136
5.6.8.8	Algemeen-ondersteunende behandeling	137
5.6.9	Prognose en verloop	137

5.1 Inleiding

Oncologie is de wetenschap die kanker (tumoren) bestudeert. Niet alleen de wijze waarop ze ontstaan en tot verschijnselen leiden, maar ook de diagnostiek en behandeling ervan.

De oncologie heeft zich de laatste tijd sterk ontwikkeld, daardoor is het mogelijk een tumor steeds vroeger te ontdekken en goed te behandelen, zodat in veel gevallen genezing volgt. Kanker kan tegenwoordig in meer dan 50% van de gevallen worden genezen, al hangt dit wel af van het soort kanker en waar de kanker zich in het lichaam bevindt. Van een bepaalde huidkanker (basocellulair carcinoom) kun je volledig genezen. Deze tumor vertoont maar weinig kwaadaardige eigenschappen en is door de ligging aan de oppervlakte snel te herkennen en te behandelen. Daarentegen is het oatcellcarcinoom, een specifiek type longkanker, bijna altijd dodelijk (letaal). Het is behoorlijk kwaadaardig, bovendien vertonen longtumoren pas in een laat stadium verschijnselen, omdat ze lange tijd in lucht uitgroeien (de long is immers een luchthoudend orgaan), voordat er sprake is van weefselbeschadiging of functiebelemmering.

5.2 Normale celgroei en tumorvorming

Bij kanker is er sprake van ongeremde celdelingen. Nu vinden ook in het gezonde lichaam dagelijks miljoenen celdelingen plaats, maar deze dienen voor groei en herstel van weefsels. Dat is mogelijk doordat enerzijds het vermogen tot celdelen in de genetische code zit en de cel dit dus ook kan uiten, anderzijds doordat van buitenaf groeiregulerende factoren aanwezig zijn, zoals bijvoorbeeld groeihormoon. Ook contacten tussen de cellen in de weefsels blijken groeiregulerend te zijn, via productie van bepaalde chemische stoffen door deze cellen. De wisselwerking tussen de genetische code en groeiregulerende factoren bepaalt de mate van de groei van het weefsel.

Bij tumorgroei is er sprake van een verstoring van deze wisselwerking door veranderingen van het genoom (DNA-mutatie). De veranderingen zijn onomkeerbaar en betreffen met name de belangrijkste celgroeiregulerende genen (oncogenen). Bepaalde noxen (zie verderop) zijn verantwoordelijk voor deze veranderingen. Celdelingen vinden nu ongeremd plaats, de groei is ontregeld en gaat zijn eigen weg (autonome groei), en weefsels groeien tot abnormale proporties uit.

5.3 Tumor versus andere volumeveranderingen in weefsels

Een tumor wordt ook wel gezwel of neoplasma genoemd. Het begrip tumor of gezwel moet overigens worden onderscheiden van een *zwelling*. Hierbij is eveneens sprake van volumetoename, maar daarvoor zijn normale weefselonderdelen, zoals vocht en cellen, verantwoordelijk. Een zwelling is meestal tijdelijk. Voorbeelden zijn ontstekingen en bloeduitstortingen.

Een tumor moet ook worden onderscheiden van *hypertrofie*. Daarbij is ook volumetoename aanwezig, maar de cellen zijn in dit geval vergroot in verband met een functieaanpassing doordat zij meer dan normaal worden belast. Voorbeelden zijn spierhypertrofie (na krachttraining) en hypertrofie van de hartspier (sporthart). Ook eeltvorming wordt tot hypertrofie gerekend.

Het tegenovergestelde van hypertrofie is *atrofie*, dat vaak optreedt als de belasting vermindert, maar ook als de celdelingen in het weefsel afnemen, zoals bij de oudere mens. De huid bij ouderen kan daardoor atrofisch zijn. Verder kennen we nog *hyperplasie*, een toename van cellen in een verder normaal weefselverband. Het tegenovergestelde hiervan is *aplasie*.

Metaplasie, tot slot, is de verandering van cellen in een ander celtype, zoals bij chronische irritatie van weefsels kan voorkomen. Metaplasie kan het voorstadium zijn van een kwaadaardige aandoening en is evenals dysplasie ontstaan door chronische prikkeling. Sommige kenmerken van maligniteit zijn hier al herkenbaar, zonder dat er al van een tumor kan worden gesproken (zie ook hoofdstuk 1.4).

5.4 Aard van de tumor

Tumoren kunnen goedaardig en kwaadaardig zijn. Goedaardige tumoren zijn in principe niet levensbedreigend, kwaadaardige tumoren daarentegen leiden (onbehandeld) vrijwel altijd tot de dood. Het goed- of kwaadaardig zijn heeft te maken met bepaalde eigenschappen van de tumor en de gedragingen van de tumor in het lichaam.

Bij goedaardige tumoren lijken de cellen nog op het oorspronkelijke weefsel, ze volgen de bedoelde differentiatie (ontwikkelen vanaf de stamcel via delingen tot de definitieve cel) nog enigszins. Ook eigenschappen kunnen nog behouden zijn, bijvoorbeeld de endocriene functie (schildkliertumoren, bijniertumoren).

Goedaardige tumoren (zoals een darmpoliep, afb. 5.1) groeien
meestal veel langzamer dan kwaadaardige tumoren en hebben de
neiging expansief uit te groeien, dat wil zeggen dat omgevende weefsels worden weggeduwd. Er vormt zich zelfs vaak een bindweefselkapsel dat de tumor naar andere weefsels toe afgrenst.

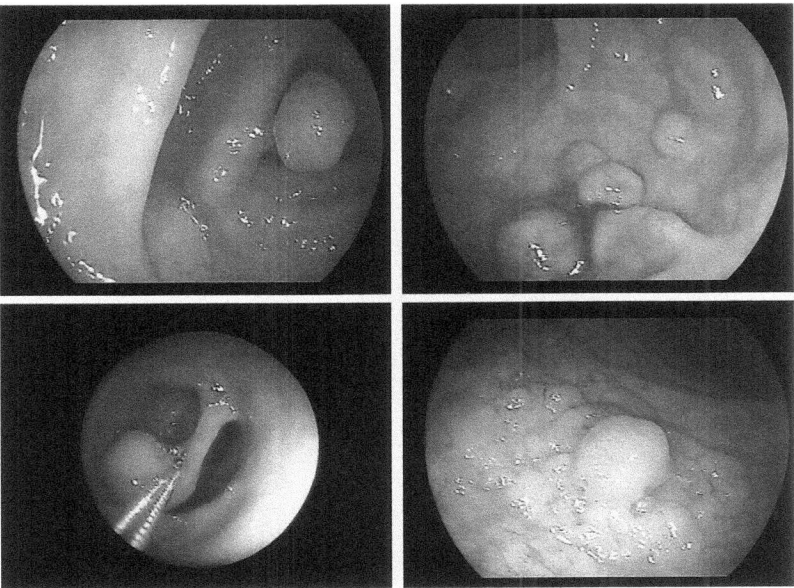

Afbeelding 5.1
a Multiple poliepen in colon
b Poliep in rectum
c Solitaire poliep in colon
d Poliep in duodenum

Bij kwaadaardige tumoren wijken de cellen duidelijk af van het oorspronkelijke celtype, alhoewel hierin graderingen te onderscheiden zijn. Soms lijkt een kwaadaardige cel nog redelijk op de oorspronkelijke cel (goed gedifferentieerd tumorweefsel), soms maar weinig meer (weinig gedifferentieerd tumorweefsel), soms helemaal niet meer (anaplastisch of ongedifferentieerd tumorweefsel). Ongedifferentieerde tumoren groeien het snelst en gedragen zich agressiever. Kwaadaardige tumoren groeien in het algemeen snel, er bevinden zich veel tumorcellen in de eerste delingsfase en een goede bloedvatvoorziening (vascularisatie) door tumorcellen zelf georganiseerd, zorgt voor voldoende aanvoer van voedingsstoffen. De groei verloopt infiltrerend (afb. 5.2), dat wil zeggen dat vertakkingen de omgeving ingroeien, wat vaak vernietiging van weefsels tot gevolg heeft (destructieve groei). Anatomische grenzen worden daarbij niet gerespecteerd. De tumor kan dwars door bestaande structuren (bloedvaten, zenuwen en dergelijke) heen groeien.

Een laatste eigenschap waarin zich een kwaadaardige tumor onderscheidt van een goedaardige is het vermogen tot vormen van uitzaaiingen; tumorcellen laten los van de oorspronkelijke tumor en groeien elders in het lichaam uit tot nieuwe tumoren (metastasen).

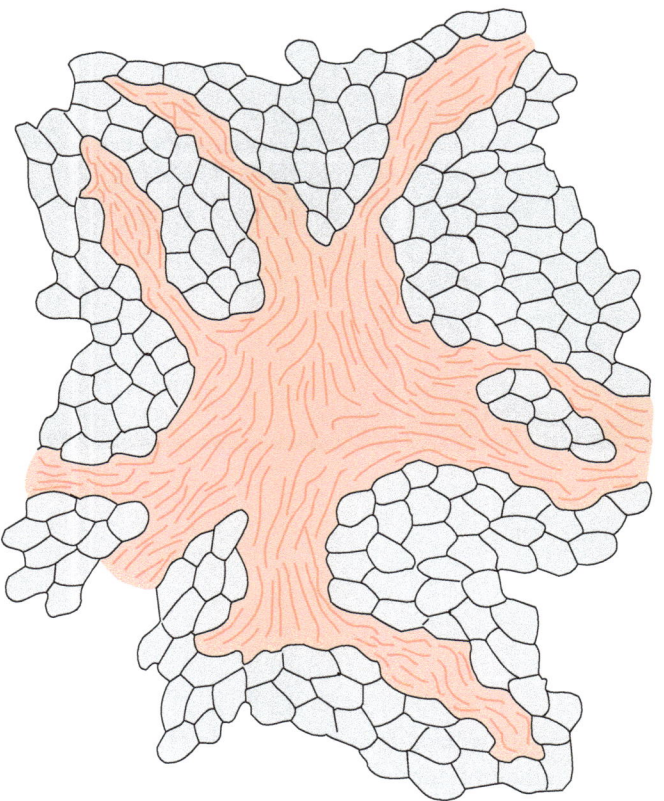

Afbeelding 5.2 *Infiltratieve groei van een maligne tumor (in kleur weergegeven).*

Zowel goed- als kwaadaardige tumoren hebben namen. Een overzicht daarvan is te vinden in tabel 5.1. In deze tabel wordt ook het weefsel genoemd waarvan de tumor is uitgegaan. Het is nuttig te onthouden dat namen van kwaadaardige tumoren die uitgaan van dekweefsels (en klierweefsels) op carcinoom eindigen, namen van kwaadaardige tumoren uitgaande van bind- en steunweefsel op sarcoom.

Tabel 5.1 Naamgeving van tumoren.

weefsel van oorsprong	goedaardige tumor (benigne transformatie)	kwaadaardige tumor (maligne transformatie)
epitheel	epithelioom poliep papilloom verruca vulgaris cyste	carcinoom
klierweefsel	adenoom	adenocarcinoom
bindweefsel	fibroom	fibrosarcoom
spierweefsel	myoom	myosarcoom
vetweefsel	lipoom	
bloedvatweefsel	hemangioom	
lymfevatweefsel	lymfangioom	
kraakbeen	chondroom	chondrosarcoom
botweefsel	osteoom	osteosarcoom
meningen	meningeoom	meningeosarcoom
gliaweefsel	glioom	glioblastoom
beenmerg		plasmocytoom leukemieën
pigmentcellen	pigmentnaevus	melanoom
lymfestelsel	lymfomen	maligne lymfomen
kiemcellen	teratoom	teratocarcinoom seminoom

5.5 Goedaardige tumoren (benigne tumoren)

Een goedaardige tumor is in principe niet levensbedreigend. Eventuele schadelijke gevolgen worden voornamelijk veroorzaakt door druk op de omgeving. Toch is het mogelijk dat een goedaardige tumor aanleiding geeft tot het overlijden van de patiënt en wel door zijn lokalisatie. Bevindt de tumor zich in de buurt van een belangrijk orgaan of zelfs in dat orgaan zelf, dan kan dit ernstige gevolgen hebben. Een voorbeeld hiervan is een goedaardige tumor binnen de schedel. Uitgroei zal, ten gevolge van de geringe expansiemogelijkheden, aanleiding geven tot een verhoogde druk in de schedel met het gevaar van 'inklemming', wat snel tot de dood kan leiden. Een ander voorbeeld is een goedaardige tumor in het hart waarbij de pompfunctie wordt belemmerd; dit kan acuut leiden tot hartfalen en de dood tot gevolg hebben. Ook hebben sommige goedaardige tumoren de eigenaardigheid in tweede instantie te veranderen in een kwaadaardige tumor (maligne degeneratie). Poliepen en papillomen staan hierom bekend.

5.5.1 OORZAKEN

Hoe een goedaardige tumor ontstaat is in de meeste gevallen onbekend. Soms ligt er een virus aan ten grondslag (wrat), wat in die gevallen ook besmettelijk kan zijn. Soms is er sprake van chronische ontstekingen zoals bij een neuspoliep. Andere poliepen zijn erfelijk bepaald (bijvoorbeeld darmpoliepen, 'polyposis coli'). Adenomata en cysten (een cyste is een afgegrensde holte met een eigen wand, gevuld met vloeistof of een weke inhoud) kunnen door hormonale invloeden ontstaan.

5.5.2 DIAGNOSTIEK

De diagnose wordt gesteld op grond van de verschijnselen en zo nodig microscopisch onderzoek van een via biopsie verkregen stukje weefsel. Een *biopsie* is een klein stukje weefsel dat uit de tumor is genomen. Soms zijn andere, meer gerichte onderzoeksmethoden nodig om tot een goede diagnose te komen (zie par. 5.6). Onder de microscoop is abnormaal (tumor)weefsel te zien, maar er is wel sprake van een rustig beeld. Er zijn weinig celdelingen die er bovendien normaal uitzien. Het is goed mogelijk om te herleiden van welk weefsel de cellen zijn uitgegaan (zie tabel 5.2).

5.5.3 BEHANDELING

Ondanks het feit dat je met een goedaardige tumor oud kunt worden, is het soms toch gewenst te behandelen. Dit geldt bijvoorbeeld als de tumor in de weg zit of als de expansiemogelijkheden beperkt zijn. Tumoren die neigen tot maligne transformatie worden bij voorkeur altijd verwijderd in plaats van af te wachten tot inderdaad kwaadaardigheid is gesignaleerd. De behandeling van goedaardige tumoren is chirurgisch, een eventueel kapsel moet mee worden verwijderd, dan volgt ook geen recidief.

5.6 Kwaadaardige tumoren (maligne tumoren)

Kwaadaardige tumoren (kanker) komen steeds vaker voor. Dit heeft een aantal oorzaken. Kanker is vooral een ziekte van oudere mensen, en bij een vergrijzende bevolking kom je het dus vaker tegen. Aangezien kwaadaardige tumoren veel problemen kunnen geven en daarin begeleidende zorg vragen van de verpleegkundige/verzorgende, die dit niet alleen in ziekenhuizen maar in alle zorgvelden zullen tegenkomen, is kennis noodzakelijk.

5.6.1 WIJZE WAAROP KANKER IN HET LICHAAM TOT ONTWIKKELING KOMT

De gewijzigde DNA-code geeft bij kanker een veel sterker abnormaal gedrag dan bij goedaardige tumoren het geval is. Behalve dat zich de mutatie uit in een sterke toename van celdelingen heeft de gewijzigde DNA-code ook tot gevolg dat de celmembraan andere eigenschappen vertoont, waardoor de celverhoudingen onderling veranderen: de cellen kleven minder goed aan elkaar en de weefsels hebben minder samenhang.

Er ontstaat een infiltrerende groei in het omgevende weefsel. Cellen laten los en verspreiden zich in de directe omgeving waardoor satelliettumoren kunnen ontstaan. Losgeraakte tumorcellen kunnen zich zelfs met bloed en lymfe over grote afstand verplaatsen en elders uitgroeien tot nieuwe tumoren (metastasen). Tumorcellen en reagerende ontstekingscellen produceren bovendien stoffen (cytokinen, zoals interleukine en tumornecrosefactor, TNF) waardoor gebrek aan eetlust (anorexie), ziek-voelen (malaise), koorts en bloedarmoede (anemie) kunnen ontstaan. De patiënt vermagert, niet alleen door de anorexie, maar ook door het hoge energiegebruik van de tumor.

Vanuit de getransformeerde (nu maligne) cel vormt zich door deling een groepje maligne cellen, die in eerste instantie nog niet infiltrerend groeien: de normale grenzen van het gezonde weefsel worden nog niet doorbroken (tumor in situ). Je kunt zeggen dat de genetische factoren die invasieve groei mogelijk maken zich nog niet volledig hebben ontwikkeld. Het is heel moeilijk om de kwaadaardige tumor in dit stadium te ontdekken. In de praktijk lukt het alleen bij baarmoederhalskanker, dankzij het periodieke onderzoek bij vrouwen in de risicoleeftijd (uitstrijkje). Het kan maanden tot jaren duren voordat verdere uitgroei plaatsvindt. Zodra dit wel gebeurt, zie je dat de normale weefselafbakening wordt doorbroken: invasieve groei. Dit gebeurt als volgt: de kwaadaardige cellen gaan vastzitten aan de basale membraan met behulp van adhesiemoleculen. Intussen maken ze proteases en worden proteaseremmers geremd. Het gevolg is dat uiteenvallen (lysis) van de basale membraan optreedt. Doorgroei naar de omgeving vindt plaats. De weefselsamenhang wordt doorbroken en orgaanfuncties raken verstoord.

Uit de carcinogenese (wijze waarop de kwaadaardige cel zich ontwikkelt) blijkt dat (dominante) ontregelde oncogenen de celgroei/-vermenigvuldiging te veel stimuleren. Tegelijkertijd is er een verminderde activiteit van celgroeiremmende genen (zelden dominant), zoals tumorsuppressorgenen (anti-oncogenen). Er blijkt bovendien een verhoogde uiting (expressie) van genen die celdood voorkomen. Genetische beschadigde cellen kunnen niet langer worden opgeruimd, ontsnappen aan geprogrammeerde celdood (apoptose) en blijven dus bijdragen aan uitbreiding van de tumor. Dan is er verder nog een verminderde activiteit van genproducten die, onder normale omstandigheden, beschadigd DNA herstellen (zie ook hoofdstuk 1.4).

5.6.2 HOE ZIET KANKER ERUIT?

Ontstaat de tumor aan huid of slijmvliezen, dan kan hij er eerst uitzien als een pareltje of een framboos. In tweede instantie vertoont de tumor verzwering (*ulceratie*) (afb. 5.3). Zo'n ulceratie ontstaat door de snelle groei, waardoor in het centrum van de tumor de bloedvoorziening te kort gaat schieten, waardoor weefsel afsterft. Soms woekert de tumor boven de oppervlakte uit (bloemkoolachtig). Ook kan de tumor sterk infiltrerend naar de onderliggende lagen uitgroeien. Daarbij ontstaan dan een verharding en verdikking in het aangrenzende weefsel.

Ontstaat een tumor in dieper gelegen weefsels en organen, dan komt het er meestal op neer dat zich een naar de omgeving uitbreidende knobbel ontwikkelt, die soms kan worden gevoeld, maar waarvoor meestal aanvullend gericht onderzoek nodig is om de diagnose te kunnen stellen. Rondom de tumor bevindt zich altijd een begeleidende hoeveelheid bindweefsel, stroma, dat daar wordt gevormd door chemische prikkels die van de tumorcellen uitgaan. Het stroma bevat nogal wat bloedvaatjes ten dienste van de voeding van de tumor. De tumor is voor zijn eigen groei in hoge mate afhankelijk van zijn vermogen een vaatsysteem in het stroma te ontwikkelen. Daarvoor maakt de tumor angiogenetische stoffen die tot bloedvatvorming prikkelen. Soms is, afhankelijk van de tumorsoort, een overvloedig fibreus (straf, veel bindweefselvezels) stroma aanwezig, dat zeer hard kan zijn en knarst onder het mes van de chirurg. Dit wordt een *skirreus gezwel* genoemd. Voelt de tumor zacht aan, dan is er vaak weinig fibreus stroma; dan wordt de tumor *medullair* genoemd.

Belangrijk voor de uiteindelijke diagnose kanker is datgene wat bij microscopisch onderzoek aan eigenschappen wordt gezien. Bij de diagnostiek van kanker wordt dit nader beschreven. In tabel 5.2 staan de microscopische kenmerken in het overzicht van de eigenschappen van tumoren genoemd.

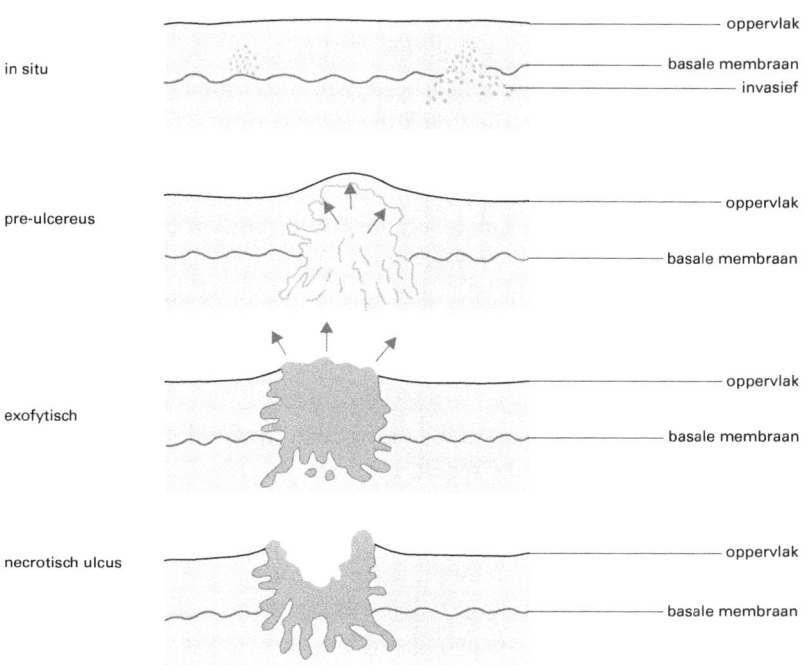

Afbeelding 5.3 Lokale ontwikkeling van een kwaadaardige tumor aan huid en slijmvliezen.

Tabel 5.2 Overzicht van eigenschappen van tumoren.	
benigne tumoren	**maligne tumoren**
autonome groei (langzaam)	autonome groei (snel)
expansieve groei	infiltrerende en destructieve groei
geen metastasevorming	metastasevorming
kan maligne transformeren	
microscopisch beeld: – rustig; – aantal celdelingen valt naar verhouding mee, de mitosen zien er 'normaal' uit en het oorspronkelijke weefsel is herkenbaar	*microscopisch beeld:* – onrustig, cellen en celkernen hebben wisselende grootte (cel- en kernpolymorfie). De kernen zijn te groot in verhouding tot de cel; – groot aantal deels abnormale mitosen; – oorspronkelijk weefsel is meestal moeilijk herkenbaar (afhankelijk van de mate van differentiatie); – donkere kernen (hyperchromasie)
in primaire gedrag niet levensbedreigend	leidt onbehandeld tot de dood

5.6.3 METASTASEVORMING

Zoals eerder vermeld kunnen tumorcellen loslaten van de oorspronkelijke tumor en dan via weefselvocht, lymfe en bloed naar elders worden versleept. Indien daar de juiste groeivoorwaarden aanwezig zijn, groeien de tumorcellen uit tot nieuwe tumoren die *metastasen* worden genoemd.

Het is beslist niet zo dat ook iedere losgelaten tumorcel elders uitgroeit tot een nieuwe tumor. Het merendeel wordt namelijk door het afweermechanisme van het lichaam vernietigd. Bovendien moeten de ontvangende organen een geschikte omgeving zijn, met de juiste groeifactoren en met afwezigheid van proteaseremmers. Verschillende soorten kanker blijken naar verschillende organen uit te zaaien, zodat een metastaseringspatroon vaak kan worden herkend in samenhang met plaats en histologische typen. Een zeer kwaadaardig kanker metastaseert vaak al in een vroeg stadium, gedifferentieerde typen doen dat daarentegen veel minder.

In de directe omgeving van de primaire tumor kan vorming van zogenaamde satelliettumoren optreden. Als op geheel andere plaatsen in het lichaam metastasen worden gevonden, zijn deze ontstaan doordat (naast bovengenoemde factoren) losgelaten tumorcellen langs voorspelbare wegen deze plekken konden bereiken. De ervaring heeft geleerd dat tumoren uitgaande van dek- en klierweefsel (carcinomen en adenocarcinomen) alsmede melanomen en lymfomen in eerste instantie metastaseren langs *lymfogene weg*. Tumoren uitgaande van steunweefsel (sarcomen) metastaseren in de eerste plaats langs *hematogene weg*.

In de praktijk wordt gerekend met vier metastaseringswegen:
- via de lymfevaten (lymfogene metastasering);
- via de bloedvaten (hematogene metastasering);
- via afvoerwegen/anatomische structuren;
- via het vocht in de sereuze holten.

5.6.3.1 *Lymfogene metastasering*

Het is voor tumorcellen vrij gemakkelijk in de lymfevaten terecht te komen. Immers, het lymfevatenstelsel ontspringt in de weefsels, de lymfecapillairen bezitten grote openingen waardoor de tumorcellen eenvoudig kunnen binnenkomen. Soms verstoppen de lymfevaten door de tumorcellen of raken ze ontstoken: lymfangitis carcinomatosa.

In de eerste lymfeklierstations worden de tumorcellen uitgezeefd en groeien de metastasen uit. De lymfeklier wordt daarbij groot en hard, doorgroei door het kapsel naar het omliggende weefsel kan volgen. De

klier groeit in de omgeving vast. Vanuit de eerste klier kunnen weer tumorcellen naar volgende klieren worden versleept, enzovoort.
Van bronchuscarcinoom zijn de uitzaaiingen primair in de hilusklieren te vinden. Mammacarcinoom metastaseert in eerste instantie naar de okselklieren, tenzij de oorspronkelijke tumor in het mediale deel van de mamma ligt. In dat geval zijn metastasen te vinden in de lymfeklieren aan de binnenkant van de thoraxwand.

5.6.3.2 Hematogene metastasering

De tumorcellen komen in de bloedvaten terecht en worden met de aderlijke (veneuze) afvoer mee getransporteerd naar uiteindelijk een nieuw haarvatennet waar ze zich vasthechten en kunnen uitgroeien tot metastasen. Bij hematogene metastasering wordt een aantal vaste wegen gevolgd en aan de hand daarvan kennen we drie vormen van hematogene metastasering (afb. 5.4):

– *type vena cava*. Vanuit het gehele lichaam worden de tumorcellen uiteindelijk vervoerd naar de bovenste en onderste holle ader (resp. vena cava superior en inferior) en dan via het rechter deel van het hart en de longslagader (arteria pulmonalis) naar het haarvatenstelsel van de longen. Hier kunnen tumorcellen zich vasthechten en uitgroeien tot nieuwe tumoren;
– *type vena portae*. Vanuit het gebied dat zijn bloed stuurt naar de vena portae (het onderste eenderde deel van de oesofagus tot en met het bovenste deel van de endeldarm, plus alvleesklier) komen de tumorcellen terecht in de lever en kunnen daar uitgroeien tot metastasen;
– *type vena pulmonalis*. Vanuit de longen, dus via de longaders (venae pulmonales) kunnen tumorcellen in principe via het linker deel van het hart en de lichaamsslagader (aorta) terechtkomen in het gehele lichaam. De praktijk heeft echter geleerd dat meestal sprake is van metastaseontwikkeling in hersenen, botten, wervels en lever (via de leverslagader).

Verder kennen we een hematogene metastaseringsmogelijkheid langs het axiale skelet (voornamelijk de wervelkolom) via een veneus bloedvatnet, waarbij het voor tumorcellen zelfs mogelijk is zich in wisselende richtingen te verplaatsen. Tumoren in de buurt van het axiale vaatnet geven dan ook vrij gemakkelijk metastasen in wervels, schedel, ribben en borstbeen.

Metastasering langs afvoerwegen of anatomische structuren is relatief zeldzaam, al lijkt het nog zo vanzelfsprekend. We zien het soms bij longkanker langs de luchtpijptakken (bronchiën) (tumorcellen in het

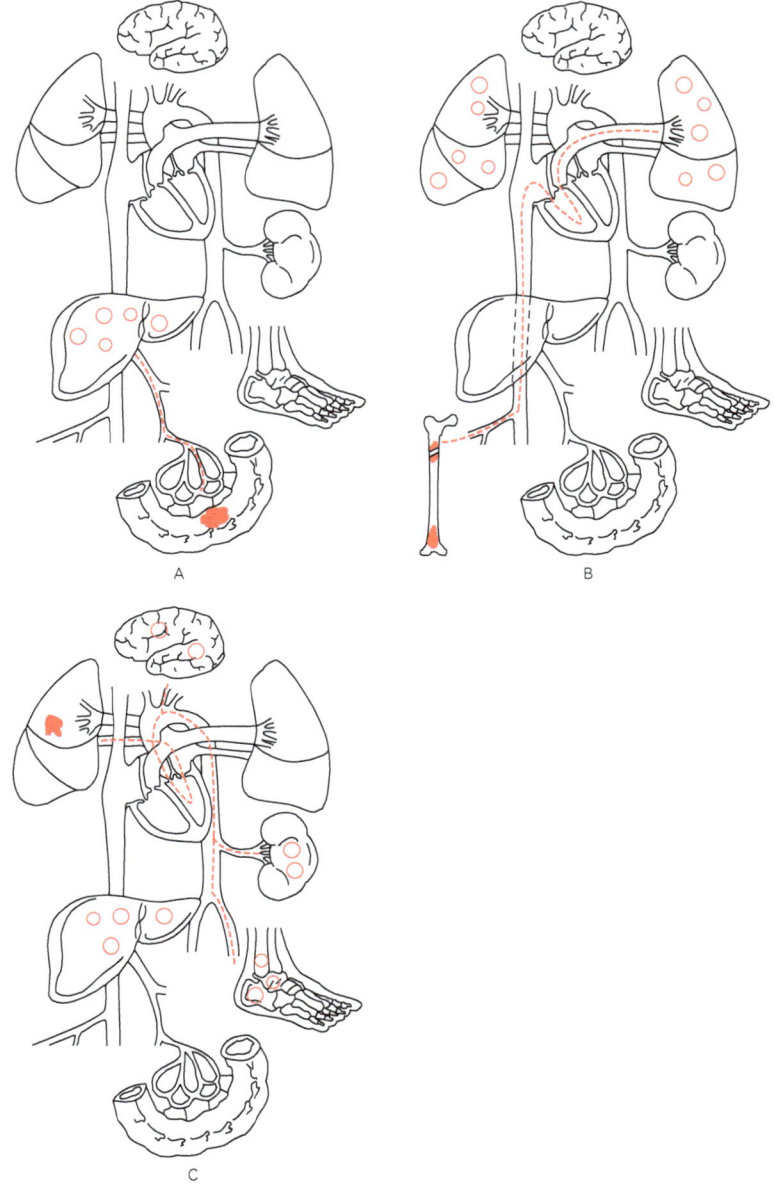

Afbeelding 5.4 Voorkeursplaatsen van hematogene metastasering.
A Primaire tumor in de darm
B Primaire tumor in bot
C Primaire tumor in de long
● = primaire tumor
○ = metastasen

sputum) en bij nierkanker langs de urineleider (ureter). Ook verplaatsing langs zenuwbanen is wel gezien.

Grote lichaamsholten zoals de borstholte (pleuraholte), de buikholte (peritoneale holte) en de liquorruimte kunnen dienst doen als metastaseringsroute. Dit is het geval als een gezwel (primair of metastatisch) doorbreekt naar de holte. De tumorcellen kunnen hierna uitzwermen door de holte, met het kleine beetje vloeistof mee dat zich altijd in de sereuze holten bevindt, of met het liquorvocht meegenomen worden. Groeien de metastasen uit in de weivliezen dan gaat dit altijd gepaard met extra vochtvorming. Treedt dit op in de buik, dan wordt gesproken van *ascites* (vocht in de vrije buikholte). Uitgroei in de borstkas wordt een *hydrothorax* (vocht in de pleuraholte) genoemd.

5.6.4 OORZAKEN

Over de oorzaken van kanker is nog veel onduidelijk. Bij het ontstaan van kanker spelen bovendien vele factoren een rol (multicausaal) en is een gecompliceerd proces. Nooit is een bepaalde factor alleen verantwoordelijk. Van een aantal feiten weet men echter wel dat ze betrokken zijn bij het ontstaan van kanker.
- Chemische stoffen:
    - teer/sigaretten (polycyclische koolwaterstoffen, bevorderen het ontstaan van longkanker;
    - rubber/verfindustrie (aromatische aminen), de aminen worden in de lever omgezet tot actieve carcinogene stoffen en via de urine uitgescheiden (tumoren urinewegen);
    - gebruik van bepaalde medicamenten, zoals sommige afweeronderdrukkende stoffen (immunosuppressiva) en celdelingsremmende middelen (cytostatica), zou de kans op kanker verhogen;
    - asbestvezels (natuurlijke silicaten in vezelvorm); inademen verhoogt sterk de kans op long- en pleuratumoren (mesothelioom).
- Sommige virussen:
    - humane papillomavirus bij cervixcarcinoom en sommige huidkankers;
    - hepatitis(B-)virus bij leverkanker;
    - epstein-barr-virus bij burkitt-lymfoom en nasopharynxtumoren;
    - herpessimplexvirus-8 bij kaposisarcoom.
- Bacteriën, *Helicobacter pylori* bij maagcarcinoom.
- Ioniserende straling zoals UV-licht bij huidkanker, gammastraling bij schildklierkanker en leukemieën. Straling brengt directe schade toe aan DNA of maakt DNA instabiel.

- Hormonen:
  - oestrogenen kunnen betrokken zijn bij het ontstaan van mamma- en endometriumcarcinoom. Bij DES-dochters (de moeders gebruikten tijdens de zwangerschap diethielstilbestrol) kan carcinoom aan de vagina ontstaan;
  - testosteron kan groei van prostaatkanker stimuleren.
- Erfelijkheid:
  - erfelijke aanleg voor borstkanker, via BRCA1- en BRCA2-genen;
  - familiaire adenomateuze polyposis (FAP), multiple poliepen met gevaar voor kwaadaardige transformatie van het epitheel.
- Chronische irritatie van weefsels zou kwaadaardige transformatie van cellen bevorderen. Het proces verloopt via metaplasie- en dysplasie-ontwikkeling (zie eerder). Voorbeelden zijn chronische ontstekingen (colitis ulcerosa, fistels, refluxoesofagitis), maar ook het roken van een pijp (lipcarcinoom).
- Verkeerde voedingssamenstelling:
  - de directe rol van voedingsmiddelen is waarschijnlijk bescheiden en niet echt bewezen;
  - de relatie tussen maag-darmtumoren en voeding is wel verondersteld, maar tot nu toe niet wetenschappelijk onderbouwd;
  - bij personen met obesitas zouden onder meer vaker borstkanker, darmkanker en baarmoederkanker voorkomen, het is de vraag of voeding hier de oorzaak is;
  - alcohol, lever- en tongcarcinoom.

Een goede balans in de voedingssamenstelling, waarin groente, fruit, voedingsvezels en een bescheiden gebruik van voedingssupplementen zijn vertegenwoordigd, wordt algemeen aanvaard als zinvol in de strijd tegen meerdere ziekten, ook tegen kanker.

Soms is het zinvol om bij personen met een verhoogd risico op vaste tijden onderzoek te verrichten (screening) met als doel de aanwezigheid van een tumor vroegtijdig vast te stellen. Dit moet per geval worden bekeken. In Nederland is het gebruikelijk om bij vrouwen boven de 50 jaar borstkankerscreening uit te voeren in de vorm van een bevolkingsonderzoek. Niet iedereen is echter van het nut van dit onderzoek overtuigd. Volgens critici dekt het de risico's niet volledig af, bovendien kan er bij de betrokken vrouwen een onterecht gevoel van veiligheid ontstaan. Nuttig is het wel bij vrouwen die een verhoogd erfelijk risico hebben op borstkanker, maar zij staan meestal toch al onder controle.

5.6.5 SYMPTOMEN

Een enkele keer wordt kanker geheel bij toeval ontdekt, bijvoorbeeld omdat om totaal andere redenen medisch onderzoek plaatsvond of bij een preventieve screening. Meestal echter bezoekt de patiënt de arts vanwege klachten die hij/zij ondervindt. De klachten die aanwezig kunnen zijn bij kanker zijn in te delen in twee groepen, de *aspecifieke* klachten en de *specifieke* klachten.

Tot de aspecifieke klachten rekent men vermagering, koorts, moeheid, gebrek aan eetlust en bloedarmoede. Het zijn vage symptomen die meestal in het begin van de ziekte al aanwezig zijn. Als de tumor verder uitgroeit, kunnen specifieke klachten ontstaan die het gevolg zijn van functiestoornissen van het orgaan waarin de tumorgroei plaatsvindt. Deze specifieke klachten kunnen daarom heel wisselend van aard zijn. Zij komen verder aan de orde bij de speciële oncologie. Er zijn echter nog een aantal min of meer specifieke verschijnselen, voor een ieder aan het lichaam waar te nemen, die kunnen wijzen op het bestaan van kanker en daarom serieus genomen moeten worden. Voorbeelden hiervan zijn:
- een slecht genezende zweer;
- elke afwijkende structuur aan de huid die in korte tijd groter wordt en er steeds afwijkender uit gaat zien of gaat bloeden; vooral moedervlekken en wratten staan hierom bekend;
- een niet-genezende heesheid;
- een niet op behandeling reagerende hoest;
- een zwelling die in omvang toeneemt en waarvan men de oorzaak niet weet;
- veranderingen in een voorheen normaal defecatiepatroon;
- het gevoel dat bij doorslikken het voedsel niet weg kan zakken.

5.6.6 DIAGNOSTIEK

Voor de diagnostiek is vaak uitgebreid gericht medisch onderzoek noodzakelijk. De volgende onderzoeken worden daarbij gebruikt:
1 radiologisch onderzoek:
   - *röntgenologisch onderzoek* (al of niet met behulp van contrastmiddelen);
   - *ct-scanning*;
   - *botscan (skeletscintigrafie)*, radioactieve stof wordt in de bloedbaan gespoten en is later terug te vinden in de botten. Botmetastasen kunnen er mee worden opgespoord;
   - PET-*scan*, wordt gebruikt om uitzaaiingen op te sporen. De meeste kankercellen hebben een verhoogde stofwisseling, waarbij zeer veel suiker wordt gebruikt. Door aan suikermoleculen

een radioactieve stof te koppelen is het mogelijk kankercellen zichtbaar te maken.
2 echografisch onderzoek;
3 MRI.

Met deze drie onderzoeksmethoden kan heel goed informatie worden verkregen omtrent de lokatie van de tumor, metastasen en de uitgebreidheid ervan.

4 Endoscopisch onderzoek. Het voordeel van endoscopisch onderzoek is dat de tumor van nabij kan worden geïnspecteerd. Tevens kan uit het zieke weefsel een biopt worden genomen of kunnen, via spoeling en afzuiging, cellen voor onderzoek worden verkregen. Zowel het biopt als de verkregen losse cellen worden microscopisch onderzocht. Het onderzoek van cellen in weefselverband (het biopt dus) wordt *histologisch onderzoek* genoemd. Het onderzoek van losse cellen heet *cytologisch onderzoek*. Cytologisch onderzoek heeft als voordeel boven histologisch onderzoek dat het materiaal vaak eenvoudiger kan worden verkregen (bijv. door een uitstrijkje te maken van de baarmoederhals (afb. 5.5), of door de patiënt wat sputum op te laten hoesten) en er meestal hele cellen bestudeerd kunnen worden, zodat men zich een betere indruk kan vormen van de structuur van de cel. Andere methoden om materiaal te verkrijgen voor bovenstaande onderzoeken zijn weefselpuncties (lymfeklieren en borst) en het afnemen van secreten en excreten (sputum, urine, vocht uit de buik- en borstholte en dergelijke). Zowel histologisch als cytologisch onderzoek zijn onmisbaar voor de diagnostiek van kanker. We kunnen pas zeggen dat iemand kanker heeft als onder de microscoop een maligniteit is vastgesteld. Typische kwaadaardige weefsel-/celkenmerken zijn in tabel 5.2 te vinden.

5 Tumormarkers. Dit zijn (vaak abnormale) stoffen die door de tumorcellen worden geproduceerd en in het bloed kunnen worden gemeten. Tumormarkers blijken ook wel te kunnen worden geproduceerd door andere lichaamscellen, ze zijn dus niet altijd tumorspecifiek. Voorbeelden zijn: alfafoetoproteïne (AFP) bij leverkanker en kiemceltumoren (eierstokken, zaadballen), zure fosfatase en prostaat specifiek antigeen (PSA) bij prostaatcarcinoom, carcinoembryonaal antigeen (CEA) bij bepaalde maag-darmtumoren, maar ook hormoonproducten bij endocriene tumoren.

6 Erfelijkheidsonderzoek, waar dit aan de orde is.

7 Bloedonderzoek:
  - BSE; bij de aanwezigheid van tumoren is deze meestal verhoogd;
  - *Hb-waarde*; deze kan behalve door eerder genoemde oorzaken ook verlaagd zijn ten gevolge van chronisch bloedverlies vanuit

tumorweefsel of door aantasting van het beenmerg (productieplaats van rode bloedlichaampjes);
- *leverfunctietests* zoals ALAT, ASAT, gamma-gt en alkalische fosfatase. Bij beschadiging van levercellen kunnen deze enzymen vanuit de cellen direct in de bloedbaan komen. De hoogte van het enzymgehalte in het bloed geldt als een maat voor de beschadiging van levercellen. Alhoewel de bepalingen altijd worden uitgevoerd, blijkt in de praktijk niet altijd een correcte correlatie met in de lever aanwezige metastasen te bestaan. Leverfunctiestoornissen kunnen soms pas laat ontstaan en sommige van de genoemde enzymen kunnen ook uit cellen van andere organen vrijkomen, bij botmetastasen bijvoorbeeld is het gehalte aan alkalische fosfatase eveneens verhoogd.

8 Schildwachtklieronderzoek, ook wel **s**entinel **n**ode **s**cintigrafie (SND) genoemd of lymfklierscan. Het is een nucleair-geneeskundig onderzoek, waarbij radioactieve stof (technetium) op een strategisch punt wordt geïnjecteerd, zodanig dat het langs dezelfde weg met lymfe wordt afgevoerd als de tumorcellen. De volgende dag worden met een gammascanner foto's genomen, waarmee de lokalisatie bekend wordt van de lymfeklier die het dichtst bij de tumor is gelegen (1^e lymfeklier = schildwachtklier). Deze lymfeklier wordt verwijderd voorafgaand aan de operatie (onder lokale verdoving) of het gebeurt gelijktijdig met de operatie, om beoordeeld te worden op aanwezige maligne cellen. Als de schildwachtklier geen uitzaaiingen bevat, hoeven ook de daaropvolgende klieren niet te worden verwijderd. De operatie is dan minder verminkend en complicaties zoals lymfoedeem, verhoogde gevoeligheid voor infecties, gevoelloosheid en verminderde beweeglijkheid in het lymfedrainagegebied zijn voorkomen. Men gebruikt ook wel in plaats van technetium een blauwe kleurstof, tijdens de operatie wordt dan gezocht naar de blauwverkleurde lymfeklier. Het schildwachtklieronderzoek wordt standaard gedaan bij mammacarcinoom, maar ook wel bij andere kwaadaardige tumoren zoals melanomen.

5.6.7 STADIUMBEPALING OF STAGERING

Alvorens de juiste behandeling in te kunnen stellen is niet alleen de diagnostiek van de aard van de tumor van belang, maar ook het vaststellen van de uitgebreidheid van het proces in het lichaam, ofwel het stadium waarin de ziekte verkeert. Afhankelijk daarvan wordt tot een bepaalde behandeling besloten. Daartoe is het zogenaamde TNM-systeem ontwikkeld. De hoofdletter T wordt gebruikt voor het beschrijven van de lokale uitbreiding van de tumor, de N voor de regio-

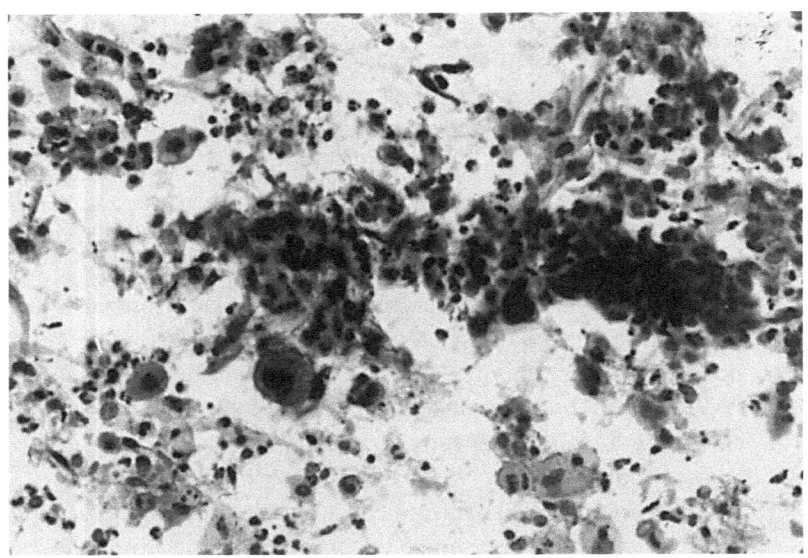

Afbeelding 5.5 Microscopisch beeld van een cervixuitsrijkje. Het betreft een zogenaamde PAP-V, d.w.z. de cellen vertonen duidelijke morfologische kenmerken van een maligniteit.

nale lymfeklier (nodus-) aantasting en de M voor metastasen. De indeling van T gaat van T1, een kleine tumor in het orgaan van oorsprong, tot en met T4, waarbij doorgroei bestaat in andere organen. Voor regionale lymfeklieren betekent N0 dat er geen verdachte klieren te voelen of vast te stellen zijn, voor vergrote maar nog beweeglijke lymfeklieren wordt N1 gebruikt en vastgegroeide lymfeklieren worden met N2 aangeduid. Metastasen op afstand worden als volgt aangegeven: M0 geen metastasen, M1 wel metastasen aangetoond. De verzamelde TNM-gegevens leveren een stadiumomschrijving op die weer een relatie vertoont met de prognose. Voor eigenlijk iedere tumorvorm is het TNM-systeem beschreven.

Bij sommige tumoren wordt een andere classificatie gehanteerd, zoals bij de ziekte van Hodgkin. Men onderscheidt stadia op grond waarvan de behandeling wordt ingesteld:
- stadium 1 = aandoening beperkt zich tot één helft van het diafragma en tot één lichaamshelft;
- stadium 2 = een helft van het diafragma, maar beide lichaamshelften;
- stadium 3 = beide zijden van het diafragma en de milt;
- stadium 4 = andere organen zijn aangedaan.

5.6.8 BEHANDELING

De belangrijkste pijlers waarop de behandeling van een kwaadaardige aandoening rust zijn chirurgie, radiotherapie en chemotherapie. Genezing kan alleen volgen als alle tumorcellen zijn verwijderd of vernietigd of zich op zijn minst niet meer kunnen vermenigvuldigen. Als er microscopisch kleine tumorresten achterblijven, kunnen die weer volledig uitgroeien.

Naast chirurgie, radiotherapie en chemotherapie wordt ook een aantal meer ondersteunende behandelmethoden gebruikt, te weten hyperthermie, hormonale therapie, immunotherapie en algemene ondersteunende therapie (waaronder we elke andere vorm van behandeling verstaan die de kwaliteit van leven van de patiënt verbetert). Fotodynamische therapie en angiosyntheseremmers zijn daar de laatste tijd bijgekomen.

5.6.8.1 *Chirurgie*

De methode die het langst wordt toegepast is de chirurgische behandeling, waarbij al het kwaadaardige weefsel wordt weggehaald. Daarbij moet een vrij ruime rand gezond weefsel meegenomen worden om alle niet met het blote oog zichtbare uitlopers van de tumor eveneens te verwijderen. Zijn regionale lymfeklierstations ook aangetast, dan moeten ook die worden weggenomen. Meestal vindt de resectie 'en bloc' plaats. Dit betekent dat de oorspronkelijke tumor, de regionale lymfeklieren en een ruim deel van het omliggende normale weefsel worden verwijderd (dit heet radicale resectie). Het doel van de chirurgische behandeling is in principe curatief, alhoewel operaties ook wel palliatief worden toegepast ter voorkoming van complicaties.

5.6.8.2 *Radiotherapie*

De behandeling met ioniserende stralen (radiotherapie) berust op een ander principe. Uitgangspunt is dat tumorweefsel gevoeliger is voor straling dan het omringende weefsel. De tumor kan dan in principe volledig worden vernietigd zonder noemenswaardige beschadiging van het omringende weefsel. Nu is het niet zo dat iedere tumor even gevoelig is voor straling; daarin bestaat nogal verschil. Is de tumor minder stralingsgevoelig, dan is meer straling nodig en daarvan ondervindt het omringende weefsel zeker wel beschadiging. In die gevallen kan radiotherapie nauwelijks een nuttige rol spelen. Men gaat over tot radiotherapie indien er voldoende gevoeligheid voor straling bestaat en als de tumor chirurgisch moeilijk te benaderen is, anders dan met uitgebreide verminkingen, zoals bij tumoren aan bijvoorbeeld het neus-keelgebied het geval kan zijn.

De moderne apparatuur laat het toe bestraling uit te voeren met een minimum aan ongewenste bijwerkingen. Het passeren van straling door de huid kan tijdelijk roodheid, schilfering en pigmentatie geven (stralingsdermatitis). Het is daarom beter in de periode van bestraling niet in de zon te gaan zitten. Als het maag-darmkanaal wordt bestraald, treden mondslijmvliesontsteking (stomatitis), misselijkheid, braken en diarree gemakkelijk op. Als het beenmerg in het stralenveld ligt, kan de bloedcelvorming onderdrukt worden wat zich uit in bloedarmoede (anemie), tekort aan witte bloedcellen (leukopenie) en tekort aan bloedplaatjes (trombocytopenie). Dan is er nog de zogenoemde 'röntgenkater' die vooral optreedt als grote weefseldelen worden bestraald, waardoor veel afbraakproducten ontstaan. De verschijnselen zijn moeheid, hoofdpijn, misselijkheid, braken en duizeligheid. Afhankelijk van het gebied wat wordt bestraald kunnen oogafwijkingen (cataract, conjunctivitis), stralingspneumonie en beschadiging van de voortplantingsorganen optreden. Als late complicatie zijn uitingen van versnelde lichaamsveroudering mogelijk: atrofie van weefsel, osteoporose en dergelijke, vooral als er een maximaal toelaatbare dosis aan straling is gegeven. Prikkelen tot tumorgroei (tumorinductie) door de straling kan na jaren een nieuwe tumor doen ontstaan, een voorbeeld is het ontwikkelen van mammacarcinoom na bestraling voor de ziekte van Hodgkin.
Het is gebleken dat grote hoeveelheden straling in één keer leiden tot grote weefselbeschadiging. Daarom verdeelt men liever de stralingsdosis over een bepaalde periode (fractionering).

We onderscheiden *teletherapie* (uitwendige bestraling) en *brachytherapie* (inwendige bestraling; brachy betekent dichtbij).
De uitwendige bestraling kan vanuit één richting worden gedaan of vanuit meerdere richtingen. In het laatste geval wordt het gezonde weefsel minder beschadigd en kan de stralingsdosis daarom hoger zijn. Soms wordt rotatie van de stralingsbron om een centraal in het veld gelegen tumor (bijv. halstumoren of hypofysetumoren) toegepast. Totale lichaamsbestraling wordt uitgevoerd voorafgaand aan een beenmergtransplantatie; het eigen beenmerg wordt daarbij gedood. Na de behandeling is de patiënt extreem kwetsbaar en ontvankelijk voor infecties.
Inwendige bestraling houdt in een bestraling ter plekke van de tumor. Dit gebeurt bij baarmoederhalskanker, prostaatkanker, maar ook bij slokdarm- en longkanker. Naalden of katheters met miniscule stralingsbronnen ($125J$, $103Pd$ of $192Ir$) worden aangebracht. Er is een zeer kort stralingsbereik: alleen tumorweefsel wordt bestraald.

Bestralingstechnieken worden in combinatie met beeldvormende technieken uitgevoerd, zoals dit gebeurt in Intensity Modulated Radiotherapie (IMRT) en Image Guided Radiotherapie (IGRT, beeldgestuurd met behulp van CT, MRI en PET).
Radiotherapie kan ook uitgevoerd worden met radiofarmaca. Het voorbeeld hiervan is behandeling van schildklieraandoeningen met radioactief jodium.
Er wordt nogal eens besloten tot een gemengde behandeling, chirurgisch en radiologisch, omdat dan betere resultaten worden verkregen. Een voorbeeld hiervan is de behandeling van testistumoren. Lokaal wordt de primaire tumor verwijderd, terwijl de eventueel aanwezige abdominale (in de buik) lymfekliermetastasen worden behandeld met bestraling.
Evenals de chirurgische benadering kan ook straling zowel curatief als palliatief worden ingezet.

5.6.8.3 Chemotherapie

Het geven van celdelingsremmende middelen (cytostatica) wordt chemotherapie genoemd. Dit heeft zich vooral de laatste dertig jaar ontwikkeld en blijkt een waardevolle aanwinst te zijn in de strijd tegen kanker. In tegenstelling tot bij operatie en bestraling is er bij toediening van cytostatica sprake van een algemene therapie. Dat wil zeggen dat de toegediende middelen via de circulatie overal in het lichaam terechtkomen. Daarom kan deze behandelingsmethode goed van nut zijn bij een gemetastaseerde tumor. Cytostatica zullen het beste resultaat geven als er voorafgaande aan de toediening voor is gezorgd (bijvoorbeeld door operatie of bestraling) dat zo veel mogelijk tumorweefsel is verwijderd of vernietigd. Slechts in die gevallen is het soms alsnog mogelijk genezing te bereiken.
Alle cytostatica zijn in principe celdodende stoffen. De wijze waarop dit gebeurt is bij de diverse cytostatica telkens anders. We kennen:
- stoffen die het DNA dermate beïnvloeden dat de celstofwisseling verstoord raakt en de cel afsterft (alkylerende stoffen). Voorbeelden van alkylantia zijn Endoxan®, Chloorambucil®, Myleran® en Platinol®;
- stoffen die de celstofwisseling op enzymatisch niveau blokkeren, deze stoffen lijken erg op voor de groei belangrijke stoffen en nemen dan ook de plaats van deze stoffen in de cel in (antimetabolieten). De cel sterft daardoor af. Voorbeelden zijn methotrexaat, 6-mercaptopurine en 5-fluorouracil;

- stoffen die de vorming van m-RNA voorkomen, waardoor de celstofwisseling ernstig in gevaar komt. Voorbeelden hiervan zijn bleomycine en Adriblastina®;
- stoffen die de celdelingen remmen. Voorbeelden zijn vincristine en vinblastine.

Cytostatica hebben ernstige bijwerkingen omdat niet alleen de tumorcellen, maar ook heel wat normale cellen beschadigd worden, zoals in het beenmerg, de slijmvliezen en de huid. Het betreft hier het beschadigen of doden van stamcellen die voor het onderhoud van de weefsels zeer belangrijk zijn, maar die heel gevoelig zijn voor straling. De verschijnselen die hierdoor optreden zijn:
- stomatitis (met name *Candida albicans*), misselijkheid, braken en diarree;
- anorexie;
- gevolgen van beenmergonderdrukking zoals leukopenie (tekort aan leukocyten, wat gevaar voor infecties inhoudt) trombocytopenie (tekort aan bloedplaatjes met als gevolg een bloedingsgevaar) en anemie (vooral bleekheid en moeheid);
- haaruitval;
- verminderde vruchtbaarheid door wegblijven van de menstruatie (amenorroe) en een te gering aantal zaadcellen (oligospermie).

Cytostatica zijn verder vaak giftig voor het hart, de longen, de lever, de nieren en het zenuwstelsel en kunnen mutaties geven (teratogeen). Ook kunnen ze, indien intraveneus toegediend, soms aanleiding geven tot flebitis. Dit laatste kan worden voorkomen door het cytostaticum in een snellopend infuus in te spuiten. Cytostatica worden alleen toegepast bij tumoren die er gevoelig voor zijn, soms in combinatie met een operatie of bestraling teneinde micrometastasen te vernietigen. Met het begrip micrometastasen wordt bedoeld de metastasen die besproken zijn in paragraaf 5.6.3, maar die nog zo klein zijn dat ze met de huidige onderzoekmethoden niet zijn aan te tonen.

Cytostatica worden veelal in combinatie met elkaar toegepast, maar dan wel volgens speciale eisen: ieder middel moet tegen die tumorsoort helpen waartegen het gegeven wordt, terwijl de giftigheid (toxiciteit) van de verschillende middelen niet tegen hetzelfde weefsel gericht mag zijn. Soms wordt bovendien gecombineerd met corticosteroïden (palliatief effect) of met een geneesmiddel dat gezonde cellen helpt zich sneller te herstellen (rescue-therapie). Op die manier kan de dosis worden verhoogd zonder onaanvaardbaar toxisch risico.

Een voorbeeld van het laatste is de combinatie van methotrexaat met foliumzuur.

Het intermitterend toedienen, dat wil zeggen met tussenpozen hoge doses geven, is effectiever en minder toxisch voor de gezonde cellen omdat die kans krijgen zich tussendoor te herstellen.

Het is mogelijk dat er resistentie voor het gegeven middel bestaat, deze kan van nature aanwezig zijn, maar ook zijn verworven doordat het middel al eerder werd gegeven. Men denkt aan het bestaan van resistentie als het effect van toediening niet naar verwachting is.

Naast het feit dat cytostatica via de lichaamscirculatie hun doel bereiken, kunnen ze ook via lokale doorstroming (perfusie) worden toegepast. Het middel wordt dan via de aanvoerende slagader toegediend en afgevoerd via de afvoerende ader, zonder dat contact met de rest van de circulatie plaatsvindt. Omdat er daardoor geen orgaanbeschadiging in de rest van het lichaam optreedt, kan het middel hoog worden gedoseerd. Men past deze behandeling wel toe bij bijvoorbeeld een osteosarcoom aan het been.

Het is wel duidelijk dat behandeling met cytostatica weloverwogen dient te gebeuren, ze kunnen niet aan iedereen worden gegeven ook al is de indicatie juist. Er blijven contra-indicaties, zoals weerstandvermindering, als daarbij betrokken cellen een relatief (bijv. door een infectieziekte) of absoluut (bij beenmergarmoede) tekort tonen (zie par. 4.3.3). Ook kan er een allergie tegen het middel bestaan.

Behalve de zojuist beschreven behandelmethoden bestaan nog enkele andere minder frequent gebruikte of meer aanvullende therapievormen.

5.6.8.4 Hormonale therapie

Sommige tumoren bezitten receptoren voor hormonen waardoor zij in hun groei worden gestimuleerd. Verwijdert men hormoonklieren of geeft men een tegenwerkend (antagonistisch) hormoon, dan kan de groei van de tumor worden geremd of stilgelegd. Enkele voorbeelden:
– *mammacarcinoom*, kan worden gestimuleerd door oestrogene hormonen. Verwijdert men de eierstokken (ovaria) via operatie of bestraling, dan kan dit soms een gunstig effect hebben (uiteraard alleen maar zinvol voor de menopauze), tegenwoordig worden ook anti-oestrogenen gebruikt zoals Tamoxifen®;
– *prostaatcarcinoom*, dat sterk in zijn groei kan worden geremd door castratie of toediening van oestrogenen. Als bijwerking kan borstontwikkeling ontstaan, men geeft daarom tegenwoordig liever anti-

androgenen (Andracur®) of een op LHRH-gelijkende Zoladex®, waardoor de LH-productie uitgeput raakt;
- *baarmoedercarcinoom*, dat soms heel gunstig kan reageren op progesteron.

Hormonale behandeling leidt niet tot genezing, maar kan heel goed een remissie van de ziekte bewerkstelligen. Er is altijd sprake van een combinatie met een of meer van de eerder genoemde methoden van behandeling.

5.6.8.5 Hyperthermie

Dit is een warmtebehandeling waarbij met behulp van microgolfstraling (zoals in de magnetron) de temperatuur in de tumor op 40-42 °C wordt gebracht. Hyperthermie is celdodend, vooral cellen in een gebied met weinig doorbloeding zijn gevoelig. Delen van de tumor die wel weer goed doorbloed zijn, zijn weer gevoelig voor straling of chemotherapie. Verwarming kan het totaaleffect van radiotherapie en chemotherapie dus verhogen.

5.6.8.6 Immunotherapie

Het doel van immunotherapie is kanker te bestrijden met het eigen afweersysteem. Men gaat er daarbij vanuit dat kankercellen, ondanks het feit dat ze maar zwak antigeen zijn, door het afweersysteem worden herkend als afwijkend, waarna bepaalde cellen in dit systeem worden geprikkeld en/of zich vermeerderen. Er worden monoklonale antilichamen gevormd die kankercellen weer herkennen aan eigenschappen aan het celoppervlak. Er vindt binding plaats waarna de cel wordt gedood. Aan het antilichaam kan eventueel een gif worden gekoppeld (cytostaticum of radioactief materiaal; radio-immunotherapie).

Veel aspecten van deze techniek zijn nog in ontwikkeling, waaronder het ontwikkelen van vaccins tegen kanker. Middelen die momenteel al worden gebruikt om de eigen afweer te versterken zijn Interferon, Interleukine-2 en monoklonale antilichamen.

Immunotherapie wordt momenteel ingezet als toegevoegd (adjuvant) middel in de palliatieve behandeling.

5.6.8.7 Diversen

Fotodynamische therapie

Deze behandelvorm wordt tot nu toe alleen toegepast bij kleine tumoren en is gebaseerd op twee principes: een chemische (kleurstof) en een fysische (licht); apart zijn ze onwerkzaam. Er zijn kleurstoffen die zich sterker in tumorcellen ophopen en die de eigenschap hebben met licht (meestal laserstraal) geactiveerd te kunnen worden. Dan ontstaat een chemische reactie, die tot vernietiging van de tumor leidt. Het voordeel is dat de behandeling vrijwel pijnloos is, het omliggende weefsel spaart en weinig littekenvorming geeft. Het kan alleen worden toegepast bij tumoren die zich aan het oppervlak bevinden of endoscopisch gemakkelijk zijn te bereiken.

Angiogeneseremmers
Dit zijn stoffen die de nieuwvorming van bloedvaten door tumorweefsel, georganiseerd ten bate van de eigen groei en overleving (zie eerder), afremmen.

5.6.8.8 *Algemeen-ondersteunende behandeling*
Hiermee bedoelen we elke andere vorm van behandeling die de kwaliteit van het leven van de patiënt verbetert. Belangrijk is de pijnbestrijding en de bestrijding van misselijkheid en braken ten gevolge van het gebruik van cytostatica. Maar ook het geven van 'packed cells' (erytrocyten) bij ernstige bloedarmoede en tijdige bestrijding van infecties ten gevolge van de verminderde weerstand horen erbij. Behandeling en revalidatie (lichamelijk en psychisch) van de kankerpatiënt kan het beste gebeuren vanuit een oncologisch team waar multidisciplinair overleg tussen specialisten (medici, verpleegkundigen e.a.) plaatsvindt. Kanker is voor iedere patiënt belastend. Er is een angst voor de ziekte zelf, patiënten vragen zich voortdurend af wanneer het weer de kop op zal steken. Men ziet op tegen de langdurige behandeling en tegen de pijn die moet gaan komen. Er bestaat angst om verminkt raken, men ziet de dood in de ogen en moet dit verwerken. Sommigen nemen hun toevlucht tot alternatieve geneeswijzen; de meesten pas wanneer de reguliere geneeskunde geen resultaat meer kan geven. Daar moet begrip voor zijn, maar wat de patiënt ook probeert, de weg naar de reguliere geneeskunde moet voor hem open blijven staan.

5.6.9 PROGNOSE EN VERLOOP
Wanneer is iemand genezen van kanker? Dat is vaak moeilijk te zeggen. Ook al is na intensieve behandeling geen tumorweefsel meer aantoonbaar, dan nog mag je niet spreken van genezing. De ervaring heeft geleerd dat ook na jaren de kanker nog kan terugkomen.
Toch valt er wel iets over genezing te zeggen. Ingeburgerd is het begrip *vijfjaarsoverleving*. Daarmee wordt bedoeld dat vijf jaar na het

stellen van de diagnose geen tumorweefsel meer in het lichaam is aan te tonen. De ervaring heeft geleerd dat dit dan vaak zo blijft en de patiënt genezen kan worden verklaard.
Hoe een tumor zich zal gedragen hangt af van de differentiatiegraad, het groeipatroon en hoe uitgebreid het proces is in het lichaam.

Als kanker op zijn beloop wordt gelaten, zal het eigenlijk altijd eindigen met de dood. Echter, ook na uitgebreid te zijn behandeld kan kanker leiden tot het sterven van de patiënt. Deze belandt dan in een terminale fase, waarin allerlei ziekteverschijnselen optreden, die stuk voor stuk een correcte medische begeleiding behoeven. Welke verschijnselen zijn dit?
- *Cachexie* (uittering, atrofie van alle weefsels) door een negatieve eiwitbalans (meer eiwitafbraak dan -opbouw). Alle weefsels worden daardoor slecht onderhouden. Dit heeft onder meer tot gevolg dat de weerstand tegen infecties afneemt, er een bloedarmoede ontstaat en zich gemakkelijk decubitus ontwikkelt. De patiënt wordt uiteindelijk heel mager.
- *Trombosevorming* op plaatsen waar bloedvaten zijn aangevreten, waardoor bloedingen kunnen ontstaan. In de eindfase van de ziekte kunnen zich verspreid in het bloedvatenstelsel kleine stolsels ontwikkelen die vaak het sterven inleiden. We spreken in dat geval van een algemene intravasale stolling (AIS).
- *Oedeemvorming* (lokaal) ten gevolge van het samengedrukt/aangevreten worden van aders of het verstopt raken van het lymfevatenstelsel.
- *Ischemie* doordat slagaders afgesloten raken.
- *Verlammingen, gevoelloosheid, incontinentie en pijn* doordat het zenuwstelsel is aangedaan.
- Als tumorweefsel zich in de schedel bevindt geeft dit aanleiding tot een *verhoogde druk in de schedel*, waardoor ernstige hoofdpijnen ontstaan en coma en 'inklemming' mogelijk zijn.
- *Benauwdheid en verstikking* kunnen zich voordoen door het dichtgroeien of dichtgedrukt worden van de grote luchtpijp en/of het doorgroeien in de longen van tumorweefsel. Ernstige gasuitwisselingsproblemen kunnen ontstaan door het volwoekeren van de longen met tumorweefsel.
- *Leverafwijkingen* kunnen ontstaan doordat het leverweefsel wordt verdrongen en vervangen door tumorweefsel. Hierdoor kunnen ook galgangen vernauwd of afgesloten raken, waardoor naast leverfunctiestoornissen geelzucht ontstaat.

- Belemmering van de afvloed van urine vanuit de nier naar de blaas doordat de ureters worden dichtgedrukt. Daardoor kan zich zelfs uitval van de nierfunctie ontwikkelen.
- Botmetastasen zijn vaak aanwezig bij de terminale patiënt. Deze geven meestal ernstige pijn en kunnen bovendien leiden tot pathologische botfracturen zoals ingezakte wervels. Bij wervelmetastasen kunnen eveneens letsels van ruggenmerg en zenuwwortels optreden.
- Darmafsluiting als gevolg van doorgroei van de tumor.

De lijst is zeker niet volledig. Wat zich bij een individuele patiënt zal voordoen wordt voor een belangrijk deel ook bepaald door de aard van de tumor, de lokalisatie van het oorspronkelijke proces en de wegen waarlangs metastasering is opgetreden.

Algemene geneesmiddelenleer 6

6.1	**Inleiding**		**142**
	6.1.1	Organisatie in Nederland	143
	6.1.2	Indeling	144
6.2	**Ontwikkeling van geneesmiddelen**		**144**
	6.2.1	Geschiedenis	144
	6.2.2	Huidige gang van zaken	146
	6.2.2.1	Preklinisch onderzoek	146
	6.2.2.2	Klinisch onderzoek	147
6.3	**Naamgeving**		**148**
6.4	**Toedieningsvormen**		**149**
	6.4.1	Droge toedieningsvormen	149
	6.4.2	Natte toedieningsvormen	151
	6.4.3	Vette toedieningsvormen	152
6.5	**Wat doet het lichaam met het geneesmiddel?**		**152**
	6.5.1	Opname	152
	6.5.1.1	Lokale toediening	152
	6.5.1.2	Systemische toediening	155
	6.5.2	Verdeling	158
	6.5.3	Biotransformatie	159
	6.5.4	Uitscheiding	161
	6.5.5	Begrippen in de farmacokinetiek	161
	6.5.5.1	Plasmaconcentratie	161
	6.5.5.2	Therapeutische breedte	162
	6.5.5.3	Plasmahalfwaardetijd ($T_{1/2}$)	162
	6.5.5.4	Biologische beschikbaarheid	162
6.6	**Wat doet het geneesmiddel met het lichaam?**		**163**
	6.6.1	Receptoren	163

	6.6.2	Ionenkanalen	164
	6.6.3	Enzymen	164
	6.6.4	Transporteiwitten	165

6.7 Bijwerkingen — 165

6.8 Interacties en veranderingen in werking — 166
- 6.8.1 Interacties — 166
- 6.8.2 Veranderde werking — 167
- 6.8.3 Ongevoeligheid (resistentie) — 167
- 6.8.4 Reboundfenomeen — 168

6.9 Geneesmiddelen tijdens zwangerschap, borstvoeding (lactatie), bij kinderen en ouderen — 168
- 6.9.1 Geneesmiddelen tijdens de zwangerschap — 168
- 6.9.2 Geneesmiddelen tijdens de borstvoedingsperiode — 169
- 6.9.3 Geneesmiddelen bij kinderen — 169
- 6.9.4 Farmacotherapie bij ouderen — 170
- 6.9.4.1 *Veranderingen in farmacokinetiek* — 170
- 6.9.4.2 *Veranderingen in farmacodynamiek* — 171

6.10 Veelgebruikte geneesmiddelen — 174
- 6.10.1 Pijnstillende middelen (analgetica) — 174
- 6.10.1.1 *Opioïde analgetica* — 174
- 6.10.1.2 *Niet-opioïde analgetica* — 178
- 6.10.1.3 *Co-analgetica* — 182
- 6.10.2 Antibiotica — 183
- 6.10.2.1 *Resistentie-ontwikkeling* — 183
- 6.10.2.2 *Werking van antibiotica* — 185
- 6.10.3 Penicillinen — 186
- 6.10.4 Cefalosporinen — 188
- 6.10.5 Aminoglycosiden — 188
- 6.10.6 Chlooramfenicol — 189
- 6.10.7 Tetracyclinen — 189
- 6.10.8 Macroliden — 190
- 6.10.9 Rifamycinen — 191
- 6.10.10 Chinolonen — 191
- 6.10.11 Sulfonamiden — 191
- 6.10.12 Tuberculostatica — 192

6.11 Middelen tegen schimmels (antimycotica) — 193

6.12   Antivirale middelen (virusgroeiremmende
       medicijnen)   194

6.13   Middelen ter behandeling van trombose en embolie
       (antitrombotica)   195
       6.13.1   Inleiding   195
       6.13.2   Antitrombotica   196
       6.13.2.1 Antistollingsmiddelen (anticoagulantia)   197
       6.13.2.2 Plaatjesremmers (trombocytenaggregatieremmers) 198
       6.13.2.3 Middelen die een trombus oplossen (trombolytica) 198

6.14   Infusen   199
       6.14.1   Inleiding   199
       6.14.2   Indeling infuusvloeistoffen   201
       6.14.3   Complicaties   203
       6.14.3.1 Infectie   203
       6.14.3.2 Luchtembolie   203
       6.14.3.3 Decompensatio cordis   204
       6.14.3.4 Door het vat schieten van de katheter   204

6.15   Bloedtransfusie   205
       6.15.1   Selectie van donoren en testen   205
       6.15.2   Bloedbereiding   206
       6.15.3   Bloedproducten   207
       6.15.4   Toediening van bloedproducten   207
       6.15.5   Transfusiereacties   208

6.1   Inleiding

Kennis van de geneesmiddelenleer is van groot belang om op een juiste manier om te gaan met geneesmiddelen. Hoe is de weg van het geneesmiddel door het lichaam en wat doet het geneesmiddel met het lichaam? Wat zijn de bijwerkingen en welke invloed heeft het op andere geneesmiddelen? Verpleegkundigen delen medicijnen en observeren de gevolgen van medicatie voor de patiënt. Zij moeten dus op de hoogte zijn van de werking en de bijwerkingen van de middelen. Dit hoofdstuk behandelt een aantal groepen geneesmiddelen die vaak worden voorgeschreven, zoals pijnstillers, antimicrobiële middelen en antistollingsmedicijnen. Het hoofdstuk wordt afgesloten met een paragraaf over infusen en bloedtransfusie.

Het Griekse woord *pharmakon* betekent oorspronkelijk werkzame stof, maar ook toverkruid, geneeskrachtig kruid en giftig kruid. Later kreeg het de betekenis van geneesmiddel. Aangezien de meeste geneesmiddelen niet genezen, is de term geneesmiddel eigenlijk niet juist. Volgens de Wet op de geneesmiddelenvoorziening wordt onder een geneesmiddel verstaan:
een substantie of samenstelling van substanties, die is bestemd voor:
- het genezen, verlichten of voorkomen van een ziekte of ziekteverschijnsel;
- het herstellen, verbeteren of wijzigen van het functioneren van organen;
- het stellen van een medische diagnose.

Binnen de wetgeving worden twee categorieën geneesmiddelen onderscheiden: *vrij verkrijgbare* en *op recept verkrijgbare* geneesmiddelen. De vrij verkrijgbare medicijnen, de naam zegt het al, kunnen zonder recept verkocht worden. Voor het verkrijgen van *op recept verkrijgbaar medicijn*, moet een recept worden overlegd, dat uitgeschreven is door een bevoegde beroepskracht (arts, tandarts, verloskundige). In de wet is vastgelegd voor welke geneesmiddelen een recept nodig is en welke geneesmiddelen (de zogenaamde zelfzorgmiddelen) vrij verkocht mogen worden.

6.1.1 ORGANISATIE IN NEDERLAND

De toelating van geneesmiddelen in Nederland is wettelijk geregeld in de Wet op de geneesmiddelenvoorziening (WOG). Tot 1963 konden geneesmiddelenfabrikanten ieder willekeurig geneesmiddel op de markt brengen. In 1963 is een toelatingsbeleid ingevoerd, ook naar aanleiding van de Softenonaffaire; Thalidomide (Softenon®) is een geneesmiddel dat eind jaren vijftig op de markt werd gebracht als slaapmiddel en als middel tegen ochtendmisselijkheid. Na een aantal jaren bleek het middel bij pasgeborenen ernstige (aangeboren) afwijkingen te veroorzaken als de moeder het middel tussen de derde en achtste week van de zwangerschap had gebruikt. De aangedane kinderen hadden een aandoening waarbij de ledematen verkort of geheel afwezig zijn.

Voordat een geneesmiddel in Nederland in de handel mag worden gebracht, moet het een registratie (handelsvergunning) verkrijgen van het College ter Beoordeling van Geneesmiddelen (CBG). Ook stelt het CBG vast of het middel met of zonder recept verkrijgbaar is. De beoordeling gebeurt op basis van criteria die staan omschreven in de wet. Bij de beoordeling staan de werkzaamheid, veiligheid en kwaliteit van het geneesmiddel centraal.

Als het geneesmiddel positief is beoordeeld, krijgt de producent een handelsvergunning en wordt het geneesmiddel ingeschreven in het Register van Geneesmiddelen.

6.1.2 INDELING

Geneesmiddelen kunnen op verschillende manieren worden ingedeeld, bijvoorbeeld naar toepassingsgebied (antistollingsmiddelen, slaapmiddelen, middelen tegen hoge bloeddruk (antihypertensiva)) en naar werking. Wat betreft de werking wordt een onderscheid gemaakt in:

- *genezende (curatieve/causale) werking*; het geneesmiddel bestrijdt de oorzaak, bijvoorbeeld penicilline bij een longontsteking door pneumokokken;
- *preventieve (profylactische) werking*; het geneesmiddel probeert een aandoening te voorkomen, bijvoorbeeld antistollingsmiddelen (anticoagulantia) ter voorkoming van trombose;
- *symptomatische werking*; bijvoorbeeld pijnbestrijding na een operatie met paracetamol;
- *vervangende (substitutie) werking*; het geneesmiddel vult een tekort op, zoals bijvoorbeeld insuline bij suikerziekte (diabetes mellitus);
- *placebowerking*; placebo's zijn preparaten die op een geneesmiddel lijken, maar geen werkzame stof bevatten. Zij worden onder andere gebruikt bij klinisch-wetenschappelijk onderzoek als vergelijkingsmateriaal.

6.2 Ontwikkeling van geneesmiddelen

6.2.1 GESCHIEDENIS

De geschiedenis van de therapie met geneesmiddelen (farmacotherapie) begint in de oudheid met de ontdekking van het feit dat sappen, bladeren en bloemen van bepaalde planten een geneeskrachtige uitwerking hadden. Zo bevat de boomschors van de teenwilg salicylzuur. Bereidingen van deze schors werden al in de oudheid gebruikt. In de negentiende eeuw werd de werkzame stof salicylzuur geïsoleerd. Salicylzuurgel of -zalf wordt nog steeds plaatselijk (lokaal) toegepast bij onder andere jeugdpuistjes.

Al in de middeleeuwen werden bepaalde planten (vingerhoedskruid, lelietjes-van-dalen) gebruikt bij de bestrijding van oedeem. Aan het einde van de achttiende eeuw werden bladeren van het vingerhoeds-

kruid (digitalis) gebruikt tegen oedeem ten gevolge van decompensatio cordis. Nog steeds wordt digoxine gewonnen uit de plant.
Om geneeskrachtige planten langer houdbaar te maken, werden ze gedroogd of in olie of alcohol gelegd. Bij het drogen ontstonden drogerijen, in het Engels *drugs*, wat geneeskrachtig kruid, maar ook bedwelmend middel betekent.

Veel geneesmiddelen zijn per toeval gevonden. In 1928 werd de antibacteriële stof penicilline ontdekt door de Britse bacterioloog Fleming. Hij verrichte onderzoek naar de stafylokok, toen hij op een van zijn voedingsbodems een schimmel (*Penicillium notatum*) aantrof en opmerkte dat rondom deze schimmel alle bacteriën verdwenen waren. In de jaren twintig van de vorige eeuw werd bij toeval in Noord-Amerika een stof ontdekt die ervoor zorgde dat de bloedstolling werd vertraagd. Koeien die ingekuild gras met veel zoete klaver hadden gegeten, gingen dood aan enorme bloedingen. Na onderzoek bleek dat die klaver een stof bevatte die ervoor zorgde dat het bloed minder snel stolde. In het laboratorium werd de stof verder onderzocht; op die manier ontstonden de orale antistollingsmiddelen zoals Sintrom®.

Ook werden medicijnen uit dierlijke organen geïsoleerd. In 1889 werd door onderzoekers aangetoond, dat bij een hond suikerziekte ontstond als de alvleesklier werd verwijderd. Daarmee was duidelijk geworden dat de alvleesklier een stof aanmaakt die het lichaam in staat stelt glucose op te nemen en als brandstof te gebruiken. Al snel werden extracten van de alvleesklier gemaakt, waarmee viel aan te tonen dat injectie daarvan leidde tot een daling van de glucosespiegel in het bloed. Deze extracten waren echter onzuiver en veroorzaakten veel bijwerkingen, zoals hoge koorts. In 1922 werden de eerste patiënten succesvol behandeld met insuline uit de alvleesklier van runderen of varkens. Inmiddels is dierlijke insuline vervangen door menselijke (humane) insuline dat door erfelijk veranderde (genetisch gemanipuleerde) gisten en bacteriën wordt gemaakt.
Het groeihormoon werd oorspronkelijk ontdekt als een eiwit in de hypofyse van ratten en bleek in laboratoriumonderzoek vooral (bot)groei te bevorderen. Dierlijk groeihormoon is bij de mens niet werkzaam. Aanvankelijk werd daarom groeihormoon verkregen uit hypofyseweefsel van overleden mensen. Na zuivering werd dit menselijk (humane) groeihormoon gebruikt om patiënten met onvoldoende lengtegroei, door bijvoorbeeld een tekort aan groeihormoon, te behandelen. In 1985 werd het humane groeihormoon echter verboden, omdat bleek dat door toediening van dit hormoon de ziekte van

Creutzfeldt-Jacob overgebracht kon worden. Er is toen een overstap gemaakt naar synthetisch groeihormoon dat wordt gemaakt met behulp van de zogenaamde recombinant-DNA-techniek. Hierbij worden bacteriën of andere niet-menselijke cellen aangezet om op grote schaal humaan groeihormoon aan te maken. Bij de recombinant-DNA-techniek wordt een stukje DNA van de donorcel van een bepaald organisme overgebracht in de gastheercel van een ander organisme. Op deze manier brengt men de genen van verschillende soorten bij elkaar (recombinatie). In de gastheercel komt erfelijke informatie terecht, waardoor deze cel eigenschappen krijgt die hij daarvoor niet had. Dit wordt *genetische modificatie* of *manipulatie* genoemd.

Ook dieren kunnen genetisch gemanipuleerd worden. Door het inbouwen van DNA in dierlijke cellen kunnen nieuwe genen worden toegevoegd of bestaande genen worden uitgeschakeld. Nieuwe genen worden aan volgende generaties doorgegeven. Zoogdieren waarbij op kunstmatige manier genen zo zijn veranderd, maken op die manier menselijke eiwitten aan in hun melk. Voorbeelden van op deze wijze geproduceerde geneesmiddelen zijn de bloedstollingseiwitten voor patiënten met bloederziekte (hemofilie).

Werden nieuwe geneesmiddelen vroeger per toeval ontdekt of door proeven met dieren en mensen, tegenwoordig worden ze meestal ontwikkeld voor specifieke aandoeningen. Eerst wordt gezocht naar veranderingen in de cellen, waardoor de ziekte ontstaat. Vervolgens worden chemische verbindingen gezocht die de pathologische veranderingen kunnen voorkomen of genezen. Wanneer zo'n verbinding gevonden is, wordt de structuur systematisch vele malen veranderd in de hoop uiteindelijk een geneesmiddel te verkrijgen dat optimaal werkt met zo weinig mogelijk bijwerkingen.

6.2.2 HUIDIGE GANG VAN ZAKEN
De ontwikkeling van een mogelijk (potentieel) nieuw geneesmiddel omvat verschillende stadia.

6.2.2.1 *Preklinisch onderzoek*
Allereerst wordt onderzocht of de stof de gewenste werking heeft. Ook wordt gekeken naar mogelijke andere effecten op hart, bloedvaten, zenuwstelsel et cetera. Er worden proeven gedaan met geïsoleerde cellen en organen; later worden de middelen op dieren getest. Vervolgens wordt onderzoek gedaan naar de veiligheid van het middel. Er wordt onder andere onderzoek gedaan naar kankerverwekkende effecten bij eenmalig en chronisch gebruik van een stof. Ook wordt bij

het gebruik tijdens de zwangerschap gekeken naar mogelijk schadelijke effecten op de vrucht.

Per jaar worden ongeveer tweehonderdduizend nieuwe stoffen onderzocht. Preklinisch onderzoek duurt gemiddeld vier jaar. Slechts een heel klein deel van de verbindingen is daadwerkelijk geschikt voor toepassing bij de mens. Na een positieve beslissing begint het klinisch onderzoek.

6.2.2.2 Klinisch onderzoek

Fase I

Om te controleren of de bij dieren waargenomen werking ook bij de mens optreedt, wordt de betreffende stof toegediend bij tien tot honderd gezonde proefpersonen. Wanneer de verwachting bestaat dat het mogelijk werkzame (potentiële) geneesmiddel bij gezonde mensen ernstige bijwerkingen (bijvoorbeeld in geval van cytostatica: stoffen die de groei en voortplanting van cellen stoppen) zou kunnen veroorzaken, wordt medewerking gevraagd van patiënten die mogelijk een kleine kans op een gunstig effect hebben.

De samenhang tussen dosis en werking wordt vastgesteld. Verder wordt onderzoek gedaan naar de veiligheid en de bijwerkingen. Fase I duurt ongeveer een jaar. Veel stoffen vallen in deze fase af.

Fase II

In fase II wordt de stof toegediend aan vijftig tot vijfhonderd geselecteerde patiënten met de ziekte waarvoor het potentiële geneesmiddel is bedoeld. Er wordt gekeken naar werking en bijwerkingen. Ook wordt de laagst mogelijk dosering waarbij het gewenste effect optreedt (optimale dosering) vastgesteld. Fase II duurt ongeveer twee jaar.

Fase III

Dit is de fase waarin bij grote groepen patiënten (driehonderd tot dertigduizend) *clinical trials* worden uitgevoerd. Het meest effectieve doseringsschema wordt vastgesteld en er wordt meer inzicht verkregen in effectiviteit en bijwerkingen. Het onderzoek wordt dubbelblind opgezet. Dat wil zeggen dat zowel de patiënt als de behandelaars niet weten of de patiënt het potentiële geneesmiddel of een placebo krijgt. Fase III duurt gemiddeld 3,5 jaar.

Als alle onderzoeken aangeven dat het geneesmiddel effectief en veilig is, wordt registratie aangevraagd. Dit duurt ongeveer een half jaar tot een jaar.

Fase IV
Na registratie wordt het geneesmiddel door grotere groepen patiënten voor een langere tijd gebruikt. Hierdoor komen meer gegevens beschikbaar over de veiligheid, vooral over nieuwe of zeldzame bijwerkingen. Bijwerkingen van geneesmiddelen worden in een meldingssysteem opgenomen. Bijwerkingen worden gemeld door de artsen en apothekers, maar ook de farmaceutische industrie is daartoe verplicht. Om de kwaliteit en de veiligheid van homeopathische farmaceutische producten te vergroten is besloten dat per 1 juni 2002 alleen geregistreerde homeopathische middelen verkocht mogen worden.

Het duurt gemiddeld elf jaar om van een in het laboratorium werkzame stof tot een geregistreerd geneesmiddel te komen. Slechts 1 op de 10 000 gesynthetiseerde stoffen komt uiteindelijk als geneesmiddel op de markt. Voor de farmaceutische industrie betekent dit een grote investering in geld en nieuwe technologieën. Uiteindelijk zou tegen een fractie van de ontwikkelingskosten de 'uitvinding' van het nieuwe medicijn vervolgens door andere bedrijven kunnen worden gekopieerd en op de markt worden gebracht. Het octrooirecht beschermt hier tegen. Is een octrooi toegekend, dan heeft een bedrijf maximaal twintig jaar het recht om het geneesmiddel alleen te produceren.
De gemiddelde effectieve octrooitijd ligt tussen de acht en tien jaar. Wanneer de octrooitijd is verlopen, kunnen andere fabrikanten de werkzame stof onder een andere handelsnaam (merknaam®) of als stofnaam (locopreparaat) op de markt brengen. Omdat deze fabrikanten geen onderzoekskosten hebben gemaakt, kunnen zij deze preparaten goedkoper aanbieden. Voordat het in de handel gebracht mag worden, moet ook hiervoor registratie aangevraagd worden.

6.3 Naamgeving

Meestal wordt de internationaal geaccepteerde (door de Wereldgezondheidsorganisatie WHO gegeven) stofnaam gebruikt (bijvoorbeeld digoxinum). Dit wordt ook wel de *generische naam* genoemd. Deze naam is afgeleid van de chemische stofnaam.
De *handelsnaam* (merknaam) is de naam die de fabrikant aan het geneesmiddel geeft (bijvoorbeeld Lanoxin®). Achter de merknaam wordt meestal de afkorting ® gezet. Dit betekent *Registered Trademark*, ofwel beschermd handelsmerk.

6.4 Toedieningsvormen

Voor de toedieningsvorm van een geneesmiddel bestaan in principe drie mogelijkheden: de *droge*, *natte* en *vette* afleveringsvorm.

6.4.1 DROGE TOEDIENINGSVORMEN

De werkzame stof of een combinatie van stoffen kan worden toegediend door middel van een poeder. Poeders worden tegenwoordig bijna alleen nog voorgeschreven in de vorm van een sachet, dat is een afgesloten zakje met daarin de benodigde hoeveelheid poeder. Bij gebruik moet het poeder worden opgelost in een glas water. Een voorbeeld van verpakkingen in sachets is carbasalaatcalcium (Ascal®).

Vroeger werden de meeste geneesmiddelen afgeleverd in de vorm van pillen: bolletjes gemaakt van een gestolde oplossing, die de werkzame stof bevatten met bindmiddel (dropwater, zoethoutwortelsap). De bolletjes werden op een speciale pillenbank gedraaid. Een nadeel van dit proces was dat de bereiding niet altijd constant was. Zo was de pil de ene keer te zacht, de andere keer te hard, zodat hij in het maagdarmkanaal niet uiteenviel en met de ontlasting uitgescheiden werd. Pillen zijn tegenwoordig helemaal vervangen door tabletten en capsules.

Een tablet is een onder hoge druk geperst poeder of mengsel van poeders (samen met toevoegingen zoals zetmeel, cellulose en lactose), dat in water of maagsap uiteenvalt. De soort en de hoeveelheid toevoegingen bepalen onder andere de snelheid waarmee een tablet uiteenvalt en het geneesmiddel wordt geresorbeerd.
Er zijn specifieke soorten tabletten ontwikkeld. Dragees zijn tabletten met een suikermantel, meestal bedoeld om het slikken van een viessmakend medicijn te vergemakkelijken.
Een enteric-coatedtablet is een dragee voorzien van een laagje dat niet door het maagzuur wordt aangetast (maagzuurbestendig). Het valt pas uiteen in de dunne darm, zodat het de maagwand niet kan beschadigen of door het maagzuur onwerkzaam kan worden gemaakt.
Een bruistablet valt in water uiteen tot een bruisende drank. Acetylsalicylzuur kan maagklachten veroorzaken. Doordat het beter in water kan oplossen en door het minder zuur te maken, neemt de kans op maagklachten af (bijvoorbeeld Aspro-bruistabletten).
Kauw- en zuigtabletten zijn vaak bedoeld voor plaatselijke werking in het mond-keelgebied, zoals Strepsils-zuigtabletten.
Nicotinekauwgum of -zuigtabletten kunnen worden voorgeschreven

als hulp bij het stoppen met roken. Ze kunnen de verschijnselen die ontstaan door het gemis aan nicotine uit de sigaret verminderen. Bij langzaam kauwen van de gom wordt gedurende een half uur de nicotine afgegeven en via het mondslijmvlies opgenomen (geresorbeerd).

Implantatietabletten worden onderhuids (subcutaan) ingebracht. Zij zorgen voor een geleidelijke en langdurige opname van de werkzame stof in het lichaam.

Subcutane implantatie van estradioltabletjes kan worden toegepast bij de hormonale behandeling van oestrogeentekort in de periode na de laatste menstruatie (postmenopauze) of na verwijderen van de eierstokken.

Bij een retard-tablet (vertraagde afgifte) wordt de werkzame stof geleidelijk en min of meer geregeld over een bepaalde tijd afgegeven. De dosering werkt langere tijd en de hoeveelheid van het geneesmiddel in het plasma vertoont minder schommelingen. Omdat pieken in de concentratie in het bloed worden vermeden, zullen ook de bijwerkingen minder zijn. Zo zal de pijnstiller diclofenac (Voltaren®) voorgeschreven worden bij acuut optredende pijn en Voltaren Retard® bij chronische pijn.

Er bestaan verschillende soorten retardtoedieningsvormen, zoals een durette of matrixtablet; een kunststof sponsje waarin in de poriën de werkzame stof is ingebracht. Het sponsje geeft tijdens zijn gang door het maag-darmkanaal het geneesmiddel langzaam af. Het sponsje wordt later onveranderd met de ontlasting uitgescheiden.

Dragees, enteric-coatedtabletten en matrixtabletten mogen niet fijngewreven worden voor bijvoorbeeld toediening via een sonde. Het bedoelde effect (onder andere bescherming) gaat dan verloren.

Een capsule is een kokertje van (gekleurd) gelatine (gelatine is een eiwitproduct, dat wordt gemaakt uit botten, huiden en pezen van dieren. Dus niet geschikt voor vegetariërs), gevuld met een poedervormig geneesmiddel. De capsule valt binnen enkele minuten in de maag uiteen. De inhoud kan dan weer wel of niet enteric-coated of van het retardprincipe zijn.

Steeds meer geneesmiddelen worden via de huid toegediend, waarbij het medicijn onder een pleister is verwerkt. Men spreekt van een transdermaal toedieningssysteem (TTS). Door middel van deze toedieningswijze wordt een langzame en continue (uren, dagen of zelfs langer) afgifte verkregen. Zo wordt de concentratie in het bloed relatief constant gehouden.

Voorbeelden van een TTS zijn nicotinepleisters, scopolaminepleisters ter voorkomen van verschijnselen bij reisziekte en nitroglycerine transdermaal voor onderhoudsbehandeling bij pijn op de borst (bij angina pectoris).

6.4.2 NATTE TOEDIENINGSVORMEN

Voorbeelden van natte toedieningsvormen zijn onder andere dranken, klysmata, neus-, oor- en oogdruppels, inhalatievloeistoffen, sprays, injectievloeistoffen en infusen.

De vloeistoffen kunnen worden ingedeeld in oplossingen, suspensies en emulsies.

Bij een oplossing is de werkzame stof geheel opgelost in het oplosmiddel (meestal water, soms alcohol). Een voorbeeld van een oplossing voor uitwendig gebruik is Betadine. Dit is bestemd voor desinfectie.

Een suspensie is een stroperige vloeistof, waarin het geneesmiddel zich in fijnverdeelde toestand bevindt. Om fijne verdeling te verkrijgen zijn suspenseermiddelen en stabilisatoren toegevoegd. Het geneesmiddel is vermengd en niet opgelost, het zal na enige tijd weer naar de bodem zakken. De suspensie moet dus voor het gebruik goed worden geschud om een gelijkmatige verdeling van het geneesmiddel over de vloeistof te verkrijgen. Een voorbeeld is het zuurbindend middel Antagel-suspensie, dat voorgeschreven kan worden bij lichte tot matige maagklachten.

Een emulsie is een samenvoeging van twee niet met elkaar mengbare stoffen, bijvoorbeeld olie in water of water in olie. Bij een olie/wateremulsie is de olie met behulp van een emulgator fijnverdeeld over het water. Bij een water/olie-emulsie is het water fijnverdeeld over de olie. Een voorbeeld van een emulsie is mayonaise: hierin zijn water en azijn geëmulgeerd in plantaardige olie door gebruik te maken van de natuurlijke emulgator eigeel.

Andere voorbeelden van emulsies zijn dimeticon (Aeropax®), dat wel voorgeschreven wordt bij overmatige gasophoping in het maagdarmkanaal, en paraffine-emulsie dat zich vermengt met de darminhoud en deze week maakt.

Injectievloeistoffen kunnen in een ampul, vial (falcon), of in een voorgevulde injectiespuit afgeleverd worden. Infuusvloeistoffen worden geleverd in flesjes van glas of kunststof, of in zakken. Het zijn meestal waterige oplossingen. Als het geneesmiddel niet in water oplosbaar is, zoals de vetoplosbare vitamines A, D, E en K, wordt olie bij de ampul gebruikt.

6.4.3 VETTE TOEDIENINGSVORMEN

Zalven, crèmes en pasta's bestaan uit een basis met daarin verwerkt de werkzame stof.

Zalven bestaan voor het grootste gedeelte uit vetten, zodat ze niet met water kunnen worden afgewassen. Een zalf trekt niet of nauwelijks in de huid. Dit heeft als voordeel dat het de huid afsluit en beschermt. Een crème is een mengsel van water en vetten. Om een crème mengbaar te maken zijn emulgatoren toegevoegd die verzachtend en beschermend op de huid werken. Er zijn twee vormen: een *hydrofiele* crème (de term hydrofiel beschrijft dat iets 'van water houdt'). Deze crème is met water afwasbaar, trekt snel de huid in en laat nauwelijks een zichtbaar laagje achter. Een *hydrofobe* crème (hydrofoob betekent waterwerend/waterafstotend) is een emulsie waar het water fijnverdeeld is in het vet. Deze crèmes hebben meer de eigenschappen van zalven.

Pasta's zijn zalven die meer dan 50% poedervormige bestanddelen bevatten. Hierdoor ontstaat een zodanige vaste basis dat op de huid een taaie, niet meer uitvloeibare laag ontstaat. Pasta's hebben een sterke indrogende werking en worden dan ook gebruikt bij nattende huidaandoeningen.

6.5 Wat doet het lichaam met het geneesmiddel?

De lotgevallen van de geneesmiddelen in het lichaam, anders gezegd: wat doet het lichaam met het geneesmiddel, wordt ook wel *farmacokinetiek* genoemd. De processen waaraan het geneesmiddel in het lichaam wordt onderworpen zijn: opname (absorptie), verdeling (distributie), metabolisme (de omzetting van het geneesmiddel in (on)werkzame stoffen) en uitscheiding (excretie).

6.5.1 OPNAME

Er zijn verschillende wegen waarlangs een geneesmiddel door het lichaam kan worden opgenomen. De toedieningsweg is een hulpmiddel om de werkzame stof(fen) op de juiste plaats te krijgen. Geneesmiddelen kunnen op verschillende manieren worden toegediend, waarbij een onderscheid wordt gemaakt tussen *lokale (plaatselijke)* en *systemische (over het hele lichaam verspreide)* toediening.

6.5.1.1 Lokale toediening

Het doel van lokale toediening is om de werkzame stof direct op de plaats van werking aan te brengen. Dit kan op verschillende manieren.

Toediening op de huid (cutane toediening)

Het geneesmiddel wordt op de huid aangebracht, bijvoorbeeld bij de behandeling van eczeem of huidinfectie. Om het contact met de huid en het binnendringen van de huid te verbeteren, wordt de werkzame stof gemengd met onwerkzame stoffen. Zo ontstaat, afhankelijk van de mate van vastheid (consistentie) van de onwerkzame stoffen, een zalf, crème of gel. Een nadeel van toediening op de huid is, dat veelvuldig gebruik van geneesmiddelen op de huid kan leiden tot overgevoeligheidsreacties. Men spreekt van sensibilisatie. Bij toediening van geneesmiddelen aan patiënten moet dan ook contact tussen het geneesmiddel en de eigen huid worden voorkomen.

Toediening in het oog

Oogdruppels moeten aan speciale eisen voldoen. Ze moeten steriel zijn en de pH mag niet te veel afwijken van de normale pH van het lichaam (ideaal voor het oog is een pH van 7,4). Oogdruppels hebben een beperkte houdbaarheid. De gebruikstermijn na aanbreken is maximaal een maand. Aan oogdruppels voor eenmalig gebruik zijn geen conserveringsmiddelen toegevoegd. Deze druppels kunnen na openen niet worden bewaard. Oogdruppels worden afhankelijk van de aandoening een of meerdere keren per dag toegediend; niet meer dan één druppel per keer in de ruimte in de plooi van het onderste ooglid (conjunctivaalzak) van het oog, aangezien deze niet meer dan één druppel kan bevatten. De opname van het geneesmiddel in het oog wordt vergroot door na toediening van de druppel het oog een minuut te sluiten. Tachtig tot negentig procent van de oogdruppel wordt via het slijmvlies van de traanwegen en neus-keelholte geresorbeerd en komt dus in de circulatie terecht. Dit kan worden tegengegaan door na toediening van de oogdruppel gedurende één tot drie minuten de traanbuis in de mediale ooghoek dicht te drukken.
Oogzalven worden gemaakt uit een niet-prikkelende zalfbasis en verspreiden zich snel in de plooi van het onderste ooglid of over het oog. Oogdruppels en -zalven mogen nooit toegediend worden tijdens het dragen van zachte contactlenzen. De toegediende genees- en conserveringsmiddelen kunnen zich namelijk ophopen in de contactlenzen.

Toediening via de mond (orale toediening)

Desinfecterende middelen en anesthetica (middelen die gevoelloosheid veroorzaken) kunnen lokaal in de mond worden toegepast, bijvoorbeeld in de vorm van een gorgeldrank of zuigtablet. Lidocaïnespray wordt toegepast voor het plaatselijk verdoven van mond en keel.

Oppervlakkige candida (schimmel) in de mond- en keelholte kan lokaal worden behandeld met miconazolgel.

Soms is het niet de bedoeling dat een geneesmiddel in de darm wordt geresorbeerd omdat de werking juist in de darm moet plaatsvinden, bijvoorbeeld als laxeermiddel, zoals psyllium (Metamucil®) en lactulose (Duphalac®), of als ontstekingsremmend middel bij chronische darmziekten (ziekte van Crohn en colitis ulcerosa).

Bij de behandeling van astma en COPD wordt de voorkeur gegeven aan geneesmiddelen die door middel van inhalatie worden toegediend. Door de directe plaatselijke toediening komt het effect snel tot stand; er is een lagere dosis nodig. Dit leidt tot een lagere bloedconcentratie met als gevolg minder bijwerkingen dan bij algehele (systemische) toediening, waarbij het geneesmiddel in het hele lichaam komt. Het probleem bij het inhaleren is dat slechts een klein gedeelte van de werkzame stof op de plaats komt waar het moet werken. Een goede inhalatietechniek is daarom van belang.

Toediening via de neus (nasale toediening)

Een neusspray heeft meer effect dan neusdruppels. De fijne druppeltjes uit de spray bereiken een groter oppervlak van het slijmvlies. Bovendien loopt de vloeistof niet weg via de keel. Neussprays en druppelflacons zijn niet langer dan een maand houdbaar en zijn bestemd voor één persoon. Sommige neusdruppels bevatten conserveringsmiddelen die bij langdurig gebruik de trilhaarfunctie van de neus remmen. Neusdruppels die zwelling van het slijmvlies verminderen, mogen niet langer dan vijf dagen gebruikt worden vanwege het optreden van afwijkingen van het slijmvlies.

Ten gevolge van resorptie via het neusslijmvlies kunnen systemische bijwerkingen optreden. Bij jonge kinderen is die kans groter, omdat het resorberend slijmvliesoppervlak in verhouding tot het lichaamsgewicht veel groter is dan bij volwassenen.

Soms wordt nasale toediening juist gebruikt om het geneesmiddel in de grote circulatie te brengen.

Vaginale toediening

Bij vaginale infecties is vaak in eerste instantie een lokale behandeling aangewezen. Bij de lokale toediening van antimicrobiële middelen zijn nauwelijks (ernstige) bijwerkingen beschreven. Wel moet men er rekening mee houden, dat de rubberkwaliteit in condooms vermindert door de aanwezigheid van een vetbasis in vaginale crèmes.

Voorbehoedsmiddelen (anticonceptiva) kunnen ook lokaal worden toegediend in de vorm van zaadceldodende crèmes en een spiraaltje (intra-uterien device (IUD)). De zaaddodende crèmes bevatten kwikverbindingen die de zaadcellen proberen te doden. De betrouwbaarheid is klein. Aan sommige spiraaltjes zijn hormonen (zoals progestageen) toegevoegd, waardoor de betrouwbaarheid toeneemt. Zij veroorzaken onder andere atrofie van het baarmoederslijmvlies, waardoor de innesteling van de bevruchte eicel wordt voorkomen.

6.5.1.2 Systemische toediening

Meestal bereiken geneesmiddelen hun doelorgaan via het bloed. Het geneesmiddel moet dus eerst in de bloedbaan terechtkomen. Om dit te bereiken kan het *via* het maag-darmkanaal (enteraal) of buiten het maag-darmkanaal om (parenteraal) worden toegediend.

Enterale toediening
De meest gebruikte enterale toedieningsvorm is de *orale toediening*. De vertering kan al in de mond beginnen, maar de meeste medicijnen worden zonder te kauwen doorgeslikt. De duur van de omzetting in de maag kan variëren van enkele minuten tot een uur. Het tablet of de capsule zwelt op en valt uit elkaar. Medicijnen kunnen door het maagzuur gedeeltelijk onwerkzaam worden gemaakt, zoals in het geval van penicilline.
In de maag kan ook resorptie plaatsvinden. Dit geldt vooral voor zure medicijnen, zoals acetylsalicylzuur (Aspirine®) en NSAID's zoals diclofenac (Voltaren®). Deze resorptie wordt sterk beïnvloed door de vullingtoestand van de maag (zoals men ook sneller dronken wordt bij het drinken van alcohol op een lege maag). Wanneer een geneesmiddel voor de maaltijd (dus op een nuchtere maag) met vocht wordt ingenomen, wordt de stof sneller doorgegeven naar het darmstelsel en treedt er ook een betere resorptie in de darm op.
Een gedeelte van het geneesmiddel zal, als het in de darm komt, altijd met de ontlasting worden meegevoerd. Dit is in sterkere mate het geval als het geneesmiddel bij of na het eten wordt ingenomen. Dit geldt ook als het middel met melk wordt ingenomen.
Een nadeel is dat sommige geneesmiddelen bij een lege maag een beschadigende werking op het maagslijmvlies hebben. Deze middelen, waaronder acetylsalicylzuur (Aspirine®) moeten daarom bij voorkeur met voedsel worden ingenomen. Het grootste gedeelte van de resorptie vindt plaats in de dunne darm. Dit gebeurt meestal door diffusie, waarbij de stof zich door de darmwand beweegt van de plaats met een hoge concentratie (in de darm) naar de plaats met een lagere concentratie (in het bloed of de lymfe). Het grote resorberende vermogen van de dunne darm wordt bepaald door het grote oppervlak

(plooien en vlokken), de sterke bloedvoorziening van het dunne slijmvlies en de lymfestroom. De mate van resorptie hangt onder andere af van de conditie van het slijmvlies en is dan ook verminderd in geval van onder meer een ontsteking of zwelling als gevolg van decompensatio cordis.

Een versnelde darmpassage (diarree, gebruik van laxeermiddelen) verhindert voor een deel de resorptie.

Bij gelijktijdig gebruik van meerdere medicijnen kan de resorptie van de geneesmiddelen nadelig worden beïnvloed. Wanneer bijvoorbeeld het antibioticum tetracycline (Doxycycline®) tegelijkertijd wordt ingenomen met metaalionen (magnesium, ijzer, calcium), ontstaat in de darm een onoplosbaar complex. Gelijktijdige toediening van tetracycline met onder andere maagzuurbindende middelen (antacida), ijzertabletten en melk moet dus worden vermeden.

Het geneesmiddel moet eerst de darmwand en vervolgens de lever passeren. Veel geneesmiddelen worden door de darmwand en de lever chemisch omgezet (gemetaboliseerd), waardoor een kleinere hoeveelheid in de onderste holle ader terechtkomt (first-pass-effect, zie verderop). Ook moet de werkzame stof eerst de longen passeren voordat het de grote circulatie bereikt. In het longweefsel kunnen vooral hydrofobe stoffen worden tegengehouden.

De *biologische beschikbaarheid* is dat gedeelte van de dosis dat uiteindelijk onveranderd in de circulatie terechtkomt. Bij orale toediening is dit altijd minder dan 100%.

Bij toediening via het mondslijmvlies *(oromucosale toediening)* en toediening via de endeldarm *(rectale toediening)* komt het geneesmiddel eerder in het bloed dan bij orale toediening omdat de plaats van inname ook de plaats van de resorptie is. De opname wordt niet verstoord door de binding aan voedsel. Ook de maag en de lever worden omzeild, omdat het endeldarm- en het mondslijmvlies niet afwateren in de poortader, maar rechtstreeks in de onderste holle ader. Hierdoor zal de plasmaspiegel van het geneesmiddel hoger zijn en de schadelijkheid voor de lever kleiner.

Een voorbeeld van toediening via het mondslijmvlies is nitroglycerinespray bij een aanval van angina pectoris. Nitroglycerine wordt in de lever snel omgezet in inactieve en minder actieve stoffen. Als spray wordt het onvolledig en wisselend, maar wel snel door het mondslijmvlies geresorbeerd; het effect treedt soms op na twintig tot dertig seconden.

Veel geneesmiddelen kunnen ook rectaal worden toegediend, bijvoorbeeld als zetpil (suppositorium) of rectiole (vloeibare oplossing van het geneesmiddel in een flacon met tuitje). Door de dunne wand en de goede bloedvoorziening van het rectum wordt het geneesmiddel snel geresorbeerd. De werking is meestal na een kwartier tot een half uur merkbaar. Rectale toediening van een geneesmiddel kan vooral van nut zijn bij patiënten die veel braken of bewusteloos zijn.

Parenterale toediening
Intraveneuze toediening geeft een zeer snelle werking van het geneesmiddel, doordat het geneesmiddel direct in de bloedbaan wordt gespoten, de resorptiefase wordt overgeslagen. De biologische beschikbaarheid (het gedeelte van de toegediende dosis dat in de bloedbaan terechtkomt) is 100%. Een nadeel is dat het geneesmiddel, eenmaal ingespoten, moeilijk uit het lichaam te verwijderen is. Ook kunnen bij te snelle werking complicaties optreden, zoals ernstige bloeddrukdaling en hartritmestoornissen.

Bij *subcutane toediening* wordt het geneesmiddel in het onderhuidse bindweefsel geïnjecteerd. Het bereikt de bloedbaan via de lymfevaten of wordt direct door de haarvaten in het subcutane weefsel opgenomen. Eiwithoudende geneesmiddelen zoals insuline worden vaak subcutaan toegediend, omdat bij orale toediening de eiwitten verteerd worden.
Bepaalde geneesmiddelen kunnen subcutaan via een kunststof capsule worden ingebracht. Een voorbeeld is etonogestrel (Implanon®). Dit voorbehoedsmiddel moet na drie jaar (bij vrouwen met overgewicht na twee jaar) worden vervangen.

Bij *intramusculaire toediening (in de spier)* kunnen grotere hoeveelheden van een middel worden toegediend dan bij de subcutane vorm. Ook is de opnamesnelheid groter, omdat spierweefsel beter doorbloed is dan het onderhuidse vetweefsel. Bij toename van de spieractiviteit neemt de bloeddoorstroming toe en dus ook de resorptiesnelheid. Intramusculaire injecties worden meestal in de spieren van de bovenarm, dij of bil gegeven.
De resorptiesnelheid van een geneesmiddel hangt ook samen met de oplosbaarheid van het middel. Hiervan wordt gebruikgemaakt bij een depotpreparaat. Het geneesmiddel wordt in een in water slecht oplosbare vorm in de spier geïnjecteerd. Het oplossen van het middel vindt plaats over een langere periode (soms maanden). Als voorbeeld geldt een depotpreparaat van penicilline. Door penicilline te koppelen aan een bepaalde stof ontstaat een slecht oplosbare verbinding. Door het vertraagd vrijkomen van penicilline wordt het minder snel uitge-

scheiden waardoor het minder vaak hoeft te worden toegediend. Door de vertraagde afgifte wordt overigens wel een lagere bloedspiegel bereikt.
Een ander voorbeeld is de zogenoemde 'prikpil' (Depoprovera®). Dit middel moet elke twaalf weken geïnjecteerd worden.

Toediening tussen de hersen-ruggenmergvliezen (intrathecale toediening) wordt toegepast wanneer het geneesmiddel de bloed-hersenbarrière niet kan passeren. Een voorbeeld is intrathecale toediening van een antibioticum ter bestrijding van hersenvliesontsteking (meningitis).

Gassen, zoals bijvoorbeeld lachgas, die bij een narcose worden gebruikt, worden via *inhalatie* toegediend. De resorptie is snel door het grote oppervlak en de goede bloedvoorziening van de longen.

Nasale toediening vindt meestal plaats door middel van een spray. Door de goede bloedvoorziening van het neusslijmvlies kunnen de medicijnen goed worden geresorbeerd. Een voorbeeld is sumatriptan (Imigran®) neusspray, dat gebruikt wordt om een aanval van migraine te behandelen.

Via een pleister die op de huid wordt aangebracht kunnen sommige geneesmiddelen in de bloedbaan komen, de zogenoemde *transdermale toediening*. Soms wordt het geneesmiddel vermengd met alcohol om een betere doorlaatbaarheid van de huid te bewerkstelligen. Via deze toedieningsvorm kan het geneesmiddel langzaam en continu gedurende lange tijd worden toegediend. De bloedspiegel kan zo relatief constant worden gehouden. Een voorbeeld is de nitroglycerinepleister als profylaxe bij angina pectoris.

6.5.2 VERDELING

Na de opname en de eventuele passage door de lever wordt het geneesmiddel via de bloedbaan over het lichaam verspreid. Ieder geneesmiddel heeft zijn eigen distributiepatroon. Lipofiele stoffen (stoffen met affiniteit tot vet), zoals het narcosegas halothaan, hebben de neiging zich op te hopen in het vetweefsel. De long is een zeer lipiderijk orgaan met een groot oppervlak. Het longweefsel neemt een groot deel van het lipofiele middel op om het bij een dalende plasmaspiegel weer langzaam af te geven. Zo beschermt de long het hart tegen een te hoge dosis bij snelle toediening van een middel. Geneesmiddelen die zich in het vetweefsel ophopen, verlaten dit

langzaam. Zo kan het gebeuren dat dagen na het staken van het geneesmiddel de stof nog in de bloedbaan aangetroffen wordt.
Sommige middelen stapelen zich op in een bepaald orgaan (jodium in de schildklier, digoxine (Lanoxin®) in het hart). De distributie van geneesmiddelen over de verschillende organen is afhankelijk van de bloeddoorstroming van de organen. In slecht doorbloede organen, zoals vetweefsel, zijn geneesmiddelen minder werkzaam dan in goed doorbloede organen (nier, lever).
De distributie van een geneesmiddel kan individueel verschillen. Dikke personen kunnen meer vetoplosbare middelen opslaan dan magere personen. Ouderen hebben relatief meer vetweefsel door de afname van hydrofiele weefsels (spieren); zij kunnen dan ook meer vetoplosbare geneesmiddelen opslaan, ook al zijn zij niet dik (adipeus).

Veel geneesmiddelen worden in het bloed voor een deel gebonden aan eiwitten, voornamelijk aan albumine. In gebonden vorm is het geneesmiddel onwerkzaam, alleen de niet-gebonden vorm (de vrije fractie) is werkzaam. Daalt de vrije fractie in het bloed, dan zal een deel van de gebonden fractie losgekoppeld worden van albumine. De gebonden vorm dient in het bloed als geneesmiddelreservoir. Sommige geneesmiddelen binden zich sterker aan albumine dan andere (acetylsalicylzuur).
Wanneer meerdere geneesmiddelen gelijktijdig in de bloedbaan aanwezig zijn, kunnen zij elkaar uit de eiwitbinding verdringen zodat interacties kunnen optreden. Bijvoorbeeld bij gelijktijdige inname van een oraal bloedsuikerverlagend medicijn zoals tolbutamine (Rastinon®) en acetylsalicylzuur (Aspirine®) wordt het tolbutamine van de eiwitbinding verdrongen. De vrije fractie neemt toe met als gevolg kans op een te laag glucosegehalte in het bloed (hypoglykemie). Hetzelfde geldt voor het gelijktijdig gebruik van een oraal antistollingsmiddel (acenocoumarol (Sintrom®) en acetylsalicylzuur. Het antistollingsmiddel wordt van de eiwitbinding verdrongen door acetylsalicylzuur. Hierdoor wordt de vrije fractie van Sintrom® hoger met de kans op bloedingen.
Een afname van de albumineconcentratie, zoals bij leverziekten, ondervoeding en bij eiwitverlies bij de urine (het nefrotisch syndroom) kan leiden tot een stijging van de vrije fractie van het geneesmiddel in het bloed met eventueel toxiciteit (giftigheid) als gevolg.

6.5.3 BIOTRANSFORMATIE

Het is nauwelijks mogelijk dat een geneesmiddel onveranderd de lever passeert. Door stapsgewijze omzetting ontstaan stofwisselingsproducten (metabolieten). Deze omzetting wordt *biotransformatie* genoemd. Sommige geneesmiddelen worden door de lever direct afgebroken tot onwerkzame stoffen (nitrobaat), andere geneesmiddelen worden in onwerkzame vorm toegediend en in de lever tot werkzame stof omgezet. Een doel van deze omzetting is lipofiele moleculen om te zetten in hydrofiele. Een wateroplosbare stof kan namelijk gemakkelijker door de nier worden uitgescheiden.

De levercellen bevatten een groot aantal enzymen die nodig zijn voor de omzetting van geneesmiddelen. De concentratie van deze enzymen regelt de snelheid van de biotransformatie van geneesmiddelen.

Wanneer de plasmaspiegel van een geneesmiddel te hoog wordt of als er meerdere geneesmiddelen in het bloed aanwezig zijn die door hetzelfde enzym worden afgebroken, raakt het enzymsysteem overbelast en zullen er op een gegeven moment te weinig enzymen aanwezig zijn om alle geneesmiddelen af te breken. Blijft de dosisfrequentie gehandhaafd, dan kan ophoping (cumulatie) van het geneesmiddel ontstaan. Ter illustratie: alcohol remt de biotransformatie. De afbraak van alcohol neemt de enzymen zodanig in beslag dat andere geneesmiddelen niet meer gelijktijdig kunnen worden afgebroken. Hierdoor houdt hun werking langer aan en dreigt ophoping.

Bij heel jonge kinderen is de leverfunctie nog niet rijp en bij ouderen is de functie van de lever door atrofie afgenomen. Beide situaties leiden tot vermindering van de biotransformatie. Hetzelfde geldt voor vermindering van de leverfunctie als gevolg van leveraandoeningen. Langdurig gebruik van geneesmiddelen of vreemde stoffen (bijvoorbeeld alcohol en tabaksrook) kan leiden tot een toename van de aanmaak van de enzymen. Deze zogenaamde enzyminductie leidt tot een versnelling van de omzetting van het geneesmiddel, maar ook voor geneesmiddelen die door hetzelfde enzym worden afgebroken. De enzyminductie kan zich binnen enkele dagen ontwikkelen en verdwijnt weer na beëindiging van de blootstelling aan de stof. Door de enzyminductie kan de biotransformatie twee- tot driemaal verhoogd worden.

Door het gebruik van rifampicine (een antibioticum) wordt het aantal enzymen verhoogd voor de afbraak van onder andere estradiol en progesteron, zodat bij gelijktijdig gebruik de anticonceptiepil minder betrouwbaar is.

Vooral bij patiënten die veel verschillende medicijnen gebruiken, moet voor het starten van de therapie altijd gekeken worden of zich onder de middelen ook middelen zijn die aanleiding kunnen geven tot verstoring van het enzymsysteem van de lever.

6.5.4 UITSCHEIDING

Zodra een geneesmiddel in de bloedbaan is gekomen, begint tegelijkertijd ook de uitscheiding. De meeste geneesmiddelen en hun stofwisselingsproducten, vooral de wateroplosbare, worden door de nieren uitgescheiden. Er zijn echter slechts weinig geneesmiddelen die onveranderd door de nieren worden uitgescheiden. Dit komt onder andere voor bij sommige antibiotica. Als zij in de urine worden uitgescheiden, is hun concentratie groter dan in het bloed, omdat het volume van de urine kleiner is. Van dit feit wordt gebruikgemaakt bij de behandeling van urineweginfecties.

De meeste geneesmiddelen en hun stofwisselingsproducten komen door filtratie in de primaire urine terecht. Sommige geneesmiddelen worden door middel van bepaalde transportsystemen actief uitgescheiden. Dit proces kost energie, terwijl de transportsystemen slechts een beperkte capaciteit hebben. Wanneer meerdere stoffen van hetzelfde transportsysteem gebruik moeten maken, zal de uitscheiding vertraagd worden.

De mate en snelheid van de uitscheiding is afhankelijk van verschillende factoren, zoals de doorbloeding en de gezondheidstoestand van de nieren. Daalt de nierfunctie door een nieraandoening of fysiologisch door ouderdom, dan zal het langer duren voordat de stoffen uitgescheiden worden. Bij de dosering van het geneesmiddel moet hier dus rekening mee worden gehouden.

Lipofiele stoffen worden niet door de nieren uitgescheiden, omdat zij gebonden aan albumine niet kunnen worden uitgefilterd. Zij worden door de lever uitgescheiden in de gal. In de darm wordt een deel van de stof weer opnieuw geresorbeerd. Door deze kringloop kan de werkingsduur van het geneesmiddel worden verlengd.

Narcosegassen worden met name uitgescheiden door de longen. Dit verklaart de stank uit de mond (fetor ex ore) na een operatie.
Sommige medicijnen worden ook via speeksel, traanvocht, zweet en/of moedermelk uitgescheiden. Dit laatste is vooral van belang als het middel schadelijk is voor het zogende kind.

6.5.5 BEGRIPPEN IN DE FARMACOKINETIEK

6.5.5.1 *Plasmaconcentratie*

Wanneer het geneesmiddel rechtstreeks in de bloedbaan wordt toegediend, is de concentratie in het plasma meteen erg hoog. De concentratie daalt daarna door verdeling over het lichaamsvocht en door uitscheiding. Na orale toediening is de concentratie in het plasma korte tijd na toediening nog laag. Naarmate meer geneesmiddel in de darm wordt opgenomen en de lever is gepasseerd, stijgt de concentratie van het geneesmiddel in het plasma, om daarna weer te dalen als de omzetting in de lever en uitscheiding in de nieren de overhand krijgen.

Bij intramusculaire toediening wordt het geneesmiddel geleidelijk uit het spierweefsel in de bloedbaan opgenomen. Een wateroplosbare stof wordt sneller in de bloedbaan opgenomen dan een lipofiele stof.

6.5.5.2 Therapeutische breedte

Ieder geneesmiddel heeft zijn eigen optimale therapeutische bloedspiegel. Dat wil zeggen, dat beneden een bepaalde concentratie van het geneesmiddel in het bloed het geneesmiddel onvoldoende therapeutisch effect heeft, maar dat boven die bepaalde waarde de kans op bijwerkingen en intoxicatieverschijnselen (sterk) toeneemt.

De plasmaspiegel tussen de dosis die toxische verschijnselen veroorzaakt en de dosis die een optimaal therapeutisch effect heeft, is de *therapeutische breedte*. Hoe groter het verschil tussen de dosis die effect heeft en de dosis die vergiftigingsverschijnselen veroorzaakt, hoe hoger de therapeutische breedte is, dat betekent: des te veiliger het geneesmiddel is.

Lithium (stemmingsstabilisator) heeft een geringe therapeutische breedte. Dat wil dus zeggen: bij een iets te lage concentratie in het bloed werkt het onvoldoende. Bij een iets te hoge concentratie ontstaan al vergiftigingsverschijnselen. Regelmatig bepalen van de bloedspiegel is daarom noodzakelijk. Vanwege de kans op intoxicatie mag een vergeten dosis lithium niet ingehaald worden. Ook bij digoxine (Lanoxin®) is de therapeutische breedte gering.

6.5.5.3 Plasmahalfwaardetijd ($T_{1/2}$)

De plasmahalfwaardetijd is de tijd die nodig is om een bepaalde concentratie van het geneesmiddel in het plasma tot de helft te verminderen. Hoe korter de halfwaardetijd des te sneller de uitscheiding de overhand krijgt.

Een verlengde halfwaardetijd betekent meestal dat de afbraak in de lever en/of de uitscheiding in de nier verminderd is. Bij oudere mensen is de halfwaardetijd vaak verlengd door atrofie van de lever en de nieren.

6.5.5.4 Biologische beschikbaarheid

De biologische beschikbaarheid is dat gedeelte van de dosis dat uiteindelijk onveranderd in de circulatie terechtkomt. De biologische beschikbaarheid na rechtstreekse toediening in de bloedbaan is 100%.

Bij orale toediening hangt deze af van de mate van resorptie van het geneesmiddel en de mate van omzetting in de lever en is dus altijd kleiner dan 100%.

6.6 Wat doet het geneesmiddel met het lichaam?

De *farmacodynamiek* beschrijft wat het geneesmiddel met het lichaam doet. Het beschrijft het aangrijpingspunt van het geneesmiddel en het werkingsmechanisme met zowel het therapeutische effect als de bijwerkingen.
Nadat het geneesmiddel op de plaats van bestemming in het lichaam is aangekomen, moet het op de cellen en weefsels het gewenste effect gaan uitoefenen. In het lichaam worden vier verschillende soorten eiwitten onderscheiden, die als aangrijpingspunt voor de geneesmiddelen kunnen dienen.

6.6.1 RECEPTOREN

De meeste geneesmiddelen oefenen hun werking uit op *receptoren*. Een receptor is een aan de cel- of kernmembraan gebonden eiwitstructuur. Elke receptor wordt herkend door een lichaamseigen stof (hormoon, neurotransmitter). Bindt de stof aan de receptor, dan wordt de activiteit van de cel beïnvloed. Veel geneesmiddelen lijken op deze lichaamseigen stoffen waardoor zij zich op dezelfde manier aan de receptor kunnen binden. Sommige geneesmiddelen hechten zich aan één type receptor, andere aan verschillende soorten.
Wanneer het geneesmiddel (bijna) hetzelfde effect heeft als de lichaamseigen stof, wordt gesproken van een *agonist*.
Antagonisten blokkeren de toegang tot de receptoren en gaan zo de werking van de lichaamseigen stoffen of de agonisten tegen.
Ter illustratie: stimulatie van een bepaalde receptor in de luchtwegen door de lichaamseigen stof adrenaline leidt tot verwijding van de luchtwegen. Salbutamol (Ventolin®) is een agonist van adrenaline en leidt dus ook tot luchtwegverwijding.
Stimulatie van een andere receptor in de luchtwegen leidt tot vernauwing van de luchtwegen. Ipatropium (Atrovent®) is een antagonist van deze receptor. Blokkering van deze receptor geeft dus ook luchtwegverwijding. Bij de behandeling van astma bronchiale wordt dus soms gebruikgemaakt van zowel een agonist als een antagonist. Beide geneesmiddelen leiden op verschillende manier tot luchtwegverwijding.

6.6.2 IONENKANALEN

De ionenconcentratie binnen en buiten de cel verschilt aanzienlijk van samenstelling. Transporteiwitten (zie verderop) en kanalen zorgen voor het ionentransport van binnen naar buiten en omgekeerd. Transporteiwitten zijn eiwitstructuren die aangrijpingspunten vormen voor zowel lichaamseigen stoffen als geneesmiddelen.

De belangrijkste kanalen zijn de kanalen voor natrium-, kalium- en calciumionen. Blokkade (door lokale verdovende middelen) van de natriumkanalen in zenuwweefsel leidt tot plaatselijke verdoving.

Bij elektrische prikkeling van de celmembraan van gladde spiercellen en de hartspiercellen ontstaat onder andere een instroom van calciumionen. Calciumantagonisten remmen de instroom van ionen. Er zijn twee groepen calciumantagonisten. De ene groep (voorbeeld nefedipine (Adalat®)) veroorzaakt ontspanning van de gladde spieren van de slagaders met als gevolg daling van de bloeddruk. De andere groep (voorbeeld verapamil (Isoptin®)) werkt ook op de hartspier, waar het leidt tot daling van de hartfrequentie en de contractiliteit (het vermogen zich te kunnen samentrekken) van het hart.

6.6.3 ENZYMEN

De werking van veel geneesmiddelen berust op de beïnvloeding van een bepaald enzym. Dit kan stimulering van een bepaald enzym zijn, zoals optreedt bij enzyminductie (zie eerder), maar ook remming. Een voorbeeld zijn de ACE-remmers, zoals captopril (Capoten®) en enalapril (Renitec®). Deze medicijnen beïnvloeden het RAAS-systeem zoals weergegeven in afbeelding 6.3.

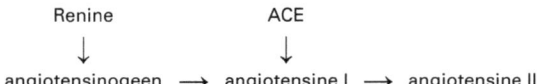

Afbeelding 6.3 *De beïnvloeding van medicijnen op het RAAS-systeem.*
ACE = angiotensine converting enzyme
I vaatvernauwing
II verhoging aldosteronproductie

ACE-remmers remmen dus de omzetting van angiotensine I naar angiotensine II. Hierdoor ontstaat vaatverwijding en vermindering van het aldosterongehalte met als gevolg bloeddrukdaling.

6.6.4 TRANSPORTEIWITTEN

Voor het transport van wateroplosbare ionen over de celmembraan zijn soms transporteiwitten nodig omdat die niet zelfstandig de lipofiele celmembraan kunnen passeren. Dit geldt ook voor de neurotransmitters.

Bij de impulsgeleiding van een zenuwcel worden aan het uiteinde van de axon uit blaasjes neurotransmitters vrijgemaakt. Wanneer deze vrijkomen in de synaps binden zij zich aan de receptoren van de volgende zenuwcel. Als de neurotransmitter zijn werk gedaan heeft, wordt hij afgebroken of weer heropgenomen (re-uptake) in de blaasjes aan het uiteinde van de zenuwcel. Deze heropname vindt plaats met behulp van transporteiwitten. Bij de behandeling van een depressie wordt vaak gebruikgemaakt van heropnameremmers, zoals de selectieve serotonine re-uptakeremmers (SSRI's) paroxetine (Seroxat®) en fluoxetine (Prozac®).

6.7 Bijwerkingen

Er wordt gesproken van een bijwerking van een middel als de daadwerkelijke werking van een medicijn anders is dan de bedoelde werking. De definitie van de Wereldgezondheidsorganisatie WHO luidt: elke reactie, die schadelijk en onbedoeld is en die optreedt bij doseringen die voor profylaxe, diagnose en therapie gebruikelijk zijn. Bijwerkingen kunnen omkeerbaar (*reversibel*) zijn, maar ook niet-omkeerbaar (*irreversibel*). Dit kan voorkomen onder andere in het centrale zenuwstelsel, het gehoor, de lever en de nier. Zo is lithium schadelijk voor de nier (nefrotoxisch) en kan het antibioticum streptomycine gehoorbeschadiging (ototoxisch) geven.

Er wordt onderscheid gemaakt tussen *specifieke* en *aspecifieke* bijwerkingen. De meeste bijwerkingen zijn (orgaan)specifiek. Zij zijn voorspelbaar op grond van het werkingsmechanisme van het geneesmiddel. Butylscopolamine (Buscopan®) remt de werking van acetylcholine op de receptoren in het maag-darmkanaal. Het wordt gegeven bij darmkrampen. Niet alleen de acetylcholinereceptoren van de gladde spieren van de darm worden beïnvloed, maar onder andere ook de acetylcholinereceptoren in de blaas en speekselklieren, waardoor urineretentie en een droge mond kunnen ontstaan. Deze bijwerking kan dus bij iedereen ontstaan die dit medicijn krijgt toegediend.

Aspecifieke bijwerkingen (allergieën) zijn onvoorspelbaar. Zijn kunnen niet verklaard worden door de farmacologische eigenschappen van het geneesmiddel, maar ontstaan door een veranderde immunologische gevoeligheid van de patiënt.

Het immuunsysteem heeft als doel vreemde stoffen te inactiveren en te verwijderen. Bij een allergische reactie op geneesmiddelen is er sprake van een overdreven reactie van het immuunsysteem. Bij het eerste contact met het geneesmiddel wordt het immuunsysteem verhoogd gevoelig gemaakt (gesensibiliseerd). In de lymfeknopen vermenigvuldigen de T- en de B-lymfocyten zich. Later worden geheugencellen gevormd. In dit stadium heeft de patiënt meestal geen klachten.

Bij het tweede contact zijn al antistoffen aanwezig en vermenigvuldigen de geheugencellen zich. Er ontstaat een allergische reactie. Aspecifieke bijwerkingen ontstaan dus alleen bij personen, die overgevoelig zijn voor het geneesmiddel. Een voorbeeld is penicillineovergevoeligheid.

6.8 Interacties en veranderingen in werking

6.8.1 INTERACTIES

Er wordt gesproken van een interactie wanneer verschillende stoffen (geneesmiddelen, voedingsmiddelen, genotsmiddelen) elkaars (bij)-werking beïnvloeden. De werking van geneesmiddelen kan door de interactie versterkt worden, maar ook (ten dele) teniet worden gedaan. Interacties kunnen plaatsvinden in alle fasen van de weg die het geneesmiddel in het lichaam aflegt.

Interactie in de resorptiefase
Wanneer het antibioticum tetracycline (Doxycycline®) tegelijkertijd met metaalionen (magnesium, ijzer, calcium) wordt ingenomen, ontstaat in de darm een onoplosbaar complex. Gelijktijdige toediening van tetracycline met onder andere maagzuurbindende middelen (antacida), ijzertabletten en melk moet dus vermeden worden.
Salicylaten beschadigen de maagwand. In combinatie met alcohol is de beschadiging ernstiger.

Interactie in de distributiefase
Veel geneesmiddelen (salicylaten, antibiotica, orale antistollingsmiddelen en orale glucoseverlagende middelen) worden in het bloed voor een deel gebonden aan eiwitten, voornamelijk aan albumine. In gebonden vorm is het geneesmiddel onwerkzaam, alleen de niet-gebonden vorm (de vrije fractie) is werkzaam. Sommige geneesmiddelen binden zich sterker dan andere aan albumine (bijvoorbeeld acetylsalicylzuur).

Wanneer meer geneesmiddelen gelijktijdig in de bloedbaan aanwezig zijn, kunnen zij elkaar uit de eiwitbinding verdringen. Dit gebeurt bijvoorbeeld bij gelijktijdige inname van een oraal glucoseverlagend middel (tolbutamine (Rastinon®)) en acetylsalicylzuur (Aspirine®): het orale glucoseverlagende middel wordt van de eiwitbinding verdrongen. De vrije fractie neemt toe met als gevolg kans op een te laag glucosegehalte in het bloed (hypoglykemie). Hetzelfde geldt voor het gelijktijdig gebruik van een oraal antistollingsmiddel (acenocoumarol (Sintrom®)) en acetylsalicylzuur.

Interactie tijdens de fase van biotransformatie
Rifampicine (een antibioticum) stimuleert de enzyminductie, zodat bij gelijktijdig gebruik van een oraal anticonceptiemiddel dit laatste middel sneller wordt afgebroken en dus minder betrouwbaar is.

Interactie in de excretiefase
Diuretica ('plaspillen') zoals furosemide (Lasix®) kunnen de uitscheiding van lithium verminderen. Dit kan leiden tot een verhoogde (toxische) spiegel in het bloed van lithium.

6.8.2 VERANDERDE WERKING
Het effect van het geneesmiddel kan op verschillende manieren veranderen.
Sommige geneesmiddelen worden na herhaalde toediening minder werkzaam. Bij de behandeling van astma bronchiale met bepaalde luchtwegverwijdende medicijnen nemen na herhaalde toediening de bijwerkingen (tremoren, tachycardie) vaak af.
Gewenning (tolerantie) treedt ook op bij het gebruik van alcohol. Bij langdurig gebruik is steeds meer nodig om hetzelfde effect te bereiken. Tolerantie kan zich ontwikkelen doordat de stof minder goed wordt opgenomen in het maag-darmkanaal, door enzyminductie in de lever en door veranderde gevoeligheid van de weefsels.
Men spreekt van *kruistolerantie* als de tolerantie voor de ene stof uit een bepaalde groep een tolerantie voor de andere stof uit dezelfde groep veroorzaakt. Een alcoholist heeft bijvoorbeeld veel meer narcosemiddelen nodig om het effect (narcose) te bereiken.

6.8.3 ONGEVOELIGHEID (RESISTENTIE)
In geval van resistentie is ongevoeligheid voor een bepaald geneesmiddel ontstaan. Als voorbeeld geldt het ontwikkelen van resistentie van bacteriën tegen antibiotica. Is de bacterie resistent tegen een antibioticum, dan is hij ook resistent tegen antibiotica uit dezelfde

groep. Dit fenomeen wordt *kruisresistentie* genoemd. Is een geneesmiddel uit de penicillinegroep resistent tegen een bepaald micro-organisme, dan zullen alle verschillende vertegenwoordigers uit die groep dat zijn. Om de kans op resistentie te verminderen of te voorkomen, wordt vaak een combinatietherapie gegeven. Dat wil zeggen: er worden meerdere geneesmiddelen tegelijkertijd toegediend met een verschillend werkingsmechanisme. Dit past men onder andere toe bij de behandeling van aids, tbc, maar ook bij kwaadaardige aandoeningen.

6.8.4 REBOUNDFENOMEEN

Bij langdurig gebruik van geneesmiddelen kan een rebound-effect ontstaan. Dat wil zeggen dat na plotseling staken van de medicatie de symptomen ernstiger terugkomen dan voor de aanvang van de therapie. Het reboundfenomeen komt voor bij langdurig gebruik van benzodiazepinen.

6.9 Geneesmiddelen tijdens zwangerschap, borstvoeding (lactatie), bij kinderen en ouderen

6.9.1 GENEESMIDDELEN TIJDENS DE ZWANGERSCHAP

De meeste geneesmiddelen kunnen via de placenta in het bloed van de foetus terechtkomen. Het transport door de placenta verloopt voor de meeste geneesmiddelen traag, zodat als een geneesmiddel vlak voor de geboorte aan de moeder wordt toegediend, er meestal bij de foetus nog geen tijd is geweest om een hoge concentratie in het bloed op te bouwen. Tijdens het transport kunnen enzymen uit de placenta sommige geneesmiddelen (anti-epileptica) omzetten tot stoffen die schadelijk zijn voor de foetus.

Geneesmiddelen met schadelijke gevolgen voor het kind tijdens de zwangerschap kunnen ingedeeld worden in twee groepen. Zo zijn er geneesmiddelen waarvan de schadelijke gevolgen zijn te herleiden uit het farmacologische effect van het middel. Als voorbeeld geldt het optreden van een hersenbloeding door het gebruik van salicylaten. En er zijn geneesmiddelen met teratogene effecten. Onder teratogene afwijkingen worden aangeboren afwijkingen verstaan die bij de foetus ontstaan door het gebruik van genees- of genotsmiddelen tijdens de zwangerschap. Het tijdstip waarop het geneesmiddel gebruikt is, speelt hierbij een grote rol. De meeste geneesmiddelen zijn schadelijk tijdens de embryogenese (de eerste acht tot tien weken). Gespleten lip-kaak-gehemelte en aangeboren hartafwijkingen komen het meeste voor.

Als behandeling met een geneesmiddel tijdens de zwangerschap noodzakelijk is, moet rekening gehouden worden met een veranderde farmacokinetiek. De resorptie van het geneesmiddel duurt langer vanwege de vertraagde maagontlediging tijdens de zwangerschap. Doordat het plasmavolume sterk toeneemt en ook de totale hoeveelheid lichaamswater, moeten wateroplosbare geneesmiddelen vaak hoger gedoseerd worden.

6.9.2 GENEESMIDDELEN TIJDENS DE BORSTVOEDINGSPERIODE

Geneesmiddelen die door de moeder gebruikt worden, kunnen in de moedermelk worden uitgescheiden. Voor de meeste geneesmiddelen bestaat er geen absolute contra-indicatie voor het geven van borstvoeding. Om de dosis in de moedermelk zo laag mogelijk te laten zijn, wordt aangeraden de moeder de laagste effectieve dosis te geven en zo mogelijk het geneesmiddel vlak na de borstvoeding te laten innemen. Voorbeelden van (groepen) geneesmiddelen, die niet tijdens de borstvoedingsperiode door de moeder gebruikt mogen worden zijn: antipsychotica, hormonen (zoals androgenen, oestrogenen, corticosteroïden) en anti-epileptica. Alcohol en nicotine wordt ook in de moedermelk uitgescheiden.

6.9.3 GENEESMIDDELEN BIJ KINDEREN

De farmacokinetiek en -dynamiek verschillen bij kinderen ten opzichte van volwassenen. Ook tijdens de ontwikkeling van pasgeborene tot jongvolwassene verandert de farmacokinetiek. De uitscheiding door de nier is bij pasgeboren kinderen veel minder dan bij oudere kinderen als gevolg van een verminderde functie. Tot ongeveer een half jaar na de geboorte moet de dosering voor geneesmiddelen die door de nieren worden uitgescheiden, aangepast worden.
Ook de farmacodynamiek bij kinderen verschilt van die bij volwassenen. Zo kunnen benzodiazepinen bij kinderen tegenovergestelde (paradoxale) reacties veroorzaken, zoals onrust en agressiviteit.

De dosering voor een kind wordt vaak afgeleid van die voor volwassenen. Dit kan aan de hand van de leeftijd, het gewicht of het lichaamsoppervlak van het kind. Meestal wordt uitgegaan van het lichaamsgewicht. Wanneer het geneesmiddelen betreft met een geringe therapeutische breedte wordt bij de dosering uitgegaan van het lichaamsoppervlak in vierkante meter (m^2).
De therapietrouw bij kinderen wordt onder andere bepaald door de smaak van het geneesmiddel, maar ook door angst van ouders of

verzorgers voor bijwerkingen. Goede voorlichting is van groot belang om de therapietrouw te bevorderen. Het toevoegen van smaakverbeterende stoffen aan geneesmiddelen heeft als nadeel, dat zij 'te lekker' kunnen gaan smaken. Kans op intoxicatie is dan aanwezig.

6.9.4 FARMACOTHERAPIE BIJ OUDEREN

Ouderen gebruiken, vergeleken met jongere personen, gemiddeld veel geneesmiddelen en vaak verschillende soorten geneesmiddelen tegelijkertijd, waardoor de kans op interacties en bijwerkingen toeneemt. Van de mensen boven de 65 jaar gebruikt 90% gemiddeld 3,8 geneesmiddelen per dag. Het medicijngebruik is vaak langdurig, omdat ouderen vaker chronische aandoeningen hebben. Ongeveer 10% van de ziekenhuisopnamen bij ouderen boven de 75 jaar is een gevolg van bijwerkingen van geneesmiddelen.

Een probleem bij ouderen is de verandering van ziekteverschijnselen met *symptoomverarming* (bijvoorbeeld een stilinfarct), *symptoomverschuiving* (verschijnselen van een delier in plaats van pijn bij een hartinfarct) en *symptoomomkering* (onrust in plaats van sedatie bij gebruik benzodiazepinen). Dit bemoeilijkt de diagnostiek, maar ook het beoordelen van de werking van geneesmiddelen.

Ook komen vaak praktische problemen bij het gebruik van geneesmiddelen voor, zoals het niet open krijgen van doordrukstrips, het niet goed kunnen hanteren van een (nitroglycerine)spray. Zo kunnen ook problemen met het gezichtsvermogen (het etiket niet goed kunnen lezen) en het geheugen leiden tot het niet goed innemen van medicijnen.

Op hoge leeftijd treden veranderingen op in zowel de farmacokinetiek als farmacodynamiek.

6.9.4.1 *Veranderingen in farmacokinetiek*

Door de vertraagde peristaltiek van de slokdarm bij ouderen kunnen grote tabletten en capsules gemakkelijker blijven steken. Dit kan tot beschadiging van de slokdarm leiden.

Het slijmvlies van de dunne darm behoudt ook op hoge leeftijd een zeer groot resorberend oppervlak. Daardoor is de opname van een geneesmiddel meestal niet afwijkend. Uit onderzoek blijkt dat alleen voor ijzer verminderde resorptie optreedt.

Soms kan een tragere maagontlediging het begin van de resorptie later doen vallen, waardoor er een vertraging van het effect optreedt.

De resorptie kan verminderen wanneer oedemen van de darmwand ontstaan ten gevolge van ernstige rechtsdecompensatie (bijvoorbeeld therapieresistentie voor een oraal gebruikt diureticum).

De verdeling van het geneesmiddel verandert ten gevolge van wijziging in de lichaamssamenstelling. Het lichaamsgewicht neemt af, vooral ten koste van de extracellulaire vloeistof. De hoeveelheid vocht neemt dus af. De hoeveelheid (waterig) dwarsgestreept spierweefsel neemt af en de hoeveelheid vetweefsel neemt toe. Digoxine is wateroplosbaar met een kleine therapeutische breedte. Het wordt gedoseerd per kilogram lichaamsgewicht. Vooral bij dikke bejaarden kan, als er geen rekening gehouden wordt met het berekende vetvrije gewicht, een oplaaddosis al tot intoxicaties leiden.

Zoals eerder vermeld, worden veel geneesmiddelen voor een deel aan albumine gebonden. Alleen het niet-gebonden deel van het geneesmiddel in het bloed, de vrije fractie, heeft een therapeutische werking. Op oudere leeftijd neemt de albumineconcentratie met ongeveer 25% af. Hierdoor stijgt de vrije fractie, wat kan leiden tot een hogere frequentie van bijwerkingen.

Veel geneesmiddelen worden door enzymen in de lever omgezet tot stoffen die door de nieren worden uitgescheiden. Op oudere leeftijd neemt het volume van de lever af. Dit leidt tot vermindering van de enzymsystemen. Ook neemt de leverdoorstroming af. Omdat nu de geneesmiddelen langzamer worden afgebroken moeten deze geneesmiddelen meestal lager gedoseerd worden.

De filtratie en de uitscheiding in de nier nemen met het stijgen van de leeftijd af. Geneesmiddelen worden trager in de urine uitgescheiden. Geneesmiddelen, die voornamelijk door de nieren worden uitgescheiden, kunnen aanleiding geven tot het optreden van bijwerkingen. Dit geldt onder andere voor ACE-remmers en diuretica. Een lagere dosering is vooral van belang bij geneesmiddelen met een geringe therapeutische breedte zoals digoxine en lithium. Voorzichtigheid is ook geboden bij het gebruik van medicijnen die de nierfunctie nog verder kunnen doen verminderen (NSAID's).

6.9.4.2 Veranderingen in farmacodynamiek

Op oudere leeftijd neemt de gevoeligheid voor geneesmiddelen vaak toe. Dit komt onder andere door de toename van de gevoeligheid van de receptoren. Dit geldt vooral voor geneesmiddelen die het centrale zenuwstelsel beïnvloeden, zoals opiaten en slaapmiddelen.

Bij bepaalde groepen geneesmiddelen kunnen specifieke problemen optreden bij gebruik door ouderen. Een aantal (groepen) geneesmiddelen wordt nader toegelicht.

Hartglycosiden

Digoxine wordt voor een groot deel door de nier uitgescheiden. Bij een verminderde nierfunctie zal de eliminatie dus langzaam verlopen. Bijwerkingen kunnen zijn: verwardheid, nachtmerries, zenuwachtigheid, moeheid, anorexie, malaise en visusstoornissen (veranderd kleuren zien).

De oplaad- en onderhoudsdosis moeten bij bejaarden met ongeveer de helft worden verlaagd. Er zijn tabletten in de handel met lagere dosis (0,00625 mg): Lanoxin Geriatic®. Bij de meeste ouderen kan de behandeling met digoxine overigens helemaal worden gestaakt als de acute symptomen (bij decompensatio cordis) verdwenen zijn, of als de ritmestoornis (boezemfibrilleren) gecorrigeerd is.

Diuretica

Omdat veel geriatrische patiënten een hoge bloeddruk of decompensatio cordis hebben, worden diuretica veel voorgeschreven. De neiging tot uitdroging die bij veel bejaarden bestaat, wordt voornamelijk door de krachtige, snelwerkende diuretica (bijvoorbeeld furosemide (Lasix®)) veroorzaakt als gevolg van de snelle ontwatering. Tevens wordt de neiging tot trombose versterkt.

Ook hypokaliëmie (bijwerking van veel diuretica) moet worden gecontroleerd, vooral bij patiënten die ook digitalispreparaten gebruiken. Hyperkaliëmie wordt veroorzaakt door kaliumsparende diuretica (Aldactone A®, Dytac®) en combinatiepreparaten (DytaUrese®, Moduretic®) vooral bij vermindering van de nierfunctie.

Bèta-blokkers

Atenolol (Tenormin®) en sotolol (Sotacor®) worden door de nieren uitgescheiden. Bij een verminderde nierfunctie moet lager gedoseerd worden.

Ernstige obstructieve longziekten (astma en COPD) zijn een contra-indicatie voor het gebruik van bèta-blokkers. Ook dit geldt natuurlijk voor alle leeftijden.

Orale antistollingsmiddelen

Vitamine-K-tekort en een verminderde aanmaak van stollingsfactoren vormen redenen om bij bejaarden aanzienlijk lager te doseren.

Bloedingen kunnen ontstaan door het per ongeluk combineren van de orale antistollingsmiddelen met acetylsalicylzuur of met een niet-steroïd anti-inflammatoir middel (NSAID).

Vanaf 65 jaar (eventueel 70 jaar) moet het voorschrijven van onder andere Sintrom® worden afgeraden, vanwege het sterk verhoogde risico van bloedingen ten gevolge van 'brosheid' van de atherosclerotische vaten, vooral als er tegelijkertijd hypertensie bestaat.

Laxeermiddel
De trage stoelgang bij veel ouderen leidt dikwijls tot het chronische gebruik van laxeermiddelen (laxantia), vooral als zelfmedicatie. Dit kan leiden tot uitdroging, laag kaliumgehalte in het bloed (hypokaliëmie) en op den duur beschadiging van het darmslijmvlies.
Daarom moeten eerst maatregelen zoals een vezelrijk dieet en regelmatige lichaamsbeweging worden genomen voordat een laxeermiddel, bijvoorbeeld lactulose (Dupholac®), kan worden voorgeschreven. In laatste instantie pas een krachtig werkend middel, zoals bisacodyl (Dulcolax®).

Orale bloedsuikerverlagende middelen
Geneesmiddelen met een lange halfwaardetijd (Daonil®, Glibenese®, Diamicron®) kunnen nachtelijke aanvallen van een laag glucosegehalte in het bloed (hypoglykemie) veroorzaken met als gevolg blijvend hersenletsel.

Niet-steroïde anti-inflammatoire middelen (NSAID's)
Deze middelen geven op hogere leeftijd vaker complicaties (maagbloedingen, -perforaties). Dit komt ten eerste door het massaal voorschrijven (pijnklachten bij artrose) en ten tweede door de specifieke eigenschappen van de middelen.
NSAID's met een korte halfwaardetijd (bijvoorbeeld diclofenac en ibuprofen) verdienen de voorkeur. Alle NSAID's (behalve Aspirine®) zijn schadelijk voor de nier (nefrotoxisch).

Benzodiazepinen
Veel middelen uit deze groep worden zeer traag uitgescheiden, waardoor cumulatie ontstaat en de werking zich ook over de volgende dag uitstrekt met als gevolg katergevoel, plotseling vallen, verwardheid en dementachtige symptomen. Ouderen hebben twee keer zoveel last van paradoxale bijwerkingen, zoals ongeordend bewegen (ataxie), prikkelbaarheid, nachtmerries en hallucinaties.
Middelen die niet cumuleren en een gemiddelde werkingsduur hebben, zijn oxazepam (Seresta®) en temazepam (Normison®). Men moet de dosis halveren en de behandeling niet oneindig voortzetten. Abrupt staken kan tot ernstige slapeloosheid leiden.

Preventie van ziekenhuisopname ten gevolge van geneesmiddelengebruik bij ouderen

Een deel van de geneesmiddelen die aan ouderen worden voorgeschreven, zijn niet noodzakelijk of blijken ineffectief te zijn. Uit een Brits onderzoek is gebleken dat bij 24% van de oudere patiënten die opgenomen waren in het ziekenhuis, sprake was van contra-indicaties of geneesmiddeleninteracties. Tweederde van deze gevallen was te voorkomen geweest; of door het staken van de therapie, of door een betere keuze van het geneesmiddel.

Enkele preventieve maatregelen:
- bij geriatrische patiënten moet regelmatig de totale lijst van voorgeschreven geneesmiddelen gecontroleerd worden;
- ouderen moet geleerd worden om te gaan met zelfmedicatie;
- geen geneesmiddelen voorschrijven met ernstige bijwerkingen;
- geschikte afleveringsvormen voor ouderen toepassen;
- zelden of nooit combinatiepreparaten gebruiken;
- therapietrouw van de patiënt achterhalen.

6.10 Veelgebruikte geneesmiddelen

6.10.1 PIJNSTILLENDE MIDDELEN (ANALGETICA)

Analgetica worden ingedeeld in verschillende groepen. De *opioïden* en de *niet-opioïden*. Deze laatste groep wordt weer ingedeeld in *prostaglandinesyntheseremmers* en de *overige niet-opioïden*.

6.10.1.1 *Opioïde analgetica*

Opioïde analgetica, ook wel narcotische of centrale analgetica genoemd, oefenen hun werking uit op het centrale zenuwstelsel.

Ruwe opium bestaat uit het gedroogde sap uit de zaaddozen van de papaverplant. Door het inleggen van de plant in alcohol worden farmacologische bestanddelen aan de plant onttrokken. Zo ontstaan verbindingen, zoals morfine (genoemd naar Morfeus, de god van de slaap) en codeïne. Heroïne wordt synthetisch uit morfine gemaakt. Het is sterker analgetisch.

De natuurlijk voorkomende verbindingen en de daarvan afgeleide halfsynthetische stoffen worden opiaten genoemd. Opioïden zijn stoffen die farmacologisch nauw verwant zijn aan de opiaten, maar in chemisch opzicht verschillen.

Opioïde receptoren bevinden zich op zenuwcellen in verschillende hersengebieden en het ruggenmerg. Zij zijn in grote getale aanwezig in zenuwweefsels die betrokken zijn bij de pijnwaarneming in het gedeelte van het zenuwstelsel dat een rol speelt bij de pijnbeleving (limbisch systeem). Zij komen ook voor op andere plaatsen van het lichaam, zoals in de wand van het maag-darmkanaal en de blaas. Hier beïnvloeden zij de beweeglijkheid.

De opioïde receptoren worden fysiologisch gestimuleerd door in het lichaam geproduceerde (endogene) stoffen met eigenschappen die lijken op morfine (enkafalinen, endorfinen). De endorfinen veroorzaken bij proefdieren pijnstilling en ademhalingsdepressie. Bij langdurige toediening ontstaat tolerantie en afhankelijkheid. Bij de mens spelen de endorfinen waarschijnlijk een rol bij de pijnwaarneming, de tolerantie voor de pijn en de emotionele beleving.

Werking en bijwerkingen

De werking van opioïden berust op de binding aan en stimulering van de opioïdreceptoren. Door de stimulering worden de cellen minder prikkelbaar. Ook kan morfine de afgifte van neurotransmitters beïnvloeden. Zo kan morfine leiden tot afgifte van histamine uit de mestcellen. Dit veroorzaakt jeuk en daling van de bloeddruk.

De invloed van morfine veroorzaakt onder andere:

- *analgesie* (pijnstilling) door remming van de pijngewaarwording en vermindering van de pijnbeleving in de hersenen;
- *stemmingsverandering en sufheid*. De stemming van patiënten met pijn verbetert vaak. De patiënt voelt zich minder angstig, ook kan slaperigheid optreden.

  Bij patiënten met en zonder pijn ontstaat vooral bij intraveneuze toediening, dus bij een snelle toename van de concentratie morfine in de hersenen, een verhoogd gevoel van welzijn (euforie). Het verlangen dit gevoel weer te beleven kan leiden tot het ontwikkelen van afhankelijkheid. Bij patiënten die morfine krijgen om de pijn te bestrijden, ontstaat meestal geen psychische afhankelijkheid. Bij hoge doseringen kan wel lichamelijke afhankelijkheid ontstaan. Bij het staken van de behandeling kunnen onthoudingsverschijnselen ontstaan, zoals stoornissen in de circulatie;
- *ademhalingsdepressie, braken en onderdrukken van de hoest*. Bij een hoge dosis morfine wordt het ademcentrum minder gevoelig voor CO_2-stijging in het bloed, daardoor wordt de ademfrequentie drastisch verlaagd.

  Een hoge dosis morfine kan door afgifte van histamine leiden tot vernauwing van de bronchus (bronchoconstrictie). Bij astmapatiënten moet men hier bedacht op zijn. Misselijkheid en braken ontstaat door prikkeling van bepaalde receptoren. Vanuit hier worden de prikkels naar het braakcentrum in het verlengde merg gestuurd. Vaak wordt ter preventie van braken preventief een middel

tegen braken (anti-emeticum) gegeven. Bij regelmatig gebruik verdwijnen misselijkheidsklachten omdat het braakcentrum geremd wordt. Door remming van het hoestcentrum wordt hoesten onderdrukt. De werking van het opiaat codeïne berust daarop;
- *hypothermie en hormonale effecten.* Morfine beïnvloedt het temperatuurregulatiecentrum in de hypothalamus. Hierdoor kan een lichte daling van de temperatuur ontstaan. Door beïnvloeding van hormonale regulatie van de hypothalamus wordt de hypofyse minder gestimuleerd. Hierdoor daalt de afgifte van onder andere ACTH, TSH en de gonadotrope hormonen, waardoor bijvoorbeeld de concentratie testosteron in het bloed kan dalen;
- *hypotensie.* Vaatverwijding ontstaat door verminderde stimulatie van het sympathische zenuwstelsel. Dit kan leiden tot duizeligheid. Vooral bij oudere mensen, waar de sedatie sterker kan zijn, moet men hierop bedacht zijn;
- *pupilvernauwing* (miosis) ontstaat door stimulering van de hersenzenuw die pupilvernauwing veroorzaakt (nervus occulomotorius);
- *obstipatie en urineretentie.* Door stimulering van de zenuwplexus in de wand van de darm veroorzaakt morfine een afname van de beweeglijkheid van het maag-darmkanaal en een toename van spanning van de gladde spieren in de wand en in de sluitspieren (sfincters). Dit leidt door vertraging van de passage door het maag-darmkanaal tot obstipatie. De maagontlediging wordt vertraagd. Door spasmen van de sfincter Oddi is de afvoer van gal en pancreassap belemmerd (bij een galsteenkoliek moet dus geen morfine gegeven worden!). Door de verhoogde tonus in de sluitspier van de anus wordt de obstipatie versterkt. Hierbij geldt ook nog dat door de centrale werking van de opiaten de gevoeligheid voor sensorische stimulatie (defecatiedrang) afgenomen is. Bij langdurig gebruik van opiaten moet dus altijd een laxeermiddel worden voorgeschreven. Het mag niet gebeuren dat een kankerpatiënt die wegens de botmetastasen morfine krijgt fecaal gaat braken.
Dezelfde principes gelden voor de blaas en urinewegen. De beweeglijkheid neemt af, de tonus van de blaassfincter neemt toe en de mictiedrang wordt minder waargenomen. Dit alles leidt tot urineretentie;
- *jeuk.* Door het vrijmaken van histamine uit de mestcellen ontstaan jeuk en soms galbulten (urticaria). Ook kan hierdoor hypotensie ontstaan;
- *tolerantie.* Bij langdurige toediening van morfine ontstaat een selectieve tolerantie. Dat wil zeggen dat tolerantie ontstaat voor de remmende functies (pijn, sedatie), maar niet voor de stimulerende

(pupilvernauwing, obstipatie, urineretentie). Voor de euforie wordt meestal geen tolerantie ontwikkeld. Bij staken van het gebruik bij een patiënt bij wie gewenning is ontstaan, kunnen ontwenningsverschijnselen (abstinentieverschijnselen) ontstaan: gapen, tranenvloed, zweten, onrust, angst, gevolgd door pupilverwijding, braken en diarree, hypertensie, tremoren en spierkrampen.

Indicaties en interacties
Opioïde geneesmiddelen worden intraveneus of subcutaan toegediend bij acute hevige pijn zoals bij ongevallen, bij een hartinfarct, postoperatieve pijn of bij ernstige kortademigheid (dyspneu bij longoedeem ten gevolge van links decompensatio cordis).
Bij hevige chronisch pijn zoals bij kwaadaardige tumoren kunnen de middelen per drank, tablet (eventueel met retard-werking) of per pleister worden toegediend. Ook kan epidurale toediening door een katheter plaatsvinden met een continupomp of door de patiënt zelf gecontroleerd.
De dempende werking van de opioïden op het centrale zenuwstelsel wordt versterkt door andere centraal dempende stoffen zoals alcohol, sedativa en antipsychotica. Antihypertensiva kunnen het bloeddrukverlagend effect versterken.

Opiumwet
De opioïden vallen onder de Opiumwet. Deze wet bevat onder andere bepalingen waaraan recepten voor geneesmiddelen die vallen onder de Opiumwet moeten voldoen.
Enkele eisen zijn: het recept moet met onuitwisbare inkt geschreven zijn en voorzien zijn van de volledige handtekening van de arts. Ook de volledige naam, adres en telefoonnummer van de arts moeten vermeld staan. Op het recept mag slechts één middel worden voorgeschreven. De hoeveelheid van het middel moet in letters geschreven zijn. Ook het toegestane aantal herhalingen dient in letters geschreven zijn. De recepten moeten door de apotheker per arts afzonderlijk worden bewaard, evenals het betreffende medicijn en de afleverdatum. Ook gelden regels voor de omgang met opioïde middelen in het ziekenhuis. Zo moeten op de afdeling de opiaten in een afgesloten aparte kast bewaard worden in combinatie met een boek waarin de ontvangst en de voorraad staan vermeld. Ook de uitgifte van het opioïde middel moet hierin nauwkeurig bijgehouden worden.

Enkele opioïde medicijnen
- Morfine is hiervan het bekendste voorbeeld en wordt als analgeti-

cum nog veel toegepast. MS Contin® is een retard morfinepreparaat.
- Codeïne is een matig analgeticum. Het wordt vaak in combinatie met paracetamol of acetylsalicylzuur voorgeschreven. Het wordt tevens voorgeschreven om de hoestprikkel te onderdrukken. Codeïne valt niet onder de Opiumwet.
- Tramadol (Tramal®) heeft een analgetische werking die bijna even groot is als codeïne, maar de bijwerkingen zoals obstipatie en sedatie zijn minder. Bij een therapeutische dosis bestaat er nauwelijks effect op de ademhaling. Bijwerkingen zijn vooral misselijkheid (in het begin) en duizeligheid.
- Pethidine is minder krachtig dan morfine en geeft ook minder bijwerkingen (sedatie, obstipatie, urineretentie). Het wordt wel toegepast als injectie bij acute hevige pijn.
- Methadon (Symoron®) heeft een iets minder sterke werking als morfine, maar door de langere halfwaardetijd houdt de werking langer aan. Het wordt toegepast bij hevige pijn en als hulp- en vervangingsmiddel bij ontwenning van opioïden.
- Piritramide (Dipidolor®) heeft een sterk analgetische werking. Het wordt wel toegepast bij hevige pijn voor, rond of na een operatie.
- Fentanyl (Durogesic®) heeft een twintigmaal sterkere werking dan morfine. Het wordt wel gebruikt bij postoperatieve pijnbestrijding en pijn ten gevolge van een hartinfarct. Ook wordt het in de vorm van pleisters gebruikt bij langdurige pijn.
- Pentazocine (Fortral®). De analgetische werking is bij maximale dosis minder dan bij morfine, maar er treden meer bijwerkingen op. Bij hoge doseringen kunnen hallucinaties en angst ontstaan.
- Naloxon (Narcan®) is een opioïdeantagonist en wordt toegepast bij overdosering van opioïde-agonisten (zoals heroïne).

6.10.1.2 Niet-opioïde analgetica

Deze werden vroeger ook wel perifere analgetica genoemd. Ze worden gebruikt bij verschillende soorten aandoeningen waarbij pijn ontstaat, bijvoorbeeld hoofdpijn, menstruatiepijn, kiespijn, spierpijn et cetera.

Prostaglandinesyntheseremmers

Prostaglandinesyntheseremmers worden ook wel niet-steroïde anti-inflammatoire middelen (NSAID's) genoemd. Dat wil zeggen ontstekingsremmende medicijnen, maar geen (cortico)steroïden. Ze hebben meestal zowel een direct *pijnstillend effect* (analgetisch) als een *ontstekingsremmend effect* (antiflogistisch, anti-inflammatoir). Als de ontsteking geremd wordt zal hierdoor indirect ook de pijn afnemen. Tevens hebben deze middelen *een koortsverlagend* (antipyretisch) effect. Ze werken bij lichte tot matige pijn en worden voorgeschreven bij onder andere reumatische aandoeningen.

Bij weefselbeschadiging komt arachidonzuur vrij. Cyclo-oxygenase (COX) is het enzym dat arachidonzuur omzet in prostaglandine H2. Dit wordt door andere enzymen omgezet in verschillende prostaglandines, prostacycline en tromboxaan. Prostaglandineremmers zijn medicijnen die het enzym cyclo-oxygenase (COX) remmen. Zo wordt de aanmaak van prostaglandine geremd.
Prostaglandine werd voor het eerst geïsoleerd uit prostaatvocht (vandaar de naam). Buiten de prostaat worden prostaglandines in grote hoeveelheden aangemaakt als reactie op ontstoken of beschadigd weefsel. Prostaglandines bevorderen de ontstekingsreactie, wekken weeën op, stimuleren de urineproductie en beschermen de maagwand door onder andere het bevorderen van de slijmproductie en remming van de maagzuurproductie. Prostacycline werkt vaatverwijdend en remt de trombocytenaggregatie (hechting van trombocyten aan elkaar), tromboxaan bevordert de aggregatie.

De werking van prostaglandines bij een *ontstekingsreactie* is als volgt. Door lokale vaatverwijding en verhoogde doorlaatbaarheid van de vaatwand ontstaat oedeem. De uiteinden van sensibele zenuwen worden door prostaglandine gevoeliger gemaakt voor *pijnprikkels*. De prostaglandines komen in de grote circulatie terecht en activeren het temperatuurregulatiecentrum in de hypothalamus waardoor *koorts* ontstaat. Ook stimuleren de prostaglandines processen waardoor kraakbeen- en botbeschadiging kan ontstaan.
Dus door de vorming van prostaglandines te remmen wordt de *ontsteking geremd*, de *pijn verminderd* en de *koorts verlaagd*.

Er zijn verschillende enzymen cyclo-oxygenase (COX). COX-1 wordt in de meeste weefsels gevormd, maar voornamelijk in de bloedplaatjes (trombocyten), maag en nier. COX-2 is verantwoordelijk voor de aanmaak van prostaglandines in een ontsteking.
Prostaglandinesyntheseremmers oefenen hun ontstekingsremmend, pijnstillend en koortsverlagend effect uit door remming van COX-2. De bijwerkingen, zoals maagklachten, ontstaan door remming van COX-1.
De mate van pijnstilling, ontstekingsremming en koortsverlaging verschilt per prostaglandineremmer. Ze worden op basis van hun

chemische structuur onderverdeeld in verschillende groepen zoals de salicylaten, overige niet-selectieve COX-remmers en de selectieve COX-2 remmers.

Salicylaten
Salicylaten zoals acetylsalicylzuur (Aspirine®) en carbasalaatcalcium (Ascal®) hebben behalve de drie genoemde effecten (pijnstillend, ontstekingsremmend en koortsverlagend) ook nog een effect op de bloedstelping. Ze remmen het aankleven van de bloedplaatjes aan elkaar; ze remmen de trombocytenaggregatie door vermindering van de aanmaak van tromboxaan. Bij relatief lage dosering zijn zij al pijnstillend. Voor het ontstekingsremmende effect is een hogere dosis nodig.

Doordat de productie van prostaglandine in de maag ook geremd wordt, kunnen maagklachten ontstaan. In combinatie met alcohol kan dit leiden tot ernstige aantasting van het maagslijmvlies.

Methoden om maagklachten te verminderen zijn:
- innemen met voedsel of melk;
- de oplosbaarheid vergroten (Aspro Bruis®, Alka-Seltzer®, Ascal®-poeder);
- enteric-coatedtabletten, zodat de werkzame stof pas in de darm vrijkomt (Rhonal®, Acenterine®).

Acetylsalicylzuur kan allergische reacties veroorzaken zoals huiduitslag (exantheem), oedeemvorming en een verlaging van het aantal trombocyten in het bloed (trombocytopenie). Bij mensen die daar aanleg voor hebben, kan een astma-aanval worden opgewekt. Langdurig gebruik van hoge doses kan salicylisme veroorzaken met hoofdpijn, oorsuizen, duizeligheid en misselijkheid.

Acetylsalicylzuur mag niet worden gegeven aan patiënten die een verhoogde bloedingsneiging hebben en/of ook orale antistollingsmiddelen (bijvoorbeeld Sintrom®) gebruiken. Als een patiënt spontaan blauwe plekken krijgt of inwendige bloedingen heeft, kan acetylsalicylzuur fataal zijn, omdat het dagenlang de trombocytenaggregatie remt. Hoge dosering salicylaten kan leiden tot gehoorstoornissen.

Bij kinderen met waterpokken, griep of andere virale infecties kan in combinatie met acetylsalicylzuur het syndroom van Reye ontstaan: een acute hersen- en leverontsteking met hoge sterftekans.

Acetylsalicylzuur mag niet aan het einde van de zwangerschap genomen worden wegens de kans op weeënzwakte en het verhoogde bloedingsrisico.

De overige niet-selectieve COX-remmers behoren tot verschillende chemische groepen. Enkele voorbeelden zijn: ibuprofen (Brufen®),

naproxen (Femex®, Naprocyne®), diclofenac (Voltaren®), indomethacine (Indocid®) en piroxicam (Feldene®). Zij zijn relatief zwak pijnstillend. Ze hebben een ontstekingsremmend effect en worden primair gebruikt bij reumatische aandoeningen en luxaties (ontwrichting).
Diclofenac, indomethacine, piroxicam en naproxen zijn werkzaam bij een acute jichtaanval. Diclofenac is ook sterk werkzaam bij nier-, galblaas- en darmkolieken.
Pijnlijke menstruatie (dysmenorroe) gaat gepaard met een verhoogde aanmaak van prostaglandinen wat leidt tot heftige contracties van de baarmoeder. Naproxen kan de pijn verlichten door remming van de prostaglandine-aanmaak.
Tijdens de zwangerschap wordt de ductus Botalli van de foetus onder andere opengehouden door prostaglandinen. Bij een open ductus Botalli na de geboorte wordt soms sluiting bevorderd door het geven van indomethacine.

De bijwerkingen zijn vooral maag-darmklachten, zoals zweren(ulcera) en bloedingen. De kans op bijwerkingen is onder andere groter bij oudere mensen, in geval van reeds bestaande maagklachten en bij het gebruik van orale corticosteroïden. Een patiënt kan bij het ene middel meer last van bijwerkingen hebben dan bij het andere.
Bij een verhoogd risico op maag-darmcomplicaties wordt vaak preventief een maagbeschermend middel voorgeschreven, zoals het prostaglandine misoprostol (Cytotec®) of de maagzuurremmer omeprazol (Losec®).
Prostaglandinen spelen een rol bij de vocht- en electrolytenbalans. Bij patiënten met een nierfunctiestoornis, maar ook bij anderen kunnen prostaglandineremmers leiden tot verminderde doorbloeding van de nier, vochtretentie en nierinsufficiëntie, vooral als de prostaglandinen in combinatie met diuretica worden genomen.

Er zijn specifieke COX-2 remmers ontwikkeld, zoals celecobix (Celebrex®) en parecobix (Dynastat®). Zij zouden minder maag-darmbijwerkingen geven. Onderzoek heeft aangetoond dat chronisch gebruik van rofecobix een verhoogd risico op een hartinfarct geeft. Het is daarom ook uit de handel genomen. Onderzocht wordt of dit ook geldt voor de andere selectieve COX-2 remmers.

Overige niet-opioïde analgetica
Paracetamol (Hedex®, Panadol®, Finimal®) is een matige pijnstiller. Het werkt waarschijnlijk op centraal niveau, mogelijk door remming

van de prostaglandine-aanmaak in het centrale zenuwstelsel. Het is tevens sterk koortsverlagend, maar niet ontstekingsremmend. Paracetamol beïnvloedt de bloedstolling niet en heeft geen bijwerkingen op het maag-darmkanaal. Overgevoeligheidsreacties kunnen voorkomen met roodheid, galbulten en, na langdurig gebruik, ernstige vermindering van de granulocyten in het bloed (agranulocytose).
Paracetamol 500 mg kan vier tot zes keer per dag worden voorgeschreven. Chronisch gebruik met hoge dosering (3-4 gram per dag) kan nier- en leverbeschadiging veroorzaken. Bij een eenmalige dosering van 10 gram of meer kan er een onomkeerbare levercelnecrose optreden (suïcidepogingen). Bij overdosering kan na maagspoeling, N-acetyl-cysteïne als tegengif (antidotum) gegeven worden.
Chronische inname van grote hoeveelheden alcohol versterkt de giftige effecten van paracetamol. Hierdoor kunnen de gebruikelijke doseringen leiden tot leverfalen.
De sterfte van door paracetamol veroorzaakte leverbeschadiging bij chronisch alcoholgebruik bedraagt 20%. Aan mensen die meer dan zestig gram alcohol (ongeveer vier tot zes eenheden) per dag gebruiken, moet men aanraden hiernaast niet meer dan twee gram paracetamol per dag te nemen.

6.10.1.3 *Co-analgetica*
Met behulp van bepaalde medicijnen, die op zich geen farmacologische pijnstillers zijn, kan de pijnbeleving worden beïnvloed. Ook kan het pijnstillend effect van analgetica worden versterkt. Daarom worden deze medicijnen ook wel co-analgetica genoemd.
Voorbeelden van co-analgetica zijn slaapmiddelen en kalmerende middelen met angstverminderende werking (anxiolytica), zoals diazepam (Valium®) en antidepressiva.

Principes bij de behandeling van pijn
Wanneer het enigszins mogelijk is moet de oorzaak van de pijn weggenomen worden. Dit kan op velerlei manieren, waaronder operatief. Voor de medicamenteuze behandeling geldt een aantal principes:
- bij de eerste toediening moet hoog genoeg gedoseerd worden. Op deze wijze wordt de therapeutische effectieve concentratie sneller bereikt;
- pas bij onvoldoende werking overgaan op de volgende stap;
- medicatie op vaste tijden, die zijn afgestemd op de momenten waarop de pijn het hevigst is;
- medicatie ook 's nacht of indien mogelijk een dubbele dosis voor de nacht;

– bijwerkingen preventief behandelen zoals laxantia bij opioïdegebruik.

6.10.2 ANTIBIOTICA

Antibiotica zijn geneesmiddelen die worden voorgeschreven om een bacteriële infectie te bestrijden. Ze kunnen op een synthetische (kunstmatig op chemische) manier worden bereid of van natuurlijke oorsprong zijn. De eerste antibacteriële geneesmiddelen waren synthetische verbindingen. Deze werden chemotherapeutica genoemd. Van oorsprong zijn antibiotica middelen van natuurlijke oorsprong. Het zijn stoffen die gevormd worden door micro-organismen, die groei of stofwisseling van andere micro-organismen verstoren of remmen. Tegenwoordig spreekt men van antimicrobiële geneesmiddelen omdat het onderscheid tussen de chemotherapeutica en de natuurlijke antibiotica de laatste tientallen jaren verdwenen is. Ze worden zowel synthetisch als organisch bereid.

Bacteriostatische geneesmiddelen zijn stoffen die de groei van een bacterie remmen. De vermenigvuldiging van de bacterie wordt tegengegaan, maar het oorspronkelijke aantal micro-organismen blijft bestaan en moet door de mens zelf onschadelijk gemaakt worden. Bactericide middelen zijn in staat de bacterie te doden.

Afhankelijk van het feit of het antimicrobiële middel weinig of juist heel veel verschillende soorten bacteriën kan beïnvloeden, spreekt men van *smalspectrum antibiotica*, dat wil zeggen antibiotica werkzaam tegen een gering aantal bacteriën (bijvoorbeeld alleen grampositieve of gramnegatieve bacteriën), en *breedspectrum antibiotica*, antibiotica die werkzaam zijn tegen het merendeel van de grampositieve en gramnegatieve bacteriën.

Wanneer een bacterie niet gevoelig is voor het antibioticum is sprake van *resistentie*. Indien dit ook geldt voor andere middelen uit dezelfde groep spreekt men van *kruisresistentie*. Wanneer een patiënt allergisch reageert op verwante groepen geneesmiddelen spreekt men van *kruisovergevoeligheid*.

6.10.2.1 Resistentie-ontwikkeling

In bijna elke bacteriepopulatie zijn eenlingen aanwezig, die van nature resistent zijn. Bij de behandeling met antibiotica blijven deze ongevoelige soorten over (selectie). Men spreekt van *natuurlijke of primaire resistentie*.

Een bacterie kan ook resistente eigenschappen ontwikkelen (*verworven resistentie*). Door een toevallige verandering in het erfelijke materiaal (mutatie) ontstaat een ongevoelige bacterie. De andere bacteriën worden door het geneesmiddel wel onschadelijk gemaakt, maar de ongevoelige bacteriën blijven zich vermenigvuldigen. Dit kan berusten op verandering van de doorgankelijkheid (permeabiliteit) van de membraan voor de werkzame stof. Antimicrobiële middelen dringen in het algemeen de bacterie binnen via zogenaamde poriën. Dit zijn eiwitstructuren waarvan de samenstelling erfelijk (genetisch) bepaald is. Bij verandering in de erfelijke code kan de structuur van de poriën veranderen, waardoor de doorgankelijkheid voor bepaalde stoffen kan veranderen. Als meerdere stoffen één porie gebruiken ontstaat resistentie tegen meerdere middelen.

Plasmiden met enzymatische interacties
Een bijzondere vorm van resistentie ontstaat door plasmiden. Een plasmide is een stukje erfelijk materiaal dat zich buiten de kern bevindt van sommige eencellige organismen. Met dit stukje erfelijk materiaal kan erfelijke informatie tussen bacteriën onderling en zelfs tussen verschillende soorten bacteriën worden uitgewisseld. Via plasmiden kunnen onder andere eigenschappen die zorgen voor resistentie tegen antimicrobiële middelen worden doorgegeven. Zo is waarschijnlijk de meticilline-resistente *Staphylococcus aureus* (MRSA) ontstaan. Het plasmide dat dit bewerkstelligd heeft is mogelijk afkomstig uit enterokokken, die van nature resistent zijn tegen meticilline. Bacteriën kunnen zich tegen antibiotica beschermen door productie van specifieke enzymen die antibiotica actief afbreken of onwerkzaam maken. De bekendste enzymen zijn de β-lactamasen die penicilline (penicillinase) en cefalosporinen afbreken, maar ook zijn andere enzymen bekend die sommige andere antibiotica kunnen afbreken.
De mogelijkheid tot productie van de enzymen kan op het chromosoom gecodeerd staan, maar ook op kleine stukjes DNA (transposonen), die zich niet alleen kunnen verplaatsen op het chromosoom zelf, maar ook kunnen overspringen naar plasmiden van andere bacteriën en zo de verspreiding van resistentie bevorderen.

Breed gebruik van antimicrobiële middelen leidt in het algemeen tot resistentie. Uit onderzoek in Europa is gebleken dat op de afdeling intensive-care 60% van de *Staphylococcus aureus* resistent is tegen meticilline (in Frankrijk en Italië 80%; in Nederland 20%). Steeds meer varkens en ook een aantal varkenshouders dragen de MRSA-bacterie bij zich. Volgens de Voedsel en Waren Autoriteit (VWA) en het Rijksinstituut voor Volksgezondheid en Milieu (RIVM) heeft de bacterie de afgelopen jaren langzaam maar zeker 'vrij massaal' de Nederlandse varkensstapel besmet (maart 2006). Toevoegen van antimicrobiële middelen in veevoer heeft waarschijnlijk gezorgd voor resistentie tegen bepaalde antibiotica. Langdurig gebruik van deze middelen (onderhoudsdosering) en onnodig breedspectrumgebruik dragen bij tot vorming van resistentie.

In de Verenigde Staten is het gebruik van antimicrobiële middelen in de periode 1980-1992 verdubbeld. Zelfs bij verkoudheidsziekten (door virussen veroorzaakt) werd in 60% van de gevallen een antibioticum voorgeschreven.

Maatregelen ter voorkoming van resistentie zijn:
- alleen antibiotica gebruiken indien noodzakelijk;
- antibiotica geven op geleide van kweek;
- zo gericht (zo smal) mogelijk antibiotica geven;
- de kuur afmaken;
- combinatietherapie geven (bijvoorbeeld bij tbc);
- reserve-antibiotica behouden voor specifieke situaties (als laatste redmiddel);
- antibiotische profylaxe kort voor of tijdens een ingreep starten.

6.10.2.2 Werking van antibiotica

Antibioticamiddelen kunnen de opbouw (synthese) van de celwand verstoren tijdens de celdeling. De celwand beschermt de bacterie tegen schadelijke invloeden van buiten. Door de celwandsynthese te remmen worden gaten geslagen in de celwand, waardoor de inhoud verloren gaat. Celwand-syntheseremmers zijn dus bactericide. Penicilline is hier een voorbeeld van.

Sommige antibacteriële middelen verhinderen de aanmaak van bepaalde bouwstoffen (zoals foliumzuur) die nodig zijn voor de celgroei en celdeling. Sulfonamiden zijn een voorbeeld van antibacteriële geneesmiddelen die de aanmaak van foliumzuur remmen. Zij zijn bacteriostatisch omdat de celvermenigvuldiging geremd wordt. De mens maakt zelf geen foliumzuur aan, maar moet het met de voeding opnemen. Daarom beïnvloeden sulfonamiden wel de groei van bacteriën, maar niet de deling van de menselijk cellen.

Andere geneesmiddelen remmen de bacteriële eiwitsynthese. Er zijn verschillende stappen te onderscheiden in de eiwitsynthese van de bacterie. De afzonderlijke stappen zijn te remmen met antimicrobiële middelen van verschillende groepen. Hier vallen bijvoorbeeld de tetracyclinen en aminoglycosiden onder. Deze laatste groep remt de DNA-aanmaak van de bacterie door remming van bepaalde enzymen. Synthese van DNA is een voorwaarde voor de celdeling.

De werking van antimicrobiële middelen is afhankelijk van de mate en de snelheid waarmee de micro-organismen zich delen.

De gonokok (veroorzaker van de geslachtsziekte gonorroe/ druiper) is sneldelend (ongeveer iedere twintig minuten); een eenmalige dosis is voldoende om alle micro-organismen te doden. De verwekker van de geslachtsziekte syfilis (lues), de *Treponema pallidum* deelt zich iedere zesendertig uur. Hier moet de behandeling veel langer worden doorgezet.

Antibiotica werken het beste in goed doorbloede organen en zijn minder werkzaam in een cyste of een abces. Bij een steenpuist (furunkel) is het dan ook beter chirurgisch in te grijpen.

Algemene bijwerkingen

Overgevoeligheidsreacties zijn meestal niet afhankelijk van de dosis. Vaak bestaat er kruisovergevoeligheid, dat wil zeggen dat er ook overgevoeligheid voor chemisch verwante stoffen bestaat. Herhaalde toediening kan leiden tot anafylactische shock. Door lokale toediening kan men overgevoelig worden (sensibiliseren), daarom moeten antibiotica zoveel mogelijk geweerd worden uit zalven. De eerste allergische reactie bestaat meestal uit huiduitslag (exantheem) en koorts. Als een patiënt nog een keer hetzelfde middel krijgt toegediend, kunnen ernstiger reacties optreden (anafylactische shock).

Diarree kan ontstaan als het bacteriële evenwicht in de darm wordt verstoord. Vooral breedspectrumantibiotica veroorzaken vaak diarree. Bij langdurige en grootschalige toediening kan een tekort aan vitamines (avitaminosen) ontstaan doordat de darmbacteriën die betrokken zijn bij de aanmaak van vitamine K en B vernietigd worden.

Toepassing van vooral breedspectrumantibiotica stelt ongevoelige micro-organismen in staat ongebreideld te groeien, zodat bijvoorbeeld schimmel (candida) in mond en vagina kan ontstaan.

6.10.3 PENICILLINEN

De penicillinen kunnen worden onderverdeeld in penicillinen met een smalspectrum, penicillinen met een breedspectrum en middelen die bestand zijn tegen β-lactamase (penicillase, het enzym dat penicilline afbreekt).

Smalspectrum penicillinen zijn vooral werkzaam tegen grampositieve kokken (streptokokken, pneumokokken en sommige stafylokokken) en gramnegatieve kokken, zoals gonokokken en meningokokken. Benzylpenicilline/penicilline G is een smalspectrum en bactericide antibioticum. Het is niet maagzuurbestendig, omdat door het maagzuur het antibioticum onwerkzaam wordt; het moet daarom worden

geïnjecteerd. Penicilline kan ook door enzymen (β-lactamase/penicillase) worden afgebroken. Stafylokokken die penicillase produceren zijn dus resistent geworden. Penicilline G heeft een korte halfwaardetijd, daarom moet het vier tot zes keer daags gegeven worden. Procaïne-benzathinebenzylpenicilline (Penidural®) is een depotpreparaat dat eenmaal per maand toegediend kan worden. Depotpreparaten worden gebruikt bij syfilis en als profylaxe bij patiënten die acuut reuma hebben gehad.
Fenticilline (Broxil®) en fenoxymethylpenicilline (Acipen®) zijn maagzuurbestendig en kunnen dus oraal worden gebruikt. De resorptie hangt af van de vullingtoestand van de maag. Men moet het middel een half uur voor de maaltijd of twee uur na de maaltijd nemen (op een nuchtere maag).
Voorbeelden van penicillinen die bestand zijn tegen β-lactamase (penicillase) zijn Cloxacilline (Orbenin®) en Flucloxacilline (Floxapen®, Stafoxil®). Zij zijn vooral bij penicillasevormende stafylok-infecties, zoals bij osteomyelitis, van belang.
Breedspectrumpenicillinen zijn Ampicilline (Amfipen®) en Amoxicilline (Clamoxyl®, Flemoxin®). Zij zijn niet bestand tegen penicillase. Ampicilline wordt slecht geresorbeerd en beschadigt daardoor de darmbacteriën met als gevolg diarree. Door amoxicilline te combineren met clavulaanzuur (Augmentin®) is dit middel wel werkzaam tegen penicillasevormende bacteriën.

Bijwerkingen
Allergische reacties komen veel voor; het minst na orale toediening. Er worden twee typen reacties onderscheiden: de *onmiddellijke reactie* treedt een half uur na toediening op met jeuk en galbulten (urticaria), maar ook kunnen astma, hypotensie en een anafylactische shock ontstaan. De *uitgestelde reactie* met jeuk en huiduitslag ziet men vooral bij lokale toediening op de huid.
Door penicilline op de huid toe te dienen kan men sensibiliseren. Wanneer men overgevoelig is voor een specifiek penicilline is men ook overgevoelig voor de andere antibiotica uit deze groep (kruisovergevoeligheid).
De intramusculaire injecties zijn pijnlijk. Na intramusculaire injectie kunnen ontstekingen op de plaats van de injectie en spiernecrose ontstaan. Bij een intraveneuze injectie kan een ontsteking van de wand van een vene met trombusvorming (tromboflebitis) ontstaan. De injectie moet kort voor gebruik klaargemaakt te worden, omdat het in opgeloste vorm sneller ontleedt en nog sneller bij toename van de temperatuur.

6.10.4 CEFALOSPORINEN

De cefalosporinen zijn chemisch nauw verwant aan de penicillinen. Zij zijn eveneens afkomstig van schimmels en hebben een breedspectrum en bactericide werking. Cefalosporinen zijn zowel werkzaam tegen grampositieve als gramnegatieve bacteriën. Door verandering van de chemische structuur zijn nieuwe cefalosporinen ontwikkeld die bestand zijn tegen β-lactamase.

Voorbeelden van β-lactamase-ongevoelige cefalosporinen zijn cefuroximaxetil (Zinnat®) voor oraal gebruik, en cefotaxim (Claforan®) en ceftazidim (Fortum®) voor parenteraal gebruik.

Oraal moeten cefalosporinen bij voorkeur op een nuchtere maag worden ingenomen, omdat voedsel de resorptie vertraagt. Intramusculaire injecties zijn erg pijnlijk.

Cefalosporinen moeten beschouwd worden als reserve-antibioticum.

Bijwerkingen

De overgevoeligheidsreacties zijn hetzelfde als bij penicilline, maar komen minder vaak voor. In 10% van de gevallen bestaat er een kruisovergevoeligheid met penicilline.

Als bijwerking kunnen schimmelinfectie (zoals candida) voorkomen. Sommige cefalosporinen zijn bij hoge dosering schadelijk voor de nier (nefrotoxisch). Bij een gestoorde nierfunctie moet de dosering daarom worden aangepast.

6.10.5 AMINOGLYCOSIDEN

De aminoglycosiden hebben een breedspectrum en bactericide werking. Zij zijn afkomstig van schimmelsoorten (streptomyces) en halfsynthetische afgeleiden hiervan. De toepassing is voornamelijk parenteraal omdat de absorptie bij orale inname gering is. Ze kunnen bijvoorbeeld lokaal toegepast worden in oog-, oordruppels en zalven. Gentamycine wordt ook in kralen (Septopal®) of sponzen (Garacol®) verwerkt voor implantatie in botweefsel bij ontstekingen van het beenmerg (osteomyelitis). Ook de tuberkelbacil, die verantwoordelijk is voor het ontstaan van tbc is vaak gevoelig voor streptomycine.

In het algemeen worden aminoglycosiden voorgeschreven bij ernstige infecties, vaak in combinatie met penicilline of cefalosporine. Na intensief gebruik kan resistentie ontstaan, meestal doordat de bacteriën enzymen produceren, die het antibioticum afbreken. Via plasmiden kan deze informatie overgebracht worden op andere bacteriën.

Bijwerkingen

Wanneer aminoglycosiden langer dan enkele dagen worden gebruikt, vindt stapeling plaats in het nierweefsel en het gehoor- en evenwichtsorgaan. De middelen zijn daarom nefrotoxisch en ototoxisch (irreversibele doofheid en duizeligheid). Ook kunnen zij het zenuwweefsel beschadigen (neurotoxische werking).

6.10.6 CHLOORAMFENICOL

Chlooramfenicol heeft een bacteriostatische en breedspectrumwerking. Door de ernstige bijwerkingen wordt het middel echter beperkt toegepast.

Bijwerkingen
Chlooramfemicol (Globenicol®) heeft een grote toxische werking op het beenmerg. Het remt de opname van ijzerionen in het beenmerg waardoor anemie ontstaat. Tevens ontstaat een tekort aan witte bloedlichaampjes (leucopenie) en bloedplaatjes (trombopenie). Soms treedt een onmkeerbare beenmergbeschadiging op. Dit kan niet alleen ontstaan bij oraal gebruik, maar ook wanneer het toegepast wordt in oogzalven, omdat resorptie kan optreden. Ander bijwerkingen zijn onder andere maag-darmstoornissen, hoofdpijn, depressie, delier en bij gebruik in het oor gehoorverlies.
Bij zuigelingen kan chlooramfenicol leiden tot het gray-syndroom met een grauwe huidskleur, opgezette buik, braken, daling van de lichaamstemperatuur, ademhalingsstoornissen en shock. Het wordt veroorzaakt door een onvoldoende afbraak in de lever en uitscheiding in de nier.

6.10.7 TETRACYCLINEN

Tetracyclinen zijn breedspectrum en bacteriostatisch. Tetracyclinen, met name doxycyline (Vibra-S®) worden vaak toegepast bij infecties van de luchtwegen en longen, maar ook bij bijzondere infecties zoals gonorroe (druiper), de ziekte van Lyme (ziekte veroorzaakt door een met een bepaalde bacterie besmette teek), psittacosis (papegaaienziekte) en legionellapneumonie (veteranenziekte). Ook bij ernstige geïnfecteerde jeugdpuistjes (acne) wordt het middel voorgeschreven.

Bijwerkingen
Door de prikkelende werking op het maag-darmslijmvlies en beschadiging van de natuurlijke darmflora met overgroei van andere micro-organismen zoals candidaschimmels, komen maag-darmstoornissen zoals misselijkheid, braken, buikpijn en diarree vaak voor, evenals infecties met candida in slijmvliezen van mond, keel, vagina en/of anus.

Gelijktijdige inname van metaalionen (Ca/Mg/Al/Fe) leidt tot het ontstaan van onoplosbare complexen in de darm, waardoor de medicijnen niet geresorbeerd worden, maar uitgescheiden. Dat betekent dat, wanneer tetracycline samen met bijvoorbeeld een ijzertablet wordt ingenomen, er een verbinding tussen die twee ontstaat waardoor ze niet worden geresorbeerd maar met de ontlasting worden uitgescheiden.

Tetracyclinen vormen een verbinding met calcium en worden in het groeiende bot en gebit opgenomen. Door opname in het groeiende botweefsel bij de foetus of bij kinderen kan groeivertraging optreden. Dit is omkeerbaar; dat wil zeggen bij staken van de behandeling wordt de botopbouw ingehaald. Door opname in de ontwikkelende tanden en kiezen (zowel in het melk- als blijvende gebit) ontstaat een gele verkleuring, die kan overgaan in een blijvende (irreversibele) geel/grijsbruine verkleuring. Daarom mogen tetracyclinen niet vanaf de derde zwangerschapsmaand tot aan het achtste levensjaar van het kind worden voorgeschreven.

Bij orale inname moeten de tetracyclinen staand of zittend met voldoende water worden ingenomen, omdat zij kunnen blijven steken in de slokdarm en daar tot beschadiging kunnen leiden. Andere bijwerkingen zijn verhoogde lichtgevoeligheid van de huid bij blootstelling aan zonlicht (fotosensibiliteit) en nier- en leveraandoeningen, vooral bij intraveneus gebruik (Vibramycin®).

6.10.8 MACROLIDEN

Macroliden werken vooral bacteriostatisch (in hoge dosis bactericide) en hoofdzakelijk tegen grampositieve micro-organismen. Ze worden vooral voorgeschreven bij penicillineresistentie en penicilline-overgevoeligheid.

Langdurig gebruik leidt tot resistentie. Voorbeelden zijn erythromycine (bij orale preparaten van een maagzuurbestendig laagje voorzien), azitromycine (Zithromax®) en claritromycine (Klacid®).

Bijwerkingen

Erythromicine veroorzaakt remming van bepaalde enzymen in de lever waardoor de afbraak van verschillende geneesmiddelen, zoals orale stollingsmiddelen en sommige benzodiazepinen, wordt vertraagd.

Bij gebruik van erythromycine komt door verhoging van de maagdarmbeweeglijkheid (mobiliteit) soms diarree met misselijkheid, braken, buikpijn en winderigheid voor. Bij een verminderde nierfunctie kan bij een hoge dosis een reversibele gehoorsvermindering ontstaan.

6.10.9 RIFAMYCINEN

Rifamycinen zijn bactericide, smalspectrum. Bij herhaald gebruik ontstaat resistentie. Rifampicine (Rifadin®) wordt vooral voorgeschreven bij tuberculose en lepra, de andere rifamycinen worden zelden toegepast.

Bijwerkingen
Rifamycine is rood van kleur en veroorzaakt een rode verkleuring van huid en slijmvliezen. Het veroorzaakt een rode verkleuring van urine, zweet, speeksel, traanvocht, sputum en moedermelk. Alhoewel dit op zich een onschuldig verschijnsel is, kan rifampicine echter wel een blijvende verkleuring van zachte contactlenzen en kleding geven. Ook kunnen maag-darmstoornissen, zoals maagpijn, misselijkheid, braken en diarree, jeuk en huiduitslag voorkomen.
Rifamycine veroorzaakt een verhoogde productie van enzymen (enzyminductie) in de lever, waardoor andere geneesmiddelen sneller worden afgebroken, bijvoorbeeld de sub.50-anticonceptiepil, orale antistollingsmiddelen, bètablokkers, en calciumantagonisten. De werking van deze medicijnen wordt dus minder.

6.10.10 CHINOLONEN

Chinolonen hebben een bactericide effect. De nieuwere preparaten (fluorochinolonen) hebben een breed werkingsspectrum. Hiertoe behoren norfloxacine (Noroxin®), voorgeschreven bij hardnekkige urineweginfecties en ciprofloxacine (Ciproxin®). De laatste wordt onder andere gebruikt bij ernstige luchtweginfecties en beenmergontsteking (osteomyelitis).

Bijwerkingen
Bijwerkingen zijn onder meer maag-darmstoornissen zoals misselijkheid, braken en diarree en neurologische klachten zoals hoofdpijn, duizeligheid, slaapstoornissen, verwardheid, stoornissen in het gezichtsvermogen en stuipen (convulsies). Ook kunnen allergische huidreacties voorkomen. Voorzichtigheid is daarom geboden bij patiënten met epilepsie.

6.10.11 SULFONAMIDEN

De sulfonamiden waren de eerste antimicrobiële synthetische middelen (chemotherapeutica). Zij werken breedspectrum en bacteriostatisch.
De sulfonamiden verstoren de foliumzuursynthese van bacteriën en protozoa. Resistentievorming kan op verschillende manieren ontstaan

bijvoorbeeld als gevolg van afbraak van het middel door micro-organismen. Om resistentievorming te voorkomen moet het middel niet te lang, maar wel in voldoende dosering toegediend worden. Ook wordt aangeraden combinatietherapie toe te passen.

Co-trimoxazol (Bactrimel®) is een combinatie tussen trimethoprim en sulfamethoxazol. Beide middelen versterken onderling de werking, zodat een bactericide werking ontstaat. Bovendien treedt resistentie niet snel op. Het wordt voorgeschreven bij onder andere luchtweginfecties en urineweginfecties.

Bijwerkingen
Maag-darmstoornissen komen veel voor, evenals overgevoeligheidsreacties zoals galbulten, jeuk, koorts en gevoeligheid voor licht (fotosensibiliteit). Door de grote kans op ontstaan van overgevoeligheid (sensibilisatie) moeten sulfonamiden niet op de huid worden aangebracht.

Bij een hoge dosis kan ook de foliumzuurstofwisseling van de patiënt zelf verstoord raken met anemie als gevolg. Door het effect op de foliumzuurhuishouding moet het middel niet in de zwangerschap en het eerste half jaar na de geboorte worden voorgeschreven. Ook kan een tekort aan witte bloedlichaampjes (leucopenie) en bloedplaatjes (trombopenie) optreden en bij hoge dosering nierfunctiestoornis.

6.10.12 TUBERCULOSTATICA

Tuberculose wordt veroorzaakt door de bacterie *Mycobacterium tuberculosis*. Besmetting wordt meestal via de lucht overgebracht (aerogeen) door geïnfecteerde druppels die verspreid worden tijdens het hoesten door een patiënt met open tuberculose. Tuberculostatica zijn medicijnen, die de groei van de tuberkelbacil remmen. Omdat de tuberkelbacil een zeer langzame groei heeft en de neiging heeft zich in te kapselen, is de behandeling altijd langdurig (zes tot twaalf maanden). Er wordt altijd een combinatietherapie gegeven om resistentie te voorkomen.

Vanaf 1990 komen steeds meer multiresistente infecties met tuberkelbacillen voor. Deze worden met name gezien bij patiënten met een verminderde afweer zoals bij aidspatiënten.

De belangrijkste tuberculostatica zijn: isoniazide, ethambutol, pyrazinamide, rifampicine en streptomycine. De laatste twee zijn al eerder besproken.

- Isoniazide (isonicotinezuurhydrase, INH) wordt het meest frequent gebruikt. Het is ook geschikt als preventie (profylaxe) bij grote kans op besmetting bij contact met een patiënt met open tuberculose.

INH is een krachtig werkend bactericide middel. Er treedt bij gebruik snel resistentie op. De bijwerkingen zijn polyneuropathie (om dit te voorkomen wordt profylactisch vitamine B6 toegevoegd) en leverbeschadiging.
- Pyrazinamide werkt afhankelijk van de dosis bacteriostatisch of bactericide. De belangrijkste bijwerking is een verhoging van de urinezuurconcentratie in het bloed met soms jicht tot gevolg.
- Ethambutol (Myambutol®) werkt bacteriostatisch. Het geeft weinig bijwerkingen, maar bij langdurig gebruik en hoge dosering kunnen visusstoornissen (rood-groenblindheid en gezichtsvelduitval) ontstaan. Bij staken van de therapie zijn deze reversibel.

6.11 Middelen tegen schimmels (antimycotica)

Antimycotica (zie ook par. 3.2.3) zijn middelen die schimmels (fungi) kunnen doden (fungicide) of de groei van schimmels kunnen remmen (fungistatisch). Men onderscheidt schimmels, die zich plaatselijk op de huid, slijmvliezen, nagels en/of haren bevinden, waarbij de therapie vaak gedurende enkele weken tot maanden moet worden voortgezet omdat schimmels slechts langzaam groeien, en gegeneraliseerde/systemische schimmels. Hierbij bevindt de infectie zich in de bloedbaan of in organen. Deze infecties verlopen vaak ernstig. De kans op een schimmelinfectie is vergroot bij gebruik van medicijnen zoals antibiotica, cytostatica en corticosteroïden, en bij een verlaagde afweer zoals bij een verlaagd globulinegehalte in het bloed, bij diabetes mellitus, na een transplantatie, bij leukemie en andere maligne aandoeningen, bij langdurige intraveneuze katheterisatie en in geval van aids. Voorbeelden van antimycotica zijn:
- *amfotericine* B (Fungizone®); wordt na orale inname nauwelijks geresorbeerd en wordt daarom alleen oraal bij infecties in het maagdarmkanaal gegeven. Meestal wordt het lokaal bijvoorbeeld bij candida-infecties en intraveneus bij systemische infecties toegepast. Amfotericine B kan ernstige nierfunctiestoornissen veroorzaken, bij intraveneuze toediening treden vaak koorts, misselijkheid, braken, hoofdpijn en tromboflebitis op;
- *nystatine* (Nystatin®); heeft dezelfde herkomst en werkingsmechanisme als amfotericine B. Het wordt alleen lokaal (ook profylactisch) bij candida-infecties gebruikt, omdat het middel bij parenterale toediening te toxisch is;
- *clotrimazol* (Canesten®) wordt alleen lokaal toegepast, als zuigtablet, op de huid of vaginaal;

- Miconazol (Daktarin®) en ketoconazol (Nizoral®) kunnen ook oraal worden toegediend. Bij systemische toediening kunnen ze leverenzymen remmen waardoor de vorming van sommige hormonen wordt geremd en de werking van geneesmiddelen zoals orale antistollingsmiddelen wordt versterkt.

6.12 Antivirale middelen (virusgroeiremmende medicijnen)

Vroeger konden virale infecties alleen profylactisch door middel van vaccinatie bestreden worden. Tegenwoordig kunnen sommige virale infecties behandeld worden door de groei van de virussen te remmen. Een virus kan zich alleen in een gastheercel vermenigvuldigen (intracellulair zie ook par. 3.2.3). Hiervoor moet het virus zich eerst aan de gastheercel hechten (1). Nadat het virus de cel is binnengekomen (2) vindt ontmanteling van het virus plaats (3). Nu kan het virus de stofwisseling van de cel sturen en worden nieuwe onderdelen van het virus gevormd (4). De afzonderlijke componenten worden samengevoegd en nieuwe dochtervirussen zijn ontstaan (5). Deze kunnen zich weer intracellulair vermenigvuldigen of de gastheercel verlaten (6) en een nieuwe gastheercel opzoeken.
Antivirale middelen kunnen op de verschillende aangrijpingspunten (1 t/m 6) aangrijpen. Antivirale middelen worden onderverdeeld in *antiretrovirale middelen* en de *overige antivirale middelen*.

De antiretrovirale middelen worden toegepast in de behandeling bij infecties met het humane immunodeficiëntie virus (hiv).
- De proteaseremmers, zoals ritonavir (Norvir®) en saquinavir (Invirase®), remmen het enzym protease. Hierdoor wordt stap 5 (samenstellen van het virus uit nieuwe onderdelen) geremd. De bijwerkingen zijn naast maag-darmklachten onder andere insulineresistentie, hyperlipidemie en veranderde vetverdeling (lipodystrofie).
- De reverse-transcriptiedaseremmers remmen het enzym reversetanscriptase waardoor de omzetting van viraal RNA in DNA geremd wordt (onderdeel van stap 4). Voorbeelden hiervan zijn zidovudine (Retrovir®), didanosine (Videx®) en nevirapine (Viracept®). Zidovudine heeft als belangrijkste bijwerking beenmergdepressie met anemie, leucopenie en trombopenie. Ook treden vaak misselijkheid, hoofdpijn en slaapstoornissen op. Didanosine kan perifere neuropathie, hoofdpijn, slaapstoornissen, misselijkheid en diarree veroorzaken. Dit kan ook voorkomen bij neviparine. Bij de laatste kan door enzyminductie geneesmiddeleninteractie ontstaan.

– Fusieremmers, zoals enfuvirtide (Fuzeon®) werken op de laatste stap die het hiv zet wanneer het de cel binnendringt (stap 2). Het gevolg is dat het hiv de cel niet binnen kan komen en zich dus niet kan vermenigvuldigen. Enfuvirtine is een reservegeneesmiddel.

Tot de overige antivirale middelen behoren:
– *aciclovir* (Zovirax®); is actief tegen vele virale (herpes)infecties, zoals bij een koortslip of herpesinfecties aan de uitwendige geslachtsorganen, waterpokken (varicella) en gordelroos (herpes zoster). Aciclovir wordt vaak plaatselijk toegepast als crème voor de behandeling van een koortslip (herpes type I) of herpes genitalis (herpes type II), maar ook in oogzalven. Het kan leiden tot pijn of een branderig gevoel. Na orale toediening kunnen hoofdpijn, maag-darmklachten en duizeligheid ontstaan. Bij intraveneuze toediening in geval van gegeneraliseerde herpesinfecties kunnen naast maag-darmklachten ook nierfunctiestoornissen en een tromboflebitis ontstaan;
– *amantadine* (Symmetrel®); wordt als profylaxe en symptomatische behandeling gegeven bij het griepvirus (influenza-A-virus). Het remt in een vroeg stadium de vermenigvuldiging van het influenza-A-virus. Ook wordt het gegeven bij de ziekte van Parkinson. Het stimuleert de dopamine-afgifte en kan leiden tot duizeligheid en hallucinaties.

6.13 Middelen ter behandeling van trombose en embolie (antitrombotica)

6.13.1 INLEIDING

Het stoppen van een bloeding wordt verzorgd door de bloedplaatjes (trombocyten) en de bloedvatwand. Door beschadiging van de binnenbekleding van de bloedvatwand (endotheel), komt het bloed in contact met de daaronderliggende bindweefselvezels (collageen). De bloedplaatjes kleven aan dit blootliggend collageen, hierbij geholpen door de von-willebrandfactor, een stof die door de endotheelcellen wordt gemaakt. Een stof uit de beschadigde bloedplaatjes (tromboxaan) speelt ook een rol: het zorgt voor vaatvernauwing (vasoconstrictie) en het stimuleert passerende bloedplaatjes tot aankleven (aggregatie) aan de al aan de vaatwand vastgekleefde bloedplaatjes. Op die manier ontstaat een zwakke bloedprop die nog verstevigd moet worden met uit de stollingsfactoren gevormde fibrinedraden.

Stollingsfactoren zijn eiwitten die in het bloed en de weefsels een rol spelen bij de bloedstolling. Ze zijn genummerd van 1 tot 15 met Romeinse cijfers (I, II et cetera), maar ze hebben ook een eigen naam. De stollingsfactoren worden bijna allemaal, behalve factor VIII (het Romeinse cijfer voor 8) in de lever gemaakt. De stollingseiwitten bevinden zich in een nog niet-actieve vorm in het bloedplasma. Zij kunnen elkaar activeren. De stolling verloopt als een kettingreactie, waarbij telkens een geactiveerde factor een nog niet-geactiveerde factor omzet in een geactiveerde factor. Het is een soort domino-effect; als een steen wordt omgegooid (geactiveerd) kan hij de volgende steen omgooien (volgende stollingsfactor activeren). Dit gebeurt in twee reeksen: de *extrinsieke* en *intrinsieke* stolling. De extrinsieke stolling komt op gang als er beschadiging van de bloedvatwand optreedt en een stollingsfactor uit de bloedbaan een factor uit het weefsel activeert. De intrinsieke stolling komt op gang als een factor in contact komt met beschadigd endotheel. Beide reeksen eindigen in een gemeenschappelijk pad; protrombine wordt omgezet in trombine. Bij dit proces speelt calcium een belangrijke rol.

Trombine activeert fibrinogeen waardoor fibrinedraden gevormd worden, die de bloedplaatjesprop verstevigen. Bij een vitamine-K-tekort is de extrinsieke stolling verstoord. Vitamine K is namelijk nodig voor bewerking van bepaalde stollingsfactoren, zodat deze factoren zich goed aan calcium kunnen binden, wat nodig is om snel trombine te maken.

Geactiveerde stollingsfactoren kunnen door verschillende plasmafactoren weer geïnactiveerd worden. De belangrijkste is: antitrombine III. Antitrombine III wordt in de lever gemaakt en remt vooral de actieve factor II (trombine) door het te binden. Het gevormde complex wordt geïnactiveerd.

Heparine versterkt de werking van antitrombine III en schakelt zo de actieve vorm II uit. Vermindering van de concentratie van remmers van de stollingsfactoren kan aangeboren of verworven zijn. Het leidt tot het ontstaan van spontane trombose.

Eenmaal gevormd fibrine kan worden afgebroken door plasmine. Dit effect kan worden versterkt door streptokinase en urokinase (zie voor verdere uitleg het boek *Anatomie en fysiologie* uit de serie Basiswerken).

6.13.2 ANTITROMBOTICA

De antitrombotica kunnen naar werkingsmechanisme worden onderverdeeld in anticoagulantia, trombocytenaggregatieremmers en trombolytica.

6.13.2.1 Antistollingsmiddelen (anticoagulantia)

Er wordt een onderscheid gemaakt tussen indirect werkende (de orale anticoagulantia) en de direct werkende anticoagulantia, zoals heparine en verwante stoffen.

De orale anticoagulantia verminderen in het bloed de concentratie van de inactieve vitamine-K-afhankelijke stollingsfactoren door de aanmaak in de lever te remmen. Ze verdringen vitamine K en hierdoor ontstaan abnormale vormen van de stollingsfactoren.

In Nederland wordt meestal gebruikgemaakt van acenocoumarol (Sintrom®) en fenprocoumon (Marcoumar®). Het eerste betreft een kortwerkend en het tweede een langwerkend preparaat.

De orale anticoagulantia worden voor een groot aantal indicaties toegepast, zoals diepveneuze trombose, preventie van trombose bij atriumfibrilleren, hartklepgebreken en implantatie van hartklepprothesen.

De instelling en bewaking van de patiënt geschiedt op geleide van de International Normalized Ratio (INR). Een INR van 2,1 tot 2,8 vermindert de neiging tot veneuze trombose. Spontane bloedingen kunnen optreden bij een INR hoger dan 7,5.

Acenocoumarol heeft een halfwaardetijd van veertien uur; het duurt drie tot vijf dagen voordat voldoende antistolling is verkregen. Fenprocoumon heeft een halfwaardetijd van 160 uur en de antistolling wordt bereikt na vijf tot zeven dagen.

Rond een operatie moet aanvankelijk dagelijks de INR worden bepaald, omdat de benodigde dosis wisselt onder invloed van voeding, geneesmiddelengebruik en het ziekteproces.

Bij een doorgeschoten INR wordt vitamine K gegeven en de dosering van coumarine aangepast. Bij bloedingen kunnen stollingsfactoren (PPSB) worden toegediend.

Bij gebruik in de eerste helft van de zwangerschap kunnen orale anticoagulantia schadelijk voor de vrucht zijn (een teratogeen effect hebben), het gebruik later in de zwangerschap kan tot bloedingen leiden.

Interacties met orale anticoagulantia treden vaak op. Bij een leverziekte worden minder stollingsfactoren aangemaakt en versterkt dus het effect van orale anticoagulantia. Oestrogenen verhogen de aanmaak van stollingsfactoren en verminderen zo de werking van de orale anticoagulantia.

Zoals eerder beschreven kunnen de orale anticoagulantia door acetylsalicylzuur uit de plasma-eiwitbinding worden verdreven, waardoor het antistollingseffect toeneemt.

Heparine
Het belangrijkste antistollingseffect van heparine is activering van de werking van antitrombine III. Heparine en verwante stoffen worden toegepast om het ontstaan en de groei van stolsels te voorkomen. In tegenstelling tot de orale antistollingsmiddelen komt het antistollingseffect onmiddellijk tot stand. Heparine kan intraveneus en subcutaan worden toegediend. Intramusculaire toediening mag niet geschieden vanwege de kans op bloedingen.

De belangrijkste bijwerking van de behandeling met heparine is de kans op het ontstaan van bloedingen. Door heparine kan een tekort aan bloedplaatjes ontstaan door vorming van antilichamen die samen met heparine neerslaan op de bloedplaatjes. Bij ernstige bloedingen kan de werking van heparine opgeheven worden door een injectie met protamine.
Tegenwoordig worden laagmoleculaire heparinefracties zoals enoxaparine (Clexane®), nadroparine (Fraxiparine®) en delteparine (Fragmin®) toegepast. Zij geven mogelijk minder kans op bloedingen.

6.13.2.2 *Plaatjesremmers (trombocytenaggregatieremmers)*
NSAID's en in het bijzonder acetylsalicylzuur remmen de trombocytenaggregatie (het hechten van de bloedplaatjes aan elkaar) door remming van de aanmaak van tromboxaan (zie par. 6.10.1).
Carbasalaatcalcium (Ascal®) is een oplosbaar calciumzout van acetylsalicylzuur. Acetylsalicylzuur en carbasalaatcalcium moeten op de nuchtere maag worden ingenomen, omdat voedselinname de opname van acetylsalicylzuur kan vertragen. Ze worden voorgeschreven in de behandeling bij secundaire preventie van de vorming van arteriële trombose.
Clopidogrel (Plavix®) remt de trombocytenaggregatie door specifieke irreversibele receptorblokkade van de trombocyten. Het wordt onder andere voorgeschreven als profylaxe van atherotrombotische complicaties na een doorgemaakt hartinfarct.

6.13.2.3 *Middelen die een trombus oplossen (trombolytica)*
Trombolytica (fybrinolytica) kunnen gevormde trombi en emboliëen oplossen. Streptokinase en urokinase zijn enzymen die de vorming van plasmine uit plasminogeen kunnen stimuleren. Plasmine breekt

het fibrinenetwerk af, maar ook andere plasma-eiwitten zoals fibrinogeen.
Indicaties voor toediening zijn andere diepveneuze trombose, getromboseerde shunts, longembolie en een acuut hartinfarct. Het oplossen van een afsluitende trombus (trombolyse) binnen vier tot zes uur na het ontstaan van het hartinfarct kan ertoe leiden dat de schade aan de hartspier beperkt blijft. Bij een herseninfarct geldt het tijdscriterium van drie uur.
Als complicaties van trombolytica kunnen bloedingen optreden. Gebruik van streptokinase geeft kans op allergische reacties. Bij een volgende toediening kan een anafylactische shock optreden.
Voorbeelden van trombolytica zijn alteplase (Actilyse®) en reteplase (Rapilysin®).

6.14 Infusen

6.14.1 INLEIDING

Onder infusie wordt verstaan het toedienen van hoeveelheden vloeistof rechtstreeks in de bloedbaan (meestal intraveneus) of eventueel onder de huid (hypodermoclyse). Onder transfusie verstaat men het intraveneus toedienen van (donor)bloed. Zie hiervoor de volgende paragraaf.

Voor het aanleggen van een infuus worden katheters gebruikt van diverse materialen. De aard van het materiaal is van invloed op de kans dat een aderontsteking (flebitis) ontstaat. De meeste katheters die gebruikt worden zijn gemaakt van Venflon®. De katheters worden in diverse diktes gemaakt. In principe wordt een zo dun mogelijke katheter gebruikt. Het spreekt voor zich dat er voor kinderen andere katheters gebruikt worden dan voor volwassenen. De keuze voor de diameter is onder andere afhankelijk van de indicatie. Moet er veel vloeistof toegediend worden, dan zal men een iets dikkere katheter gebruiken. Ook is de keuze afhankelijk van de vloeistof. Is er sprake van een voedingsinfuus, dan zal men vaak kiezen voor een centrale lijn (bijvoorbeeld een katheter in de ondersleutelbeenader) in plaats van een perifeer infuus.
De diameter van de Venflonkatheter wordt uitgedrukt in *Gauge* (een hoge Gauge betekent een kleinere doorsnede). De grootte, de lengte en breedte van de katheter bepalen de doorgang per minuut.
Voor de Venflonkatheters geldt tabel 6.2.
Bij kinderen wordt vaak de zogenaamde Butterflykatheter gebruikt. Ook deze zijn in verschillende Gauges verkrijgbaar.

Tabel 6.2 Gaugewaarde en doorgang per minuut van Venflonkatheters.

kleurcodering	Gauge	dikte	lengte	ml per minuut
rose	20	1.0 mm	31 mm	47 ml/min
groen	18	1.2 mm	45 mm	65 ml/min
wit	17	1.4 mm	45 mm	125 ml/min

Er wordt naar gestreefd het infuus op die plaats in te brengen, waar de patiënt er het minste hinder van ondervindt en de grootst mogelijke bewegingsvrijheid behoudt. Een perifeer infuus wordt meestal in een ader van de arm ingebracht. In een been geeft het een grotere kans op complicaties evenals een infuus in handrug of pols. In de regel wordt het infuus aan de niet-dominante zijde ingebracht, dat wil zeggen als een patiënt 'rechts' is, wordt het infuus 'links' ingebracht.

Een infuus mag niet worden ingebracht in een extremiteit wanneer er sprake is van een arterioveneuze shunt (nierdialyse), trauma, infectie, trombose of verdenking daarvan aan de betreffende extremiteit. Dit geldt ook voor de extremiteit aan de zijde van een operatieve verwijdering van de mamma (mastectomie) met verwijdering van lymfeknopen in de oksel.

Aangezien bij het inbrengen van het infuus de huidbarrière wordt doorbroken moet de huid van te voren altijd gedesinfecteerd worden. De naald mag pas ingebracht worden als het desinfectans is opgedroogd.

Indicaties voor het aanleggen van een perifeer infuus zijn: behoefte aan vocht, bij uitdroging of shock, verstoring van de elektrolytenbalans, toedienen van medicamenten, bloed of bloedvervangende middelen. Een perifere katheter kan ook dienen als waakinfuus. Dit wordt aangebracht bij patiënten die continu geneesmiddelen toegediend moeten krijgen of bij patiënten die in shock kunnen geraken. De katheter wordt dan in een vroeg stadium ingebracht omdat in geval van shock het meestal moeilijk is een katheter in te brengen.

Bij langdurige toediening van vloeistoffen kan ook een centraalveneuze katheter worden gebruikt. Dit geldt tevens als langdurig voeding moet worden gegeven zoals bij darmziekten en slechte lichamelijke toestand. Ook kan gebruik worden gemaakt van implanteerbare katheters (port-a-cath, hickmankatheter). Bij patiënten die gedurende een bepaalde tijd veelvuldig geprikt moeten worden (bijvoorbeeld bij cytostaticakuren), kan het plaatsen van een onderhuids toegangssysteem tot de veneuze bloedbaan een uitkomst zijn. Het aanprikken van dit systeem is relatief eenvoudig en maakt het mogelijk om medicijnen toe te dienen, maar ook om bloed af te nemen of toe te dienen. Intra-arteriële katheters worden meestal gebruikt voor het meten van de arteriële druk.

Voor het inbrengen van een infuus wordt standaard NaCl 0,9% gebruikt. Dit is een isotone oplossing. Een isotone oplossing is een oplossing met een gelijke osmotische druk als de omgeving; in dit geval het bloedplasma.
In sommige gevallen is de NaCl 0,9% gecontra-indiceerd, bijvoorbeeld bij decompensatio cordis. Men gebruikt dan NaCl 0,65%. Dit is een hypotone oplossing. Er bestaan ook hypertone oplossingen, bijvoorbeeld glucose 10%.
Het is mogelijk om in bepaalde infuusvloeistoffen medicijnen bij te spuiten. Dit geldt niet voor alle infuusvloeistoffen (bijvoorbeeld niet voor bloedproducten) en er is ook slechts een beperkt aantal combinaties van geneesmiddelen mogelijk.

Infuusvloeistoffen worden geleverd in flessen en in plastic zakken. De vloeistoffen moeten aan een aantal voorwaarden voldoen. Onder andere moeten zij steriel zijn en vrij zijn van koortsverwekkende stoffen, de pH dient ongeveer gelijk te zijn aan die van het bloed, de vloeistof moet helder zijn (uitzondering intraveneuze voeding en packed cells) en de osmotische waarde moet ongeveer gelijk zijn als die van het bloed (soms moeten hypotone of hypertone oplossingen worden gegeven).
De infuusvloeistoffen kunnen via de ziekenhuisapotheek geleverd worden of via een fabrikant. De functie van de vloeistoffen kan zeer verschillend zijn en de keuze is afhankelijk van de indicatie tot het infuus.

6.14.2 INDELING INFUUSVLOEISTOFFEN
In grote lijnen zijn de infuusvloeistoffen in te delen in herstel- (repair)vloeistoffen, voedingsinfusen en bloedvervangende middelen en bloedproducten.

Repairvloeistoffen dienen om de vocht- en elektrolytenbalans van de patiënt te herstellen of de pH van het bloed te corrigeren. Toepassing vindt onder andere plaats bij dehydratie en electrolytentekort bij braken en diarree. Om het zuur-basenevenwicht te corrigeren bij een acidose wordt afhankelijk van de oorzaak soms natriumbicarbonaat

toegediend. Bij een metabole alkalose wordt gebruikgemaakt van oplossingen met ammoniumchloride of argininehydrochloride.
De bekendste infusen voor het corrigeren van vocht en electrolytenbalans zijn: 0,9% NaCl, 0,6% NaCl (hypotoon), oplossing volgens Ringer (bevat natriumchloride, kaliumchloride en calciumchloride), ringer-glucose-oplossing en ringerlactaatoplossing (Hartmann) en een combinatie van NaCl 0,45% en glucose 5%. Ontwateringsinfusen bevatten sorbitol (20-40%).

Voedingsinfusen bestaan uit koolhydraten of uit combinaties van aminozuren met koolhydraten, vaak aangevuld met vetten. Wanneer er sprake is van een totale parenterale voeding (TPV) zullen ook vitaminen, elektrolyten en mineralen aan de oplossing worden toegevoegd. Aminozuuroplossingen en glucosevoedingsinfusen veroorzaken snel tromboflebitis. Daarom worden ze toegediend via een centraalveneus infuus. Vetemulsies (zoals bijvoorbeeld Intralipid) mogen wel via een perifeer infuus worden gegeven.
De indicaties voor het geven van voedingsinfusen zijn velerlei. Bij patiënten met chronische darmontstekingen (zoals bij colitis ulcerosa en de ziekte van Crohn), bij kankerpatiënten met een slechte lichamelijke toestand, bij patiënten met brandwonden et cetera.

Bloedvervangende middelen en bloedproducten (zie volgende paragraaf). Plasmavervangers zijn colloïdale oplossingen. Colloïden zijn stoffen met een hoog molecuulgewicht, waardoor ze de wand van de capillairen niet tot nauwelijks passeren. Zij zorgen ervoor dat de colloïdosmotische druk in het plasma gehandhaafd blijft en dat voldoende bloed in de bloedbaan gehouden wordt. Plasmavervangende middelen hebben vergeleken met plasma verschillende voordelen: ze zijn gemakkelijker en goedkoper te maken, beter op te slaan en kunnen geen ziekteverwekkers bevatten (hepatitis en hiv). Ze worden bijvoorbeeld toegepast bij shock. Voorbeelden van colloïdale oplossingen zijn:
- oplossingen met (veranderd) gelatine; zij trekken geen vocht aan uit het weefselvocht en hebben dus alleen een vervangend (substitutie)effect (bijvoorbeeld Gelofusine® en Haemaccel®);
- dextranen geven vaker overgevoeligheidsreacties dan gelatines. Dextran 40 (Rheomacrodex®) en dextran 70 10% (Macrodex®) zijn hyperosmotisch. Doordat zij wel weefselvocht naar de bloedbaan aantrekken, neemt het plasmavolume toe. Dextran 40 5% (Isodex®) heeft alleen een substitutie-effect;

- hydroxyethylzetmeel (Venofundin®) lijkt wat betreft eigenschappen en toepassingsgebied op de dextranen. Een bijwerking is langdurige jeuk.

6.14.3 COMPLICATIES

Het inbrengen van een infuus kan een levensreddende handeling zijn. Er zijn echter wel wat gevaren bij deze handeling.

6.14.3.1 Infectie

De meest voorkomende complicatie is infectie. Bij het inbrengen van een infuuskatheter wordt de huid doorboord. De micro-organismen die altijd op de huid aanwezig zijn, kunnen met de katheter het weefsel en de bloedbaan binnendringen. Ook kunnen via de verbindingsstukken en kraantjes micro-organismen binnenkomen. In principe veroorzaakt een perifeer infuus altijd een tromboflebitis. De huid ziet rood, voelt warm aan en er bestaat zwelling en pijn. Soms is een streng palpabel. Het ontstaan is afhankelijk van de individuele verschillen in gevoeligheid van de wand van de aders, de toegediende medicijnen en/of infuusvloeistof, de dikte van de katheter ten opzichte van de diameter van de ader en de duur van de aanwezigheid van het infuus. Immobilisatie en verbandwisseling zijn van minder belang.

Er wordt onderscheid gemaakt tussen een *mechanische, chemische* en *bacteriële* ontsteking. De mechanische ontsteking wordt vooral veroorzaakt door de katheter, hoe dikker de katheter, hoe groter de kans op ontsteking. Een dikke katheter in een kleine ader veroorzaakt snel ontstekingsverschijnselen.

Een chemische ontsteking wordt vooral veroorzaakt door de vloeistof. Sommige vloeistoffen geven eerder irritatie en ook is de doorloopsnelheid van belang. Bloedtransfusie en toediening van cytostatica leiden snel tot een tromboflebitis. Een bacteriële ontsteking wordt vooral veroorzaakt door langdurige aanwezigheid van de infuusnaald. Als de eerste verschijnselen van een ontsteking zich voordoen, moet het infuus worden verwijderd. Zolang het infuus op de ontstoken plaats aanwezig is, kan geen genezing optreden. Het infuus moet bij voorkeur in de andere extremiteit ingebracht worden. Bij een al bestaande tromboflebitis kan het hoogleggen van de extremiteit op een kussen, natte verbanden en eventueel een pijnstiller (NSAID) de pijn verminderen.

6.14.3.2 Luchtembolie

Een andere complicatie bij het inbrengen van een infuus is het ontstaan van een luchtembolie. De kans op een luchtembolie bij het inbrengen van een perifeer infuus is beduidend kleiner dan bij het aanleggen van bijvoorbeeld een subclaviakatheter, maar heeft wel aandacht nodig.

Een luchtbel in de bloedsomloop kan leiden tot een hartstilstand en een longembolie. Het hart is afgestemd op een voortdurende bloedstroom en kan een luchtpauze niet verwerken. Bij het inbrengen van een subclaviakatheter is er sprake van drukverschil tussen de druk in de vaten en de buitenlucht. Is er een open verbinding, dan wordt de lucht aangezogen.

Dit is niet het geval bij een perifeer infuus. Bij een perifeer infuus kan een luchtembolie veroorzaakt worden door een slechte aansluithandeling, wanneer het infuussysteem wordt aangesloten op de katheter of wanneer er lucht zit in het infuussysteem. Hierbij is er dus een voorbereidingsfout gemaakt. Een luchtembolie kan dus voorkomen worden door het systeem luchtvrij te houden en het infuus lopend in te brengen in de bloedstroom.

6.14.3.3 Decompensatio cordis

Decompensatio cordis is niet alleen een complicatiemogelijkheid op langere termijn. Ook bij het inbrengen van een infuus is het van belang of er sprake is van decompensatio cordis of de kans hierop. Dat heeft in de eerste plaats te maken met de vloeistof die gebruikt wordt bij het inbrengen, maar ook met de inloopsnelheid.

Bij het bestaan van, of een kans op decompensatio cordis wordt NaCl 0,65% gebruikt bij het aansluiten. Dit wordt gedaan om de natriumhoeveelheid te beperken. De hoeveelheid per minuut wordt door de arts bepaald, maar bij de start van een infuus laat men het infuus vaak even doorlopen, dit kan echter niet bij deze groep patiënten. De snelheid moet direct beperkt worden.

6.14.3.4 Door het vat schieten van de katheter

Het kan voorkomen dat bij het inbrengen de katheter aanvankelijk in het bloedvat zat, maar toch doorschiet in het weefsel. Het infuus zit subcutaan. Dit kan gebeuren door een onverwachte beweging van de patiënt of door een foutieve aansluiting, waarbij de katheter te veel bewogen is. Dit is te constateren aan de druppelsnelheid (het infuus zal niet goed doorlopen omdat de uitgang belemmerd is), pijnklachten van de patiënt (na het aanprikken hoort het infuus geen pijnklachten meer te geven) en oedeemvorming rond het uiteinde van de katheter (dit is overigens een late constatering). Er is nu slechts één handeling mogelijk: het verwijderen van het infuus.

6.15 Bloedtransfusie

6.15.1 SELECTIE VAN DONOREN EN TESTEN

Voor het geven van bloed geldt een leeftijdsgrens van tenminste achttien jaar en ten hoogste zeventig jaar. Het aantal keren per jaar dat men bloed kan geven is maximaal drie keer voor vrouwen en vijf keer voor mannen. In Nederland geldt dat alleen bloed wordt gebruikt van vrijwillige onbetaalde donoren (600 000 per jaar). Door bloed te geven op basis van ideële gronden hoopt men het risico te verminderen dat mensen met een verhoogd risico op bloedoverdraagbare aandoeningen hun bloed afstaan. Elke donor wordt voor afname van het bloed gekeurd. Een vragenlijst moet worden ingevuld, bloeddruk en pols worden gemeten en het hemoglobinegehalte wordt bepaald. Men mag geen bloed geven bij een Hb lager dan 8,4 mmol/l (man) en 7,8 mmol/l (vrouw). Wanneer men voor de eerste keer bloed geeft, is de keuring uitgebreider.

Na afname wordt het bloed getest op de aanwezigheid van bloedoverdraagbare aandoeningen: de geslachtsziekte lues (TPHA), hepatitis B (HBsAG), hepatitis C, aids (antistoffen HIV1 en HIV2), antistoffen tegen humaan-T-celleukemievirus (type I en type II). Donoren die besmet zijn met een van deze virussen worden afgekeurd en op de hoogte gesteld van de besmetting.

Toch blijft er een kleine kans bestaan dat donorbloed besmet is met virussen of andere ziektekiemen. Het kan zijn dat de besmetting zo kort geleden heeft plaatsgevonden dat nog geen antistoffen aantoonbaar zijn (bijvoorbeeld in geval van hiv drie tot zes maanden). Daarom houden de bloedbanken in Nederland het vers bevroren plasma dat bestemd is voor directe transfusie minimaal zes maanden in quarantaine. Dit is het quarantaineplasma. Als minimaal zes maanden na donatie de testen voor bloedoverdraagbare virussen bij de betreffende donor nog steeds negatief zijn, mag het plasma worden toegediend aan een patiënt.

Ook zijn er aandoeningen waarvoor nog geen testen bestaan (ziekte van Creutzfeldt-Jakob), of waarbij het voorkomen in Nederland zo laag is, dat er niet op wordt getest (bijvoorbeeld malaria). Het spreekt voor zich dat het dus van groot belang is dat donoren elke mogelijke infectie zelf melden.

In Nederland wordt de kans op overdracht van het hepatitis-B-virus door middel van een bloedtransfusie geschat op 1 op de 200 000 transfusies en die op hiv en hepatitis C op 1 op de 1 à 2 miljoen.

Omdat 50 tot 60% van de bevolking symptoomloos een CMV-infectie doormaakt en een deel van de geïnfecteerden jarenlang zonder symptomen het virus in de bloedbaan houdt (viraemie), komt CMV-overdracht bij bloedtransfusie vaak voor. Het virus is vaak aanwezig, maar verborgen in de witte bloedlichaampjes, waardoor overdracht via celbevattende (cellulaire) bloedproducten kan plaatsvinden. Patiënten met verminderde afweer (na transplantatie, bij aidspatiënten of na behandeling met cytostaticakuren) lopen hierbij de kans op een ernstige CMV-infectie. In deze gevallen kan het donorbloed gescreend worden op antistoffen tegen CMV. Sinds 2002 zijn alle standaard cellulaire producten vrij van witte bloedlichaampjes.

Voordat een patiënt een bloedtransfusie krijgt, wordt bij hem de bloedgroep en resusfactor bepaald. Het is de bedoeling dat iemand bloed toegediend krijgt die bij hem past (compatibel). Voor elke transfusie van erytrocyten wordt de kruisproef gedaan. Dit houdt in dat men de rode bloedlichaampjes van de donor (antigeen) en het serum (antistoffen) van de patiënt bij elkaar brengt en kijkt of er samenklontering (agglutinatie) optreedt van de rode bloedlichaampjes van de donor. Samenklontering wijst erop dat de patiënt antistoffen heeft tegen de rode bloedlichaampjes van de donor. Geeft men bij een positieve kruisproef toch de transfusie, dan kan een hemolytische transfusiereactie ontstaan (zie verder).

6.15.2 BLOEDBEREIDING

Er zijn twee manieren om bestanddelen van het bloed te verkrijgen. Wanneer en halve liter bloed van een donor wordt afgenomen, wordt het verwerkt met een antistollingsmiddel en direct gekoeld tot ongeveer 22°C. Binnen vierentwintig uur na afname wordt het bloed door centrifugeren gescheiden in erytrocyten, buffycoat (de laag tussen de erytrocyten en het plasma, waar het grootste gedeelte van de leukocyten en trombocyten zich bevinden) en plasma. Vervolgens wordt een bewaarstof bij de erytrocyten gevoegd. Dit mengsel wordt over een filter geleid waardoor de leukocyten verwijderd worden.
De trombocyten worden geïsoleerd uit de buffycoat en ook hier worden de leukocyten verwijderd door filtratie. Het plasma dat direct wordt ingevroren (-25°C tot -30°C) bevat meer dan 75% van de oorspronkelijke hoeveelheid stollingsfactoren en praktisch alle overige eiwitten. Plasma kan worden gesplitst in afzonderlijke bestanddelen. De verschillende bloedeiwitten worden geïsoleerd, gezuiverd en aan een behandeling onderworpen waarbij virussen geïnactiveerd worden.

6.15.3 BLOEDPRODUCTEN

Specifieke bloedproducten zijn:
- *erytrocytenconcentraat* (packed cells). Transfusie van erytrocyten is noodzakelijk wanneer het vermogen van het bloed om zuurstof te vervoeren zo gering is geworden dat de patiënt klachten krijgt. Toediening van één eenheid geeft een Hb-stijging van ongeveer 0,6 mmol/l;
- *trombocytenconcentraat*. Bij een ernstig tekort aan bloedplaatjes of bij een stoornis in de functie van de bloedplaatjes (trombopenie en trombopathie) kan het nodig zijn om een transfusie te geven met trombocyten;
- *transfusie van plasma*/Fresh Frozen Plasma (FFP). Indicaties voor het toedienen van versbevroren plasma zijn onder andere bloedingen ten gevolge van een tekort aan stollingsfactoren, bijvoorbeeld bij levercirrose. Het ontdooien van FFP moet snel en gelijkmatig gebeuren door de plasmazak in een plastic verpakkingszak in water van maximaal 37°C onder te dompelen. Na het ontdooien van FFP moet het plasma binnen één uur toegediend worden.

Uit het plasma worden verschillende stoffen bereid:
- *albumine* wordt wel gebruikt bij verbrandingen met shock en een tekort aan serumeiwit, bijvoorbeeld bij levercirrose;
- *stollingsfactoren* zoals factor-VIII- en -IX-concentraat kunnen gegeven worden als profylaxe en behandeling van bloedingen bij hemofilie A en B (bloederziekte);
- *cryoprecipitaat* is een eiwitpreparaat dat bestaat uit verschillende stollingsfactoren. Het wordt toegepast bij de profylaxe en behandeling van bloedingen door een tekort aan stollingsfactoren;
- *protrombinecomplex* (PPSB, 4-stollingsfactorenconcentraat) kan gegeven worden bij een tekort aan vitamine-K-afhankelijke stollingsfactoren;
- *immuunglobulinen* kunnen gegeven worden aan patiënten met immuundeficiënties. Ook kunnen specifieke immuunglobulinen toegediend worden, zoals antiresus-D-immuunglobuline bij preventie van resusimmunisatie bij resusnegatieve vrouwen, antihepatitis-A- of -B-immuunglobuline, antivaricellazosterimmuunglobuline en antitetanusimmuunglobuline.

6.15.4 TOEDIENING VAN BLOEDPRODUCTEN

Bloedproducten worden toegediend met een systeem waarin een filter is opgenomen. De snelheid van transfusie is afhankelijk van de conditie van de patiënt. Een erytrocytenconcentraat moet binnen een periode van maximaal zes uur worden toegediend. Nooit mag medicatie worden toegevoegd aan erytrocytenconcentraat of andere bloedcomponenten.

Na elke eenheid erytrocytenconcentraat moet het infuussysteem met isotone zoutoplossing worden doorgespoeld. Het is aan te raden het infuussysteem frequent (elke vierentwintig à achtenveertig uur) te verwisselen om groei van bacteriën te voorkomen.

6.15.5 TRANSFUSIEREACTIES

Een acute hemolytische transfusiereactie ontstaat wanneer een transfusie plaatsvindt met bloed, dat niet bij de patiënt past (incompatibel bloed). Op het antigeen van de donorerytrocyten binden zich antistoffen van de patiënt. Hierdoor ontstaat een verbinding tussen het antigeen en de antistof (antigeen-antistofcomplex). Dit leidt tot samenklontering van de rode bloedlichaampjes van de donor, kapotgaan van de celmembraan van de rode bloedcel en het vrijkomen van hemoglobine in het plasma. Ook komen stoffen vrij die de bloedstolling activeren. Dit kan leiden tot stolling in vele vaten (intravasale stolling). De wand van de mestcel gaat kapot en er komen stoffen vrij (zoals histamine), die vaatverwijdend zijn en contractie van glad spierweefsel veroorzaken.

De ernst van de verschijnselen kan verschillen. Dit hangt onder andere af van de hoeveelheid antistof van de ontvanger van de bloedtransfusie, de hoeveelheid bloed dat gegeven wordt en de toestand van de patiënt voor de bloedtransfusie.

Bij ABO-incompatibiliteit kan al na enkele minuten intravasculaire hemolyse plaatsvinden, bij de aanwezigheid van irreguläire antistoffen tegen erytrocyten kan de reactie pas na uren beginnen (irreguläire antistoffen zijn normaal niet in het bloed aanwezig. Het zijn antistoffen tegen andere bloedgroepen dan A en B. Ze kunnen ontstaan na bloedtransfusie of zwangerschap).

Symptomen zijn pijn aan de insteekplaats, toenemende rusteloosheid en angst, hoofdpijn, een rood gezicht, galbulten, misselijkheid en braken. Wanneer stoffen zoals histamine vrijkomen, ontstaan bloeddrukdaling en versnelde pols en in ernstige gevallen shock. Andere symptomen zijn hoge koorts, stijfheid, kortademigheid, pijn op de borst en pijn in rug.

Stolling in de bloedvaten (intravasale stolling) door het vrijkomen van stoffen die de bloedstolling activeren veroorzaakt blauwe plekken (purpura) en bloedingen.

Uit de afgebroken rode bloedlichaampjes komt hemoglobine vrij in

het plasma, dit kan uitgescheiden worden in de urine (rood-bruin) en lijden tot geelzucht (icterus).
De nierfunctie kan ernstig aangetast worden door de hypotensie en de diffuse intravasale stolling.

Wanneer de antistoffen tegen de erytrocyten voor de bloedtransfusie nog niet in voldoende mate in het bloed van de patiënt aantoonbaar waren, kan een late (uitgestelde) bloedtransfusiereactie optreden (uitgestelde hemolytische reactie).
Door de bloedtransfusie neemt de antistofvorming drie tot zeven dagen na de bloedtransfusie zo toe, dat samenklontering en dus beschadiging (hemolyse) van de rode bloedlichaampjes van de patiënt kan optreden. Ook een uitgestelde reactie kan voor de patiënt dodelijk zijn.
Maatregelen ter voorkoming van een transfusiereactie zijn:
- naleving van de richtlijnen voor de toediening van bloed voor transfusie (een menselijke fout is de meest voorkomende oorzaak);
- vraag de patiënt meteen te waarschuwen als hij tijdens of na de bloedtransfusie iets ongewoons voelt;
- start met een lage toedieningssnelheid (slechts 10 ml bloed kan een acute reactie veroorzaken) en blijf liefst de eerste tijd (ongeveer 15 tot 30 minuten) bij de patiënt; een ernstige reactie treedt meestal in deze periode op;
- staak de bloedtransfusie wanneer je een acute hemolytische reactie vermoedt en waarschuw een arts;
- verwijder bij een ernstige reactie direct het infuussysteem, maar laat de infuusnaald zitten; een nieuw systeem moet aangesloten worden met 0,9% NaCl;
- bewaak de vitale functies.

Transfusiereacties veroorzaakt door trombocyten
Vijf tot twaalf dagen na de bloedtransfusie kunnen bloeduitstortingen in de huid en slijmvliezen ontstaan ten gevolge van een ernstig tekort aan trombocyten. Ook kunnen maag-darmbloedingen en bloedingen in de urinewegen voorkomen. Meestal wordt het veroorzaakt door antistoffen tegen de trombocyten bij de patiënt

Transfusiereacties ten gevolge van antistoffen tegen plasma-eiwitten van de donor
Meestal ontstaat slechts een lichte reactie. Door het kapotgaan van de mestcellen komt histamine vrij. Dit leidt tot vaatverwijding en een

verhoogde doorlaatbaarheid van de capillairen met als gevolg galbulten. Er kan ook sprake zijn van jeuk, uitslag, koorts en misselijkheid.

Infectueuze reacties
Dit wordt voor een groot deel tegengegaan door selectie van donoren en keuringstesten (zie eerder). Het is echter ook mogelijk dat bloed of bloedproducten bij bijvoorbeeld de afname, verwerking of toediening besmet zijn geraakt met bacteriën. De transfusie van deze bacteriën kan leiden tot sepsis. Het is daarom van groot belang erytrocytenconcentraat continu bij +4°C te bewaren. Wanneer bloed langer dan een half uur buiten de koelkast blijft, stijgt de temperatuur boven de 10°C en kunnen eventuele micro-organismen zich vermenigvuldigen.

Overige transfusiereacties
Het toedienen van grote hoeveelheden bloed door middel van een infuus in korte tijd kan lijden tot overvulling van de circulatie. Dit kan leiden tot overbelasting van de longvaten, hypertensie, hoofdpijn en in ernstige gevallen longoedeem. Dit treedt vooral op bij oudere patiënten en patiënten met een gestoorde hartfunctie. Wanneer overvulling optreedt, moet de bloedtransfusie gestopt worden.
Onderkoeling kan optreden bij snelle transfusie van grote hoeveelheden koud bloed.

Bij patiënten die heel vaak een bloedtransfusie nodig hebben (zoals bijvoorbeeld bij patiënten met bepaalde bloedziekten, die maandelijks een transfusie met erytrocyten nodig hebben) treedt na vijftig eenheden bloed ijzerstapeling op in de weefsels. Dit kan voorkomen worden door toediening van medicijnen die een verbinding met ijzer vormen (Deferipron (Ferriprox®) en deferoxamine (Desferal®)) waardoor de uitscheiding van ijzer bevorderd wordt.

DEEL II KLINISCH OBSERVEREN

Herkennen en verklaren van ziekteverschijnselen en het plaatsen ervan binnen ziektebeelden die in de verpleegkundige/verzorgende (IG) beroepsuitoefening regelmatig voorkomen, waaronder bedcomplicaties

Veranderingen en afwijkingen aan de huid

7

7.1	Inleiding	213
7.2	Kleurveranderingen van de huid	213
7.3	Afwijkingen in de turgor van de huid	214
7.4	**Afwijkende huidstructuren**	214
7.4.1	Eczemen	215
7.4.1.1	Constitutioneel eczeem	216
7.4.1.2	Contacteczeem	217
7.4.1.3	Seborroïsch eczeem	217
7.4.1.4	Dyshidrotisch eczeem	217
7.4.2	Andere huidziekten	217
7.4.2.1	Psoriasis	217
7.4.2.2	Smetten van de huid (intertrigo)	218
7.4.2.3	Wratten (verrucae vulgares)	218
7.4.2.4	Jeugdpuisten (acne vulgaris)	219
7.5	**Verwondingen van de huid**	219
7.5.1	Wondcomplicaties	221
7.5.2	Algemene wondbehandeling (globaal)	221
7.5.3	Brandwonden	222
7.6	**Huidafwijkingen als gevolg van circulatiestoornissen**	223
7.6.1	Open been (ulcus cruris)	224
7.6.2	Necrose en gangreen	225
7.6.3	Decubitus	226
7.6.3.1	Hoe ziet decubitus eruit?	228
7.6.3.2	Decubitusstadia	229
7.6.3.3	Lokalisatie van decubitus	229
7.6.3.4	Complicaties	229
7.6.3.5	Preventie en behandeling	232

7.1 Inleiding

Het grootste orgaan in het lichaam is de huid. Omdat in ieder geval een deel ervan voor iedereen zichtbaar is, worden veranderingen of afwijkingen aan de huid snel opgemerkt. In dit hoofdstuk worden daarvan verschillende besproken, zoals:
- kleurveranderingen;
- afwijkingen in de turgor;
- afwijkende huidstructuren;
- enkele dermatologische aandoeningen;
- verwondingen;
- huidafwijkingen ten gevolge van circulatiestoornissen.

Voor infecties aan de huid, huidafwijkingen die optreden bij een algemene ziekte, verbreding en verdieping van huidziekten en huidaandoeningen door insecten, wordt verwezen naar de medisch-specialistische delen uit de serie Basiswerken.

7.2 Kleurveranderingen van de huid

De normale huidkleur voor een blanke is overwegend roze, wat wordt veroorzaakt door de kleur van het bloed (rode bloedkleurstof) in de capillairen. Licht dat op de huid valt wordt roze teruggekaatst. Afhankelijk van de hoeveelheid pigmentcellen en de blootstelling aan de zon (ultraviolet licht) wordt de huid daarnaast nog meer of minder bruin van kleur.

Veranderingen in huidkleur kunnen verschillende oorzaken hebben. Emoties leiden bijvoorbeeld tot een rode kleur als gevolg van een toegenomen bloeddoorstroming door bloedvatverwijding; een bleke huid kan het gevolg zijn van vernauwde bloedvaten, maar ook door bloedarmoede (anemie) zijn veroorzaakt; er is dan een tekort aan rode bloedkleurstof (hemoglobine). Roodheid kan ook een verschijnsel zijn van een ziekelijke verandering aan de huid, het kan dan langere tijd blijven bestaan.

Is er in de weefsels een teveel aan bilirubine (afbraakproduct van hemoglobine), dan wordt de huid geel (icterus). Een zieke lever kan de oorzaak daarvan zijn. Een blauwachtige verkleuring (cyanose) ontstaat bij een slechte long- of hartwerking. In dat geval zit er in de capillairen een te hoog percentage aan gereduceerd hemoglobine, ópvallend licht wordt dan blauwig teruggekaatst (zie hoofdstuk 9).

7.3 Afwijkingen in de turgor van de huid

Onder *turgor* wordt verstaan de 'spanning' van de huid. Normaal is de huid soepel en elastisch, dat is een normale huidturgor. Het kenmerkt zich door een vrijwel meteen weer glad worden van de huid na het oppakken en weer loslaten van een huidplooi.

Als het lichaam te veel vocht kwijtraakt, bijvoorbeeld door langdurige diarree, braken, of doordat er te veel urine wordt geproduceerd zoals bij een patiënt met suikerziekte mogelijk is, vermindert de hoeveelheid vocht in de huid en daarmee de turgor. Een opgenomen huidplooi wordt dan minder snel en minder gemakkelijk weer glad dan normaal. Ook bij ouderen treedt dit verschijnsel regelmatig op; maar daar berust het vooral op een afname in de hoeveelheid elastine als gevolg van veroudering.

Bij een te sterke vermagering kan de huid te 'ruim' zitten, maar van een verminderde huidturgor kan in dat geval toch niet echt worden gesproken. De turgor kan ook zijn toegenomen, zoals bij een onderhuidse bloeding of een ontsteking; dan voelt de huid vast aan.

Als het lichaam te veel water en/of zouten vasthoudt, zoals bij een slecht functionerend hart, dan is er te veel vocht in de interstitiële ruimte (de ruimte tussen de cellen) aanwezig. Dat heet *oedeem* (zie par. 8.4). Ook hier is de turgor veranderd, de huid voelt zacht aan en je kunt er putjes in drukken. Door die druk wordt het vocht tijdelijk verplaatst; even later zijn de putjes weer verdwenen. Soms ziet de huid er op vergelijkbare wijze 'opgezet' uit, maar zijn er geen putjes in te drukken. Dit komt voor bij een vertraagde schildklierwerking en wordt *myxoedeem* genoemd. De oorzaak is de aanwezigheid van een andere grondsubstantie in het bindweefsel.

7.4 Afwijkende huidstructuren

Het is de gewoonte bij het inspecteren van de huid afwijkende structuren te benoemen. Daarna kunnen ze worden ingepast in ziektebeelden, waarna men in veel gevallen al een indruk heeft om welke aandoening het hier gaat. In tabel 7.1 staan de meest voorkomende afwijkende huidstructuren genoemd en omschreven. Hieronder wordt dit ingevuld voor een aantal veelvoorkomende aandoeningen. De lokalisaties zijn aangegeven in afbeelding 7.1 (zie voor uitgebreider informatie de medisch-specialistische uitgaven uit de serie Basiswerken).

Tabel 7.1	Overzicht van afwijkende huidstructuren.
Macula	Lokale kleurverandering. Het oppervlak is op het normale huidniveau. Bij voelen is er geen onderscheid ten opzichte van de omgeving.
Papel (papula)	Een kleine oppervlakkige verhevenheid, maximaal 1 tot 2 cm groot. De verhevenheid is niet wegdrukbaar en bevat geen vocht.
Nodulus	Een knobbeltje dat dieper ligt dan een papel. Het kan liggen in de huid of in het onderhuidse weefsel.
Nodus	Idem, maar dan ten minste zo groot als een hazelnoot.
Vesikel (vesicula)	Een blaasje met een doorschijnend dek. Het kan zich zowel in de opperhuid als in de lederhuid bevinden.
Bulla	Een blaar, vergelijkbaar met een vesikel, alleen veel groter.
Pustel (pustula)	Een vesikel gevuld met pus.
Cyste	Een afgegrensde holte met vloeibare of weke inhoud.
Ulcus	Een huiddefect waarbij de hele opperhuid en ook een (groot) deel van de lederhuid verdwenen zijn; wordt ook wel 'zweer' genoemd.
Erosie	Een oppervlakkig epitheeldefect, waarbij alleen de opperhuid is beschadigd.
Squama	Een schilfer, in feite een loslatend klontering (conglomeraat) van hoorncellen.
Lichenificatie	Vergroving en verstugging van de huid.
Petechiën (petechiae)	Puntvormige, kleine bloedinkjes.
Erytheem	Roodheid van de huid, niet berustend op emoties en hoogstens enkele uren aanwezig. Het is een gevolg van vaatverwijding als reactie op beschadiging van het weefsel.
Exantheem	Erytheem vergezeld gaand van oneffenheden. Een exantheem is hoogstens een paar dagen aanwezig.

7.4.1 ECZEMEN

Een belangrijke groep huidafwijkingen zijn de eczemen. Bij een eczeem (ook wel dermatitis genoemd) is er sprake van een ontstekingsreactie waaraan zowel de opperhuid als de lederhuid meedoen. Een eczeem geeft in de regel aanleiding tot jeuk en kenmerkt zich verder door roodheid met papels en vesikels. Deze vesikels kunnen barsten, waardoor het vocht eruitloopt; we spreken dan van een *nattend eczeem*. Dit vocht kan weer indrogen en korstjes geven. Een eczeem is vaak langdurig aanwezig en kan vele oorzaken hebben. We kennen daarom ook vele soorten eczemen. We noemen er vier: het constitutioneel, het contact-, het seborroïsch en het dyshidrotisch eczeem.

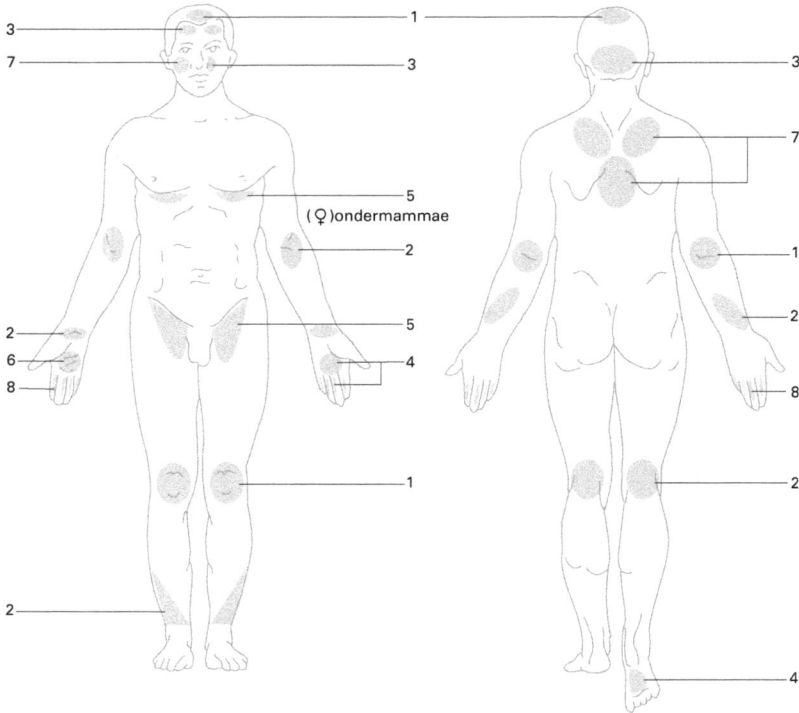

Afbeelding 7.1 Voorkeurlokalisaties van een aantal dermatologische aandoeningen.
1 = Psoriasis
2 = Constitutioneel eczeem
3 = Seborroïsch eczeem
4 = Verruca vulgaris
5 = Intertrigo
6 = Contacteczeem
7 = Acne vulgaris
8 = Dyshidrotisch eczeem

7.4.1.1   *Constitutioneel eczeem*

Constitutioneel eczeem komt voor bij atopici (zie hoofdstuk 4) en is endogeen bepaald. De lokalisatie is in de elleboog- en knieplooien en verder aan de onderbenen en polsen. Het kan langdurig aanwezig zijn en op den duur aanleiding geven tot lichenificatie van de huid. Het is niet besmettelijk. Het wordt vooral bij kinderen gezien, bij heel kleine kinderen meest in het gezicht ('gezonde' rode wangen; dauwworm). Personen met aanleg voor constitutioneel eczeem hebben ook vaak een verlaagde drempel voor jeuk aan de huid. Ze kunnen bijvoorbeeld na het douchen erg veel last van jeuk hebben.

7.4.1.2 Contacteczeem
De directe aanleiding voor het ontstaan van contacteczeem is een regelmatig in aanraking komen van de huid met een stof waarvoor overgevoeligheid bestaat. Voorbeelden zijn nikkel en chroom, maar ook schoonmaakmiddelen, cosmetica, kleefpleisters en dergelijke kunnen contacteczeem geven. Het komt vaak voor aan de handen en op plaatsen waar vaak contact is geweest met het materiaal waarvoor overgevoeligheid bestaat (zie par. 4.3.1).

7.4.1.3 Seborroïsch eczeem
Seborroïsch eczeem komt nogal eens voor bij mensen met een vettige huid, vooral aan het hoofd aan weerszijden van de neus en op de hoofdhuid (roos!). Verder op de rug en de borst. Het is niet besmettelijk.

7.4.1.4 Dyshidrotisch eczeem
Dyshidrotisch eczeem komt relatief veel voor, vooral aan de handpalmen, de zijkanten van de vingers en de voetzolen. De oorzaak ervan is niet geheel duidelijk. Het komt vaker voor in de herfst en de lente. Stress zou het ontstaan bevorderen. Het is niet besmettelijk.

7.4.2 ANDERE HUIDZIEKTEN
Alhoewel de grens tussen eczemen en andere huidziekten niet altijd even duidelijk is, worden onderstaande ziekten toch niet tot de eczemen gerekend.

7.4.2.1 Psoriasis
Psoriasis (afb. 7.2) kenmerkt zich door kleine en/of grote rode papuleuze plekken waarop schilfers (squamae) voorkomen. De plekken zitten vooral op de ellebogen en knieën, op de hoofdhuid en verder verspreid over het hele lichaam. De schilfers vallen gemakkelijk af. Men heeft de indruk dat de celdelingen in de kiemlaag, nodig voor het normale onderhoud van de huid, veel te vaak plaatsvinden door tot nu toe onbekende oorzaken. Er ontstaan te veel cellen die weer aanleiding geven tot een te sterke hoornstofvorming. De ziekte is waarschijnlijk erfelijk en vertoont remissies en exacerbaties. Kinderen kunnen nog wel eens het zwembad worden uitgestuurd vanwege psoriasis, toch is er geen sprake van besmettelijkheid! Opvallend is het zogenaamde

kaarsvetfenomeen: bij het strijken over een rode plek met de nagel ontstaan strepen die op kaarsvet lijken. Psoriasis jeukt meestal niet.

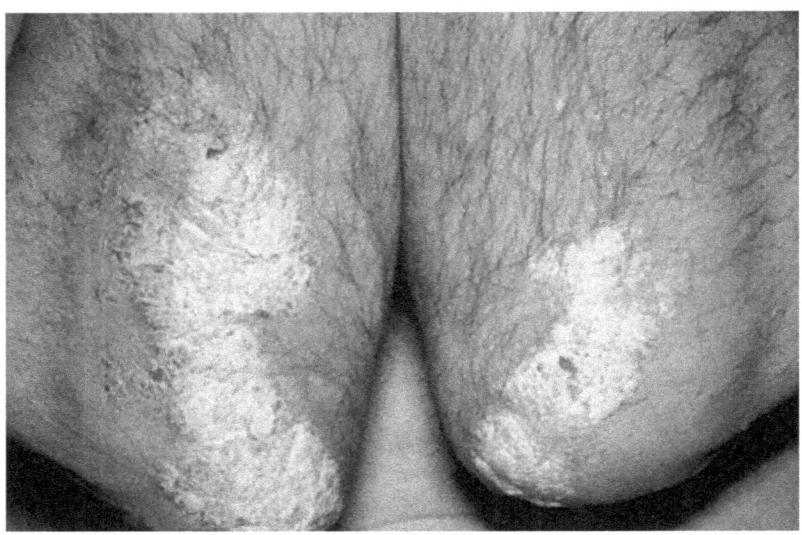

Afbeelding 7.2 Een patiënt met psoriasis aan de ellebogen.

7.4.2.2 Smetten van de huid (intertrigo)

Op plaatsen waar huiddelen langdurig met elkaar in contact komen, kan het transpiratievocht onvoldoende verdampen en raakt het huidoppervlak te vochtig en te warm, waardoor micro-organismen gemakkelijk uitgroeien. Bovendien vermindert de weerstand van de huid. Er ontstaan dan op eczeem gelijkende huidinfecties, waarbij vaak de Candida albicans betrokken is. De infectie kenmerkt zich in dat geval door roodheid met aan de rand schilfering. Er is een scherpe begrenzing ten opzichte van de gezonde huid. In het centrum kan, terwijl de huidafwijking zich naar de omgeving toe uitbreidt, alweer herstel zichtbaar zijn. Dergelijke infecties zijn vooral te vinden in de liesplooien, onder de borsten en aan de uitwendige genitalia. De afwijking wordt vaker bij dikke (adipeuze) mensen gezien, maar komt ook nogal eens voor bij diabetici, als gevolg van weerstandsvermindering. Ook bacteriën kunnen bij intertrigo zijn betrokken: de grens naar de gezonde huid eromheen is dan veel minder scherp.

7.4.2.3 Wratten (verrucae vulgares)

Er zullen maar weinig mensen zijn die nooit zelf wratten hebben gehad. Wratten worden veroorzaakt door een virus en zijn dan ook besmettelijk; vooral vloeren van sportzalen kunnen voor overdraging zorgen. Daarom wordt ook geadviseerd nooit op blote voeten te sporten.

Wratten ontstaan vaak aan de handen en de voetzolen. Het zijn kleine 'tumoren' die bloemkoolachtig kunnen uitgroeien, met een grijs, ruw aanvoelend oppervlak. In de meeste gevallen verdwijnen wratten op den duur vanzelf weer. Is dit niet het geval of veroorzaken ze klachten, dan kunnen ze worden verwijderd. Dit gebeurt dan door de wratten te bevriezen met vloeibare stikstof (cryocoagulatie) of weg te branden (elektrocoagulatie).

7.4.2.4 Jeugdpuisten (acne vulgaris)

In de puberteit en adolescentie hebben velen last van acne. Papels en pustels kenmerken het beeld, soms ook cysten en littekens.

Acne gaat uit van de talgklier en komt vooral voor bij personen met een vettige huid. Zwarte puntjes (comedonen; omzettingsproduct van talg) sluiten de uitvoergang af. De stuwing die daardoor ontstaat schept voorwaarden voor een lokale ontsteking. De lokalisatie van acne is vooral aan het gezicht, de nek, schouders, borst en rug.

7.5 Verwondingen van de huid

Traumata kunnen aan de huid wonden geven. Dat betekent dat de continuïteit van het weefsel is onderbroken. Vrijwel altijd is daarbij sprake van bloedverlies naar buiten als de opperhuid kapot is (open wond), of naar binnen in de weefsels als de opperhuid bij de verwonding intact gebleven is (kneuzing of contusie). Men moet erop bedacht zijn dat bij een verwonding van de huid ook belangrijke structuren zoals slagaders, zenuwen, onderliggend spierweefsel en dergelijke beschadigd kunnen zijn.

De diagnostiek en behandeling van huidverwondingen is het terrein van de chirurg (en huisarts) en wordt uitvoerig beschreven in het boek *Chirurgie* uit de serie Basiswerken. Op deze plaats wordt slechts de brandwond uitgebreider behandeld, omdat deze vaak voorkomen en het belangrijk is goede eerste hulp te geven.

De manier waarop wonden genezen komt ook in het boek *Chirurgie* uitgebreid aan de orde. Toch is het zinvol alvast in grote lijnen te weten hoe wondgenezing in zijn werk gaat, omdat het in de praktijk zo veel voorkomt.

Na een verwonding stroomt het bloed uit de verscheurde bloedvaten in de wondspleet en stolt daar. Vanaf de zijkanten groeien nu kleine bloedvaten en jong bindweefsel het stolsel binnen, waarbij gebruik wordt gemaakt van het netwerk van fibrinedraden in het stolsel, dat dient als steigerwerk. Na enige tijd is het stolsel verdwenen en is de wond met jong bloedvatrijk bindweefsel gevuld. Dat is rozig en korrelig om te zien en bloedt gemakkelijk. Het wordt *granulatieweefsel* genoemd. Intussen is de opperhuid (bij een open wond) over dit granulatieweefsel heen gegroeid en is het korstje dat de wond steeds bedekte afgevallen. Als de herstelde wond dan goed wordt bekeken, zal onder de epidermis nog het roze granulatieweefsel doorschemeren (jong litteken). Langzamerhand verandert dit roze weefsel, het gaat minder bloedvaten en meer bindweefsel bevatten, dat ook nog iets samentrekt, en de kleur wordt wit (oud litteken).

Genezing van wonden kan door een groot aantal factoren worden belemmerd/vertraagd, waardoor wondstoornissen ontstaan. Deze factoren kunnen van binnenuit (*endogeen*) en van buitenaf (*exogeen*) zijn. Endogene oorzaken van vertraagde of belemmerde wondgenezing zijn:
– *suikerziekte* (diabetes mellitus). Als de suikerziekte niet goed is geregeld is er een verhoogde ontvankelijkheid voor infecties. Daarnaast speelt diabetische microangiopathie (veranderingen/vernauwingen aan de kleine bloedvaten die direct aansluiten op de weefsels) een rol, waardoor lokaal zuurstoftekort (hypoxie) kan ontstaan. Diabetische neuropathie, waardoor verminderde sensibiliteit, heeft verminderde pijngevoeligheid tot gevolg. Hierdoor kan men verwond raken zonder het echt te merken, maar ook het functioneren als waarschuwingssignaal tijdens het herstel van de wond kan tekortschieten. Verminderde sensibiliteit kan zich ook voordoen bij dwarslaesiepatiënten, bij hen is ook de wondgenezing vaak vertraagd;
– *alle situaties die tot zuurstofgebrek in de weefsels (hypoxie) leiden*. Zuurstof is nodig voor onder andere celdeling en eiwitsynthese, zoals collageensynthese wat voor herstel van de wond belangrijk is. Een slechte hart- en longfunctie, maar bijvoorbeeld ook een slechte lokale bloedaanvoer (arteriële insufficiëntie, diabetische angiopathie) of een slechte bloedafvoer (veneuze insufficiëntie) zijn bekende oorzaken van hypoxie;
– *verminderde stolling* door ziekelijke oorzaken (hemofilie, leverstoornissen, trombopathieën) of door gebruik van antistollingsmiddelen geeft meer hematoomvorming en minder vorming van het 'steigerwerk' dat nodig is voor herstel. Bovendien is bloed een goede voedingsbodem voor bacteriën;

- *negatieve eiwitbalans* (meer afbraak dan aanmaak van eiwitten in het lichaam), zoals bijvoorbeeld bij kankerpatiënten (zie hoofdstuk 5), ziekte van Crohn, malabsorptiesyndroom (zie hoofdstuk 13.4.3) en andere;
- *hoge leeftijd*. De genezing verloopt langzamer om dezelfde reden dat atrofie optreedt: verminderde celdelingen voor onderhoud van het weefsel. Vaak zijn ook bijkomende factoren in het spel (zie hierboven);
- *verminderde afweer* (zie hoofdstuk 4), waardoor infecties gemakkelijker optreden.

Exogene oorzaken van vertraagde of belemmerde wondgenezing zijn:
- *roken*. Koolmonoxide uit rook vermindert de zuurstoftoevoer (zie par. 9.3), nicotine vernauwt de bloedvaten, de collageenvorming is bij roken vertraagd. Wondinfecties treden bij roken vijf maal vaker op;
- *deficiëntie van voedingsstoffen*, met name wat betreft vitamines en eiwitten;
- *wondinfectie*. Een open wond is altijd besmet (gecontamineerd). De bacteriële huidflora is een belangrijke bron van (postoperatieve) wondinfecties. Op kruisinfecties (evt. ziekenhuisinfecties) moet men ook bedacht zijn. Vreemde lichamen (corpora aliena), zoals straatvuil en dergelijke, verhogen de infectiekans met een factor duizend. Wondinfectie vertraagt sterk de wondgenezing;
- *sommige medicijnen*, zoals corticosteroïden (die weefselnieuwvorming belemmeren), cytostatica (verminderde stamceldeling). Ook straling (wat celdeling belemmert) en stress kunnen negatief van invloed zijn.

7.5.1 WONDCOMPLICATIES

Bloeding en wondinfecties zijn belangrijke wondcomplicaties (zie boven). Daarnaast kennen we nog contractuurvorming (dwangstand van gewricht of lichaamsdeel door schrompelend weefsel) en keloïdvorming (dit is een littekenvorming die te uitgebreid is en vaker bij donkergekleurde rassen wordt gezien).

7.5.2 ALGEMENE WONDBEHANDELING (GLOBAAL)

De behandeling van een wond bestaat uit:
- *reinigen van de wond*. Een wond kan alleen genezen als hij schoon is. Bij een vuile wond verricht men wondtoilet (débridement); dat houdt in het verwijderen van levenloos en besmet weefsel uit een wondgebied, zodanig dat uitsluitend levensvatbaar weefsel over-

blijft. Dit gebeurt met fysiologisch zout of waterstofperoxyde. Dood weefsel (necrose) wordt chirurgisch verwijderd (wondexcisie). Men maakt een chirurgische wond ('ideale wond'), die primair (sanatio per primam) kan genezen;
- *sluiten van de wond*. Een open wond ouder dan zes uur (periode van Friedrich) wordt niet gehecht. Bij een eventuele infectie kunnen pus en wondvocht anders niet meer afvloeien. De wond wordt opengelaten of gesloten waarbij een of meer drains in de wond worden achtergelaten;
- *beschermen van de wond* door middel van verband.

Onderscheiden worden zwarte-, gele- en rode wonden. Ze moeten verschillend worden benaderd. Een *zwarte wond* bevat necrotisch weefsel. Zolang dit aanwezig is kan de wond niet genezen. Een *gele wond* is ontstoken en bevat pus. De wond moet gereinigd worden. Wordt hij gesloten, dan wordt een drain achtergelaten. Een *rode wond* is een genezende wond (granulatieweefsel) en dient beschermd te worden om het genezingsproces te bevorderen.

7.5.3 BRANDWONDEN

Door inwerking van hitte (thermische energie) kunnen brandwonden ontstaan. Deze worden naar diepte van de beschadiging ingedeeld in eerste-, tweede- en derdegraadsverbrandingen.

Een *eerstegraads huidverbranding* ontstaat na een kortdurende blootstelling aan intense hitte (flash burn) of na langdurig verblijf in de zon. Van de huid is alleen de opperhuid verwond. Er is roodheid en de huid is pijnlijk en trekkerig. De kiemlaag wordt door de verbranding geprikkeld tot celdelingen zodat na enige tijd vervelling optreedt. Dat kan zelfs nog gebeuren lang nadat de huid is genezen (en dat is al na 48 uur).

Bij een *tweedegraads huidverbranding* is behalve de opperhuid (epidermis) ook de lederhuid (dermis) beschadigd. Zo'n verbranding treedt op bij ernstige zonnebrand of na korte inwerking van intense hitte (zoals bijvoorbeeld van een strijkijzer). Naast erytheem is meer vaatbeschadiging aanwezig, waardoor lekkage optreedt naar de weefsels en er blaren ontstaan. Ook bij een tweedegraadsverbranding heeft de patiënt pijn. Deze verbranding heeft veel meer tijd nodig om te genezen; de tijd daarvoor nodig hangt samen met de diepte van de verbranding. De genezing kan wel vijf weken in beslag nemen.

Bij een *derdegraads huidverbranding* heeft een hittebron nog langduriger ingewerkt. De huid is tot in alle lagen verbrand. De weefsels zijn direct gedood, hetgeen zich uit in witte stolling (coagulatie) en zwarte verkoling. Vaten zijn beschadigd en omdat de huid weg is, is er sprake van veel vochtverlies naar buiten. Omdat ook de zenuwen zijn verbrand is er geen pijn. Het infectiegevaar is groot en het genezingsproces langdurig. Er ontstaan veel littekens en huidcontracturen (dwangstand van gewrichten door een verlittekende strakke huid).

Bij een uitgebreide verbranding van de huid, dat wil zeggen wanneer meer dan 15% van het huidoppervlak is aangedaan, zullen algemene lichamelijke gevolgen ontstaan als complicatie. Deze kunnen ernstig ziek maken en overlijden tot gevolg hebben. Een dergelijke patiënt moet worden opgenomen in een brandwondencentrum waar men in het behandelen van brandwonden is gespecialiseerd. In het boek *Chirurgie* uit de serie Basiswerken wordt nader ingegaan op deze problematiek en op de manier waarop brandwondenpatiënten worden behandeld.

Als eerstehulpmaatregelen gelden:
- *vuur op het slachtoffer doven*. Dit kan gebeuren met water door het slachtoffer over de grond te rollen of door hem af te dekken met een jas of deken (waar de patiënt ook in gewikkeld kan worden). Het materiaal mag uiteraard niet brandbaar zijn;
- *kleding niet verwijderen*;
- *het verbrande huiddeel koelen*, liefst met zacht stromend koud water gedurende ten minste tien minuten. Het koelen voorkomt dat de brandwond zich uitbreidt. Is stromend water niet voorhanden, dan is elk ander water ook goed, het is zelfs aan te raden om bij het ontbreken van andere mogelijkheden oppervlaktewater (uit meertjes of sloten) te gebruiken;
- *geen brandzalf of iets anders op de huid smeren*, want het infectiegevaar is te groot. Bovendien krijgt de brandwond een ander aspect waardoor het beoordelen ervan moeilijker wordt. Deze regel geldt in ieder geval voor alle brandwondenpatiënten die naar het ziekenhuis moeten voor verdere behandeling. Bij de kleine 'huis-, tuin- en keukenverbrandingen' die niet extra behandeld hoeven worden, is het toepassen van brandzalven wel toegestaan en vaak ook nuttig;
- *afdekken* met een schone doek of laken of met steriele gaasjes, of met speciale materialen zoals metallineverband;
- vervoeren naar het ziekenhuis indien noodzakelijk.

7.6 Huidafwijkingen als gevolg van circulatiestoornissen

Ten gevolge van het tekortschieten van de slagaderlijke (arteriële) of aderlijke (veneuze) circulatie kunnen aan de huid afwijkingen ontstaan die lang kunnen duren en weinig neiging tot genezing vertonen. De wonden die ontstaan kunnen grote afmetingen aannemen en een duidelijke belasting voor de patiënt betekenen. In het ergste geval moet zelfs tot amputatie van het aangedane lichaamsdeel worden overgegaan.

7.6.1 OPEN BEEN (ULCUS CRURIS)

Een ulcus cruris (afb. 7.3) komt vooral voor bij personen die lijden aan spataderen (varices). Spataderen zijn sterk verwijde aders, waardoor de erin aanwezige venenkleppen niet meer functioneren. Het gevolg is dat het bloed zich moeilijker verplaatst in de richting van het hart en zich ophoopt in de aders. De afvloed van weefselvocht wordt daardoor belemmerd en er ontstaat oedeem (zie hoofdstuk 8.4). Bovendien treedt een vertraging in de weefselvloeistofstroom op, waardoor het onderhoud van weefsels verslechtert. De weefsels worden kwetsbaarder en van een vanzelfsprekend herstel bij een eventuele verwonding is nauwelijks meer sprake. Een wondje blijft lang bestaan en wordt gemakkelijk groter en dieper. Er ontstaat een ulcus dat weinig neiging tot genezing vertoont en bovendien gemakkelijk geïnfecteerd raakt. Het ulcus cruris is meestal gelokaliseerd aan de binnenkant van het onderbeen, vlak boven de enkel.

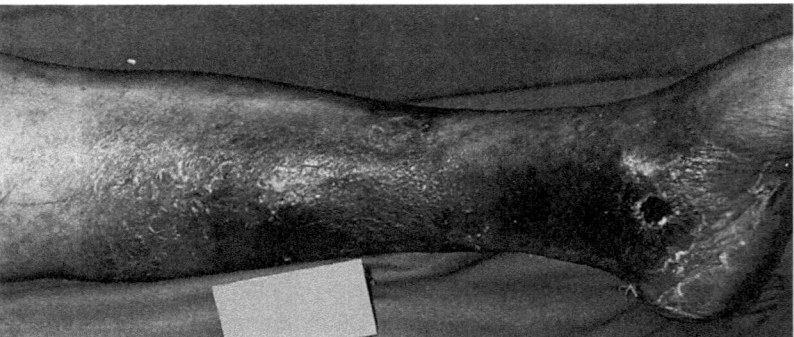

Afbeelding 7.3 Een patiënt met een ulcus cruris. Het ulcus bevindt zich op de typische plaats, een handbreed boven de binnenenkel. De omgeving is blauwrood verkleurd en gepigmenteerd.

De behandeling bestaat uit maatregelen die de aderlijke afvloed bevorderen, zoals bijvoorbeeld het hoog leggen van het been en het dragen van een elastische kous. Uit de wond zelf moet al het dode weefsel verwijderd worden. Rust en eventuele speciale maatregelen wat betreft verbinden van de wond moeten uiteindelijk het herstel inleiden. Op den duur zal de wond dichtgranuleren (met granulatieweefsel) en de huid eroverheen dichtgroeien. Vaak lukt dat niet helemaal, vanwege het grote epitheeldefect en wordt de rest opgevuld met littekenweefsel.

7.6.2 NECROSE EN GANGREEN

Necrose/gangreen (afb. 7.4) ontstaat door een verslechterde slagaderlijke bloedvoorziening. Meestal komt dit voor aan de lichaamsuiteinden en dan vooral aan de tenen. Het komt vooral voor bij ouderen omdat op oudere leeftijd slagaderverkalking (atherosclerose/arteriosclerose), de belangrijkste oorzaak, vaker voorkomt. Suikerpatiënten hebben een verhoogde kans, bij hen komt slagaderverkalking toch al vaker voor en bovendien kunnen zij nog andere stoornissen (microangiopathie, neuropathie) hebben die het ontstaan van necrose/gangreen bevorderen. Een geringe verwonding is bij hen in staat het weefselversterf in te leiden. Het is daarom zaak om geregeld op kleine wondjes te inspecteren en deze dan goed te verzorgen. Teennagels knippen moet aan een goede pedicure worden overgelaten.

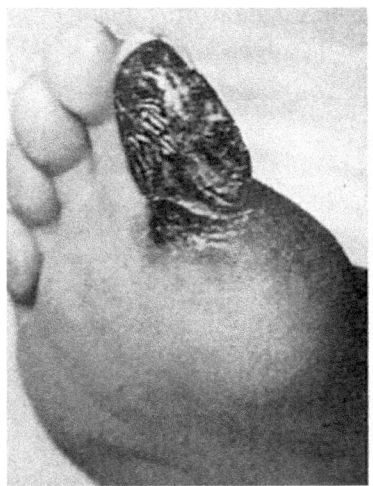
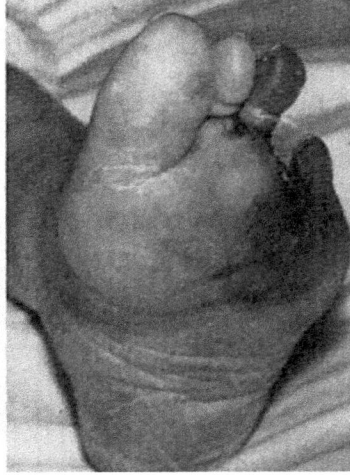

Afbeelding 7.4 Een patiënt met gangreen aan de voeten.

Necrose/gangreen kenmerkt zich door zwarte verkleuring van weefsel dat als afgestorven moet worden beschouwd. Er is veel pijn. Het dode weefsel droogt in (mummificatie of droog gangreen, vaak ook gewoon necrose genoemd) en kan spontaan afvallen. Raakt het dode weefsel geïnfecteerd, dan ontstaat (nat) gangreen. Het heeft een onaangename geur en is veel gevaarlijker. Vanuit het gangreen komen giftige producten in de bloedbaan terecht, waardoor de patiënt ernstig ziek kan worden en hoge koorts kan krijgen. Het aangrenzende weefsel gaat mee ontsteken en er ontstaat een warmrode afgrenzing (demarcatiezone) tussen het gangreen en het gezonde weefsel.

Is er sprake van gangreen dan luidt het devies: goed drooghouden, eventueel met behulp van bactericide poeder. Mobilisatie moet worden bevorderd. Pas in laatste instantie wordt besloten tot amputatie.

7.6.3 DECUBITUS

Onder decubitus ('doorligplek') verstaan we een gebied van versterf van de huid dat in de meeste gevallen reikt tot in het onderhuidse weefsel. Het is een bekende complicatie bij patiënten die (langdurig) het bed moeten houden. De verpleegkundige heeft een belangrijke taak in het helpen voorkomen en, als het toch is opgetreden, helpen behandelen van decubitus. Het afsterven van weefsel is een direct gevolg van onvoldoende voeding van de weefsels doordat de bloeddoorstroming tekortschiet. Dit kan ontstaan door uitwendige druk op de huid of door druk van het lichaam op de onderlaag. Een druk van 50 mm Hg en meer zorgt ervoor dat de arteriolen worden dichtgedrukt. Ook kunnen schuifkrachten de vaatjes doen knikken of afscheuren.

Drukbelasting
Het lichaam kan zich onder normale omstandigheden aanpassen aan drukbelasting door onwillekeurig van houding te veranderen, bijvoorbeeld:
– wippen op de voeten bij het staan;
– schuiven in de stoel bij het zitten;
– 's nachts draaien in bed (ongeveer 20 tot 40 keer).

Bij aandoeningen waarbij dit automatisme is verstoord (bijvoorbeeld dwarslaesie) neemt de kans op het optreden van decubitus toe. Vandaar de wisselligging.

Loodrechte druk op de huid doet de bloedvaten eerder spiraleren dan afsluiten. Hierdoor ontstaat geen totale stop in de bloedstroom, maar wel een aanzienlijk mindere doorstroming met als gevolg een verstoring van de normale celprocessen vooral in de celdelende opperhuid. Niet alleen deze huidlaag wordt aangedaan, maar ook de diepere lagen (fascie, spieren).

Druk op de huid heeft een conusvormige drukopbouw tot gevolg, waardoor tegen de onderliggende botdelen een veel grotere druk

wordt uitgeoefend dan op de huid. In deze diepere lagen treedt wel een totale afsluiting op van de bloedvaten met als gevolg necrose. Kruimels in bed kunnen op een kleine plaats (extra) hoge druk veroorzaken en daarmee het begin van het proces inleiden.
In enkele dagen ontstaat een in eerste instantie niet-geïnfecteerde necrotische massa, die zich gaat gedragen als een abces en uiteindelijk een weg naar buiten zoekt. Aan de oppervlakte zijn deze laesies meestal niet direct zichtbaar.

Schuifkrachten
Dit zijn krachten die niet loodrecht, maar evenwijdig aan het huidoppervlak hun werking uitoefenen. Deze krachten doen de bloedvaten geheel afknikken zowel in de oppervlakkige als in de diepe lagen. In het bijzonder bij halfzittende patiënten ontstaat er een soort 'hangmat'-fenomeen op de stuit. Juist het 'netjes' opgemaakte bed (lekker goed strak) wekt deze kracht op. Hetzelfde geldt voor een te veel inzakkend matras. Door de patiënten in een driedelig instelbaar bed te leggen kan dit worden voorkomen.

Naast deze druk- en schuifkrachten, die dus de directe aanleiding vormen tot de ontwikkeling van decubitus, kennen we een groot aantal factoren die decubitus bevorderen:
- *vochtigheid van de huid*. Als de huid vochtig is neemt de weerstand tussen de huid en de contactlaag toe, waardoor de kans op beschadigende schuifkrachten wordt vergroot. Transpiratie, zoals bij koorts of een hoge omgevingstemperatuur, en incontinentie zijn voorbeelden waardoor de huidvochtigheid toeneemt. Vochtigheid geeft ook meer wrijving waardoor de schuifkrachten toenemen. Ook bij dikke mensen, die in de regel meer transpireren dan normaal, kan hierdoor sneller decubitus ontstaan. Daarbij komt dat bij hen de druk- en schuifkrachten sowieso veel groter zijn;
- *grote mate van immobiliteit*. Langdurig in dezelfde houding liggen, zoals bij bewusteloosheid, of bij ernstige neurologische aandoeningen en welke andere immobiliserende aandoening dan ook, werkt sterk bevorderend op het ontstaan van decubitus. Patiënten met gipsverband of tractiemateriaal hebben door de bewegingsbeperking ook een grotere kans. Dit geldt ook voor patiënten met pijn, waarbij stilliggen de enige remedie is. De kans op decubitusvorming is evenredig met de immobiliteit;
- *slecht onderhoud van weefsels*. Dit kan door:
    - een slechte circulatie (lokaal of algemeen) wat een verminderde weefseldoorstroming tot gevolg heeft waardoor de cellen een

tekort krijgen aan voedingsstoffen en zuurstof. Ze zijn daardoor kwetsbaarder en huiddefecten kunnen sneller optreden;
- bloedarmoede (anemie). Het tekort aan rode bloedkleurstof zal tegelijk een relatief tekort aan zuurstof inhouden. Daardoor worden de celstofwisseling en het weefselonderhoud nadelig beïnvloed;
- een slechte longfunctie, waardoor de gasuitwisseling verstoord is, leidt eveneens tot een tekort aan zuurstof in de weefsels;
- stoornissen in de stofwisseling, zoals bij diabetes mellitus, verminderen de weerbaarheid van weefsels;
- voedingsdeficiënties leiden tot een tekort aan voedingsstoffen en energie, waardoor de celfysiologie slechter verloopt;
- uittering (cachexie), wat voorkomt in de eindfase van ernstige ziekteprocessen zoals kanker;

– *verminderd gevoel (ook pijngevoel).* Hierdoor wordt niet tijdig gereageerd op doorliggen. Een dergelijke situatie kan zich voordoen bij bewusteloosheid of bij ernstige neurologische aandoeningen, zoals een dwarslaesie. Ondertemperatuur van het lichaam gaat eveneens vergezeld van een verminderd gevoel. Verder moet men eraan denken dat gebruik van slaapmiddelen of kalmeringsmiddelen een verminderd reageren van de patiënt tot gevolg kan hebben. Uiteraard zullen pijnstillers pijnsensaties verminderen;
– *lichaamsgewicht.* Behalve dat decubitus eerder optreedt bij dikke mensen, krijgen ook heel magere mensen nogal eens decubitus. Vaak ligt bij deze groep patiënten de huid vlak over botdelen, waardoor de druk- en schuifkrachten worden versterkt;
– *leeftijd.* Decubitus wordt vooral bij oudere mensen gezien. Bij veroudering wordt de bloedvoorziening er niet beter op en neemt de kwaliteit van weefsels af;
– *medicatie,* medicijnen die de immobiliteit bevorderen en de weefselfysiologie negatief beïnvloeden. Bijvoorbeeld: psychofarmaca (tranquillizers), antihypertensiva, β-blokkers, anticoagulantia;
– *psychische factoren.* Deze hebben een indirect effect op de decubitusvorming.

7.6.3.1 Hoe ziet decubitus eruit?

Decubitus (afb. 7.5) kenmerkt zich door de aanwezigheid van meestal een groot ulcus, waar soms een vuist in kan verdwijnen. Vaak is er necrose en pus. Het pus kan streptokokken, stafylokokken, de colibacterie of de pseudomonasbacil bevatten.

Is in de wond granulatieweefsel aanwezig, dan is dit een teken van herstel, er moet voorzichtig mee worden omgegaan omdat het kwetsbaar is en gemakkelijk bloedt.

7.6.3.2 Decubitusstadia

In de ontwikkeling van decubitus zijn verschillende stadia te onderscheiden.
Stadium I: roodheid en/of cyanose van de huid die niet verdwijnt als de druk wordt weggenomen of de circulatie lokaal wordt gestimuleerd. Er is al weefselbeschadiging met een beginnende ontstekingsreactie.
Stadium II: de samenhang van de huid is verbroken, al beperkt deze zich tot de opperhuid, de epidermis. Er kunnen blaren optreden. De afscheiding tussen epidermis en dermis is kapot, waardoor zich vocht ophoopt. Het blaardak kan al dan niet intact zijn.
Stadium III: er is een oppervlakkige wond, soms ook necrose.
Stadium IV: de wond strekt zich uit naar de diepte tot in de onderhuidse vetlaag. In tweede instantie zijn al infecties opgetreden.
Stadium V: de huid is nu maximaal beschadigd, onderhuidse structuren als fascia, pees en bot komen bloot te liggen.

Stadium I en II zijn reversibel. Genezing per primam intentionem kan optreden zonder littekenvorming.
Stadium II gaat meestal snel over in het volgende stadium. Bij een kapot blaardak vindt al snel besmetting met bacteriën plaats, zodat pusvorming gaat optreden. Het proces gaat zich gedragen als een flegmone (een naar de diepte zich uitbreidende pussende ontsteking) (Stadium IV en V).

7.6.3.3 Lokalisatie van decubitus

De lokalisatie is onder meer afhankelijk van de wijze waarop de patiënt ligt (afb. 7.6). Voorkeursplaatsen zijn daar waar botweefsel dicht onder de huid ligt:
– bij rugligging zien we decubitus optreden aan de stuit, de hielen en de schouderbladen, soms ook aan het achterhoofd;
– bij zijligging kan decubitus verschijnen aan knieën, enkels, heupen, schouders en oren;
– bij buikligging vooral aan de kin en de voorste bekkenkam;
– in zittende houding aan de stuit, de heupen en het zitbeen.

7.6.3.4 Complicaties

De volgende complicaties kunnen bij decubitus optreden:
– onder de huid kan het proces zich naar opzij uitbreiden; de werkelijke wond is dan veel groter dan in eerste instantie werd gedacht;

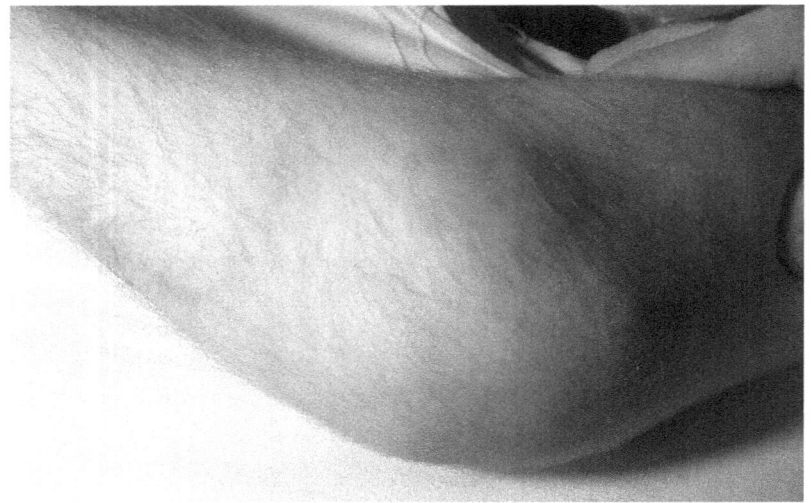

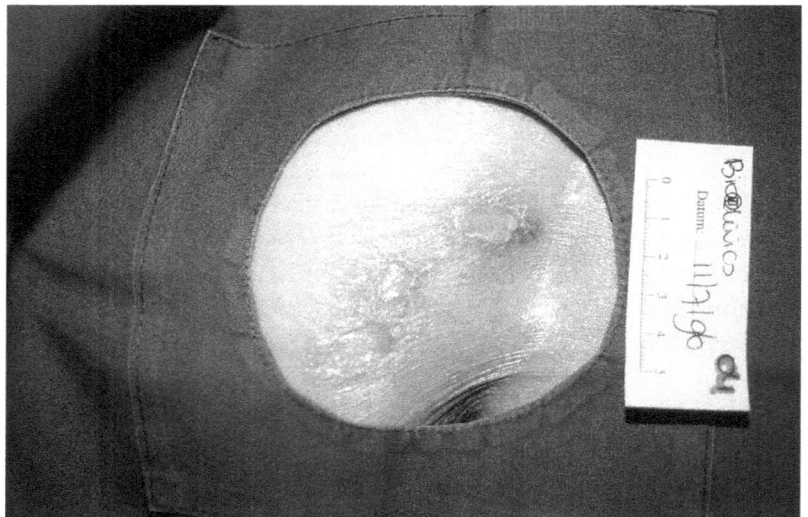

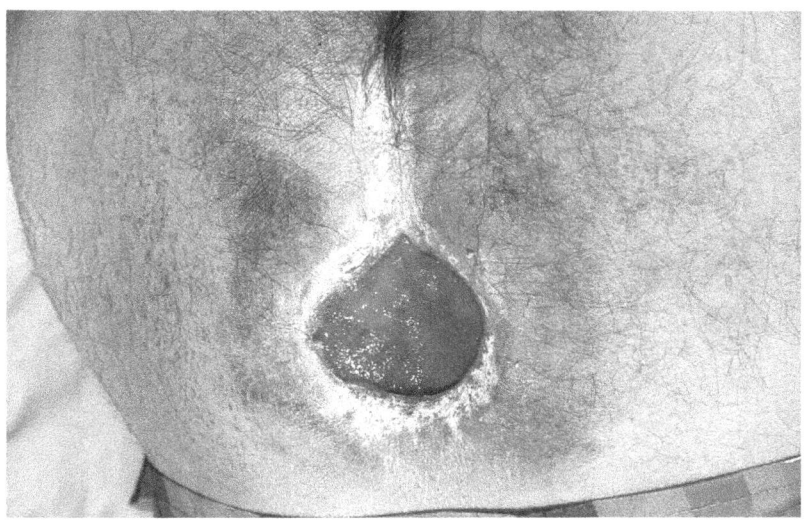

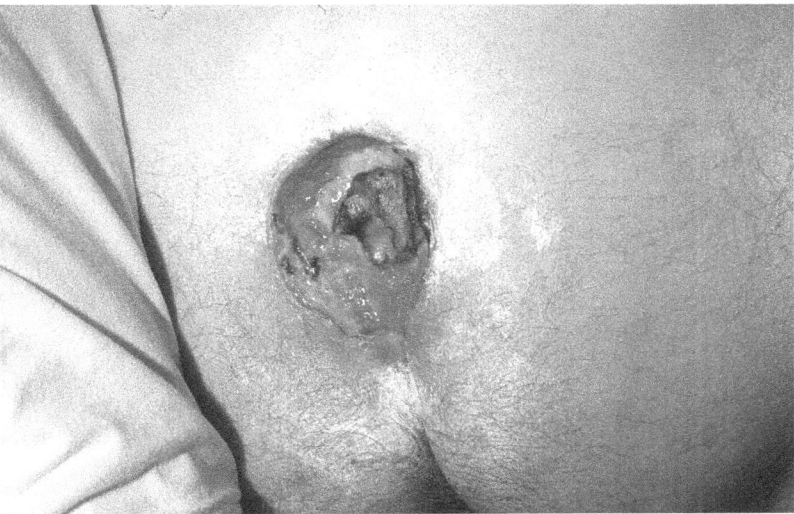

Afbeelding 7.5 *Vier stadia van decubitus.*

- een grote en langdurige weefselbeschadiging als bij decubitus brengt altijd een begeleidende ontsteking met zich mee; deze kan zich uitbreiden naar diepere weefsels (fistelvorming, bursitis), botten (osteitis, osteomyelitis, evt. meningo-myelitis als de wervelkolom is betrokken) en gewrichten;

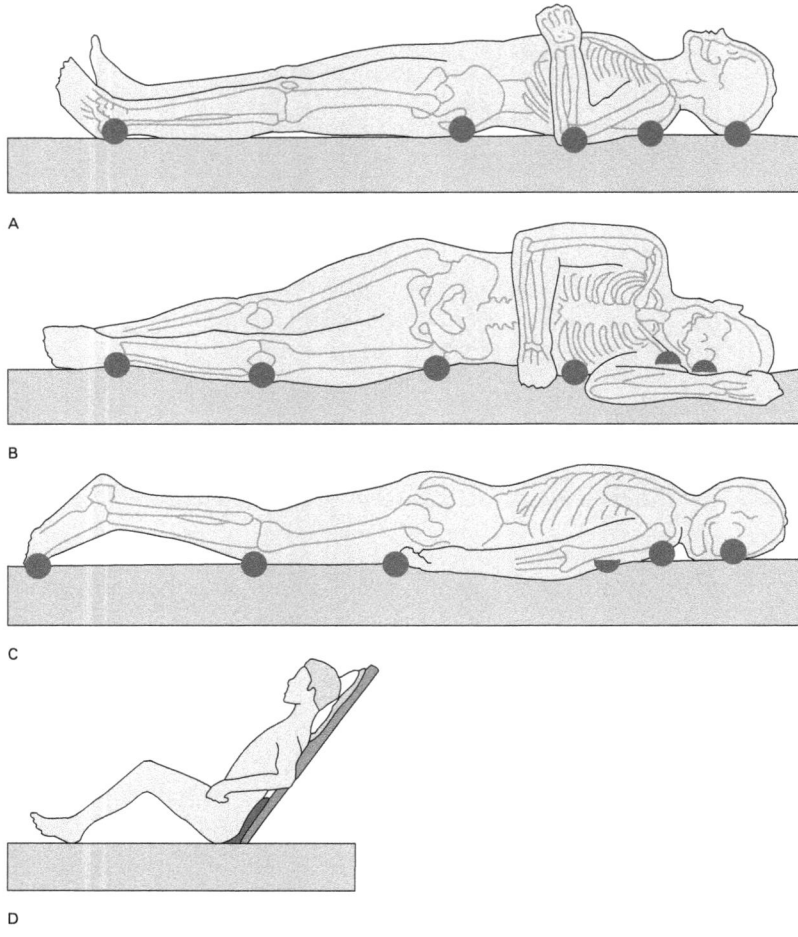

Afbeelding 7.6 Drukpunten bij liggen
A Op de rug
B Op de zij
C Op de buik
D In fowler-ligging

– bloedvergiftiging (sepsis) ten gevolge van de secundaire infectie. De dreiging is heel reëel, aangezien de weerstand van patiënten met decubitus meestal verminderd is.

7.6.3.5 *Preventie en behandeling*
Zoals eerder gezegd speelt de verpleegkundige zowel bij de preventie als bij de behandeling van decubitus een belangrijke rol. Het is be-

langrijk te beseffen wanneer er sprake is van een verhoogde kans op decubitus. In veel gevallen (maar niet altijd!) kan dan door gerichte preventieve maatregelen het ontstaan ervan worden voorkomen. Bij de behandeling zal de rol van de verpleegkundige zowel uitvoerend als coördinerend zijn. Hierop wordt in het boek Basisverpleegkunde uit de serie Basiswerken nader ingegaan.
Behulpzaam bij het inschatten van risico's kan de scorelijst in tabel 7.2 zijn.
Hoe de begeleiding en behandeling van patiënten met decubitus wordt uitgevoerd, is per ziekenhuis vaak verschillend. Het komt er in alle gevallen op neer dat het scheppen van voorwaarden voor het voorkomen en voor het genezen centraal staat. Daaraan kunnen ook de volgende medische maatregelen bijdragen:
- *aandacht voor medische oorzaken* (zie boven), deze behandelen en/of begeleiden;
- *dagelijkse inspectie van bedreigde huiddelen*;
- *verwijderen van dood weefsel*. Als dit chirurgisch niet mogelijk is, kan het met elastasezalf worden geprobeerd. Hierin bevindt zich fibrogenase wat verweekt;
- *voorkomen van lokale infecties*. Is daar toch sprake van, dan moet efficiënte bestrijding volgen. Het is van belang een bacteriële kweek af te nemen, bijvoorbeeld aan het begin van de behandeling, maar zeker ook als er sprake is van een stinkende wond. Infecties vertragen de wondgenezing immers sterk;
- *Verzorgen van de wond*. Gele (nattende) wonden zijn bedekt met pus, fibrine en gele necrose. Deze eisen een behandeling die de pus, fibrine en het necrotisch weefsel 'uit' het wondoppervlak licht. Bij schone roodgranulerende wonden is de behandeling gericht op het beschermen van het granulatieweefsel tegen bacteriële en mechanische beschadiging;
- *goed wondafdekmateriaal gebruiken*. Een warm en vochtig milieu bevordert genezing van de wond. Het verbandmateriaal mag echter nooit te sterk afdichten.

Verpleegkundige maatregelen sluiten daar bij aan, zoals:
- zorgen voor een schone, gladde, droge onderlaag;
- zorgen voor een goede houding van de patiënt;
- wisselligging twee à drie uur;
- regelmatig uit stoel liften;
- goede houding in bed en stoel;
Hierbij is de druk zo gelijkmatig mogelijk over de huid verdeeld;
- mobilisatie bevorderen;

Tabel 7.2 Scorelijst voor het inschatten van het risico op het ontstaan van decubitus.

aantal punten	0	1	2	3
mentale toestand	goed	lusteloos, gedeprimeerd, gedesoriënteerd, angstig	zwaar depressief, psychotisch, verward	stuporeus, comateus, volledig gesedeerd
neurologie	geen afwijkingen	geringe stoornissen, krachtsvermindering	sensibiliteitsstoornissen score x 2 = 4 lichte hemiparese, score x 2 = 4	hemiparese, score x 2 = 6 lage dwarslaesie, score x 3 = 9 hoge dwarslaesie, score x 4 = 12
mobiliteit	goed	licht beperkt, loopt met hulp, hele dag of regelmatig op rolstoelpatiënt met goede armfunctie	voornamelijk bedlegerig, alleen uit bed bij wassen en bed verschonen, hele dag passief in stoel	geheel bedlegerig met wisselligging, score = 3 idem, wisselligging onmogelijk, score x 2 = 6
voedingstoestand	goed, geen ongewenst gewichtsverlies	matig: als na enkele dagen niet gegeten	slecht, langer dan 1 week niet gegeten bij braken en diarree	cachexie ernstig voedingstekort
voedingsinname	voldoende voeding per os per sonde	parenterale voeding	eet onvoldoende kan niet eten	meer dan 5 dagen totaal geen voeding
incontinentie	geen	af en toe voor urine	voor urine en/of feces bij urinecatheter, uritip	geheel incontinent
leeftijd	jonger dan 50	ouder dan 50	ouder dan 60	ouder dan 70
temperatuur	lager dan 37,5	hoger dan 37,5	hoger dan 38,5	septische pat. (temp. wiss.), score x 2 = 6 hoger dan 39,0 lager dan 35,5
medicatie	geen	corticosteroïden, slaapmiddelen, anticoagulantia (niet calparine)	pijnstillers, tranquillizers, cytostatica, orale antibiotica	parenterale antibiotica inotropica i.v. (cardio stimulantia, bijv. dopamine, (nor)adrenaline)
diabetes	geen	alleen dieet	dieet en orale middelen	dieet en insuline

aantal punten	0	1	2	3
circulatie	geen stoornissen	RR-dalingen	vaatlijden shock < 2 uur (licht)	shock > 2 uur (ernstig), score x 3 = 9

score < 8: niet-verhoogd risico
score 8-12: verhoogd risico
score > 12: extra verhoogd risico

- goede huidverzorging, maceratie voorkomen;
- bij patiënten met een groter risico wordt het standaard ziekenhuisbed vervangen door een in drie delen instelbaar bed, waarbij het mogelijk is flexie te geven in heup en knieën. Door deze houding worden druk en vooral schuifkrachten in stuit en hiel sterk verminderd. Bij sterk bedreigde patiënten wordt een Clinitron® bed gebruikt. Dit is een soort bak, waarin de patiënt als het ware drijft op een laag siliconenkorrels waardoor de drukopbouw nog verder reduceert.

Circulatie   8

8.1	Inleiding	238
8.2	**Verschijnselen wijzend op een ziek hart**	**240**
8.2.1	Decompensatio cordis	240
8.2.1.1	Rechtsdecompensatie	242
8.2.1.2	Linksdecompensatie	244
8.2.2	Pijn aan het zieke hart	247
8.2.3	Ritmestoornissen	248
8.3	**Afwijkingen aan de pols**	**248**
8.3.1	Frequentie	249
8.3.2	Regulariteit (regelmaat)	250
8.3.3	Aequaliteit (gelijkmatigheid)	251
8.3.4	Spanning	252
8.3.5	Heftigheid	252
8.3.6	Vulling	252
8.3.7	Polsregistratie	253
8.4	**Oedeemvorming**	**254**
8.4.1	Toename in de hydrostatische druk	256
8.4.2	Afname in de colloïdosmotische druk	256
8.4.3	Verhoogde doorlaatbaarheid van de capillairen	256
8.4.4	Belemmerde afvloed van de lymfe	257
8.5	**Afwijkingen in de bloeddruk**	**257**
8.5.1	Inleiding	257
8.5.2	Bloeddrukmeting	260
8.5.3	Hoge bloeddruk (hypertensie)	261
8.5.3.1	Oorzaken	262
8.5.3.2	Symptomen	263
8.5.3.3	Diagnose	263

	8.5.3.4	Complicaties	264
	8.5.3.5	Behandeling	264
	8.5.4	Hypotensie	264
8.6	**Shock**		**266**
	8.6.1	Hypovolemische shock	267
	8.6.2	Cardiogene shock	268
	8.6.3	Distributieve shock (vaatverwijdingsshock)	268
	8.6.4	Obstructieve shock	269
	8.6.5	Verschijnselen van shock	269
	8.6.6	Behandeling van shock	270
8.7	**Bloedingen**		**272**
	8.7.1	Veneuze bloedingen	273
	8.7.2	Arteriële bloedingen	273
	8.7.3	Namen van enkele specifieke bloedingen	274
8.8	**Bloedarmoede (anemie)**		**275**
	8.8.1	Factoren van invloed op de aanmaak van erytrocyten	276
	8.8.2	Oorzaken van bloedarmoede	276
	8.8.2.1	*Verminderde aanmaak van erytrocyten en/of hemoglobine*	277
	8.8.2.2	*Een verminderde aanmaak van hemoglobine*	277
	8.8.2.3	*Versnelde afbraak van rode bloedlichaampjes*	278
	8.8.2.4	*Bloedverlies*	278
	8.8.3	Verschijnselen van bloedarmoede	279
	8.8.4	Behandeling van bloedarmoede	280
8.9	**Afwijkingen in het witte-bloedbeeld**		**280**
8.10	**Trombose en longembolie**		**281**
	8.10.1	Trombose	281
	8.10.1.1	*Trombosebevorderende factoren*	282
	8.10.1.2	*Verschijnselen*	283
	8.10.1.3	*Behandeling*	284
	8.10.2	Longembolie	284

8.1 Inleiding

Het circulatiesysteem omvat het hart, de bloedvaten, de lymfevaten, het bloed en de lymfe. Het belangrijkste doel van het circulatiesysteem is uiteindelijk ervoor te zorgen dat de lichaamscellen voldoende aanvoer krijgen van stoffen die voor de cellen onmisbaar zijn en om een goede afvoer te waarborgen van afbraakproducten van de celstofwisseling. Daarnaast is het circulatiesysteem belangrijk voor de bloedstolling en de afweer.

Om beter te kunnen begrijpen wat de gevolgen kunnen zijn van een niet goed functioneren van de circulatie moet iets worden verteld over de vochtverdeling in het lichaam en de factoren die daarop onder normale omstandigheden van invloed zijn: de water- en zouthuishouding van het lichaam.

De mens bestaat gemiddeld voor 60% uit water; bij de man is dit iets meer (63%), bij de vrouw iets minder (52%). Tussen individuen onderling zijn er nog weer verschillen mogelijk, onder andere afhankelijk van het al of niet aanwezig zijn van zeer waterarm weefsel zoals vetweefsel.

De hoeveelheid water in ons lichaam is verdeeld over vier afdelingen. Van de totale hoeveelheid die aanwezig is bevindt zich:
- 65% in de lichaamscellen (intracellulair);
- 27% tussen de lichaamscellen in (interstitieel);
- 5% in bloed- en lymfevaten (intravasculair). Het bloed (vijf liter) bestaat voor 45% uit bloedcellen en voor 55% uit vocht;
- 3% in de lichaamsholten: borstholte en vrije buikholte, de gewrichten en het maag-darmkanaal, het oog en holtes binnen in de hersenen (hersenventrikels) en de gebieden rond de hersenen.

In de lichaamsvloeistoffen bestaat een constante beweging, er wordt steeds bijgemaakt en afgevoerd. Bovendien bestaat er een uitwisseling van vocht tussen de verschillende afdelingen.

In het lichaamswater zijn vele belangrijke stoffen opgelost, zoals:
- *elektrolyten*. Dit zijn zouten die, in water opgelost, in deeltjes met een elektrische lading (ionen) worden gesplitst en dan elektrolyten worden genoemd. De drie belangrijkste ervan zijn natrium, chloride en bicarbonaat. In ongeveer dezelfde concentraties komen deze stoffen in zeewater voor. Lichaamsvloeistof smaakt dan ook enigszins naar zeewater. Omdat de verplaatsing van keukenzout (natriumchloride) verplaatsing van water met zich meebrengt en

deze dus heel sterk aan elkaar gekoppeld zijn, spreken we van de water- en zouthuishouding;
- *moleculair opgeloste stoffen*. Hiermee worden bedoeld stoffen als aminozuren, glucose, vetzuren en dergelijke, maar ook hormonen, vitaminen, zuurstof en koolzuur.

Het uitwisselen van vocht tussen de verschillende afdelingen (inwendige vochtbalans) gebeurt door middel van *osmose*. Bij osmose treedt waterverplaatsing op als er een concentratieverschil bestaat tussen twee ruimten die gescheiden zijn door een semipermeabele wand (voor bepaalde stoffen wel, voor andere niet doorgankelijk). In dit geval is de wand alleen voor water doorgankelijk. Het water zal zich net zo lang verplaatsen tot er aan beide zijden van de membraan eenzelfde concentratie aan stoffen bestaat.
Voor de regulatie van de totale hoeveelheid vocht (uitwendige vochtbalans) zijn vooral de nieren en enkele hormoonklieren van belang. De nieren hebben, behalve andere functies, ook de opdracht om bij een overmaat aan vocht en zout deze stoffen uit te scheiden en ze bij een tekort vast te houden. De bijnieren en het hersenaanhangsel (hypofyse) zijn de hormoonklieren die bij deze functie van de nier betrokken zijn.
De bijnierschors produceert onder andere het hormoon aldosteron. Als het natriumgehalte in bloed en weefselvocht daalt, wordt dit hormoon extra geproduceerd en zullen de nieren onder invloed daarvan dus natrium (eigenlijk zout) vasthouden. Zout is aan water gekoppeld, dus water wordt mee vastgehouden. De productie van aldosteron geschiedt ook onder invloed van het renine-angiotensine-aldosteronsysteem (RAAS). Dit gaat als volgt: als de bloeddruk daalt zal de doorstroming van de nieren afnemen. Dit wordt geregistreerd door de nieren die daarop renine gaan aanmaken. Het renine wordt omgezet in angiotensine I, wat op zijn beurt in de longen verder wordt omgezet in angiotensine II, een hormoon met een sterk vaatvernauwend effect. Deze vaatvernauwing leidt tot een verhoging van de perifere weerstand (de bloeddruk in de arteriolen), waardoor de bloeddruk weer stijgt (zie par. 8.5). Behalve dit effect op de bloeddruk, is er hierdoor ook een toename van de productie van aldosteron.
Daalt de hoeveelheid bloed (eigenlijk vocht) in de slagaders, dan zal de hypofyse het antidiuretisch hormoon (ADH) extra gaan aanmaken. Dit hormoon komt vanuit de hypofyse in de bloedbaan en vandaar bij de nieren terecht. Hierdoor gaan de nieren meer vocht vasthouden, waardoor het tekort gecompenseerd wordt.
Onder normale omstandigheden zijn in het lichaam opname en afgifte

van vocht met elkaar in evenwicht, in balans. Het lichaam krijgt evenveel vocht aangevoerd als er via de urine (1 000 tot 1 500 ml), de uitademing (400 ml), de zweetsecretie (750 tot 1 000 ml) en de ontlasting (75 tot 150 ml) het lichaam verlaat. Er is in dit geval sprake van een normale vochtbalans. Verliest het lichaam meer vocht dan dat er wordt opgenomen, zoals mogelijk is bij hevige diarree maar ook bij te weinig drinken, dan spreken we van een *negatieve vochtbalans* en zal uitdroging (dehydratie) dreigen. Er is sprake van een *positieve vochtbalans* wanneer meer vocht wordt opgenomen dan afgegeven.

8.2 Verschijnselen wijzend op een ziek hart

Centraal in het circulatiesysteem (afb. 8.1) staat de (door)pompfunctie van het hart. Door ziekten aan het hart of overbelasting ervan, kan het gebeuren dat de hartspier niet meer in staat is om het bloed goed door te pompen. Dit zal in het hele lichaam merkbaar worden en een scala aan verschijnselen opleveren, waaraan te herkennen is dat het hart niet goed werkt. Als deze situatie in het lichaam bestaat, wordt gesproken van hartfalen (*decompensatio cordis*).

Ook andere symptomen kunnen de aandacht richten op het zieke hart. De bekendste hiervan zijn pijn en ritmestoornissen.

8.2.1 DECOMPENSATIO CORDIS

De pompfunctie van het hart wordt door vier factoren beïnvloed. Deze zijn:
- het aantal malen per minuut dat het hart samentrekt (*frequentie*);
- de kracht waarmee wordt samengetrokken (*contractiliteit*);
- de voorbelasting (*preload*). Onder preload wordt verstaan de rekkingstoestand van de hartspiervezels vlak voordat met de samentrekking (contractie) wordt begonnen. Is er een sterkere rekking van de vezels door een grotere vulling van het hart, dan treedt de wet van Frank-Starling in werking waardoor de eerstvolgende samentrekking krachtiger zal plaatsvinden;
- de nabelasting (*afterload*). Dit is de spanning in de hartspier die tijdens de contractie moet worden ontwikkeld om het bloed te kunnen wegpompen.

Onder normale omstandigheden, bij een gezond hart, zijn deze vier factoren met elkaar in balans en werkt het hart zoals kan worden verwacht: het levert een normaal *hartminuutvolume* (hoeveelheid bloed die per minuut wordt uitgepompt), aangepast aan de behoefte van het lichaam. Heel anders wordt het als de hartspier ziek is. Het zal dan onvoldoende doorpompen omdat het er eenvoudigweg geen kracht

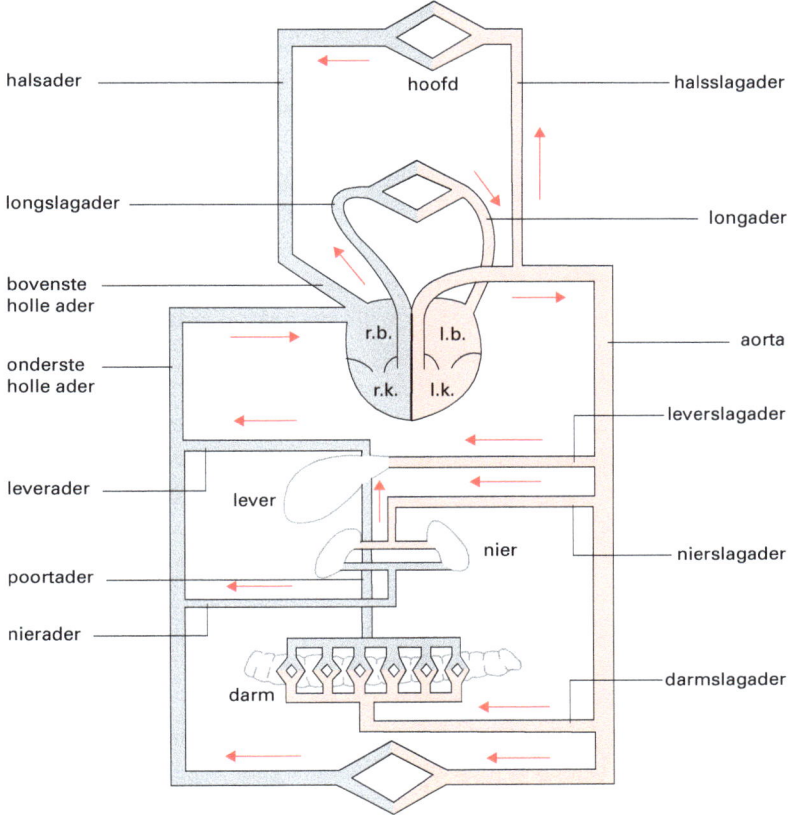

Afbeelding 8.1 *Schematische weergave van de bloedsomloop.*

voor heeft. Er treedt decompensatio cordis op. Het onvoldoende doorpompen van het bloed leidt ertoe dat zich bloed ophoopt vóór het hart en dat de druk in de aders dus toeneemt. Deze druk zet zich door tot in de haarvaten (capillairen). Tegelijkertijd wordt in deze situatie veel te weinig bloed in de aorta gepompt, waardoor het lichaam slecht wordt doorbloed.

Decompensatio cordis ontstaat niet alleen bij een zieke hartspier, maar ook als het hart te zwaar wordt belast, bijvoorbeeld doordat het altijd tegen een te hoge druk moet inpompen. Dit kan optreden als jarenlang hoge bloeddruk (hypertensie) bestaat. De afterload neemt toe, want de hoge bloeddruk in de aorta vormt steeds een tegenwerkende kracht waar tegenin moet worden gepompt (drukbelasting). Het kan ook zijn dat het hart extra veel bloed moet doorpompen en daardoor wordt overbelast (volumebelasting). Dit kan ontstaan als het bloedvatenstelsel overvuld is of wanneer het bloed nóg eens het hart passeert terwijl het er net geweest is. Dit is bij aangeboren hartafwijkingen mogelijk. Bij een volumebelasting neemt vooral de preload toe. Gedurende een bepaalde periode zal het tekortschieten in de hartfunctie nog worden gecompenseerd. Daarbij speelt niet alleen de wet van Frank-Starling een rol, maar ook het vrijkomen van adrenaline in het lichaam. Dit hormoon bevordert de contractiekracht van de hartspier. Ook kan ter aanpassing de hartspier in dikte toenemen (hypertrofie), waardoor de contractiekracht wordt ondersteund. Er zijn echter grenzen aan dit alles. Als die grenzen worden overschreden, dan treedt decompensatio cordis op.

Bij het praten over decompensatio cordis zijn we gewend voor het gemak het hart in te delen in twee helften, een linker en een rechter hart. Beide kunnen afzonderlijk decompenseren met ieder een eigen symptomatologie. Meestal is er echter sprake van een combinatie van rechts- en linksdecompensatie.

8.2.1.1 Rechtsdecompensatie

Als de rechter harthelft niet goed doorpompt (afb. 8.2), heeft dat een *backward failure* tot gevolg, zich uitend in:
- verhoging van de centraalveneuze druk;
- verhoging van de druk in de bovenste en onderste holle ader (venae cavae) wat tot in de capillairen merkbaar is;
- verminderde doorbloeding van de weefsels door stuwing, het bloed wordt slecht afgevoerd, nieuw bloed wordt belemmerd het weefsel in te stromen.

Verhoging van de centraalveneuze druk

De centraalveneuze bloeddruk is de druk in de grote aders van het lichaam, voornamelijk de venae cavae. Doordat het bloed niet goed wordt doorgepompt, stuwt het vóór het hart en stijgt de druk in het aanvoerende bloedvat. Deze drukstijging is waar te nemen aan de buitenste halsader, de vena jugularis externa. Het is verstandig de patiënt te laten liggen; de ader wordt voorzichtig onder de kaakhoek dichtgedrukt en met de andere hand leeggestreken in de richting van het hart. Er zitten geen kleppen in de v. jugularis externa, zodat het bloedvat zich na het leegstrijken weer vult van de kant van het hart af, waarbij het niveau van het bloed in de ader de druk in het centrale venengebied weerspiegelt. We spreken van een *overvulling* van de halsvenen.

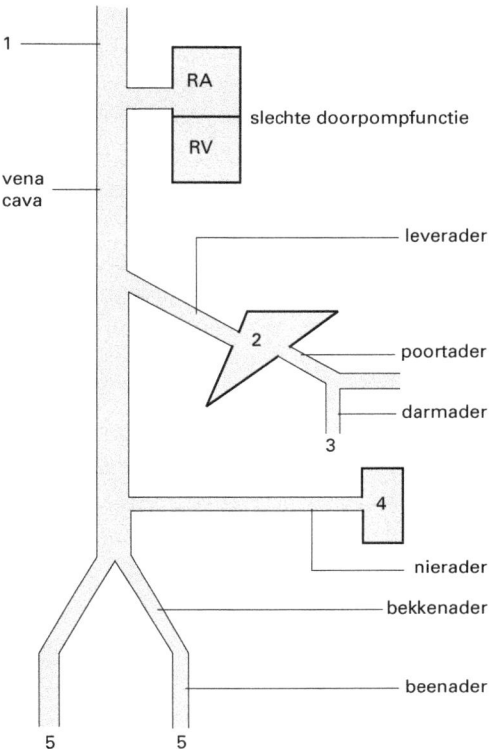

Afbeelding 8.2 *Schematische weergave van de gevolgen van een rechtsdecompensatie.*
RA = rechter atrium
RV = rechter ventrikel
1 Doordat het bloed slecht wordt doorgepompt, stijgt de druk in de v. cava.
2 Dit leidt tot stuwing en opzwelling van de lever.
3 De hydrostatische druk in de darmcapillairen stijgt, waardoor ascites ontstaat.
4 Door stuwing van de nieren functioneren deze slechter.
5 De gestegen hydrostatische druk in de benen leidt tot oedeemvorming.

Verhoging van de druk vanuit de venae cavae tot in de capillairen
Wanneer de druk in de venae cavae is gestegen, zal de druk in de aders die zich daar direct voor bevinden ook gestegen zijn. Hetzelfde geldt voor de aders die daar weer voor liggen enzovoort. Zo zal deze toegenomen druk zich voortzetten tot in de capillairen die het bloed uiteindelijk afgeven aan de holle aders. De gevolgen daarvan zijn:
– *stuwing van de lever*, die daardoor groot wordt en een pijnlijk opgezet gevoel in de bovenbuik (vaak in de maagstreek) geeft;

- *stuwing van de nieren*, waardoor de bloeddoorstroming door de nieren wordt vertraagd, wat tot gevolg heeft dat minder, zij het sterk geconcentreerde, urine wordt geproduceerd (stuwingsurine);
- *oedeemvorming*. Cardiaal oedeem vormt zich heel duidelijk onder invloed van de zwaartekracht, vooral aan de benen en bij bedlegerige patiënten aan de billen (nates) en de bovenbenen (zie ook par. 8.4);
- *ascitesvorming* (ascites = vocht in de vrije buikholte). Dit gebeurt op vergelijkbare wijze als oedeemvorming. In het buikgebied neemt ten gevolge van de leverstuwing de hydrostatische druk in de capillairen toe en treedt vocht uit in de vrije buikholte. Ascites geeft een opgezet gevoel en anorexie;
- *hydrothoraxvorming* (hydrothorax = vocht in de pleuraholte). De vorming hiervan geschiedt op dezelfde wijze als die van oedeem ten gevolge van verhoogde hydrostatische druk. Het vocht treedt alleen niet uit in weefsels, maar in de pleuraholte. Een hydrothorax geeft kortademigheidsklachten, soms met centrale cyanose (zie par. 9.2) en soms prikkelhoest.

Verminderde doorbloeding van de weefsels door stuwing
Het gevolg van verminderde doorbloeding van de weefsels is dat patiënten klagen over koude extremiteiten. Ook kan, doordat het bloed te lang in de weefsels verblijft, perifere cyanose optreden (zie par. 9.3).

8.2.1.2 *Linksdecompensatie*
Als de linker harthelft tekortschiet in de doorpompfunctie (afb. 8.3), dan heeft dit een stijging van de druk in de longaders en zijn vertakkingen (backward failure) tot gevolg, alsmede te geringe aortavulling (forward failure).

Stijging van de druk in de longaders en hun vertakkingen
Analoog aan het verhaal bij de rechtsdecompensatie zal een gestegen bloeddruk in de longaders zich voortzetten tot een stijging van de hydrostatische druk in de capillairen van de long. De gevolgen daarvan kunnen zijn:
- kortademigheid (*dyspnoe*). Dit wordt voor het eerst opgemerkt bij inspanning (dyspnée d'effort), later ook in rust (dyspnée de repos). De dyspnoe denkt men te verklaren uit het minder soepel worden van de longen, doordat de bloedvaten overvuld zijn (zie voor dyspnoe ook hoofdstuk 11). Ook kan als gevolg van een zuurstoftekort in de weefsels een lichte verzuring optreden, waardoor bovendien

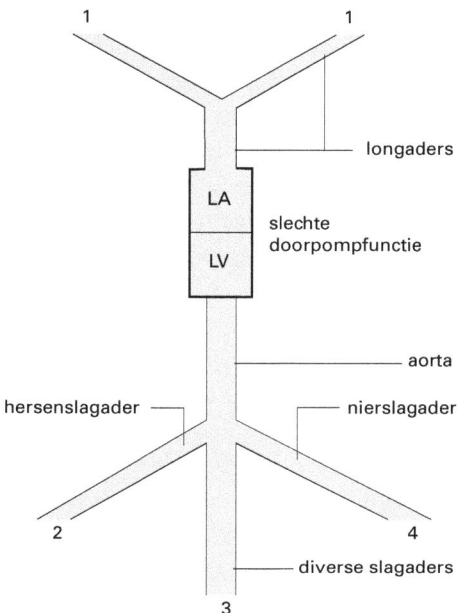

Afbeelding 8.3 *Schematische weergave van de gevolgen van een linksdecompensatie.*
LA = linker atrium
LV = linker vertrikel
1 Doordat het bloed slecht wordt doorgepompt, stijgt de druk in de longaders; hierdoor ontwikkelen zich een dyspnoe en longoedeem.
2 De aanvoer van bloed naar de hersenen (via de hersenslagader) raakt gestoord. Dit kan allerlei neurologische verschijnselen tot gevolg hebben.
3 De nierdoorstroming is gestoord. Dit leidt tot water- en zoutretentie.
4 De doorstroming van diverse andere slagaders in het lichaam is gestoord, in de huid geeft dit bijv. aanleiding tot bleekgrauwe verkleuring.

hyperventilatie ontstaat die bij inspanning sneller verschijnt en langer duurt.
De dyspnoe in rust treedt vaak aanvalsgewijs op en wordt daarom asthma cardiale genoemd. Het komt voort uit een sterke vernauwing van de kleine luchtpijptakjes door zwelling van de bloedvaten die zich in de wanden ervan bevinden. Dit kan soms zelfs leiden tot piepen op de borst. Bovendien zal zich vocht ophopen (oedeem) tussen de longblaasjes en de capillairen, waardoor de uitwisseling van zuurstof vertraagd en bemoeilijkt wordt. Asthma cardiale zien we het meest optreden in de voornacht, als de lichaamskern door

het gaan liggen meer bloed aangevoerd heeft gekregen, dat dan in de longen blijft hangen. Bij linksdecompensatie wordt vocht vastgehouden (zie verderop). Gedurende de dag, wanneer de patiënt zit, in beweging is of rechtop staat, zal dit vocht zich onder invloed van de zwaartekracht ophopen, vooral in de benen. In liggende positie is de invloed van de zwaartekracht minder, het lichaam is bovendien in rust en het hart kan zijn functie beter aan, waardoor het vocht uit de benen weer in de bloedbaan kan worden opgenomen. Het verplaatst zich vervolgens onder andere naar de longen, met bovengenoemde gevolgen. De dyspnoe vermindert dus ook bij gaan zitten (orthopnoe). Vanwege deze orthopnoe zal de patiënt zichzelf al hebben aangewend met meer dan een kussen te slapen en als hij het erg benauwd krijgt rechtop te gaan zitten. Een droge prikkelhoest kan de overvulling van de longvaten begeleiden;
- *longoedeem*. Hierbij is de longstuwing zo ernstig dat vocht behalve in het interstitiële weefsel ook uittreedt in de longblaasjes. Dit is een levensbedreigende situatie waaraan de patiënt, als niet gauw hulp geboden wordt, kan overlijden. Er zal (door de aanwezigheid van erytrocyten) rozig, schuimend sputum worden geproduceerd en de patiënt heeft het erg benauwd. Doordat de gasuitwisseling sterk verstoord raakt, treedt cyanose op (zie hoofdstuk 9);
- *hydrothorax*. Door de longstuwing kan uit de haarvaten die grenzen aan de pleuraholte vocht in die holte uittreden.

Te geringe aortavulling
Omdat de linker ventrikel tekortschiet in het doorpompen van bloed, raakt de aorta onvoldoende gevuld. Het gevolg daarvan is een verslechtering van de bloeddoorstroming van diverse organen, waaronder:
- *de nieren*. Het gevolg van een verminderde bloeddoorstroming van de nieren is dat het renine-angiotensine-aldosteronsysteem (RAAS) wordt gestimuleerd, hetgeen leidt tot water- en zoutretentie en tot perifere vaatvernauwing;
- *de huid*. De verminderde bloeddoorstroming en de aanwezige vasoconstrictie doen de huid bleek-grauw van kleur zijn. De extremiteiten voelen vaak koud aan;
- *de hersenen*. Een verminderde hersendoorbloeding kan aanleiding geven tot verwardheid, cheyne-stokes-ademhaling (zie par. 11.3) en eventueel bewusteloosheid. Er wordt geklaagd over snel vermoeid zijn. Tegen elke inspanning wordt opgezien. Men transpireert snel.

Uit het bovenstaande blijkt dat zowel bij rechts- als bij linksdecompensatie oedeemvorming optreedt. Bij rechtsdecompensatie vooral door verhoging van de hydrostatische druk in het capillaire gebied, bij linksdecompensatie in eerste instantie door water- en zoutretentie. In feite raakt het lichaam overvuld met water, waardoor de decompensatio cordis alleen nog maar erger kan worden en er een vicieuze cirkel kan ontstaan. Het oedeem dat zich overdag vormt, wordt 's nachts weer uitgeplast. Het hart kan als het lichaam in rust is zijn functie beter aan en de oedemen worden gemobiliseerd. Er ontstaat *nycturie*, wat inhoudt dat 's nachts meer wordt geplast dan overdag. Het verschijnsel oedeem en ook nycturie worden het vaakst waargenomen bij een rechtsdecompensatie.

Behandeling
De behandeling van decompensatio cordis is primair gericht op herstel van de circulatie. Maatregelen die daaraan bijdragen zijn:
- bedrust;
- geneesmiddelen die de werking van het hart kunnen verbeteren (bijv. digoxine);
- geneesmiddelen die de vaatvulling verminderen, te weten diuretica (chloorthiazide, Lasix®). Gevolg is vooral vermindering van de preload;
- geneesmiddelen die de perifere vaten verwijden zodat het hart het wat gemakkelijker krijgt. Zij verminderen de afterload en de preload. Voorbeelden hiervan zijn angiotensine II-receptorblokkers: losartan (Cosaar®), valsartan (Diovan®) en ACE-remmers (Renitec®).

Daarnaast is het belangrijk de oorzaak van de decompensatio cordis op te sporen en te behandelen. Deze hoeft lang niet altijd in het hart te liggen.

8.2.2 PIJN AAN HET ZIEKE HART

Wordt pijn ervaren in de thorax, dan is men gauw geneigd die toe te schrijven aan 'het hart'. Gezien het grote aantal organen dat zich verder nog in de thorax bevindt, is dit uiteraard lang niet altijd correct. Toch kan pijn een symptoom zijn bij een hartziekte.

De belangrijkste oorzaak voor pijn aan het hart is *ischemie* (tekort aan bloeddoorstroming) van de hartspier, waardoor zuurstofgebrek (hypoxie) in het hartspierweefsel optreedt. Deze pijn begint bijna altijd achter het borstbeen (precordiaal of substernaal), maar wordt ook vaak op andere plaatsen gevoeld ('referred pain', zie par. 17.2.2.3). Een van deze plaatsen is de keel. Keelpijn wordt ook wel angina genoemd. Angina betekent letterlijk elke met gevoel van beklemming en verstikking gepaard gaande pijnlijke aandoening. De pijn van het hart door zuurstoftekort wordt al jaren *angina pectoris* genoemd vanwege het verschijnsel dat de pijn op de borst vaak gepaard gaat met een gevoel van verstikking. Andere plaatsen waar de pijn aangegeven kan worden zijn de kaakhoeken, de linkerarm en midden op de rug. Kenmerkend voor de pijn is dat deze als beklemmend en beangstigend wordt ervaren; de patiënt heeft een 'ik ga dood'-gevoel.

8.2.3 RITMESTOORNISSEN

Om vele redenen kunnen aan het zieke hart ritmestoornissen optreden. De patiënt voelt dit in de meeste gevallen zelf heel goed; het is beangstigend, soms kan bewusteloosheid het gevolg zijn. Omdat deze ritmestoornissen vrijwel altijd aan de pols waarneembaar zijn, worden ze in de volgende paragraaf nader besproken.

8.3 Afwijkingen aan de pols

Aan de pols nemen we de activiteit van het hart waar. Bij iedere contractie van het hart wordt een hoeveelheid bloed de aorta in gestuwd (slagvolume). Nu is het niet zo dat dit bloed binnen een fractie van een seconde de perifere slagader, waaraan de pols wordt gevoeld, passeert. Daar doet het wat langer over: het verplaatst zich met een snelheid van 0,5 m/s. Het uitgepompte bloed botst namelijk in de aorta op tegen de vorige hoeveelheid die het hart heeft uitgepompt en deze weer tegen de voorlaatste hoeveelheid enzovoort.

Wat zich wel heel snel voortplant, is de *drukgolf* (polsgolf). Na 0,08 seconde kan deze al aan de pols worden waargenomen en een indruk geven van de laatste hartslag. Het voortplanten van de drukgolf valt enigszins te vergelijken met een rij rechtopstaande dominostenen die achter elkaar zijn neergezet: duw je de eerste om, dan veroorzaakt dat een kettingreactie, de drukgolf plant zich van steen tot steen voort en alle vallen om.

Het voelen van de pols wordt meestal gedaan aan de polsslagader (arteria radialis) en als deze slecht te voelen is, aan de halsslagader (arteria carotis). Vooral bij ouderen moet deze laatste voorzichtig gepalpeerd worden, omdat het tot onvoldoende hersendoorbloeding kan leiden.

Bij het voelen moet op een aantal eigenschappen worden gelet, die de kenmerken van de pols worden genoemd. Deze kenmerken zijn:
– frequentie;
– regelmaat (regulariteit);

- gelijkmatigheid (aequaliteit);
- spanning;
- heftigheid;
- vulling.

Van belang is verder dat bij het vaststellen van de eigenschappen van de pols eveneens gelet wordt op de toestand van de vaatwand, aangezien een ziekelijke afwijking daaraan deze polskenmerken terdege kan beïnvloeden en zo tot verkeerde interpretaties kan leiden. Normaal voelt een slagader vast-elastisch-pulserend aan; in dat geval zijn de verschillende polskenmerken in principe goed vast te stellen. Heel anders wordt dit als door slagaderverkalking de slagaders door kalkafzetting hard zijn geworden, of wanneer ontstekingen een verdikking van de slagaderwand hebben veroorzaakt.

8.3.1 FREQUENTIE

Onder de frequentie van de pols verstaan we het aantal polsslagen per minuut. Onder normale omstandigheden is de frequentie gemiddeld 72 slagen per minuut in rust.

De frequentie kan toe- of afnemen. Stijgt de frequentie boven 100 slagen per minuut, dan spreken we van een *polsversnelling* of *tachycardie*. Neemt de frequentie af tot beneden 60 slagen per minuut, dan heet dit *bradycardie*.

De oorzaken van tachycardie kunnen verschillend zijn, zoals:
- *lichamelijke inspanning*. Bij inspanning zal de circulatie toenemen omdat vooral het spierweefsel veel meer zuurstof verbruikt en ook zijn afvalproducten kwijt moet. Hier is er sprake van een heel gewone aanpassing van de fysiologie aan een extra behoefte;
- *nervositeit*. Nerveuze mensen hebben vaak een snelle pols. Dit wordt veroorzaakt door een onder invloed van stress toegenomen activiteit van het adrenerge systeem (nervus sympathicus), waardoor onder andere het hart wordt gestimuleerd;
- *koorts*. Bij koorts is de polsfrequentie gestegen, waarschijnlijk door het verhoogde appel dat wordt gedaan op de stofwisseling (en dus op de circulatie) met als doel zo veel warmte te doen vrijkomen dat het lichaam een hogere temperatuur krijgt. Mogelijk neemt de hartslag ook toe doordat het adrenerge systeem is geprikkeld;
- *bloedarmoede*. Bij bloedarmoede is er sprake van een verminderd hemoglobinegehalte en dus een afgenomen mogelijkheid van transport van zuurstof naar de weefsels. Het hart zal daarom het bloed sneller rondpompen om toch de cellen tijdig van zuurstof te kunnen voorzien;

- *verhoogde schildklierfunctie*. Als te veel schildklierhormoon aanwezig is, zal de stofwisseling in de cellen toenemen en dit vraagt uiteraard een verhoogde aan- en afvoer van stoffen,
- *decompensatio cordis*. Een hart dat niet meer opgewassen is tegen zijn functie zal dit in de regel compenseren door sneller te gaan kloppen om zo nog enigszins een circulatie te bewerkstelligen;
- *bloeddrukdaling*. Het hart zal proberen deze situatie het hoofd te bieden door frequenter samen te trekken, waardoor de bloeddruk weer wat zal gaan stijgen (zie par. 8.6).

Ook bradycardie kan vele oorzaken hebben, zoals:
- *sporthart*. Door intense sporttraining is de hartspier dikker geworden en kan daardoor krachtiger samentrekken. Het slagvolume neemt daarbij toe. Om per minuut dezelfde hoeveelheid bloed te verplaatsen (hartminuutvolume) kan het hart met minder contracties volstaan;
- *familiair voorkomen*. In sommige families komt een langzame pols voor zonder duidelijke oorzaak of consequenties;
- *hartblock*. Dit is een ernstige ritmestoornis van het hart, veroorzaakt doordat de prikkelgeleiding door de bundel van His geblokkeerd is. De kamers zullen nu zelf prikkelvorming organiseren, maar dit leidt slechts tot een hartslagfrequentie van hoogstens 40 slagen per minuut;
- *drukpols*. De drukpols is zo genoemd omdat hij nogal eens wordt aangetroffen bij een verhoogde hersendruk (druk in de schedel). Daarbij wordt de kern van de nervus vagus geprikkeld, hetgeen zich uit in een afremmen van de hartactiviteit. Verhoogde hersendruk kan zich voordoen bij een hersentumor, een bloeding in de schedel, maar ook bij een ernstige hersenschudding;
- *geelzucht* (icterus). Als bij icterus galzure zouten in het bloed aanwezig zijn, kan daardoor de kern van de nervus vagus eveneens geprikkeld raken;
- *sommige microbiële infecties*. Alhoewel de meeste infecties vergezeld gaan van koorts en dus van tachycardie, zijn er uitzonderingen waarbij dit niet gebeurt, of waarbij dit veel minder uitgesproken is. Voorbeelden ervan zijn virusinfecties en buiktyfus.

8.3.2 REGULARITEIT (REGELMAAT)

Normaliter is de pols regelmatig of regulair, dat wil zeggen dat de afstanden tussen de verschillende polsslagen steeds dezelfde zijn. Is dit niet het geval, dan spreken we van een *onregelmatige* of *irregulaire pols*. Een onregelmatigheid van de pols wordt altijd veroorzaakt door een onregelmatige hartactiviteit.

Soms bestaat er een verschil tussen het aantal slagen geteld aan de pols en aan het hart. Dit wordt een *polsdeficit* genoemd. Een dergelijk polsdeficit begeleidt nogal eens een irreguliere hartactiviteit. De oorzaak van het 'ontbreken' van een slag aan de pols ligt in het feit dat de kamerdruk tijdens de contractie lager bleef dan de aortadruk.

'Overslaan' van het hart is vaak het gevolg van een extrasystole. Een tweede hartslag komt dan te vroeg, waarna een compensatoire pauze optreedt. Het hart vult zich in die periode extra met bloed en trekt dan krachtiger samen (wet van Frank-Starling). Dit wordt dan als een bons in de thorax ervaren. Een extrasystole kan optreden door nervositeit, te veel roken en dergelijke, maar ook bij een beschadigde hartspier. Is voortdurend sprake van twee polsslagen achter elkaar met daarna een compensatoire pauze, dan heet dit een *pulsus bigeminus*.

8.3.3 AEQUALITEIT (GELIJKMATIGHEID)

Onder gelijkmatigheid verstaan we dat de tik tegen de vinger bij het tellen van de pols steeds van dezelfde hevigheid is. Er is dan sprake van een *gelijkmatige* of *aequale* pols. Als dit niet het geval is spreken we van een *ongelijkmatige* of *inaequale* pols. De gelijkmatigheid heeft direct te maken met het slagvolume. Is het slagvolume wisselend, dan ontstaat een inaequale pols.

Een bekend voorbeeld uit de pathologie, waarbij zowel irregulariteit als inaequaliteit aan de orde zijn, is het boezemfibrilleren. Hierbij is een litteken in de boezemwand verantwoordelijk voor uiteindelijk de kenmerken van de pols. Dit litteken functioneert namelijk als een ectopisch prikkelcentrum (op een abnormale plaats gelegen en door ziekelijke oorzaken ontstaan prikkelcentrum) dat zeer vele prikkels uitstuurt in alle richtingen over de boezemwand. Vele van deze prikkels doven uit, andere lopen dood op de annulus fibrosus (een bindweefselring die de boezems van de kamers scheidt) die geen prikkels geleidt. Zo nu en dan echter bereikt een prikkel die sterk genoeg is toch de AV-knoop, waarna snel transport langs de bundel van His plaatsvindt en de kamers zich samentrekken. Het moment waarop deze prikkels in de AV-knoop aankomen is volslagen willekeurig met als gevolg dat het hart ook volslagen onregelmatig samentrekt. Er is dan ook nog maar weinig verbeelding voor nodig om vast te stellen dat op het ene moment van samentrekken het hart redelijk gevuld was met bloed, terwijl er op een ander moment nog maar nauwelijks sprake was van vulling omdat de prikkel snel op de vorige volgde. Het hart trekt wel samen, maar pompt maar weinig bloed uit. Deze wisselende slagvolumes vormen de basis voor de inaequale pols.

8.3.4 SPANNING

De spanning van de pols is een weerspiegeling van de druk die in het vat heerst. Bij het voelen van de pols probeer je eigenlijk uit met welke druk van de vinger de pulsaties kunnen worden onderdrukt. Sommige clinici met veel ervaring zijn in staat op deze wijze de bloeddruk in het vat met grote nauwkeurigheid te schatten. De meesten kunnen dat echter niet. Wel kan worden vastgesteld of de pols gespannen is (pulsus durus), wat met een hoge bloeddruk samengaat. Ook kan de pols heel moeilijk te voelen zijn. We spreken dan van een *weke pols* (pulsus mollis); dit komt voor bij een heel lage bloeddruk, zoals bij shock.

8.3.5 HEFTIGHEID

Soms is er sprake van een hoge systolische bloeddruk, terwijl de diastolische druk normaal of zelfs beneden normaal kan zijn. We spreken dan van een *grote polsdruk* (verschil tussen systolische en diastolische druk). Ook dat is te voelen aan de pols. Bij een grote polsdruk kan de polsgolf heel abrupt (heftig) zijn (pulsus celer). In dat geval is het dan ook heel gemakkelijk de pols te tellen. Situaties waarin zich dat kan voordoen zijn die waarin het slagvolume verhoogd is. Dat is het geval bij bloedarmoede, koorts, toegenomen schildklierwerking en ook bij nervositeit. Een dergelijke pols kan ook worden waargenomen bij oude patiënten met een starre aortawand: de uitbochtfunctie van de aorta is bij hen verloren gegaan, waardoor de systolische druk zeer hoog kan stijgen en daarmee de polsdruk. Is om de andere polsslag een wisselende heftigheid te constateren dan heeft men te maken met een *pulsus alternans*. Er kan ook sprake zijn van een *kleine polsdruk*, de pols is in dat geval vaak moeilijk te voelen en is bovendien week van kwaliteit. Het bekendste voorbeeld waarbij dit kan voorkomen is shock.

8.3.6 VULLING

De vulling van de pols hangt af van de hoeveelheid bloed die onder de vingers passeert tijdens het voelen. Als de vulling van de bloedvaten verminderd is, is een kleine pols voelbaar, bij overvulling juist een sterk gevulde pols. Een kleine pols kun je bijvoorbeeld voelen bij shock, een grote pols in alle situaties waarin het vaatstelsel overvuld raakt.

8.3.7 POLSREGISTRATIE

De bevindingen aan de pols worden geregistreerd op de temperatuurlijst (zie ook par. 12.2). De temperatuurlijst is zo ingericht dat in een oogopslag te zien is of de polsfrequentie en de temperatuur elkaar volgen. Bij een bepaalde temperatuur hoort een bepaalde pols. Gaat de temperatuur stijgen, dan neemt de pols in frequentie evenredig toe (per graad temperatuurstijging een gemiddelde stijging van 10 slagen per minuut).

Soms volgt de pols niet de temperatuur, maar is bijvoorbeeld te snel voor de temperatuur die in het lichaam heerst (afb. 8.4). In dat geval spreken we van een *relatieve tachycardie*. Is de pols te laag in frequentie in relatie tot de temperatuur, dan is er een *relatieve bradycardie*. Dit is dus pas na invulling op de temperatuurlijst vast te stellen.

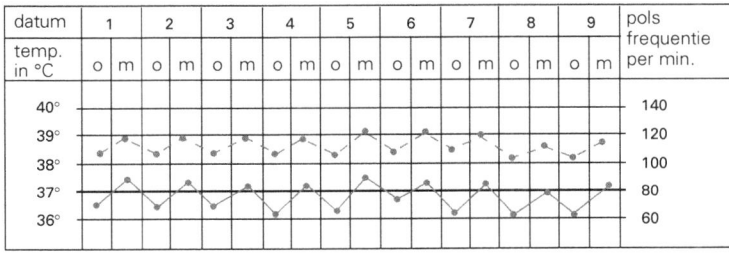

A relatieve tachycardie

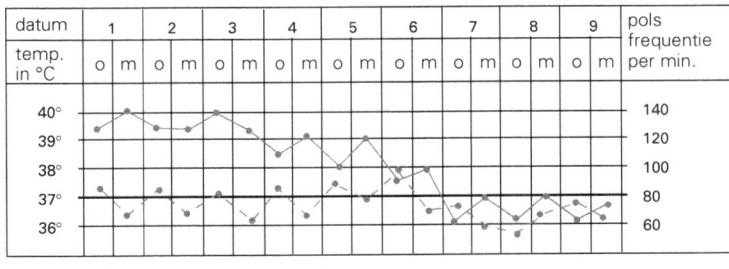

B relatieve bradycardie

Afbeelding 8.4 *Temperatuurlijsten van twee patiënten. A vertoont een relatieve tachycardie, B een relatieve bradycardie. De polsfrequentie is hoger respectievelijk lager dan op grond van de temperatuur te verwachten zou zijn.*

8.4 Oedeemvorming

Onder oedeem (waterzucht) verstaan we de aanwezigheid van te veel vocht in de interstitiële ruimten. Als in het lichaam oedeemvorming heerst, dan is dit meestal aan de huid goed waar te nemen; er zijn putjes in te drukken ('pitting' oedeem, afb. 8.5) die even later weer zijn verdwenen. Er is daarbij vocht verplaatst dat langzaam weer terugstroomt. Dit is alleen maar mogelijk bij te veel vocht in de weefsels. Dit wordt ook wel *manifest oedeem* genoemd. Niet altijd is oedeem zo duidelijk waarneembaar; we spreken in dat geval van *latent oedeem*. Dit kan worden opgespoord door de patiënt regelmatig te wegen. Het kan voorkomen dat binnen korte tijd een gewichtstoename van meerdere kilo's (vocht) wordt vastgesteld. Gewichtstoename gaat vaak vooraf aan het zichtbaar worden van oedeem.

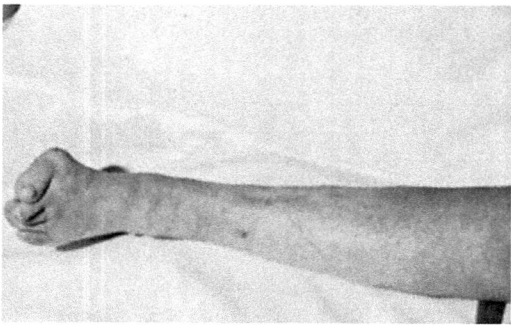

Afbeelding 8.5 *Een patiënt met pitting oedeem.*

Zichtbaar oedeem is meestal gelokaliseerd aan de lagere lichaamsdelen door de invloed van de zwaartekracht. Dat betekent aan de onderbenen en de voeten (schoenen die 's avonds niet meer passen!) en bij een liggende patiënt aan de nates en aan de bovenbenen. Oedeem kan echter ook heel goed voorkomen aan het gelaat (pafferig gezicht) of aan de vingers (knellende ring!).

Het proces van oedeemvorming speelt zich af op het niveau van de capillairen en precapillairen, daar waar onder normale omstandigheden het weefselvocht wordt gevormd. Weefselvocht is bloedplasma zonder de eiwitten, dat voornamelijk aan het slagaderlijke deel van het capillair wordt uitgeperst naar de weefsels. Het bevat vele belangrijke bestanddelen en stroomt tussen de cellen door. De belangrijke uitdrijvende kracht is de hydrostatische druk (bloeddruk in het capillair). Deze is ongeveer 35 mm Hg (4,7 kPa). Tegenwerking wordt ondervonden van de weefseldruk, de hydrostatische druk in weefsels, en de colloïdosmotische druk. Onder colloïdosmotische druk verstaan we hier de aanzuigkracht uitgeoefend door in plasma aanwezige plasma-eiwitten. Deze colloïdosmotische druk, opgebouwd door de in het capillair achterblijvende plasma-eiwitten, bedraagt in het arteriële deel van het capillair ongeveer 25 mm Hg (3,3 kPa). De hydrostatische druk blijkt echter groter dan de twee tegenwerkende krachten samen, zodat vocht uittreedt. De totale hoeveelheid vocht die onder normale omstandigheden passeert loopt per etmaal op tot enige duizenden liters. Het overgrote deel hiervan komt even verderop weer in het veneuze deel van het capillair terecht. Daar is ten gevolge van het uittreden van vocht de hydrostatische druk inmiddels afgenomen tot 15 mm Hg (2,0 kPa). De weefseldruk is niet wezenlijk veranderd, de colloïdosmotische druk is door de relatief hogere concentratie van de eiwitten waarschijnlijk iets toegenomen. Een en ander heeft tot gevolg dat weefselvocht, nu beladen met afvalstoffen, het veneuze deel van het capillair wordt binnengezogen. Een klein deel, ongeveer twee liter per etmaal, wordt via lymfecapillairen uit het weefsel afgevoerd. Als dit alles goed functioneert is er geen oedeem (afb. 8.6). Bij oedeemvorming is het normale evenwicht klaarblijkelijk verstoord, en wel zodanig dat te veel vocht in de ruimte tussen de cellen verblijft.

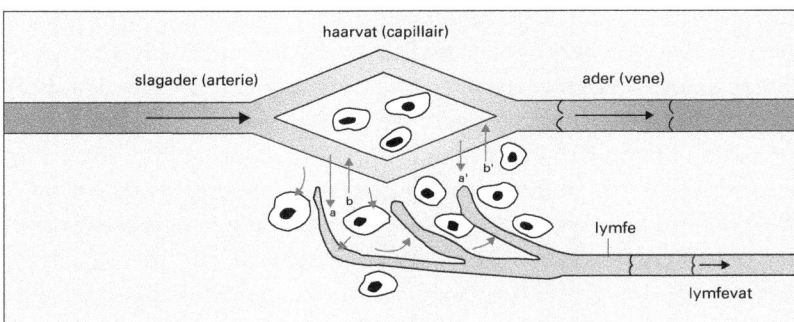

Afbeelding 8.6 *Schematische voorstelling van het ontstaan van weefselvocht en lymfe.*
a Bloeddruk: ca. 35 mm Hg = ca. 4,7 kPa
b Colloïdosmotische waarde: ca. 25 mm Hg = ca. 3,3 kPa
a' Bloeddruk: ca. 15 mm Hg = ca. 2,0 kPa
b' Colloïdosmotische waarde: ca. 25 mm Hg = ca. 3,3 kPa

Daarvoor kunnen verschillende mechanismen verantwoordelijk zijn, zoals een toename van de hydrostatische druk, een afname van de colloïdosmotische druk, een verhoogde doorlaatbaarheid van de capillairen of een belemmerde afvloed van de lymfe.

8.4.1 TOENAME IN DE HYDROSTATISCHE DRUK

Is de hydrostatische druk verhoogd, dan zal aan het arteriële deel van het capillair meer vocht uittreden, maar aan de veneuze kant van het capillair ook minder vocht herintreden. Eiwitten kunnen de vaatwand nauwelijks passeren en het uitgetreden vocht bezit dus een laag eiwitgehalte; het wordt een *transsudaat* genoemd. Een dergelijke situatie doet zich voor als de afvloed van veneus bloed ergens belemmerd wordt door bijvoorbeeld een trombose die een ader afsluit of vernauwt of een ziekteproces dat de ader dichtdrukt. In beide situaties is oedeem alleen in het drainagegebied van de betreffende aders aanwezig. Een andere oorzaak voor toename in de hydrostatische druk is een slecht doorpompend hart, waardoor het bloed in de aders gestuwd raakt tot in de capillairen. Sowieso wordt bij een slecht functionerend hart extra vocht vastgehouden (zie par. 8.4) zodat de druk in de bloedvaten toeneemt. Hetzelfde is aan de orde bij slecht werkende nieren. Cardiale oedemen vormen zich heel duidelijk onder invloed van de zwaartekracht.

8.4.2 AFNAME IN DE COLLOÏDOSMOTISCHE DRUK

Het gevolg van een te lage colloïdosmotische druk is dat vocht aan het arteriële deel van het capillair minder wordt tegengehouden om uit te treden en dat aan het veneuze deel van het capillair minder vocht naar de bloedbaan wordt aangezogen. We zien deze situatie bij hongeren. De voeding bevat dan te weinig eiwitten, waardoor de lever te weinig aanvoer krijgt van aminozuren om de plasma-eiwitten (vooral albumine is belangrijk voor het opbouwen van de colloïdosmotische druk) aan te maken. Een vergelijkbare situatie doet zich voor bij een slechte leverfunctie. De lever is dan niet in staat om voldoende plasma-eiwitten aan te maken. Ook komen oedemen voor als de nieren eiwitten doorlaten, zoals bij sommige nierziekten het geval is.

8.4.3 VERHOOGDE DOORLAATBAARHEID VAN DE CAPILLAIREN

Als dit het geval is, zal vocht heel gemakkelijk kunnen uittreden en niet alleen het vocht, ook de eiwitten komen dan in de weefsels terecht. We spreken nu van een *exsudaat*, dat wil zeggen oedeem met een hoog eiwitgehalte. Deze vorm van oedeem is vaak plaatselijk aanwezig, bijvoorbeeld bij een ontstekingsreactie. Andere voorbeelden zijn urticaria en angioneurotisch oedeem, beide een gevolg van een allergische reactie.

8.4.4 BELEMMERDE AFVLOED VAN DE LYMFE

Dit verschijnsel kan zich voordoen bij ziekteprocessen in de lymfeklieren of doordat lymfeklieren in het kader van kankerbestrijding zijn weggenomen. We zien dan oedeemvorming in het drainagegebied optreden. Een voorbeeld van een dergelijk ziekteproces is een ziekte die in de tropen voorkomt en waarbij zich kleine wormen nestelen in de lymfeklieren. Er treedt lymfoedeem op, onder andere aan de benen. Op den duur ontstaan heel dikke benen, olifantsbenen genoemd. Een voorbeeld van oedeemvorming doordat lymfeklieren bij kanker moesten worden weggehaald is de opgezette arm na de behandeling van een mammacarcinoom.

8.5 Afwijkingen in de bloeddruk

8.5.1 INLEIDING

Alvorens iets te zeggen over afwijkingen in de bloeddruk is het wenselijk kort in te gaan op wat precies verstaan wordt onder bloeddruk en op welke wijze de normale bloeddruk tot stand komt.
Alhoewel in ieder gedeelte van het vaatstelsel een druk heerst in het bloed, waarvan de hoogte varieert met het type vat (slagader, haarvat, ader), wordt in de klinische praktijk met bloeddruk aangegeven de druk die heerst in de slagaders van de grote bloedsomloop. Met andere woorden: de arteriële bloeddruk van de lichaamscirculatie. Onder normale omstandigheden blijft de bloeddruk in het lichaam gehandhaafd door een samenspel van een aantal factoren. De belangrijkste daarvan zijn:
– de pompfunctie van het hart;
– de perifere weerstand (zie 8.5.1);
– de vulling van het vaatstelsel.

Het hart pompt per minuut een hoeveelheid bloed uit, het *hartminuutvolume*. Hoeveel dit bedraagt, is afhankelijk van de vulling van het vaatstelsel en het appel dat op de circulatie wordt gedaan. Afhankelijk van wat aan de orde is, ondergaat het hart invloed van hormonen en/of zenuwimpulsen. Bijniermerghormonen (vooral adrenaline) doen het hart krachtiger en sneller kloppen, zodat het hartminuutvolume toeneemt; de nervus vagus daarentegen bewerkt een afremmen van beide, waardoor het hartminuutvolume minder wordt. Bij toename van het hartminuutvolume zal de systolische druk toenemen, bij afname zal deze druk ook afnemen.

De perifere weerstand is de weerstand die wordt opgebouwd door de arteriolen die permanent een bepaalde vernauwing bezitten. Naarmate de arteriolen namelijk nauwer zijn, zal het bloed er minder gemakkelijk doorheen kunnen stromen en zal de druk vóór de arteriolen dus ook toenemen. De perifere weerstand staat onder controle van het onwillekeurige zenuwstelsel, bijniermerghormonen en het in de nier geproduceerde renine. Bij beïnvloeding zal de perifere weerstand toenemen en de diastolische druk stijgen.

Geen van de regulerende mechanismen kan enig effect hebben als een normale vulling van het vaatstelsel niet is gegarandeerd. Een normale vulling is een voorwaarde voor de opbouw van een bloeddruk, aangezien bij een verminderde vulling volgens de wetten van de natuurkunde de druk onherroepelijk daalt. Deze vulling van het vaatstelsel wordt op haar beurt weer door een aantal factoren gereguleerd. In het begin van dit hoofdstuk is daar al het een en ander over gezegd.

De bloeddruk staat bij ieder mens onder invloed van de circadiane variatie en is verder afhankelijk van het appel dat op de circulatie (dag of nacht) wordt gedaan en de invloed van het zenuwstelsel (psyche/emoties) op de bloeddrukregulatie (afb. 8.7). Verder zijn leeftijd, geslacht en ras ook bepalend voor de hoogte van de bloeddruk. De referentiewaarden zijn aangegeven in afbeelding 8.8.

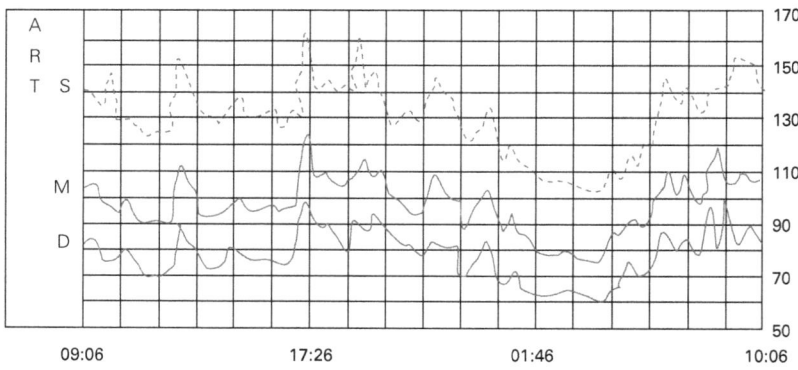

Afbeelding 8.7 *Het bloeddrukprofiel gedurende het etmaal. Let op de sterke daling tijdens de slaap.*
ART = arteriële druk
S = systolisch
D = diastolisch
M = gemiddelde druk

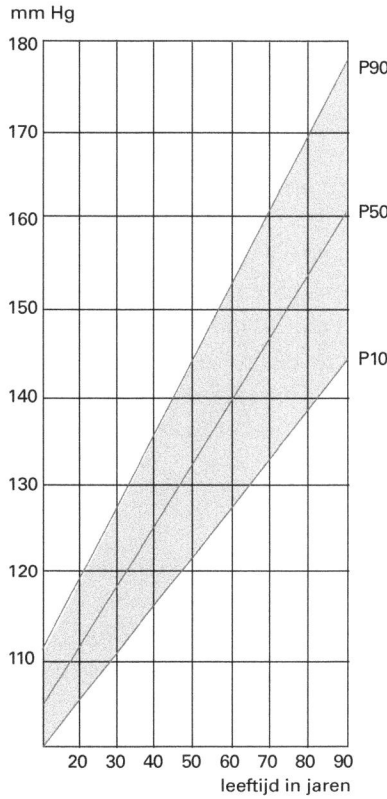

Afbeelding 8.8 Bloeddruk in een bepaalde populatie uitgezet tegen de leeftijd. Vijftig procent van de populatie heeft een bloeddruk die ligt op de middelste lijn of lager (P50). Daarboven ligt een gebied dat niet direct gezien mag worden als een hypertensie. Een bloeddruk boven de P90 kan wel degelijk als hypertensie worden beschouwd.

Het lichaam is uiteindelijk in staat om snel en accuraat te reageren omdat kleine veranderingen in de bloeddruk worden waargenomen door baroreceptoren. Deze liggen in de wand van de aortaboog en halsslagaders op het punt waar deze laatste zich splitsen in een binnenste en een buitenste tak. Vanuit deze receptoren wordt het vasomotore centrum in de hersenstam geïnformeerd. Van daaruit worden reacties die noodzakelijk zijn gecoördineerd. Wanneer men bijvoorbeeld 's morgens na het wakker worden vanuit liggende positie rechtop gaat staan, kan het bloed door de zwaartekracht plotseling niet zo gemakkelijk meer terugstromen naar het hart. De bloeddruk in de bovenste helft van het lichaam gaat hierdoor dalen. Wanneer het lichaam hier niet snel op reageert, zal de bloedstroom naar de hersenen stagneren en treedt snel bewusteloosheid in. Doordat de bloeddrukdaling door baroreceptoren wordt waargenomen, wordt van hieruit de zaak gecorrigeerd en wordt bewusteloosheid voorkomen. Dit mechanisme werkt niet altijd bij iedereen even goed; wanneer het niet optimaal werkt, wordt gesproken van *orthostatische hypotensie* (zie par. 8.5.4).

Bij het beoordelen van de bloeddruk maken we gebruik van twee waarden: de *systolische bloeddruk* of *bovendruk* en de *diastolische bloeddruk* of *onderdruk*. De systolische bloeddruk is de druk in het bloedvat direct na samentrekking van het hart (systole); de diastolische bloeddruk wordt bereikt op het moment dat het hart zijn rustpauze (diastole) heeft beëindigd en is dus in feite de waarde die heerst vlak voor de nieuwe contractie.

8.5.2 BLOEDDRUKMETING

De meting van de bloeddruk kan op verschillende manieren gebeuren.
- *Directe bloeddrukmeting*: een katheter wordt in het vat gebracht waarin zich een klein apparaatje bevindt dat in staat is de bloeddruk te meten. De meting is zeer nauwkeurig en kan continu plaatsvinden en worden geregistreerd. Het nadeel is natuurlijk dat deze methode erg onpraktisch is voor normaal gebruik.
- *Indirecte bloeddrukmeting volgens Riva-Rocci*: kan palpatoir of auscultatoir worden uitgevoerd en gebeurt met behulp van de bloeddrukmeter. De manchet van de meter wordt aangebracht om de bovenarm en opgepompt tot boven de systolische bloeddruk. De slagader is dan dichtgedrukt. Men laat nu geleidelijk lucht uit de manchet weglopen en daarmee de druk erin afnemen. Met de stethoscoop (auscultatoire methode) wordt intussen in de elleboogsplooi (arteria brachialis) geluisterd naar het verschijnen van vaattonen (korotkofftonen). Dit gebeurt op het moment dat de druk in de manchet onder de systolische druk komt, er stroomt dan immers weer bloed door het vat. Zodra de druk in de manchet vervolgens onder de diastolische druk komt, zal het kloppende geluid plotseling zachter worden en/of verdwijnen (afb. 8.9). Bij de palpatoire methode wordt niet geluisterd met de stethoscoop, maar wordt met de vinger gevoeld naar pulsaties van de arteria radialis. Zodra er weer bloed doorheenstroomt (dus wanneer de druk in de manchet net iets lager is dan de bovendruk in het bloedvat) zal dit voelbaar zijn aan de pols. De onderdruk is verder niet vast te stellen. De palpatoire methode wordt dan ook alleen gebruikt wanneer het luisteren door lawaai of iets dergelijks niet mogelijk is. Dit kan voorkomen in

de crashroom op de afdeling spoedeisende hulp wanneer veel artsen en verpleegkundigen tegelijkertijd bezig zijn (en veel lawaai maken) met een ernstig gewonde patiënt, of in de rijdende (eveneens veel lawaai veroorzakende) ambulance.

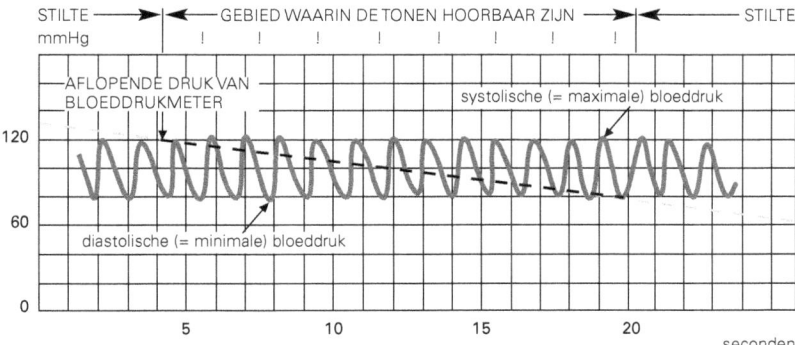

Afbeelding 8.9 *Onbloedige bloeddrukmeting.*

Tegenwoordig wordt door leken nogal eens gebruik gemaakt van de methode waarbij om de pols de band wordt gelegd en de bloeddruk- en polsfrequentiewaarden in de display verschijnen. Soms ook op advies van de arts in het kader van zelfcontrole.
De techniek van de bloeddrukmeting wordt verder besproken in *Anatomie en fysiologie* uit de serie Basiswerken.

8.5.3 HOGE BLOEDDRUK (HYPERTENSIE)

Hypertensie blijkt het meestvoorkomende gezondheidsprobleem in de westerse wereld te zijn. Daar is voor het eerst de aandacht op gevestigd vanuit het verzekeringswezen. Ook werd door de verzekeraars gewezen op het feit dat jarenlang bestaan van hypertensie tot een verkorting van de levensduur leidt. Deze verkorting in levensduur heeft niet zozeer te maken met de hypertensie zelf als wel met de onvermijdelijke en vaak dodelijke (letale) complicaties die op den duur kunnen optreden.
Hypertensie gaat in de regel niet gepaard met duidelijke verschijnselen. Toch is de diagnose hypertensie gemakkelijk te stellen door eenvoudigweg de bloeddruk te meten. Dit wordt dan ook de laatste tientallen jaren met grote regelmaat uitgevoerd, waardoor een beter inzicht is verkregen in de mate waarin deze aandoening voorkomt. In Nederland komt het erop neer dat 30% van de volwassenen lijdt aan

hoge bloeddruk. In het overgrote deel van de gevallen zijn er geen klachten.

8.5.3.1 Oorzaken

Het is niet altijd eenvoudig de oorzaak van hypertensie vast te stellen. Dit heeft enerzijds te maken met de veelheid aan mechanismen die betrokken zijn bij de normale bloeddrukregulatie en waarin dus storingen kunnen zijn ontstaan, anderzijds met het gebrekkige inzicht dat we tot nu toe hebben in de pathogenese van hypertensie. We maken een onderscheid in *primaire* en *secundaire hypertensie*.

Voor de primaire vorm (essentiële hypertensie) is nog steeds geen goede verklaring gevonden. Het voorkomen is familiair, blijkbaar speelt de erfelijkheid een rol. Stress speelt waarschijnlijk ook een rol. Van alle gevallen van hypertensie is 80% een primaire vorm.

De secundaire vorm heeft wel aanwijsbare oorzaken, zoals:
- *bepaalde endocriene afwijkingen*. Een voorbeeld daarvan is het feochromocytoom, een tumor van het bijniermerg. Uit deze tumor komt adrenaline vrij dat onder andere een hoge bloeddruk tot gevolg heeft;
- *nierziekten*. Bij een slechte nierfunctie blijft te veel vocht in het lichaam achter met als gevolg een overvulling van het vaatstelsel, waardoor de bloeddruk stijgt. Ook kan het voorkomen dat de slagaders naar de nieren vernauwd zijn. De slechte nierdoorbloeding die hier het gevolg van is leidt tot een activering van het RAAS (zie par. 8.3). Dit leidt op zijn beurt weer tot bloeddrukverhoging;
- *zwangerschap*. Tijdens de zwangerschap kan een typische aan de zwangerschap gerelateerde hypertensie voorkomen. We spreken dan vaak van een zwangerschapsvergiftiging of toxicose (zie het boek *Verloskunde en gynaecologie* in de serie Basiswerken);
- *adipositas*. Hypertensie komt vaker voor bij dikke mensen. Na vermagering wordt de bloeddruk weer volledig normaal of is duidelijk lager geworden. Behalve dat het hartminuutvolume toeneemt, functioneert bij dikke mensen waarschijnlijk ook het RAAS iets anders;
- *milieu-invloeden*. Te zout eten doet het lichaam meer vocht vasthouden, waardoor de bloedbaan sterker gevuld raakt. In een te drukke omgeving leven kan hypertensie veroorzaken. Een voorbeeld daarvan is het vaker voorkomen van hypertensie in Zwanenburg, dat in het verlengde ligt van een van de startbanen van Schiphol. Een ander voorbeeld is het vaker voorkomen van hypertensie in grote steden (afb. 8.10).

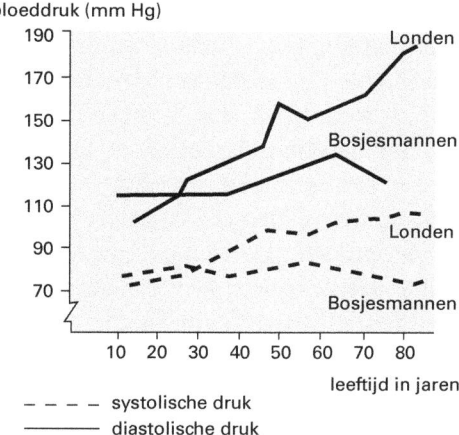

Afbeelding 8.10 *Bloeddrukwaarden gemeten bij bewoners van Londen en bij Zuid-Afrikaanse Bosjesmannen, die in de rimboe leven.*

8.5.3.2 *Symptomen*
Alleen bij een ernstige vorm van hypertensie kunnen zich specifieke verschijnselen voordoen. Er wordt geklaagd over hoofdpijn en vermoeidheid, soms over duizeligheid en oorsuizen en over achteruitgaan van het gezichtsvermogen.

8.5.3.3 *Diagnose*
De diagnose hypertensie wordt gesteld na herhaalde bloeddrukmetingen in rust en bij inspanning en het liefst op verschillende momenten van de dag. Gemeten worden de systolische en de diastolische waarde. De afgelopen jaren is vaak afgegaan op de diastolische druk en was de systolische bloeddrukhoogte als criterium van minder belang. Toch is gebleken dat er al complicaties kunnen optreden als alleen een systolische bloeddrukwaarde te hoog is. Als grenzen gelden nu voor de diastolische tensie de volgende waarden:
– 86-90 mm Hg (nog net normaal);
– 90-105 mm Hg (milde hypertensie);
– 105-115 mm Hg (matige hypertensie);
– 115 mm Hg en hoger (ernstige hypertensie).
Voor de systolische tensie geldt: bij een diastolische waarde lager dan 90 mm Hg hoort een systolische waarde van 140 mm Hg. Stijgt de systolische waarde geïsoleerd boven de 160 mm Hg, dan spreken we van een geïsoleerde systolische hypertensie, dus ook van een hypertensie.

8.5.3.4 Complicaties

Het is zo belangrijk om hypertensie tijdig te diagnostiseren omdat inmiddels bekend is dat een verhoogde bloeddruk het ontstaan van slagaderverkalking (atherosclerose) sterk bevordert. Dit speelt zich vooral af in de kransslagaders en de hersenvaten. Daardoor kan een hartinfarct ontstaan of kunnen hersenbloedingen optreden.

Niet alleen in de grote slagaders, ook in de kleinere slagaders kunnen bepaalde ziekelijke veranderingen optreden. We zien dit bijvoorbeeld in het netvlies en de nieren. In het netvlies zijn deze veranderingen door de oogarts gemakkelijk vast te stellen (oogfundusonderzoek); zij vormen zelfs een graadmeter voor de ernst van de hypertensie: geen netvliesafwijkingen, dan ook geen bedreigende hypertensie.

Een ander gevolg van hypertensie is dat het hart overbelast raakt en dat op den duur decompensatio cordis ontstaat (zie par. 8.3.1). Hypertensie kan, vooral als de behandeling tekort is geschoten, ontaarden in een maligne vorm. Er is dan sprake van een zeer hoge bloeddruk met diastolische waarden van boven de 130 mm Hg. Dit gaat gepaard met uitgebreide orgaanafwijkingen.

8.5.3.5 Behandeling

De behandeling van hypertensie heeft als doel maligne hypertensie te voorkomen en de kans op het ontstaan van vaatcomplicaties te verminderen. Daartoe zijn maatregelen zinvol, zoals het hanteren van leefregels (vermageren, matig zoutgebruik, het mijden van stress etc.) en het gebruik van medicijnen, zoals diuretica (ontwateringsmiddelen; bijv. chloorthiazide of Lasix®) en antihypertensiva (bloeddrukverlagende middelen, zoals bètablokkers (Labetalol, Atenolol) ACE-remmers (Renitec®) calciumantagonisten (Adalat®) en angiotensine-II-receptorblokkers (Diovan®).

8.5.4 HYPOTENSIE

Hypotensie is een te lage bloeddruk. Nu zijn er mensen die van nature een heel lage bloeddruk hebben, maar daarvan geen hinder ondervinden. Hieraan hoeft verder geen aandacht te worden besteed; er is in dat geval geen sprake van echte hypotensie. Wanneer de persoon echter hinder ondervindt van die lage bloeddruk of als deze voor het lichaam gevaarlijke consequenties heeft, spreken we wel van hypotensie.

In tegenstelling tot wat bij hypertensie het geval is, zijn er geen grenswaarden voor hypotensie. Soms zijn al klachten aanwezig bij een bovendruk van 100 mm Hg, anderen merken pas iets als de waarde beneden de 80 mm Hg is gedaald.

Er zijn verschillende situaties waarbij hypotensie optreedt:
- *flauwte* (collaps, flauwvallen, syncope). Hierbij is sprake van een kortdurend bewustzijnsverlies door een onverwachte daling in de hersendoorbloeding. Meestal ligt hieraan een zogenaamde vasovagale collaps ten grondslag, die voornamelijk optreedt in staande houding en in principe bij iedereen kan voorkomen. Door de staande houding wordt het bloed als het ware door de zwaartekracht naar beneden getrokken. Door de venen iets te vernauwen compenseert het lichaam de te geringe terugvloed van het bloed naar het hart. Bepaalde factoren zijn echter in staat het effect van de staande houding te versterken, waardoor het compensatiemechanisme tekortschiet en het hart te weinig bloed aangevoerd krijgt en dus ook verminderd uitpompt. De hersenen krijgen nu te weinig bloed waardoor bewusteloosheid ontstaat en de patiënt op de grond terechtkomt. Op zichzelf is dit een goede houding omdat de normale situatie in het lichaam zich daardoor herstelt. Als men dit eerder heeft meegemaakt voelt men het vaak wel aankomen en kunnen voorzorgsmaatregelen worden genomen zoals op de grond gaan liggen, of heen en weer lopen, waarbij de spierpomp wordt gebruikt en het bloed dus versneld naar het hart terugkeert.
Er zijn vele oorzaken van flauwvallen mogelijk: emoties, alcoholgebruik, verblijf in benauwde ruimten enzovoort. Ook kan het voorkomen na een flinke hoestbui of na persen (bij de stoelgang), of (bij kinderen) ook na een huilbui van kwaadheid. Het bloed wordt dan in de grote venen opgehoopt en het hart krijgt te weinig aangevoerd.
Een flauwte wordt meestal voorafgegaan door onrust, daarna wordt men stiller. De persoon in kwestie wordt bleek en gaat hevig transpireren. De pols is redelijk gevuld, maar traag (vaguseffect) en de bloeddruk is laag in staande positie. Vaak treedt misselijkheid op, al of niet met braken, oorsuizen en duizeligheid. Men verliest het bewustzijn en zakt in elkaar.
De behandeling is het toepassen van de juiste eerste hulp. Deze bestaat uit het opvangen van de patiënt zodra hij dreigt te vallen. Heel vaak ligt de persoon al op de grond en is alweer bijgekomen. Zodra men niet meer staat keert namelijk de normale bloeddruk terug en daarmee de bloeddoorstroming van de hersenen. Wat frisse lucht en geruststelling doen wonderen, evenals het afleiden van de oorzaak van de flauwte. Na een minuut of tien kan men proberen weer te gaan zitten en weer enige tijd later te gaan staan. Als de verschijnselen niet terugkomen heeft het lichaam zich hersteld;

- *orthostatische hypotensie*. Dit is een bloeddrukverlaging in de bovenste lichaamshelft ten gevolge van houdingsveranderingen. Er ontstaat dan plotselinge duizeligheid, het wordt iemand 'zwart voor de ogen' en men kan er zelfs bij omvallen. Even later heeft de normale situatie zich hersteld. De veranderingen in het lichaam die leiden tot een orthostatische hypotensie zijn te vergelijken met die bij een flauwte.
Zowel een flauwte als een orthostatische hypertensie komt gemakkelijker voor bij personen die bepaalde medicijnen gebruiken zoals bloeddrukverlagende middelen, ontwateringsmiddelen en dergelijke;
- *cardiale syncope*. Een cardiale syncope heeft als directe oorzaak een te snelle of te langzame hartslag, waardoor het hartminuutvolume daalt en daarmee de bloeddruk. We zien het bijvoorbeeld optreden bij een hartblock (zie par. 8.3) waarbij door de lage hartactiviteit bewusteloosheid en ademstilstand optreden. De situatie waarin het hartminuutvolume plotseling zo sterk is afgenomen, met alle gevolgen van dien, wordt de aanval van Adams-Stokes genoemd. Het is allesbehalve onschuldig. Men moet snel handelen om de hartactiviteit zo snel en zo goed mogelijk te herstellen en proberen een volgende aanval te voorkomen, eventueel door het inbrengen van een pacemaker;
- *shock*. Dit verschijnsel wordt in de volgende paragraaf uitvoerig besproken.

8.6 Shock

Onder shock verstaan we de situatie in het lichaam waarin sprake is van een absoluut dan wel relatief tekort aan circulerend bloedvolume. Dit zal uiteindelijk tot gevolg hebben dat de weefselvloeistofstroom vermindert, waardoor cellen gebrek gaan lijden aan onder andere zuurstof. De normale levensverrichtingen van de cel kunnen niet meer plaatsvinden en (giftige) stofwisselingsproducten kunnen niet meer tijdig worden afgevoerd. De cellen gaan dan uiteindelijk te gronde. Er is in dat geval sprake van een *irreversibele shock*; herstel is niet meer mogelijk. Dit is de meest ernstige situatie die shock kan opleveren. Het verloopt gelukkig niet altijd zo ernstig; vaak kan de shock efficiënt worden bestreden en treedt herstel in: *reversibele shock*.
Bij een tekort aan vulling in de bloedbaan zal het lichaam daar op reageren met vochtvasthouding, waardoor het bloedvatenstelsel weer wordt bijgevuld. Ook zal het lichaam een herverdeling in de bloeddoorstroming toepassen waarbij ervoor wordt gezorgd dat de voor het

leven belangrijke organen (hersenen, hart) zo goed mogelijk doorbloed blijven. Pas als de vulling in verhouding tot het volume van het vaatstelsel te gering is zullen de compensatiemechanismen onvolledig blijken en ontstaat shock.

De oorzaken van shock kunnen variëren. Op basis daarvan is een indeling gemaakt van de verschillende vormen van shock. De belangrijkste worden hieronder besproken.

8.6.1 HYPOVOLEMISCHE SHOCK

De directe aanleiding tot hypovolemische shock is het verminderen van de vaatvulling zelf. Dit kan gebeuren door:

– *acuut bloedverlies*. Als in korte tijd één tot anderhalve liter bloed wordt verloren, kan shock al dreigen op te treden. Zo'n situatie kan zich voordoen bij een verkeersongeluk waarbij het lichaam veel bloed verliest vanwege een uitwendige bloeding. Vaker nog is de oorzaak bloedverlies binnen in het lichaam (inwendig bloedverlies). Voorbeelden hiervan zijn een buitenbaarmoederlijke zwangerschap die naar de vrije buikholte doorbreekt (ruptureert) of een gescheurde milt na een ernstig trauma.

Uitwendige bloedingen worden gemakkelijk vastgesteld. Inwendige bloedingen zijn uiteraard onzichtbaar. Toch gaan ze vergezeld van verschijnselen die voor een groot deel shockverschijnselen zijn. Daaraan herkennen we ook vaak de 'onzichtbare' ernstige bloeding. Acuut bloedverlies is de meest voorkomende oorzaak van shock;

– *plasmaverlies*. Het kan voorkomen dat er alleen sprake is van verlies van plasma, waardoor de vulling van de bloedbaan afneemt. Dit is aan de orde bij een uitgebreide verbranding van de huid. De bloedvaatjes zijn zodanig beschadigd dat ze plasma doorlaten en de beschermende functie van de huid is verdwenen zodat vochtverdamping nu ongehinderd kan plaatsvinden. Een ander voorbeeld is de buikvliesontsteking, waarbij zich liters plasma (ontstekingsvocht in dit geval) in de vrije buikholte kunnen ophopen;

– *vochtverlies*. Door vele oorzaken kan het lichaam te veel vocht verliezen waardoor het bloed als het ware indikt en de vulling van het vaatstelsel afneemt. Het vocht kan verloren gaan via de nieren zoals dat het geval kan zijn bij een ontregelde suikerziekte. Doordat er te veel glucose in het bloed zit zal de nierdrempel ervoor worden overschreden en glucose in de urine terechtkomen. Dit neemt veel vocht mee. Een andere mogelijkheid om vocht kwijt te raken is via het maag-darmkanaal bij ernstige diarree of veelvuldig braken.

8.6.2 CARDIOGENE SHOCK

Bij een cardiogene of cardiale shock is het circulerend bloedvolume normaal, maar schiet het hart tekort in het doorpompen van bloed. Daardoor ontstaat een slechte arteriële vaatvulling met als gevolg shock. Dat er in feite voldoende bloed in het vaatstelsel aanwezig is, dat zich nu ophoopt voor het hart, doet daar niets aan af.

De meest voorkomende oorzaak van een cardiogene shock is het hartinfarct. Doordat bij het hartinfarct een deel van meestal de linker ventrikelwand afsterft gaat de pompkwaliteit van de linker ventrikel sterk achteruit. Er ontstaat in eerste instantie een acute linksdecompensatie (al snel is ook rechtsdecompensatie aanwezig) waarin shock zijn plaats heeft.

8.6.3 DISTRIBUTIEVE SHOCK (VAATVERWIJDINGSSHOCK)

Er kunnen zich situaties voordoen in het lichaam die vergezeld gaan van perifere vaatverwijding. Voorbeelden daarvan zijn de anafylactische reactie die gepaard kan gaan met een shock. Ook ernstige bacteriële infecties (sepsis) kunnen via een perifere vaatverwijding aanleiding geven tot een shock. Dit type shock wordt dan ook *septische shock* genoemd. Er is hierbij sprake van een invasie van de bloedbaan door micro-organismen. In de praktijk zijn het nogal eens ziekenhuisbacteriën die ervoor verantwoordelijk zijn.

Doordat de perifere vaten zijn verwijd, raakt de bloedverdeling sterk verstoord en krijgt bijvoorbeeld de huid te veel bloed. Dit gaat ten koste van de bloedverdeling in de rest van het lichaam. De *vaatverwijdingsshock* gaat vergezeld van dezelfde verschijnselen als de andere vormen van shock, met dit verschil dat de huid rood, warm en droog is. Deze vorm wordt daarom ook wel 'warme shock' genoemd. Bij een septische shock overlijdt 50% van de patiënten.

Een ander voorbeeld van een vaatverwijdingsshock is de toxische shock. De vaatverwijding is dan het gevolg van giftige stoffen. Deze kunnen geproduceerd worden door bacteriën (exotinen). Te denken valt aan de toxische shock die optreedt bij de tamponziekte (S. aureus). Men heeft de indruk dat de shock verergert als er ook van pijn en/of angst sprake is. Via zenuwbanen zou een sterke vaatverwijding optreden. We spreken hier ook wel van neurogene beïnvloeding van shock; vanuit het zenuwstelsel georganiseerd. Het mechanisme wordt echter de laatste tijd in twijfel getrokken. Eerder wordt verondersteld te maken te hebben met een begeleidende vasovagale collaps (flauwvallen dus).

8.6.4 OBSTRUCTIEVE SHOCK

Het komt voor dat zich in een bepaald deel van het lichaam zeer veel bloed ophoopt, zodat elders in het vaatstelsel een sterk tekort aan vulling ontstaat. Een voorbeeld hiervan is een grote longembolie. Daarbij is een groot deel van de longcirculatie afgesloten en hoopt het bloed zich op in de rechter harthelft en de grote venen, terwijl de linker harthelft nauwelijks bloed krijgt aangevoerd en dus niet naar de aorta kan doorpompen. Er ontstaat direct shock en als niet snel wordt ingegrepen overlijdt de patiënt.

8.6.5 VERSCHIJNSELEN VAN SHOCK

Wat ook de oorzaak van de aanwezige shock is, de verschijnselen die shock begeleiden zijn eigenlijk steeds dezelfde:
- *een koud, klam, bleek (soms licht cyanotisch) en ingevallen gelaat* (facies hippocratica). De reden daarvan is een verminderde huiddoorbloeding. Omdat het lichaam een herorganisatie van bloeddoorstroming toepast teneinde belangrijke organen zo lang mogelijk voor de gevolgen van de shock te bewaren, moeten minder vitale weefsels (zoals de huid) het met minder bloed doen. De huid wordt bleek, de verminderde doorstroming doet de huid koud aanvoelen. Het koudegevoel neemt toe. Doordat ook de bloeddoorstroming langzamer wordt kan cyanose ontstaan (zie hoofdstuk 9). De klamme huid door de toegenomen zweetsecretie wordt waarschijnlijk veroorzaakt door adrenaline dat ten gevolge van de stress in het lichaam door de bijnier wordt afgegeven. Het ingevallen gelaat is een gevolg van het feit dat het lichaam tracht het tekort aan vaatvulling te compenseren door vocht aan weefsels te onttrekken. De weefsels krimpen hierdoor enigszins, waardoor de onderliggende botstukken sterker uitsteken. Een van de plaatsen waar dit aan de orde is en het meest opvalt is het gelaat; opvallend is daarbij de spitse neus;
- *lage bloeddruk*. Vanwege een tekort aan circulerend bloedvolume of een te wijd vaatstelsel ontstaat er in de bloedvaten een lagere druk. Bij een niet goed functioneren van het hart zal een te geringe bloeddruk worden opgebouwd. We spreken van shock bij een bloeddrukwaarde van 80 mm Hg (systolisch), als er bij de patiënt tenminste geen sprake was van hypertensie voordat de shock ontstond. In dat geval kan al bij een systolische bloeddruk van 100 mm Hg gesproken worden van een shock. Een irreversibele shock treedt op als langdurig een bloeddruk bestaat van beneden de 60 mm Hg;
- *dalende urineproductie*. De lage bloeddruk is verantwoordelijk voor het dalen van de filtratiedruk waardoor de nierfunctie dus achteruit-

gaat. Door de lagere filtratiedruk wordt er minder voorurine geproduceerd (zie het boek *Anatomie en fysiologie* uit de serie Basiswerken), in combinatie met de vermindering van de nierdoorstroming leidt dit tot een sterke daling van de urineproductie;
- *snelle pols*. Het hart gaat als reactie op een tekortschieten in de circulatie het bloed ter compensatie sneller rondpompen. De pols is daarbij dus snel, maar wel week (zie par. 8.3);
- *snelle ademhaling*. Ook hier is sprake van een compensatiemechanisme: zo goed mogelijk wordt nog geprobeerd de weefsels zuurstof aan te leveren. Als de circulatie onvoldoende blijft zal dit echter weinig effect sorteren;
- *temperatuurdaling*. Doordat de circulatie vermindert wordt warmte slecht verplaatst in het lichaam en zal de lichaamstemperatuur langzaam maar zeker dalen;
- *misselijkheid en braken*. Dit heeft waarschijnlijk te maken met het feit dat het maag-darmkanaal niet tot de vitale organen behoort en daarom minder bloed ontvangt. Verder zou de ophoping van afvalstoffen in het bloed bij een achteruitgang van de nierfunctie een rol kunnen spelen;
- *helder bewustzijn*. De hersenen behoren tot de vitale organen die nog zo lang mogelijk van bloed worden voorzien. Er kan daarom goed 'een gesprek' worden gevoerd;
- *veranderingen in het gedrag*. Soms is er sprake van verwardheid, onrust en angst. Vaak wordt ook apathie geconstateerd, waarbij onverschilligheid opvalt ten aanzien van de ernst van de eigen situatie.

8.6.6 BEHANDELING VAN SHOCK

Een patiënt met shock is zeer kwetsbaar; eigenlijk zou hij volledig met rust gelaten moeten worden. Iedere beweging kan tot verergering leiden. Onderzoek moet dus tot een minimum worden beperkt. De behandeling moet heel voorzichtig worden uitgevoerd. Deze zal plaatsvinden op de afdeling intensive care, de behandeling en begeleiding vergt extra zorg en is intensief. Als algemene maatregelen gelden:
- *de shockpatiënt moet plat liggen*, waarbij het hoofd bij voorkeur iets lager ligt (bijv. trendelenburg-houding). Omdat bij shock (behalve de cardiogene) een tekort aan effectief circulerend volume bestaat is toedienen van vocht essentieel. Het bloed verplaatst zich dan gemakkelijker naar 'centraal';
- *een infuus moet worden ingebracht* voordat de bloeddruk nog verder daalt. Bij een redelijk normale bloeddruk zijn de aders voldoende gevuld om duidelijk zichtbaar of voelbaar onder de huid aanwezig

te zijn. Het is onder die omstandigheden over het algemeen niet zo moeilijk een ader aan te prikken. Bij een shockpatiënt zijn de aders meer of minder samengevallen, afhankelijk van de diepte van de shock. Zeker bij die patiënten bij wie de bloeddruk sterk is gedaald, is het soms niet meer mogelijk een ader aan te prikken. De chirurg moet dan operatief de huid openen, een ader opzoeken en hier een buis in aanbrengen (venasectie);
- *de patiënt mag niets eten of drinken*. Hiervoor zijn diverse redenen aan te wijzen. De belangrijkste zijn: de vulling van de maag die niet goed werkt vanwege de slechte bloedvoorziening kan ertoe leiden dat de patiënt gaat braken, met alle gevaren van dien. De bloedvoorziening van het spijsverteringskanaal is verminderd, voedingsstoffen en vloeistoffen worden niet verwerkt;
- *de patiënt mag niet te warm worden toegedekt, maar mag ook niet afkoelen*. Verwarming wordt door het lichaam uitgelegd als gevaar (stijging van de lichaamstemperatuur tot boven de referentiewaarde). Hierdoor worden mechanismen ingeschakeld om warmte kwijt te raken. Een van die mechanismen is vaatverwijding. Het bloed gaat daarom weer meer door de huid en dus minder door vitale organen stromen. Bij een sterke afkoeling zal het lichaam eveneens een vaatverwijding induceren, nu om eventuele verschijnselen als gevolg van te lage temperaturen (bevriezing) te voorkomen;
- *regelmatige controle van pols, tensie en temperatuur*;
- *nauwkeurige controle van de urineproductie*. Daartoe zijn een urinekatheter en het opvangen van de urine noodzakelijk. De vochtbalans moet worden bijgehouden;
- vaak wordt *zuurstof toegediend* ter voorkoming van een eventuele dreigende hypoxie (zuurstoftekort in weefsels), die heel gemakkelijk door het tekortschieten van de circulatie kan ontstaan;
- indien pijn aanwezig is zal deze vaak worden bestreden, aangezien pijn de shock kan verergeren.

Welke maatregelen verder genomen moeten worden is afhankelijk van de oorzaak van de shock en datgene waaraan het lichaam op dat moment een duidelijk tekort heeft. Het vaststellen en de behandeling van de oorzaak moeten zo snel mogelijk gebeuren. Dat betekent een operatie bij een grote bloeding, hoge doses antibiotica bij een septische shock, behandeling van brandwonden in daarvoor ingerichte gespecialiseerde centra enzovoort.

Is in korte tijd veel bloed verloren, dan is bloedtransfusie nodig. Betreft het plasmaverlies, dan zijn plasmavervangende middelen aangewezen. Is er veel vocht verloren, dan moet dit met hersteloplossingen (repairvloeistoffen) worden aangevuld. Daarin bevinden zich behalve vocht ook elektrolyten. Een keuze wordt hierin gemaakt op basis van bloeduitslagen. Bij een vaatverwijdingsshock is direct adrenalinetoediening noodzakelijk om weer vasoconstrictie in het perifere vaatgebied te bewerkstelligen. Er zullen bijnierschorshormonen gegeven worden indien er sprake is van een anafylactische reactie. Een cardiogene shock kan alleen worden hersteld door de pompfunctie van het hart te verbeteren. Voorzichtigheid is geboden om bij een cardiogene shock bloed, plasma of vocht intraveneus toe te dienen. Er is bij deze shock eerder sprake van een over- dan een ondervulling van het bloedvatenstelsel.

8.7 Bloedingen

Bloedingen komen frequent voor. Meestal gaat het om *uitwendige bloedingen* die snel worden herkend. De oorzaak is gewoonlijk beschadiging van buitenaf. Maar ook maag-darmbloedingen, bloedingen in de baarmoeder, urinewegen en dergelijke worden tot de uitwendige bloedingen gerekend (bloedingen 'naar de relatieve buitenwereld'); uiteindelijk komt het bloed toch in de buitenwereld terecht. Als het al niet direct als bloed wordt herkend, zijn er nog methoden om dit in het laboratorium vast te stellen. Chronisch bloedverlies naar de relatieve buitenwereld komt regelmatig voor en daardoor ontwikkelt zich uiteindelijk bloedarmoede (zie anemie).
Verder kennen we *inwendige bloedingen*, naar het binnenste van het lichaam. Het bloed is niet zichtbaar, maar wordt wel aan de bloedbaan onttrokken met als ernstigste gevolg shock. Het zijn dan ook de shockverschijnselen waaraan een dergelijke grote inwendige bloeding kan worden herkend. Daarbij kan lokale pijn de aandacht vestigen op de plaats waar de bloeding zich afspeelt.
Voorbeelden van inwendig bloedverlies zijn:
- *buitenbaarmoederlijke zwangerschap* die vergezeld kan gaan van bloedverlies naar de vrije buikholte;
- *verscheuring van de beenslagader* (arteria femoralis); dit kan een complicatie zijn bij een femurfractuur;
- *miltscheur* (miltruptuur) die eveneens vergezeld gaat van bloedverlies naar de vrije buikholte; een miltruptuur ontstaat door een trauma.

Bij bloedingen wordt, behalve het onderscheid in uit- en inwendige bloedingen, ook een onderscheid gemaakt in arteriële, veneuze en capillaire bloedingen.

8.7.1 VENEUZE BLOEDINGEN

De meeste bloedingen zijn veneus van aard, vooral die aan het oppervlak van het lichaam, ontstaan door inwerking van beschadigende factoren. De reden hiervan is dat de venen meer aan het oppervlak van het lichaam liggen, de slagaders zijn dieper verstopt. Een veneuze bloeding is te herkennen aan:
- de donkerrode kleur van het bloed;
- gelijkmatig uitvloeien van het bloed in de wond;
- het na droogdeppen allereerst opwellen van het bloed aan die kant in de wond die het verst van het hart verwijderd is.

De eerstehulpverlening bij een dergelijke bloeding bestaat uit de wond dichtdrukken, waardoor de bloeding na enige tijd stopt. Eventueel kan het lichaamsdeel hoger worden gelegd, waarbij aders leegstromen en de wond minder met bloed wordt gevuld. Bij grotere veneuze verwondingen is een drukverband wenselijk.

8.7.2 ARTERIËLE BLOEDINGEN

Arteriële bloedingen komen (gelukkig) veel minder vaak voor. Het zijn vooral bloedingen binnen in het lichaam die arterieel van aard zijn. Oorzaken voor arterieel bloedverlies vormen meestal ziekteprocessen in het lichaam die de bloedvaten verzwakken en/of aanvreten. Voorbeelden daarvan zijn ontstekingen, kankergezwellen en ulcera. Uiteraard kunnen ook traumata slagaderlijke bloedingen veroorzaken (miltruptuur na een verkeersongeval, doorgesneden polsslagader). Een arteriële bloeding is te herkennen aan:
- de helderrode kleur van het bloed;
- de pulsaties waarmee het bloed in de wond verschijnt;
- het na droogdeppen allereerst verschijnen van het bloed aan die kant in de wond die naar het hart gericht is.

De eerste hulp bij een slagaderlijke bloeding bestaat uit het dichtdrukken van de aanvoerende slagader. Deze moet liggen tussen de wond en het hart. Geschikte plaatsen zijn die waar de slagader dicht aan het oppervlak ligt en op onderliggend weefsel (bijv. bot) kan worden dichtgedrukt (afb. 8.11). De bloeding zal nu niet geheel stoppen omdat via omwegen nog wel wat bloed kan worden aangevoerd. Het daadwerkelijk uit de wond spuiten van het bloed zal echter sterk verminderen. Eventueel mag voorzichtig een tourniquet worden gebruikt, bij grote slagaderlijke bloedingen aan de extremiteit heeft men vaak geen andere keus. Een tourniquet is een knevelverband dat zo strak om de extremiteit wordt gebonden dat de bloedvoorziening volledig wordt afgekneld. Hierdoor kan geen bloed meer in de extremiteit komen en stopt de slagaderlijke bloeding. Het nadeel zit hem in het feit dat de extremiteit vanaf dat moment ook geen zuurstof en voedingsstoffen meer ontvangt. Dit leidt geleidelijk tot het afsterven van weefsels. Wanneer een knevelverband wordt aangelegd, dient altijd op de extremiteit vermeld te worden op welk tijdstip dit is gebeurd. Een bloedende slagader moet uiteindelijk door de chirurg verder worden behandeld.

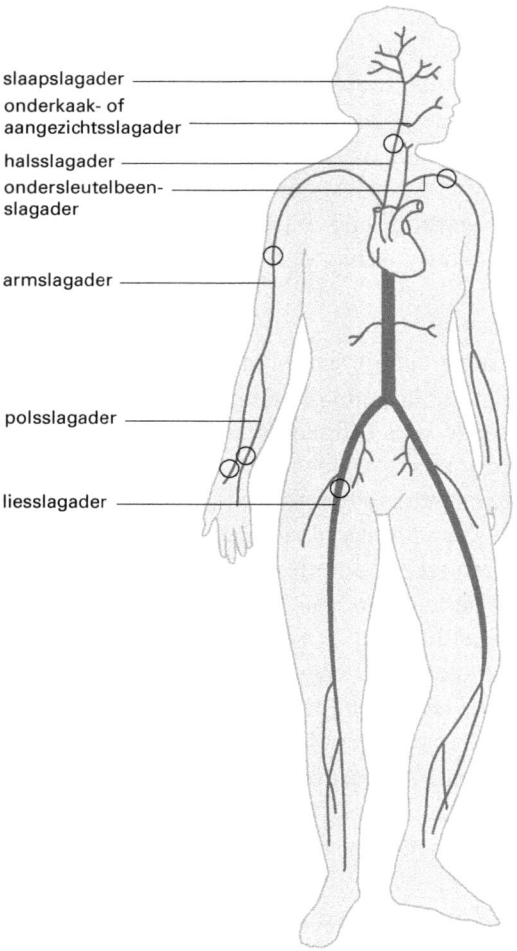

Afbeelding 8.11 *Punten waar slagaders kunnen worden afgedrukt bij slagaderlijke bloedingen.*

8.7.3 NAMEN VAN ENKELE SPECIFIEKE BLOEDINGEN

Belangrijke bloedingen hebben een naam gekregen:

- *hemoptoë*: ophoesten van helderrood bloed. Dit bloed is afkomstig van een ziekteproces (arteriële bloeding) in de longen of luchtwegen;
- *haematemesis*: braken van bloed dat uit ziekteprocessen in de maag of slokdarm afkomstig is. Ook hier is het meestal een arteriële bloeding. Als bloed gebraakt wordt heeft dit meestal een koffiekleur. Dit is een gevolg van het contact van het hemoglobine met zoutzuur, waarbij hematine is ontstaan;
- *hematurie*: bloedverlies in de urine;
- *haemarthros*: bloeding in het gewricht;
- *haematothorax*: bloeding in de pleuraholte;
- *epistaxis*: neusbloeding;
- *menorragie*: te groot bloedverlies bij de menstruatie;
- *hematoom*: bloeding in de weefsels.

8.8 Bloedarmoede (anemie)

Bloedarmoede of anemie is een tekort aan hemoglobine in het bloed. Dit kan ontstaan doordat een te laag aantal rode bloedcellen aanwezig is of doordat de erytrocyt met te weinig hemoglobine is gevuld.
De erytrocyt is een biconcaaf schijfje met een diameter van 7,3 micron (micrometer), propvol met hemoglobine. Het hemoglobine bindt zuurstof aan zich en geeft dit in de haarvaatjes aan de weefsels af. Erytrocyten kunnen alleen de voor hen eigenlijk iets te nauwe capillairen passeren doordat ze vervormd worden. Bij het passeren worden ze dan ook tegen de wand aangedrukt waardoor de zuurstofafgifte nog eens vergemakkelijkt wordt. Het aantal rode bloedcellen bedraagt onder normale omstandigheden 5 tot 1 012 per liter. Het hemoglobinegehalte (Hb-gehalte) is voor mannen gemiddeld 8,5-10,5 mmol/l en voor vrouwen 7,5-9,5 mmol/l. Bij mannen wordt door het aanwezige geslachtshormoon testosteron de aanmaak van rode bloedcellen iets sterker gestimuleerd dan bij vrouwen.
De hematocrietwaarde (hct) is 0,45 l/l. De hematocrietwaarde geeft aan hoe groot het gedeelte is dat uit bloedcellen (voornamelijk erytrocyten) bestaat. We kennen ook nog de mean cellular hemoglobin (MCH), de mean corpuscular volume (MCV) en de mean cellular hemoglobin concentration (MCHC)bepalingen. Deze zijn nodig om inzicht te krijgen in de grootte van de erytrocyt en de vulling ervan met hemoglobine, wat weer kan leiden tot het vinden van de oorzaak van de anemie.
Er wordt gesproken van bloedarmoede als bij mannen de Hb-waarde lager is dan 8,0 mmol/l en bij vrouwen lager dan 7,0 mmol/l. Bloed-

armoede kan diverse oorzaken hebben. Anemie is dan ook geen diagnose, maar een symptoom van een ziektebeeld! Na de vaststelling van anemie moet dus ook worden uitgezocht wat er aan de hand is en waardoor de anemie ontstaan is. Om goed te kunnen begrijpen hoe bloedarmoede tot stand komt is het noodzakelijk te weten welke factoren van invloed zijn op de aanmaak van de rode bloedlichaampjes en wanneer de afbraak ervan aan de orde is.

8.8.1 FACTOREN VAN INVLOED OP DE AANMAAK VAN ERYTROCYTEN

Rode bloedcellen worden aangemaakt in het rode beenmerg, vooral in het sternum. Deze aanmaak wordt *erytropoëse* genoemd. De erytropoëse wordt gestimuleerd door een hormoon (erytropoëtine) dat wordt gevormd in de nier, vooral als er sprake is van zuurstoftekort in de weefsels (hypoxie). Via het bloed bereikt deze stof het beenmerg waar het de stamcellen aanzet tot deling en uitrijping.

Andere stoffen die nodig zijn voor een normale aanmaak van erytrocyten zijn vitamine B12 en foliumzuur. Beide zijn nodig voor de celdeling. Indien genoemde stoffen in onvoldoende mate aanwezig zijn, zal de vorming van DNA gebrekkig verlopen. Er is van deze stoffen een kleine buffervoorraad in het lichaam aanwezig, maar dit moet wel dagelijks worden aangevuld via de voeding. Vitamine B12 kan alleen in de ingewanden worden geresorbeerd als ook de zogenaamde gastrale intrinsieke factor (GIF) aanwezig is, een stof die door de maagsapklier (pariëtale cellen) wordt geproduceerd en afgegeven aan de maaginhoud.

IJzer is nodig voor de inbouw in het hemoglobinemolecuul. Ook van ijzer hebben we een kleine voorraad in ons lichaam. Bovendien wordt ijzer weer hergebruikt; als hemoglobine in de milt wordt afgebroken gaat het ijzer terug naar het beenmerg om opnieuw ingebouwd te worden. Toch gaat er wel ijzer verloren en moet het dagelijks via de voeding worden aangevoerd. Gemiddeld zit in de voeding 10-15 gram ijzer, waarvan naar behoefte door ons lichaam wordt opgenomen.

Bij mannen komt daar nog een factor bij. Het mannelijk geslachtshormoon testosteron heeft een stimulerende invloed op de bloedaanmaak.

8.8.2 OORZAKEN VAN BLOEDARMOEDE

We kunnen de oorzaken van bloedarmoede indelen in drie groepen:
- verminderde aanmaak van erytrocyten en/of hemoglobine;
- versnelde afbraak van erytrocyten;
- bloedverlies.

8.8.2.1 Verminderde aanmaak van erytrocyten en/of hemoglobine

Een verminderde aanmaak van erytrocyten en/of hemoglobine kan ontstaan door:
- een *afgenomen aantal stamcellen in het beenmerg* (beenmergarmoede). Deze situatie doet zich voor als het beenmerg beschadigd is. Beschadiging kan het gevolg zijn van straling, van medicijngebruik (sommige antibiotica en cytostatica) of van ziekteprocessen in het beenmerg die ruimte in beslag nemen. Voorbeelden daarvan zijn metastasen en leukemie. In alle gevallen is er sprake van een te gering aantal stamcellen om voldoende nieuwe erytrocyten te vormen. We noemen de anemie die optreedt *aplastische anemie*. Feitelijk is er ook sprake van een verminderde aanmaak van witte bloedcellen en bloedplaatjes waardoor infectiedreiging en stollingsproblemen ontstaan. We noemen het tekort aan rode en witte bloedcellen en bloedplaatjes *pancytopenie*;
- een *ernstige nierziekte met verlies van nierweefsel*. Hierdoor ontstaat een tekort aan erytropoëtine en daarmee wordt de stimulans tot celdeling en uitrijping in het beenmerg minder;
- een *vitamine-B12-gebrek*. Dit kan een gevolg zijn van een tekort aan dit vitamine in het voedsel. Het kan echter ook zijn dat de resorptie van vitamine B12 te wensen overlaat, omdat darmdelen operatief werden verwijderd of omdat een maagresectie is uitgevoerd (GIF-productie is dan niet meer mogelijk). Ook kunnen antilichamen worden gevormd tegen de maagwand waardoor de productieplaats van de intrinsic factor verdwijnt. In dat geval kan een ernstige bloedarmoede ontstaan, waaraan vroeger mensen konden overlijden. Deze ziekte wordt *pernicieuze anemie* genoemd;
- een *tekort aan foliumzuur*. Dit is eigenlijk altijd een gevolg van een tekort van dit vitamine in de voeding. Het komt voor bij alcoholisten.

8.8.2.2 Een verminderde aanmaak van hemoglobine

Een verminderde aanmaak van hemoglobine is een gevolg van gebrek aan ijzer in het lichaam. Deze situatie doet zich voor bij:
- *een ijzertekort in de voeding*. Bij bejaarden en kleine kinderen, maar ook in de puberteit komt nogal eens een eenzijdig of slecht eetpatroon voor. Bejaarden, vooral alleenstaanden, eten soms slecht omdat ze niet meer de moeite nemen om elke dag te koken. Kleine kinderen willen vaak vooral die voedingsmiddelen waarin niet veel ijzer zit. De pubers geven vaak de voorkeur aan snacks in plaats van adequate voeding;

- *verhoogde ijzerbehoefte*. Het voedsel bevat wel voldoende ijzer voor een normale fysiologie, maar het lichaam heeft echter door omstandigheden meer nodig. Zo'n situatie doet zich voor tijdens de groeispurt in de puberteit, ook tijdens de zwangerschap en als een vrouw borstvoeding geeft;
- *bloedverlies* (acuut of chronisch). Met bloedverlies verdwijnt ook ijzer mee naar buiten en dit kan dus niet meer opnieuw door het lichaam worden gebruikt. Zo ontstaat een tekort aan ijzer.

8.8.2.3 Versnelde afbraak van rode bloedlichaampjes

Normaal leeft een erytrocyt ongeveer 120 dagen. Er is een evenwicht tussen de aanmaak en afbraak; ongeveer 1% van de rode bloedlichaampjes wordt dagelijks vervangen. Ter illustratie: per seconde worden onder normale omstandigheden ongeveer een half miljoen erytrocyten afgebroken. Nu komen situaties voor waarin de erytrocyten versneld worden afgebroken (hemolyse), bijvoorbeeld al na 90 dagen. Per seconde moeten er dan ongeveer 150 000 erytrocyten meer worden aangemaakt. Het beenmerg werkt hard, maar er zijn grenzen aan het vermogen. De aanmaak blijft dus achter bij de afbraak: er ontstaat een tekort aan erytrocyten en daarmee bloedarmoede (hemolytische anemie). De oorzaak voor een dergelijke versnelde afbraak is meestal een erfelijk bepaalde afwijking aan de rode bloedlichaampjes. Dit zijn over het algemeen vrij zeldzame aandoeningen zoals:

- een afwijkend Hb, waarvan het gevolg is dat de erytrocyt merkwaardige vormen aanneemt (sikkelcel, schietschijf);
- een enzymtekort in de erytrocyt;
- afwijkingen in de erytrocytenmembraan: de erytrocyt is anders van model, bijvoorbeeld bolvormig (sferocytose) en wordt daarom eerder in de milt afgebroken.

8.8.2.4 Bloedverlies

Bij bloedverlies gaan rode bloedcellen verloren. Dat betekent zonder meer het ontstaan van bloedarmoede, vooral omdat met het verlies van de erytrocyten ook ijzer verloren gaat. Acuut bloedverlies geeft, na een aanvankelijk shockbeeld, binnen korte tijd een meer of minder ernstige bloedarmoede. Oorzaken hiervan zijn beschreven in paragraaf 8.7. Chronisch bloedverlies vindt plaats over langere tijd en leidt uiteindelijk eveneens tot anemie.

Bij vrouwen kunnen te overvloedige menstruaties de oorzaak zijn; bij mannen en ook bij vrouwen, als de menstruatie bij de laatste geen reden vormt, moet bloedverlies worden gezocht in een tractus, in het bijzonder het spijsverteringskanaal.

De diagnostiek houdt behalve de bepaling van de Hb-waarde en de hematocrietwaarde bestudering van het uiterlijk van de erytrocyt in. Zo is bij een ijzergebreksanemie de rode bloedcel bleek (hypochroom) en klein (microcytair). Bij een hemolytische anemie worden de erytrocyten normaal afgeleverd, ze zijn normaal van kleur (normochroom) en normaal van grootte (normocytair). Bij een gebrek aan vitamine B12 of foliumzuur worden de erytrocyten die nog worden gevormd extra groot afgeleverd (macrocytair) en volgepropt met het volop aanwezige hemoglobine (hyperchroom).

8.8.3 VERSCHIJNSELEN VAN BLOEDARMOEDE

De verdenking dat een patiënt wel eens bloedarmoede zou kunnen hebben, ontstaat als hij bleek ziet. Dit wordt in eerste instantie meestal aan de huid geconstateerd. De bleekheid is een gevolg van de verminderde hoeveelheid hemoglobine in de capillairen. Toch is dit niet altijd even betrouwbaar: de huiddikte is namelijk niet bij iedereen dezelfde en ook de doorbloeding van de huid kan per persoon sterk verschillen. Beter is het daarom te kijken naar de kleur van de slijmvliezen zoals de lippen en het mondslijmvlies. Heel gebruikelijk is de inspectie van de conjunctiva (bindvlies van het oog, in dit geval het deel dat de binnenkant van het onderste ooglid bekleedt). Bij bloedarmoede zijn deze conjunctivae slechter gevuld. Dat houdt in dat er minder hemoglobine aanwezig is in de capillairen op die plaats; ze zien dus bleek.
Bloedarmoede gaat vergezeld van een groot aantal andere verschijnselen. Een groot deel daarvan berust op energiegebrek. Immers, bij een tekort aan hemoglobine is het zuurstoftransport naar de weefsels verminderd. Dit resulteert in een verminderde verbranding in de cel met daardoor een tekort aan voor de cel bruikbare energie. Moeheid en kouwelijkheid zijn daar onder meer een gevolg van. Het bloed is minder visceus bij bloedarmoede, het kan daardoor gemakkelijker wervelingen vertonen. Een (tijdelijke) ruis aan het hart en ook oorsuizen kunnen daarvan het gevolg zijn. Vermoedelijk speelt ook de snellere bloeddoorstroming langs het binnenoor bij dit laatste een rol. Duizeligheid ontstaat door zuurstoftekort in de hersenen. Het lichaam zal proberen de circulatie te versnellen om nog zo goed mogelijk zuurstof naar de weefsels te brengen. Het hart klopt daarom sneller, ook de ademhaling versnelt (hyperventilatie) en dyspnoe treedt op. Als vitamine-B12-gebrek de reden voor de bloedarmoede was, zijn er

meestal ook neurologische stoornissen (gevoel op vilt te lopen) en laat de toestand van het epitheel te wensen over (kapotte mondhoeken bijvoorbeeld). Dit laatste kan ook bij ijzergebrek voorkomen. IJzer is namelijk eveneens onmisbaar voor epitheelonderhoud. Ligt de oorzaak van de bloedarmoede in een vervroegde afbraak van rode bloedcellen, dan treedt een lichte icterus op (zie hoofdstuk 14).

8.8.4 BEHANDELING VAN BLOEDARMOEDE

Afhankelijk van de oorzaak kennen we verschillende mogelijkheden om bloedarmoede te behandelen.

Is er duidelijk sprake van een ijzertekort, dan is het geven van ijzertabletten op zijn plaats. Bestaat een gebrek aan vitamine B12 of foliumzuur, dan moet dit worden gegeven; vitamine B12 altijd parenteraal!

Is de bloedarmoede zeer ernstig, zoals na een acuut ernstig bloedverlies, dan is het mogelijk dat de zuurstofvoorziening van de weefsels in gevaar komt en zal men vaak beslissen tot het geven van rode bloedcellen (packed cells) of, als door het bloedverlies tevens shock dreigt, een bloedtransfusie met vol bloed (cellen en plasma).

8.9 Afwijkingen in het witte-bloedbeeld

Ook de witte bloedcellen kunnen in onvoldoende mate aanwezig zijn, maar het komt ook voor dat het aantal witte bloedcellen juist sterk is toegenomen. In het eerste geval spreken we van *leukopenie*: het aantal leukocyten ligt beneden de 4×10^9 per liter, maar blijft hoger dan 1×10^9 per liter. In het tweede geval spreken we van *leukocytose*: het aantal leukocyten is boven de 10×10^9 per liter gestegen.

De oorzaken van leukopenie liggen veelal in het beenmerg en wel in alle situaties die leiden tot beenmergarmoede. De consequentie van een leukopenie is een verhoogde gevoeligheid voor infecties. Dit blijkt in de praktijk pas aan de orde als het aantal leukocyten tot zeer laag is gedaald, namelijk beneden de 1×10^9 per liter. We spreken dan van *agranulocytose*. De afweer schiet ernstig tekort en de patiënten zijn zeer ontvankelijk voor infecties die bij hen vaak dodelijk verlopen (sepsis) (zie hoofdstuk 4).

De oorzaak van leukocytose is meestal een ernstige microbiële infectie. Eigenlijk is dat logisch, er wordt immers een dringend appel gedaan op de aanmaakplaatsen om meer witte bloedcellen af te leveren en deze komen dan in de bloedbaan terecht. Soms worden zelfs jonge, nog niet volledig uitgerijpte, granulocyten mee afgegeven naar het bloed. Het betreft hier staafkernige granulocyten. Het verschijnsel dat deze staafkernigen in het bloed verschijnen noemen we 'linksverschuiving in het witte bloedbeeld'. Als het om bacteriële infecties gaat zijn het vooral de granulocyten die in aantal toenemen (granulocytose), bij virale infecties vooral de lymfocyten (lymfocytose).

Een zeer sterk toegenomen aantal witte bloedcellen zien we bij bloedkanker (leukemie). De aantallen die in het bloed voorkomen liggen vele malen hoger dan bij leukocytose. De cellen zien er bovendien abnormaal uit en ze functioneren niet als leukocyten. Omdat leukemiecellen in het beenmerg woekeren, zal beenmergarmoede het klinisch beeld beheersen. Het ziektebeeld wordt verder besproken in het boek *Interne geneeskunde* uit de serie Basiswerken.

8.10 Trombose en longembolie

8.10.1 TROMBOSE

Onder trombose wordt verstaan het aanwezig zijn van een stolsel in een bloedvat, vastzittend aan de wand van het vat. Zo'n trombus kan het vat geheel of gedeeltelijk afsluiten (afb. 8.12).

Onder normale omstandigheden stolt het bloed dat door onze vaten stroomt niet. Het komt wel eens voor dat, vooral achter de venenkleppen, kleine stolseltjes worden gevormd, maar deze worden door een tegenmechanisme even snel weer opgelost (fibrinolyse). Stolsels behoren pas te worden gevormd als het bloedvat beschadigd is en het bloed naar buiten stroomt. Het stolsel dicht het gat, waardoor leegbloeden wordt voorkomen. Bij een trombose echter is er een stolsel in een gesloten vat. Hier is de bloedstolling ter plekke begonnen, meestal omdat de binnenkant van het bloedvat, het endotheel, is beschadigd. Op de plaats van deze beschadiging hechten zich bloedplaatjes, die daarbij kapotgaan. Uit deze bloedplaatjes komen stoffen vrij die het stollingsproces in gang zetten, zodat er een trombusmassa ontstaat. Trombosevorming kan plaatsvinden/voorkomen in een arterie, een vene en een capillair, maar verreweg het vaakst komt de veneuze trombose voor. De wanden van venen raken namelijk gemakkelijker beschadigd, de bloedstroom verloopt ook veel langzamer, vooral aan de beenvenen waar de zwaartekracht ook nog eens van invloed is als tegenwerkende kracht. Hoe langzamer het bloed stroomt, hoe gemakkelijker de stolling op gang komt. In slagaders zijn vaak ziekteprocessen in de wand (atherosclerose) de oorzaak van endotheelbeschadiging. Een gevormde trombus kan een slagader geheel of gedeeltelijk afsluiten, waardoor de zuurstofvoorziening van de weefsels in gevaar komt. Voorbeelden van ziektebeelden die hierdoor kunnen

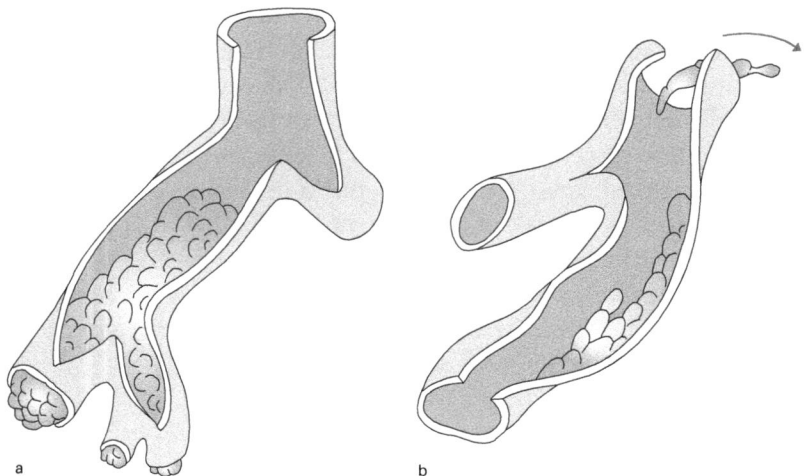

Afbeelding 8.12 A Afsluitende trombus
B Wandstandige trombus

ontstaan zijn het hartinfarct en de angina pectoris (zie par. 8.11) en ook een herseninfarct.

8.10.1.1 *Trombosebevorderende factoren*
Er zijn factoren die trombosevorming versneld doen optreden. Deze factoren zijn:
- *varices* (spataderen). Varices zijn verwijde aders waarin de venenkleppen niet meer functioneren. Het gevolg is dat het bloed slecht wordt verplaatst, het pendelt als het ware heen en weer in het vat. De bloedstroom is vertraagd waardoor de stolling bevorderd wordt. Varices worden met name aan de benen gezien;
- *flebitis* (aderontsteking). Bij aderontsteking is het endotheel beschadigd. Het binnenoppervlak wordt daardoor ruw en zo komt het stollingsproces op gang. Een flebitis blijkt in de praktijk dan ook eigenlijk altijd een tromboflebitis te zijn;
- *immobilisatie.* Trombosevorming wordt door immobilisatie in de hand gewerkt. De spierpomp die benodigd is voor verplaatsing van bloed in de beenvenen wordt dan veel te weinig gebruikt. Vertraging van de bloedstroom treedt op. Tijdens een narcose of een epidurale anesthesie, waarbij de patiënt onbeweeglijk enkele uren achtereen op de operatietafel ligt, is er zelfs sprake van een volledig uitvallen van de spierpomp;

- *uitdroging.* Bij uitdroging is er een tekort aan vocht in het lichaam. Een van de gevolgen is het 'stroperiger' worden van het bloed, waardoor het trager stroomt en er gemakkelijker een stolsel kan ontstaan;
- *bloeddrukdaling.* Een te lage bloeddruk gaat vergezeld van een verminderde en ook tragere circulatie;
- *kanker.* Trombose wordt vaker gezien bij patiënten met kanker, mogelijk door het aangevreten zijn van bloedvaten. Ook zouden in het bloed voorkomende stoffen de stolling vergemakkelijken, vooral in het eindstadium;
- *verhoogde stollingsneiging.* Dit kan familiair voorkomen.

8.10.1.2 Verschijnselen

We beperken ons tot de verschijnselen van trombose aan de beenvenen, omdat deze verreweg het vaakst voorkomt. Trombosevorming in andere delen van het vaatstelsel komen in de boeken *Interne geneeskunde* en *chirurgie* uit de serie Basiswerken aan de orde. Welke symptomen bij een trombose aan de beenvenen aanwezig zijn, hangt samen met de lokalisatie van de trombose en of het vat door de trombusmassa wordt afgesloten of niet.

Als de trombose *wandstandig* is en nog passage van bloed toelaat, zijn de verschijnselen de volgende:
- pijn in de kuit en/of knieholte;
- het been is wat roder en dikker dan normaal;
- bij dorsale flexie (achterover buigen) van de voet kan pijn in de kuit worden aangegeven (positief teken van Homan);
- aan de achterkant van het onderbeen is soms een versterkte veneuze tekening waarneembaar;
- vaak een lichte temperatuurstijging en tachycardie.

Het komt ook geregeld voor dat een wandstandige trombose opvallend weinig verschijnselen geeft, waardoor de diagnose wordt gemist. Dit zien we vooral bij een trombose in de diepere beenvenen: de diepe veneuze trombose. Deze kan zodanig aangroeien dat de hele vena femoralis wordt gevuld en er desondanks maar weinig klinische verschijnselen zijn. Toch blijft dit verraderlijk; een deel van de trombusmassa kan loslaten en door het langsstromende bloed worden meegevoerd. Zo'n stuk van een trombus dat met het bloed wordt meegevoerd heet een *embolus*.

Naast de wandstandige trombose kennen we de *afsluitende* of *obturerende trombose*. Een dergelijke trombose geeft aanleiding tot de volgende verschijnselen:
- het been is blauwrood, glanzend en dik, nogal pijnlijk en het voelt warm aan;
- lichte temperatuurverhoging en tachycardie.

De klachten zijn evident, de diagnose wordt dan ook zelden gemist. Toch is de kans op een embolus gering, omdat het vat is afgesloten en er geen bloed langsstroomt.

8.10.1.3 Behandeling

Het is vooral belangrijk de trombusvorming te voorkomen, de behandeling moet dus in de eerste plaats profylactisch zijn. Het is dé reden waarom een patiënt snel, als het maar enigszins kan en verantwoord is, wordt gemobiliseerd.

Aan risicopatiënten, en daartoe rekenen sommigen ook alle patiënten die tijdens een opname voor korte of langere tijd in bed moeten liggen, geeft men meestal subcutaan een lage dosis heparine (antistollingsmiddel dat per injectie moet worden toegediend). Het doel hiervan is trombose te voorkomen en niet, zoals vaak wordt gedacht, het oplossen van een trombose. Ook hier is dus sprake van profylaxe.

Is de trombose eenmaal een feit, dan wordt eveneens heparine gegeven, maar in een veel hogere dosering (met gebruik van een heparinepomp). Later kan worden overgegaan op bijvoorbeeld Marcoumar® (een antistollingsmiddel in tabletvorm, door de patiënt gemakkelijk te gebruiken, ook thuis). Eventueel wordt gekozen voor Ascal® (zie anticoagulantia, hoofdstuk 6).

8.10.2 LONGEMBOLIE

Ontstaat een embolus, dan wordt die met de bloedstroom meegevoerd. Vooralsnog passeert de embolus de steeds wijder wordende aders. De problemen ontstaan als de embolus via het rechter hart in de longslagaders en zijn vertakkingen terechtkomt. De diameter van de vaten wordt steeds kleiner en ergens komt de embolus vast te zitten, waardoor het bloedvat wordt afgesloten. Zo ontstaat het beeld van de longembolie.

Welke klachten daarbij optreden, hangt sterk af van de grootte van de embolus. Als de hoofdtak van de longslagader wordt afgesloten ontstaat een levensbedreigende situatie, terwijl een afgesloten kleine tak maar nauwelijks aanleiding tot klachten geeft. Voor een uitgebreidere beschrijving van het ziektebeeld wordt verwezen naar het boek *Interne geneeskunde* uit de serie Basiswerken. Omdat de zogenaamde klassieke

(middelgrote) longembolie (afb. 8.13) regelmatig in het ziekenhuis wordt gezien en de verpleegkundige de symptomen behoort te herkennen, worden ze hieronder genoemd. De symptomen zijn:
- de patiënt voelt zich plotseling onwel. Hij is onrustig en angstig, zeker op het moment van ontstaan;
- pijn aan de aangedane zijde, erger bij de adembewegingen;
- soms ophoesten van wat bloed;
- vaak een relatieve tachycardie, met weinig duidelijke oorzaak.

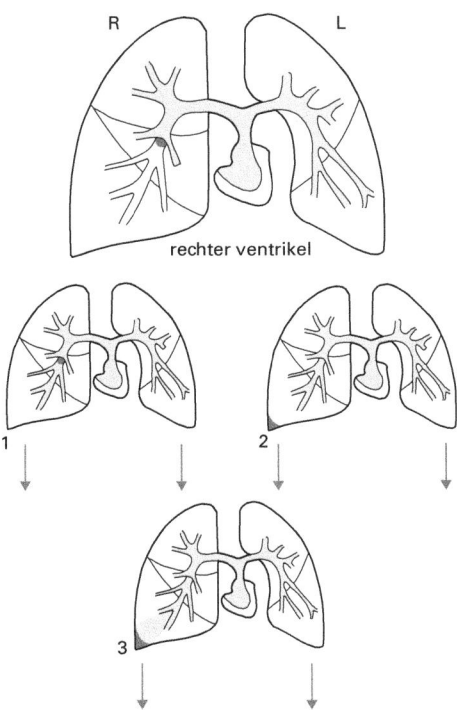

Afbeelding 8.13 *Verschillende vormen van longembolie.*

Meestal wordt een thoraxfoto gemaakt, waarop in eerste instantie vaak niets is te zien. Na 24 tot 48 uur kan een schaduw verschijnen die berust op infiltraatvorming, opgetreden als reactie op weefselbeschadiging. De behandeling bestaat voornamelijk uit bedrust en het geven van heparine in hogere doseringen, zoals bij trombose.

Cyanose 9

9.1	Inleiding	286
9.2	Centrale cyanose	288
9.3	Perifere cyanose	289
9.4	Koolmonoxidevergiftiging	289

9.1 Inleiding

Onder cyanose of blauwzucht verstaan we een blauwgrijze verkleuring van de huid en slijmvliezen. Een dergelijke verkleuring wordt veroorzaakt door een toegenomen concentratie van gereduceerd hemoglobine in de capillairen.
Hemoglobine is de rode bloedkleurstof die zich bevindt in de rode bloedcellen. Het is opgebouwd uit een ijzermolecuul en wordt omgeven door een viertal eiwitstructuren (afb. 9.1). Aan het ijzermolecuul kan zuurstof gekoppeld zijn (geoxigeneerd Hb/oxyhemoglobine) of het kan vrij zijn van deze binding (gereduceerd Hb/desoxyhemoglobine). Bloed dat veel geoxigeneerd Hb bevat is helderrood van kleur, gereduceerd Hb is donkerrood.
Gewoonlijk zijn huid en slijmvliezen roze gekleurd door het aanwezige bloed in de capillairen. Dit bloed bevat voor het overgrote deel geoxigeneerd hemoglobine dat, door de huidlagen heen, een rozige weerkaatsing geeft bij opvallend licht. De normale concentratie van hemoglobine in het bloed, en dus ook in het capillair, bedraagt 8-10 mmol/l (15 g/dl). Bij cyanose is daarvan meer dan 3,13 mmol/l (5 g/dl) in het *capillair* gereduceerd. Opschijnend licht wordt niet langer roze, maar blauwig teruggekaatst. Deze blauwige kleur kan iedereen bij zichzelf waarnemen daar waar aders doorschemeren door de huid, zoals op de handrug. Dat is heel normaal: het bloed is daarin immers

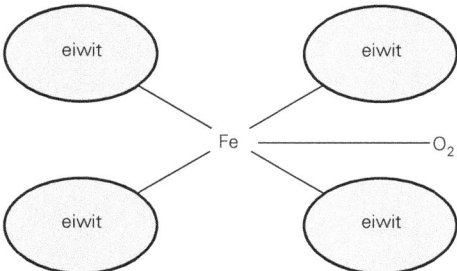

Afbeelding 9.1 *Schematische weergave van de bouw van hemoglobine. In dit geval is geoxideerd Hb weergegeven, er is dus zuurstof aan het ijzermolecuul gebonden.*

op weg terug naar de longen, veel zuurstof is in de weefsels afgegeven. De hoeveelheid gereduceerd hemoglobine is er in ieder geval in aders hoger dan 3,13 mmol/l. Met cyanose heeft het niets te maken. Cyanose is het gevolg van de kleur van het bloed in de capillairen.

De waarde 3,13 mmol/l gereduceerd hemoglobine blijkt in de praktijk te worden bereikt bij een zuurstofverzadiging van onder de 85% in het bloed. Is dat het geval, dan ontstaat cyanose, vooropgesteld dat een normale hemoglobineconcentratie in het bloed aanwezig is. De 3,13 mmol/l is een absolute waarde die ook geldt bij bloedarmoede (als de totale hoeveelheid hemoglobine veel lager is) en ook bij een hoge hemoglobinewaarde zoals we die bijvoorbeeld zien bij longemfyseempatiënten. In het eerste geval zal, omdat de totale hoeveelheid hemoglobine zo gering is, zelden de waarde 3,13 mmol/l worden bereikt. Dat houdt dus in dat de zuurstofverzadiging in het bloed behoorlijk laag kan zijn en een hypoxie kan dreigen, maar dat we niet worden gealarmeerd door het verschijnsel cyanose, omdat het zich niet voordoet. Is er juist veel hemoglobine in het bloed aanwezig, dan zal de concentratie van 3,13 mmol/l gereduceerd hemoglobine vrij gemakkelijk worden overschreden. Er hoeft dan helemaal geen sprake te zijn van zuurstofnood, de zuurstofverzadiging kan nog wel ver boven de 85% liggen. Hoewel deze patiënten cyanose vertonen, moet dus toch niet worden overgegaan tot zuurstoftoediening. Cyanose moet altijd worden gewaardeerd in relatie tot de totale hemoglobineconcentratie in het bloed.

Cyanose is niet altijd even gemakkelijk vast te stellen. Aan een dikke huid of een huid met veel pigment is het veel moeilijker waar te nemen. Het beste kan bij daglicht worden geobserveerd. Het laat zich

vooral waarnemen aan de lippen, het nagelbed, de oren en andere uitstekende lichaamsdelen.
Cyanose kan verschillende oorzaken hebben. Op grond daarvan wordt onderscheid gemaakt tussen *centrale* en *perifere* cyanose.

9.2 Centrale cyanose

Centrale cyanose doet zich voor wanneer in het slagaderlijke (arteriële) bloed al te weinig zuurstof aan hemoglobine is gebonden en de hoeveelheid gereduceerd hemoglobine dus al hoger is dan normaal. Dergelijke situaties ontstaan bij gasuitwisselingsstoornissen in de longen, waardoor het bloed niet voldoende van zuurstof wordt voorzien (geoxigeneerd). Zo kan het optreden tijdens een astma-aanval, bij een longontsteking en bij longemfyseem. Ook kan het voorkomen bij aangeboren hartafwijkingen waar zuurstofrijk en zuurstofarm bloed in het hart worden gemengd. Een bekende hartafwijking waarbij dat gezien wordt, is de *tetralogie van Fallot*: de longslagader is vernauwd en er is een gat in het septum cordis. Bovendien ontspringt de aorta zowel boven de linker als boven de rechter ventrikel en krijgt vanuit de linker harthelft (deze bevat zuurstofrijk bloed) en vanuit de rechter harthelft (deze bevat zuurstofarm bloed) bloed toegevoerd. Centrale cyanose kan ook optreden bij een linksdecompensatie van het hart (zie hoofdstuk 8), omdat dan immers de gasuitwisseling door stuwing van bloed in de longen minder effectief is.
In situaties waarin sprake is van chronische hypoxie (zuurstoftekort in de weefsels) zal in het lichaam extra erytropoëtine worden aangemaakt, wat in het beenmerg de aanmaak van erytrocyten stimuleert. Het aantal rode bloedlichaampjes in het bloed zal daardoor stijgen en daarmee het hemoglobinegehalte. In paragraaf 9.1 is al uitgelegd dat cyanose dan sneller optreedt. Deze situatie doet zich voor bij chronisch longfalen, maar ook in het hooggebergte, waar de lucht ijler is en minder zuurstof bevat, vertoont de bevolking dit verschijnsel.
Wat de oorzaak van centrale cyanose ook is, altijd is er sprake van een verminderde zuurstofverzadiging van het arteriële bloed (wat met bloedgasanalyse is vast te stellen). Blijkt deze onder de 85% te zijn gedaald, dan treedt cyanose op. Immers, als er op het moment van instromen van het arteriële bloed in de weefsels al te veel gereduceerd hemoglobine in zit, is het nog maar een kleine stap om in de weefsels de concentratie van 3,13 mmol/l te overschrijden.

Centrale cyanose is bij observatie te herkennen aan het feit dat, in tegenstelling tot wat bij perifere cyanose het geval is, behalve de huid ook de slijmvliezen (tong) blauwig zijn verkleurd. Een verschijnsel waarmee centrale cyanose gepaard kan gaan is *trommelstokvingers*. Vingers en tenen vertonen aan de uiteinden een verbreding, terwijl de nagels het model van een horlogeglas krijgen. Alleen weke delen blijken te zijn vervormd, waarbij vaatjes zijn verwijd. Het bot is normaal. Het is niet duidelijk hoe deze trommelstokvingers ontstaan. Men denkt dat hypoxemie (te weinig zuurstof in het bloed) hierbij een rol speelt. Trommelstokvingers komen soms ook voor zonder cyanose; in dat geval is het vaak familiair.

9.3 Perifere cyanose

Perifere cyanose komt in principe alleen voor aan de acra (lichaamsuiteinden) en wordt om die reden dan ook wel *acrocyanose* genoemd. Oorzaak voor perifere cyanose is een verminderde doorstroming van de weefsels door vaatvernauwing (vasoconstrictie) of door een vertraagde bloedcirculatie. Het bloed zal hierdoor langer in de weefsels verblijven dan normaliter het geval is. Intussen blijft het afgeven van zuurstof doorgaan en ontstaat er steeds meer gereduceerd hemoglobine: de grens van 3,13 mmol/l wordt overschreden. Voorbeelden waarbij dit gebeurt zijn:
- *decompensatio cordis* (zie par. 8.2.1). Blijkbaar kan zowel centrale als perifere cyanose bij een decompensatio cordis optreden;
- *shock* (zie par. 8.6);
- *fenomeen van Raynaud*, hierbij vernauwen de kleine slagaders zich versterkt na contact met kou, zoals koud water. Handen kunnen dan koud, blauw en pijnlijk worden;
- *afgesnoerd zijn van een lichaamsdeel*. Dan worden in eerste instantie de venen afgeknepen en stagneert de afvoer van bloed. De situatie kan worden nagebootst door met een draadje of elastiekje de vinger af te binden;
- *een koude omgeving*. Is de omgevingstemperatuur laag, dan zal de huid minder en langzamer worden doorbloed (blauw zien van de kou).

Bij perifere cyanose is vaak alleen de huid cyanotisch verkleurd, de slijmvliezen hebben een normale kleur.

9.4 Koolmonoxidevergiftiging

Soms komt het voor dat weefsels niet blauwig opschijnen, maar een kersenrode ('morgenrood') kleur hebben. Dit kan het gevolg zijn van koolmonoxidevergiftiging, alhoewel hierbij ook vaak bleekheid of zelfs cyanose wordt gezien. Als koolmonoxide in de buurt is, bindt dit zich veel sneller en sterker aan hemoglobine dan zuurstof dat doet. Daarmee neemt het echter wel de plaats van zuurstof in beslag en zal er een *hypoxie* (tekort aan zuurstof in de weefsels) ontstaan. Hersenen kunnen daardoor niet goed meer functioneren of raken beschadigd en als gevolg daarvan kunnen onder andere circulatie en respiratie (ademhaling) tekortschieten. Bleekheid en cyanose zijn daarvan weer het gevolg. Tegelijkertijd treedt er in die situatie CO_2-retentie op en dat zou weer van invloed zijn op de kleuropschijn ('morgenrood') van hemoglobine. De kersenrode kleur getuigt dan ook van een ernstige situatie.

De meest voorkomende oorzaken van koolmonoxidevergiftiging zijn gasgeisers in kleine, niet goed geventileerde ruimten. Maar ook houtkachels, gaskachels en open haarden kunnen bij onvolledige verbranding en als de gasafvoer onvoldoende is geregeld, de oorzaak zijn. Datzelfde geldt voor auto-uitlaatgassen (rijden met een kapotte uitlaat).

Onder meer hoofdpijn, sufheid, slaperigheid en eventueel bewusteloosheid zijn verschijnselen die bij koolmonoxidevergiftiging voorkomen. De persoon in kwestie heeft vaak zelf niet in de gaten wat er aan de hand is.

10 Stoornissen in het zuur-basenevenwicht

10.1	**Inleiding**	291
10.2	**Verstoring zuur-basenevenwicht**	293
	10.2.1 Acidose	294
	10.2.1.1 Respiratoire acidose	294
	10.2.1.2 Metabole acidose	295
	10.2.1.3 Verschijnselen en behandeling	295
	10.2.2 Alkalose	296
	10.2.2.1 Respiratoire alkalose	296
	10.2.2.2 Metabole alkalose	296
	10.2.2.3 Verschijnselen en behandeling	296

10.1 Inleiding

Voor een normaal functioneren van het lichaam is neutrale zuurgraad nodig oftewel een pH van 7,4 (7,35-7,45). De pH heeft te maken met de concentratie van waterstofionen (H^+-concentratie), die onder normale omstandigheden zeer laag is. Buffers in het bloed zorgen ervoor dat deze concentratie laag blijft, daarin bestaat een evenwicht. Dit is een ingewikkeld gebeuren, voor de uitleg ervan wordt verwezen naar het boek *Anatomie en fysiologie*.

Voor het begrijpen van stoornissen in de pH-regulatie (of het regelen van het zuur-basenevenwicht wat hetzelfde inhoudt) is het nodig enkele belangrijke feiten op een rij te hebben.

De dagelijkse aanslag op het zuur-basenevenwicht gebeurt door vooral zure producten, zoals CO_2 (het eindproduct van de verbranding, ook wel 'vluchtig zuur' genoemd) en zuurresten vanuit de stofwisseling ('niet vluchtige zuren': sulfaat, fosfaat en anorganische zuren). De dreiging van verzuren wordt opgevangen door de in het plasma aanwezige extracellulaire buffers (bicarbonaat, fosfaat, sulfaat en plasma-eiwitten) en in de rode bloedcellen aanwezige intracellulaire buffers (Hb en bicarbonaat in de erytrocyt), met daaraan direct verbonden het functioneren van longen en nieren.

Van de extracellulaire buffers is de bicarbonaatbuffer (HCO_3^- /H_2CO_3-systeem) de belangrijkste, omdat het direct beschikbaar is en de concentratie van zowel HCO_3^- als H_2CO_3 apart kunnen worden gereguleerd. Op de situatie van het moment kan daarmee direct worden ingespeeld. De andere genoemde buffers zijn even effectief, maar werken trager. Zij worden hier even buiten beschouwing gelaten.

In de bicarbonaatbuffer staat de volgende reactie centraal:

$$Na^+ + \mathbf{HCO_3^-} \text{ (alkalireserve)} + H^+ \leftrightarrow Na^+ + \mathbf{H_2CO_3} \leftrightarrow CO_2 + H_2O$$

Al naar gelang de situatie kan deze reactie naar links of naar rechts verschuiven, waarbij de overmaat aan stof bepalend is voor de richting van de reactie. Uit de stofwisseling vrijgekomen CO_2 wordt in de erytrocyt omgezet in HCO_3^- en via deze vorm in bloedplasma vervoerd naar de longen, waar het na te zijn omgezet CO_2 (en H_2O) wordt uitgeademd. H-ionen kunnen via de nieren worden uitgescheiden, die bovendien alkalireserve actief aanvullen.

> Toelichting:
> In het tubulusepitheel van de nier vindt bij dreigende verzuring na 24 uur nieuwe aanmaak plaats van HCO_3^-, wat aan het bloed wordt afgegeven. Tegelijkertijd worden H-ionen naar de inhoud van de tubulus uitgescheiden. Dit gebeurt via uitwisseling tussen Na-ionen/H-ionen in het eerste (proximale) gedeelte van de tubuli en de lis van Henle, en van K-ionen/H-ionen in het laatste (distale) deel van de tubuli en de verzamelbuisjes.
> In het proximale deel zullen de H-ionen zich met HCO_3^-, wat zich in het filtraat (voorurine) bevindt, binden (wat daarmee wel wordt opgebruikt voordat het distale deel van de tubulus is bereikt). Het in het filtraat aanwezige fosfaat buffert vanaf dit punt de H-ionen of deze reageren met NH_3 (ammoniak), wat in de proximale tubuluswand is geproduceerd en door het niermerg heen diffundeert naar de inhoud van de verzamelbuisjes. Het gevormde NH_4 wordt in de urine uitgescheiden in de vorm van NH_4OH.

Anorganische zuren splitsen zich in een H^+ en een anion (sulfaat, fosfaat e.d.). H^+ wordt opgenomen in het bicarbonaatsysteem, de anionen (i.c. zuurresten) worden uitgescheiden in de urine.

Organische zuren worden verbrand tot CO_2 en H_2O. Een voorbeeld van een organisch zuur is melkzuur. Als de verbranding van melkzuur stagneert (zie oorzaken acidose), dan stapelt het zich op en ontstaat verzuring. Ook hier is sprake van splitsing in H^+ en een zuurrest. De bovenbeschreven reactie wordt dan als volgt ingevuld, overheersend naar rechts verlopend:

$$H^+\text{-lactaat} + Na^+ + HCO_3^- \leftrightarrow \text{Natriumlactaat} + H_2CO_3 \leftrightarrow CO_2 + H_2O$$
$$\downarrow$$
$$\text{Uitscheiding in nier}$$

Het is belangrijk ook even kort in te gaan op de wijze waarop de H-ionen op cellulair niveau zich gedragen. Bij stoornissen in het zuur-basenevenwicht kan dit zodanige bijeffecten geven dat daardoor opnieuw ziek-zijn volgt.
De concentraties van H-ionen zijn in en buiten de cel met elkaar in evenwicht, wat gebeurt door opname en afgifte door de cel. Het is eigenlijk een uitwisseling van positieve en negatieve deeltjes, het moet immers 'elektroneutraal' gebeuren, dat wil zeggen dat gelijktijdig een deeltje met negatieve lading (anion) mee wordt opgenomen of een deeltje met positieve lading (kation) wordt afgegeven bij opname van H^+ in de cel en het omgekeerde bij afgifte uit de cel.
Het in het menselijk lichaam het best beschikbare kation is kalium, daarom hebben stoornissen in het zuur-basenevenwicht vaak consequenties voor het intra-/extracellulaire evenwicht in $[K^+]$.

10.2 Verstoring zuur-basenevenwicht

Bij een verstoring van de normale pH (zuur-basenevenwicht) gaat het meestal om een acidose (verzuring, lage pH), maar alkalose (verzeping, hoge pH) is ook mogelijk. Daalt de pH onder de 6,8 of stijgt hij boven de 7,8, dan is dit niet meer met het leven verenigbaar.
Voor zowel acidose als alkalose zijn zowel respiratoire (ademhaling) als metabole (stofwisseling) oorzaken mogelijk.
Arteriële (evt. capillaire) bloedgasanalyse (Åstrup) is als onderzoek-

methode behulpzaam om inzicht te krijgen in aard van de verstoring en in welke richting gezocht moet worden naar de oorzaak ervan. De bepaling geeft ook uitslag over de pH, die automatisch uit de verhouding CO_2 en HCO_3 wordt berekend.

10.2.1 ACIDOSE

10.2.1.1 *Respiratoire acidose*

Respiratoire acidose ontstaat door longfalen (respiratoire insufficiëntie). Als gevolg daarvan wordt onvoldoende CO_2 uitgewassen, wat leidt tot een te hoge koolzuurspanning: pCO_2 in de slagaders (hypercapnie). Door de overmaat aan CO_2 verschuift in bovenstaande reactie het evenwicht naar links en volgt verzuring. De alkalireserve is in eerste instantie snel opgebruikt en de pH wordt te laag.

Alle situaties waarbij in de longen de diffusie (verplaatsen van gassen op basis van concentratieverschil), luchtventilatie of perfusie (bloeddoorstroming) of een combinatie daarvan verstoord zijn, kunnen respiratoire insufficiëntie geven. Een aantal voorbeelden:
- acute en chronische longziekten;
- longoedeem ten gevolge van decompensatio cordis (hartfalen) (zie hoofdstuk 8);
- stoornissen in de functie van het ademcentrum door neurologische aandoeningen of bijvoorbeeld na een overdosering van geneesmiddelen (morfine) (zie hoofdstuk 6);
- neurologische aandoeningen of spierziekten waardoor ademhalingsspieren slecht functioneren;
- instabiliteit van de thoraxwand (ribfracturen);
- ziekten aan de wervelkolom (ziekte van Bechterew, ernstige kyfose) waardoor de ribben slecht kunnen bewegen.

De longen zelf kunnen in dit geval niet bijdragen aan herstel van het zuur-basenevenwicht, immers daar ligt de oorzaak van de ontsporing. De nier zal reageren zoals in bovenstaande paragraaf is beschreven, we noemen dit *metabole compensatie* van de acidose. Dit is met behulp van bloedgasanalyse vooral bij chronische respiratoire insufficiëntie vast te stellen; ondanks een fors verhoogde pCO_2 is de pH vaak normaal en kan de alkalireserve zelfs verhoogd zijn. De metabole compensatie werkt dus.

In situaties van acute respiratoire insufficiëntie is naast een verhoogde pCO_2 de pH verlaagd en de alkalireserve laagnormaal. Het kan echter wel vergezeld gaan van een te hoog kalium, wat gevaarlijk is voor het hart. Een hoog natrium, wat ook kan ontstaan, is niet echt gevaarlijk.

10.2.1.2 Metabole acidose

Oorzaken voor metabole acidose, gelegen in de stofwisseling (metabolisme), zijn:
- toegenomen hoeveelheid melkzuur (lactaat) in het lichaam als gevolg van:
  - hypoxie, bij gebrek aan zuurstof schakelt de stofwisseling over naar een anaerobe vorm waarbij melkzuur (lactaat) wordt gevormd. Bij respiratoire acidose, waarbij altijd hypoxie aanwezig is, draagt dit dus extra bij aan het verzuren. Hypoxie komt verder voor bij shock en uitdroging (sterk verslechterde circulatie, zie par. 8.6);
  - tekortschieten in de afbraak van melkzuur, zoals bij leverinsufficiëntie of alcoholintoxicatie (acute leverbeschadiging);
  - extreme of onoordeelkundige inspanningen, geeft melkzuurproductie in de spieren;
- vrijkomen van te veel zure producten (diaceetzuur en beta-hydroxyboterzuur) uit de vetstofwisseling, zoals bij ontregeling van suikerziekte kan voorkomen, maar ook bij verhongering een gevolg kan zijn;
- te veel afbraakproducten (zwavelzuur) vanuit de eiwitstofwisseling. Dit teveel kan bijvoorbeeld ontstaan doordat in het maag-darmkanaal overdadig eiwitten zijn aangeboden (voedsel, maagbloeding);
- tekort aan HCO_3-productie door nierziekten;
- verlies van HCO_3 bij diarree (zie par. 13.4.3);
- intoxicaties (bijv. geneesmiddelen zoals salicylaten).

De zure producten komen in het bloed terecht, de reacties binnen het pCO_2-bicarbonaatbuffersysteem zullen verschuiven; er vindt toename van CO_2 plaats, wat via de longen wordt uitgeademd. Eventuele extra uitscheiding van H-ionen gebeurt weer in de nieren.

10.2.1.3 Verschijnselen en behandeling

Bij acidose zijn de volgende verschijnselen aanwezig:
- hoofdpijn, concentratiestoornissen, tremoren, delier, sufheid, eventueel coma en overlijden van de patiënt. CO_2-intoxicatie wordt hiervoor verantwoordelijk gesteld;
- hyperventilatie (kussmaul-ademhaling, zie par. 11.3).

De behandeling is gericht op de oorzaak van de acidose. Eventueel kan $NaHCO_3$ per infuus worden gegeven ter ondersteuning van herstel in de alkalireserve. Soms is, afhankelijk van de oorzaak, het geven van zuurstof zinvol. Bij de respiratoire vorm kan kunstmatige beademing bijdragen aan herstel.

10.2.2 ALKALOSE

10.2.2.1 Respiratoire alkalose

Hyperventilatie is hiervan de oorzaak. In par. 11.3 worden oorzaken, verschijnselen en behandelingswijzen nader beschreven. Hyperventilatie betreft meestal een acuut gebeuren. Soms echter is het chronisch aanwezig, in dat geval compenseert de nier door minder H-ionen uit te scheiden.

10.2.2.2 Metabole alkalose

Sommige nierziekten (zie het boek *Interne geneeskunde* uit de serie Basiswerken) gaan vergezeld van een teveel aan verlies van H-ionen, terwijl tegelijkertijd te weinig HCO_3 wordt uitgescheiden (filtratie). Beide dragen bij aan het ontstaan van alkalose.

Veel braken, zoals bijvoorbeeld bij hyperemesis gravidarum (overdreven zwangerschapsbraken) kan een te groot verlies van maagsap (HCl) geven en daarmee van H-ionen. Hetzelfde kan ontstaan door langdurige maagdrainage.

Soms is de oorzaak van de alkalose gelegen in een bijnieraandoening (hyperaldosteronisme). Aldosteron heeft als werkplaats de niertubulus en zorgt gewoonlijk voor uitwisseling van Na/K-ionen. Bij een teveel aan aldosteron wordt te veel kalium uitgescheiden en dat is nu juist een stof die in de fysiologie van belang is voor transcellulaire uitwisseling met H-ionen (zie Inleiding). Sommige diuretica hebben dit effect ook (bijv. chloorthiazide).

10.2.2.3 Verschijnselen en behandeling

Zie voor verschijnselen en behandeling van alkalose par. 11.3. Bij de metabole vorm zijn de symptomen minder uitgesproken. De reden is dat metabole alkalose meestal langzaam ontstaat en, in geval de oorzaak niet in de nier was gelegen, deze de kans heeft gezien te compenseren.

11 Ziekteverschijnselen vanuit de longen en luchtwegen

11.1	Inleiding	297
11.2	Klachten vanuit de bovenste luchtwegen	298
	11.2.1 Neusklachten	298
11.3	Klachten vanuit de onderste luchtwegen	300
	11.3.1 Heesheid	300
	11.3.2 Hoesten	301
	11.3.3 Sputumproductie	302
	11.3.4 Dyspnoe	303
	11.3.5 Piepende en brommende geluiden	304
	11.3.6 Afwijkingen in frequentie en diepte van de ademhaling	305
	11.3.7 Afwijkende ademhalingstypen	305
11.4	Herkennen van longontsteking	308

11.1 Inleiding

Ziekteverschijnselen vanuit longen en luchtwegen zijn in veel gevallen specifieke klachten: ze richten de aandacht op ziekteprocessen die zich daadwerkelijk afspelen binnen dit orgaansysteem.
Daarnaast zijn ook wel situaties bekend waar de oorzaak van de verstoorde gezondheid elders in het lichaam moet worden gezocht, maar longverschijnselen in de rij van ziektesymptomen logisch zijn opgenomen.
De ademhalingsweg wordt onderverdeeld in de bovenste en onderste luchtwegen. Tot de bovenste luchtwegen behoren de neus, neusbijholtes (sinussen), mond en keelholte (pharynx). Tot de onderste luchtwegen behoren strottenhoofd (larynx), luchtpijp (trachea), hoofdbronchiën, bronchiën en grotere en kleinere luchtpijptakken

(bronchioli), longblaasjes (alveoli), longweefsel en longvliezen (pleurae). De verschijnselen worden in het hiernavolgende toegelicht voor symptomen vanuit zowel bovenste als onderste luchtwegen.

11.2 Klachten vanuit de bovenste luchtwegen

Specifieke verschijnselen aan de bovenste luchtwegen betreffen: verstopte neus, loopneus (rinorroe, neusuitvloed, waterig/sereus, muceus of geelgroen gekleurd), niesbuien en vaak ook jeuk aan de neus. Jeukende en tranende ogen kunnen tegelijk optreden met de neusklachten, wat te maken heeft met de oorzaak.
Neusklachten zijn alledaags, maar kunnen veel last bezorgen en zelfs chronisch van aard zijn. Als complicatie kan een neusbijholteontsteking (sinusitis) optreden. Dit gaat vergezeld van aangezichtspijn, hoofdpijn en soms koorts. De laatste twee verschijnselen zijn in feite niet specifiek.

11.2.1 NEUSKLACHTEN

Neusklachten kunnen het beste worden uitgelegd aan de hand van een rhinitis (ontsteking van het neusslijmvlies).
De bekendste rhinitis is de gewone neusverkoudheid (coryza). Die wordt meestal veroorzaakt door het rhinovirus, maar ook het adenovirus kan er aanleiding toe geven. Het neusepitheel wordt door het virus beschadigd, waardoor ontstekingsverschijnselen optreden. Hierdoor ontstaat zwelling (*verstopte neus*). Aangezien het hier een slijmvliesontsteking betreft, worden de aanwezige slijmproducerende klieren, waarschijnlijk door de versterkte bloeddoorstroming maar mogelijk ook door de vrijkomende stoffen (zie hoofdstuk 3, ontstekingsreactie), aangezet tot het maken van veel vocht. Daardoor krijgt de ontsteking het catarrale karakter (*loopneus*, de rinorroe is sereus, later meer muceus). Prikkeling, onder andere door het aanwezige extra vocht, veroorzaakt *niezen*. Het is een reflexbeweging waarbij op dezelfde wijze als bij hoesten, druk wordt opgebouwd in de thorax. Er volgt nu een explosieve uitademing door de neus waarbij stoffen die er niet thuishoren naar buiten worden geblazen. Na een dag zijn de verschijnselen van neusverkoudheid al weer afgenomen, de neusuitvloed wordt minder en kan een gelige soms groene kleur krijgen. Dit is het gevolg van een secundaire bacteriële infectie, die gemakkelijk kan ontstaan doordat het trilhaarepitheel door het virus is beschadigd. Ook kan de gelige kleur ontstaan doordat de deeltjesdichtheid toeneemt.
Sommige mensen zijn heel vaak verkouden. In dat geval is er geen

sprake meer van een gewone verkoudheid maar van een te sterke gevoeligheid (hyperreactiviteit) van het neusslijmvlies. Allerlei prikkels van allergische en niet-allergische aard kunnen een ontstekingsreactie uitlokken en aanleiding geven tot bovengenoemde klachten. Deze hyperreactiviteit van het neusslijmvlies is vaak aangeboren, maar kan ook verworven zijn. De aanleg voor een allergie is overgeërfd. De allergische reactie verloopt volgens het type I, waarbij IgE-antilichamen een rol spelen (zie hoofdstuk 3). Neusklachten veroorzaakt door niet-allergische (aspecifieke) prikkels noemen we een *vasomotore rhinitis*. Er is gevoeligheid voor onder meer rook en temperatuursverandering, maar ook alcoholgebruik kan een uitlokkende factor zijn. Deze vorm van rhinitis komt eigenlijk alleen bij volwassenen voor. Als de neusklachten ontstaan ten gevolge van allergische prikkels is sprake van een *allergische rhinitis*. Dit treedt zowel bij kinderen als bij volwassenen op. Een voorbeeld van een allergische rhinitis is hooikoorts. Het wordt veroorzaakt door stuifmeel van pollen, bomen of grassen en is seizoensgebonden. Allergieën voor bijvoorbeeld huisstofmijt of huisdieren kunnen een niet-seizoensgebonden allergische rhinitis veroorzaken.

Bij een allergische rhinitis treden vaak niesbuien en jeuk aan de neus op. Dit laatste is gemakkelijk te herkennen doordat de persoon in kwestie vaak aan de punt van zijn neus wrijft. Kinderen vegen steeds hun neus af door er met hun hand van beneden naar boven langs te gaan, waardoor een dwarse plooi op de neusrug ontstaat. Volwassenen snuiten netjes hun neus en hebben dus niet zo'n dwarse plooi ter herkenning. Een allergische rhinitis kan vergezeld gaan van jeukende, tranende ogen; de conjunctivae zijn namelijk betrokken bij dit proces. Jeuk is een gevolg van bij de allergische reactie vrijkomende histamine, bradykinines en prostaglandinen.

Soms is sprake van een eenzijdige neusverstopping. In dat geval is een scheefstand van het neustussenschot waarschijnlijk. De afwijkende stand kan eenvoudig door inspectie worden vastgesteld.

Bij elke vorm van rhinitis kunnen slijmvliesslinkende neusdruppels of sprays zoals Otrivin verlichting brengen. Otrivin is een adrenergicum, ook verkrijgbaar in combinatie met een middel dat tegen allergie werkt (bijv. azelastine). Gewaakt moet worden voor langdurig (niet langer dan een week) gebruik, omdat anders het slijmvlies beschadigd kan raken. Dit laatste dreigt in het bijzonder bij een allergische rhinitis en bij een rhinitis vasomotorica, waarbij zich langdurig klachten voordoen. Een virale rhinitis moet uitzieken. Bij een allergische rhi-

nitis kan worden uitgetest waarvoor men allergisch is, met als doel het contact met het allergeen te mijden.
Scheefstand van het neustussenschot moet operatief door de kno-arts worden verholpen.

Vooral als de neusklachten langere tijd bestaan, kan sinusitis als complicatie optreden. Door het gezwollen neusslijmvlies kan de uitvoergang van de neusbijholte naar de neusholte afgesloten raken, waarna ontsteking van de neusbijholte volgt.
Het zijn dus vooral personen met een allergische rhinitis of een rhinitis vasomotorica die vaak te kampen hebben met een sinusitis, die bij hen zelfs chronische vormen kan aannemen.
Verschijnselen die een sinusitis vergezellen zijn:
- (druk)pijn in het aangezicht op de plek van de aangedane neusbijholte, pijn die toeneemt bij drukverhoging in de bijholtes zoals bij bukken, tillen en persen. Soms heeft men het gevoel dat zich iets verplaatst binnenin ('rollende bakstenen');
- soms plotseling een vieze uitvloed uit de neus, direct afkomstig uit de bijholte. Dit kan ook continu druppelsgewijs verlopen en verdwijnt dan naar de keelholte ('nasal drip');
- koorts en hoofdpijn;
- foetor ex ore (vies ruiken uit de mond).

De klachten zijn het meest uitgesproken bij de acute vorm. De behandeling bestaat uit neusdruppels die het slijmvlies doen slinken en zo de uitgang weer openen. Eventueel, afhankelijk van de ernst, kunnen antibiotica worden gegeven.

11.3 Klachten vanuit de onderste luchtwegen

Specifieke verschijnselen bij aandoeningen vanuit de onderste luchtwegen zijn: heesheid, hoesten, opgeven van sputum en piepende en brommende geluiden.
Zowel specifiek als niet-specifiek, dat wil zeggen dat de oorzaak buiten de onderste luchtwegen ligt, kunnen zijn: dyspnoe, verandering in ademfrequentie en diepte van de ademhaling en pijn.

11.3.1 HEESHEID
Bij heesheid is de stemkwaliteit verslechterd als gevolg van het niet goed kunnen sluiten van de stembanden (stemplooien), waardoor het golf- en trillingspatroon niet correct verloopt. De oorzaak moet worden gezocht in een afwijking aan de stembanden waardoor het stemgeluid verandert (dysfonie) of stemloosheid (afonie) ontstaat; meestal

echter is er heesheid. Vaak klaagt de patiënt over pijn in het keelgebied en verloopt de ademhaling anders. Oorzaken zijn:
- te sterk geprikkeld zijn door veel zingen of praten;
- het inademen van irriterende stoffen, zoals rook of chemische stoffen;
- reflux van zure maaginhoud;
- ontstoken zijn van de stembanden, meestal viraal, maar het kan ook een gevolg zijn van inhalatie van corticosteroïden;
- knobbeltjes op de stembanden bij personen die de stem te veel en op een verkeerde manier gebruiken;
- keelkanker;
- verlammingen van de stembanden, wat bij longcarcinoom, schildkliervergroting (struma) en na operatieve verwijdering van de schildklier (strumectomie) kan ontstaan door beschadiging van de n. laryngeus recurrens, de zenuw die de stemband verzorgt maar die eerst door de bovenste thoraxapertuur/longtop verloopt en door de schildklier.

De kno-arts stelt de diagnose, behandeling is afhankelijk van de oorzaak. De logopedist kan helpen het stemgebruik te verbeteren.

11.3.2 HOESTEN

Hoesten is een explosief verlopende heftige uitademing, nadat eerst met gesloten strottenklep een druk in de thorax is opgebouwd. De lucht verplaatst zich met grote snelheid naar buiten. Het doel van hoesten is prikkelende stoffen en schadelijke voorwerpen, maar ook overtollig slijm en ontstekingsproducten en andere door ziekteprocessen veroorzaakte producten uit de luchtweg te verwijderen. In dat geval spreken we van een *productieve hoest*. Er kan ook sprake zijn van een *prikkelhoest*, waarbij de luchtwegen gevoeliger zijn dan normaal en het inademen van lucht al tot hoesten kan leiden. Hierbij wordt meestal geen sputum geproduceerd. Zo'n prikkelhoest komt nogal eens voor als virussen het trilhaarepitheel hebben beschadigd, waardoor zenuwuiteinden meer aan het oppervlak zijn komen te liggen. De luchtpijp is dan extra gevoelig.

Hoesten is bijna altijd reflectoir als gevolg van een complexe reflexboog, hoewel het wel door de wil kan worden gecontroleerd. Het 'triggergebied' voor hoesten betreft een gebied dat groter is dan de luchtwegen en de longen zelf. Prikkeling van de neus en neusbijholtes, de pharynx ('nasal drip' bij chronische sinusitis), de pleurae, middenrif en het mediastinum kan eveneens hoesten tot gevolg hebben. Er zijn zelfs mensen die bij het schoonmaken van de uitwendige

gehoorgang gaan hoesten (er bevindt zich in dat gebied namelijk een takje van de nervus vagus).
Hoesten kan acuut voorkomen na bijvoorbeeld inhalatie van prikkelende gassen of ten gevolge van een infectie, maar ook chronisch zijn, zoals bij COPD of bij rokers. Van sommige geneesmiddelen is bekend dat ze hoesten als bijwerking hebben (bijv. ACE-remmers, Renitec).

De behandeling van het hoesten moet gericht zijn op de oorzaak, maar vaak is het verantwoord om symptoomgericht hoestmiddelen (antitussiva) te gebruiken. Bij een productieve hoest waarbij het slijm moeilijk wordt opgehoest en dus de hoestprikkel niet verdwijnt, kan een expectorans worden gebruikt. Deze middelen (mucolytica) maken het slijm dunner en vergemakkelijken daarmee het ophoesten ervan. Bisolvon® en Fluimucil® zijn bekende voorbeelden.
Is duidelijk sprake van een niet-productieve hoest die toch heel hinderlijk is, dan is het geven van codeïne in een lage dosering verantwoord. Codeïne heeft een centraal hoestdempend effect.

11.3.3 SPUTUMPRODUCTIE
Sputum is een verzamelterm voor alles wat iemand na een hoeststoot in de mond krijgt en daarna uitspuwt of doorslikt. Dit betreft voornamelijk slijm uit de luchtwegen vermengd met een meer of minder grote hoeveelheid stofdeeltjes, bacteriën enzovoort. Gewoonlijk wordt in de luchtwegen per dag 100 ml (functioneel) slijm geproduceerd dat uiteindelijk verdwijnt naar de keelholte en wordt ingeslikt.
Als sputum wordt opgehoest is nooit sprake van een normale situatie. De oorzaak is een geprikkelde luchtweg waardoor extra slijm wordt aangemaakt, of een niet goed functionerend mucociliair apparaat (trilhaarepitheel met de daarop liggende slijmdeken) waardoor zich slijm ophoopt dat later wordt opgehoest. Verder kunnen ziekteprocessen hun producten in de luchtwegen deponeren (etter, bloed et cetera) die vervolgens worden opgehoest.
Het aspect van het sputum kan nogal wisselen. De kleur kan variëren van lichtgrijs tot geelgroen. In het laatste geval is er meestal sprake van een ontsteking in longen of luchtwegen, het sputum wordt *purulent* (pusbevattend) genoemd. Er kan sprake zijn van een sliertje bloed bij het sputum, *sanguinolent sputum* genoemd. Bloed bij het sputum is altijd abnormaal. De oorzaak daarvan moet worden uitgezocht. Vaak is COPD de reden, of er kan na een heftige hoestbui iets beschadigd zijn waardoor een sliertje bloed bij het sputum zit. Maar sanguinolent sputum kan ook wijzen op longkanker. Bestaat het sputum voornamelijk uit bloed, dan heet dit *hemoptoë*, de kleur van het bloed is

helderrood. Dit kan voorkomen bij ernstiger luchtweg- en longinfecties (bijv. tuberculose in de derde wereld), longkanker en longinfarcten.
Sputum rufum is wat bruinig gekleurd (oude erytrocyten) en komt voor bij bepaalde vormen van longontsteking. Roze, schuimend sputum komt voor bij longoedeem.

Ook de hoeveelheid sputum die per dag wordt geproduceerd, kan sterk wisselen, afhankelijk van de oorzaak van de sputumvorming. Er zijn ziekten (bronchiëctasieën) bekend waarbij één tot twee kopjes sputum per dag worden opgegeven, meestal gelukkig veel minder. Soms kan sputum moeilijk worden opgehoest omdat het taai is. Deze situatie komt voor bij cystic fibrosis (taaislijmziekte). Na astma-aanvallen kan ook heel taai sputum worden opgehoest waarin spiraalstructuren (spiralen van Curshmann) zijn waar te nemen die afgietseltjes lijken van de bronchioli. Meestal is sputum slijmig. Hoe dunner het sputum is, hoe gemakkelijker het wordt opgehoest.

Sputumonderzoek
Behalve het vaststellen van bovengenoemde macroscopische aspecten, kan sputum ook microscopisch worden onderzocht. Voor microbiologisch onderzoek is goed opgehoest sputum benodigd, afkomstig uit de onderste luchtwegen en niet geschraapt uit de keel. Bovendien moet het sputum vers zijn en binnen twee uur naar het laboratorium worden gebracht. Met behulp van een gramkleuring kan het sputum worden beoordeeld op aanwezige bacteriën, leukocyten, erytrocyten en aanwezige epitheelcellen (keel!). Een kweek geeft informatie over de soort bacterie en het resistentiepatroon (zie hoofdstuk 3).
Sputum kan ook onderzocht worden op maligne cellen: sputumcytologie volgens Papanicolaou (PAP-)classificatie. Men geeft overigens de voorkeur aan cytologisch materiaal verkregen met behulp van bronchoscopie, maar soms is dit niet mogelijk.

11.3.4 DYSPNOE
Dyspnoe, ook wel kortademigheid genoemd, komt veel voor en kan het beste worden beschreven als een onlustgevoel dat door de patiënt in verband wordt gebracht met de ademhaling. Het is een subjectief verschijnsel (in dit opzicht vergelijkbaar met misselijkheid of pijn). Anders dan altijd werd gedacht, blijkt er geen relatie te bestaan tussen dyspnoe en abnormale bloedgaswaarden of zuurgraad in het lichaam. Een sluitende verklaring van dyspnoe is er nog niet. Prikkeling van receptoren in de longen en borstwand zou ermee te maken hebben.

Dyspnoe moet wel worden onderscheiden van onder meer tachypnoe, hyperpnoe en hyperventilatie (zie verder), al kunnen deze verschijnselen wel tegelijkertijd aanwezig zijn bij een patiënt. Dat maakt de aanwezigheid van dyspnoe geloofwaardiger: we 'zien' iets van de dyspnoe.

Behalve dat dyspnoe een symptoom is bij verschillende longaandoeningen kan het ook andere aandoeningen in en buiten de borstkas begeleiden. Voorbeelden daarvan zijn adipositas, ruimte innemende processen in buik en borstholte (mediastinum), een slechte conditie, een slechte hartfunctie en bloedarmoede.

In paragraaf 8.2.1 worden de verschijnselen dyspneu d'effort, dyspneu de repos en orthopneu verder besproken.

11.3.5 PIEPENDE EN BROMMENDE GELUIDEN

Het valt op dat patiënten met ziekten aan de ademhalingsorganen vaak geluid maken tijdens de respiratie (ademhaling). Deze geluiden zijn eigenlijk altijd afkomstig van de luchtwegen. Indien er sprake is van een vernauwing moet de lucht door een nauwe opening worden gezogen of geperst, wat aanleiding geeft tot het ontstaan van bijgeluiden. Dergelijke geluiden kunnen vooral tijdens de inademing voorkomen of juist tijdens de uitademing. We spreken dan van respectievelijk *inspiratoire* en *expiratoire stridor* (stridor betekent hoorbare ademhaling).

Is er voornamelijk een inspiratoire stridor, dan moet de veroorzakende afwijking worden gezocht in het bovenste gedeelte van de onderste luchtwegen, zoals in de luchtpijp of het strottenhoofd. Tijdens de inademing wordt de lucht er snel langsgezogen. Dit wordt bewerkstelligd door het middenrif, de krachtige inademingsspier. De uitademing is meer een passief gebeuren, de lucht stroomt tijdens de expiratie dan ook langzamer naar buiten en er is op dat moment geen stridor. Deze situatie kan worden vergeleken met hard in een fluit blazen (inspiratie) waardoor veel geluid ontstaat, en heel zacht in een fluit blazen (expiratie) wat zelfs geluidloos kan. Laryngitis subglottica (pseudokroep), waarbij een sterke vernauwing aanwezig is vlak onder het strottenhoofd, en een vergrote schildklier die uitbocht in de luchtpijp, zijn bekende oorzaken van inspiratoire stridor.

Expiratoire stridor wordt vooral gezien bij vernauwingen in de kleinste luchtpijptakken, diep in de longen. Het meest bekende voorbeeld daarvan is *asthma bronchiale*. Bij deze aandoening is er sprake van een ziekelijke vernauwing van de kleinste luchtpijptakken: de bronchioli. Tijdens de normale fysiologische inademing zijn bronchioli altijd iets wijder dan tijdens de uitademing wanneer er een geringe samentrekking van de gladde spiercellen in de wand optreedt. De krachtige inademingsspier (middenrif) overwint tijdens de inademing de weerstand, zodat de lucht wel in de alveoli (longblaasjes) terechtkomt. Tijdens de passieve uitademing, tezamen met de fysiologische contractie van gladde spiercellen die nog boven op de ziekelijke vernauwing komt, blijkt de lucht zich vanuit de alveoli heel slecht weer naar buiten te kunnen verplaatsen. Tijdens de expiratie zijn dan ook piepende en fluitende geluiden te horen. Op den duur ontstaat tijdens een astma-aanval ook inspiratoire stridor.

11.3.6 AFWIJKINGEN IN FREQUENTIE EN DIEPTE VAN DE ADEMHALING

Het is mogelijk dat ziekten aan longen en luchtwegen vergezeld gaan van afwijkingen in frequentie en diepte van de ademhaling. Oorzaken daarvoor kunnen zich echter ook heel goed elders in het lichaam bevinden. Toch manifesteren de ziekten zich in de longen en daarom is een nadere definiëring hier op zijn plaats.

De normale ademfrequentie is gemiddeld 15 per minuut in rust, en kan tot maximaal 30 per minuut toenemen bij inspanning. Voor uitleg van de normale regulering wordt verwezen naar het boek *Anatomie en fysiologie* van de serie Basiswerken.

De frequentie van de ademhaling kan abnormaal zijn in de vorm van een *bradypnoe* (te lage frequentie) of *tachypnoe* (te hoge frequentie). De ademhalingsdiepte is soms zichtbaar afwijkend. We kennen de *hyperpnoe* (ademhaling met een te grote luchtverplaatsing ofwel een te diepe ademhaling) en de *hypopnoe* (oppervlakkige ademhaling). Verder kennen we de *hyperventilatie* ofwel een ademhaling die aanleiding geeft tot een lage arteriële koolzuurspanning, en een *hypoventilatie* die leidt tot een hoge koolzuurspanning in het bloed.

11.3.7 AFWIJKENDE ADEMHALINGSTYPEN

Cheyne-stokes-ademhaling
Deze specifieke vorm is een regelmatig voorkomend voorbeeld van afwijkingen in frequentie en diepte van de ademhaling (afb. 11.1). De cheyne-stokes-ademhaling betreft een afwisseling van apnoe (geen ademhaling), via hypopnoe naar hyperpnoe naar hypopnoe naar apnoe enzovoort. Een cheyne-stokes-ademhaling kan verschillende oorzaken hebben:
– *onrijp ademcentrum*. Pasgeborenen en zuigelingen kunnen hierdoor soms een cheyne-stokes-ademhaling vertonen. Dit is verder ongevaarlijk;

- *onvoldoende bloedvoorziening van het ademcentrum.* Situaties die daartoe aanleiding geven zijn atherosclerose van de hersenvaten en een slechte lichaamscirculatie. De atherosclerose leidt tot een verminderde hersendoorbloeding en dit weer tot een verminderde gevoeligheid van het ademcentrum. Bij iemand die stervende is, is de circulatie vaak slecht. Dan wordt ook vaak een cheyne-stokes-ademhaling gezien;
- *vergiftiging met medicijnen.* Slaapmiddelen, psychofarmaca en morfine staan hierom bekend.

Kussmaul-ademhaling

Dit ademhalingstype (afb. 11.2) houdt een maximale ventilatie van de longen in. Het doet zich voor bij alle situaties waarin sprake is van verzuring van het lichaam. Dit is het geval bij lever- en niervergiftigingen, maar ook bij een ontregelde suikerziekte. De kussmaul-ademhaling is dus altijd verbonden aan een metabole acidose.

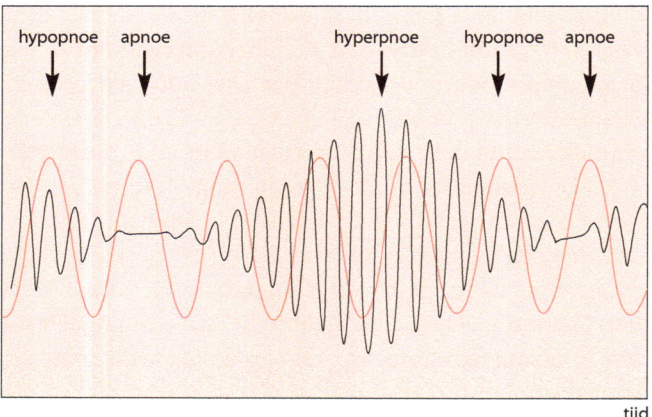

Afbeelding 11.1 *Schematische weergave van de cheyne-stokes-ademhaling. De gekleurde lijn is de normale ademhaling, de zwarte lijn geeft de afwijkende ademhaling weer.*

Hyperventilatiesyndroom

Onder het hyperventilatiesyndroom (HVS) verstaan we een overdreven ademhaling, niet op basis van verzuring van het lichaam, maar meestal door psychogene oorzaken. De persoon in kwestie is angstig en heeft het gevoel onvoldoende lucht binnen te krijgen. Door de onfysiologische hyperventilatie ontstaat een te lage koolzuurwaarde in

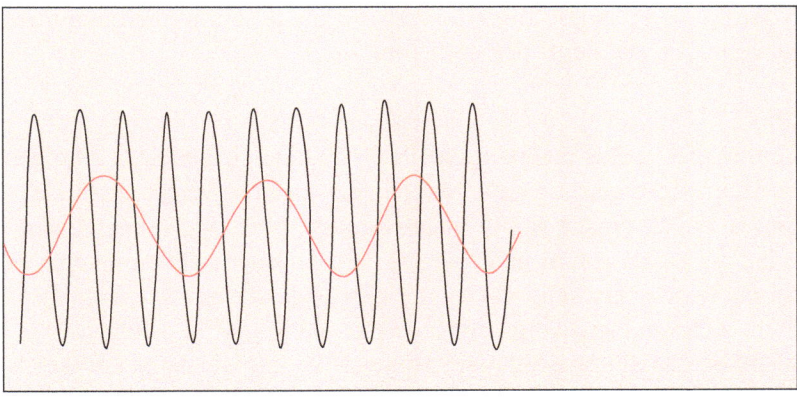

Afbeelding 11.2 *Schematische weergave van de kussmaul-ademhaling. De gekleurde lijn is de normale ademhaling, de zwarte lijn geeft de afwijkende ademhaling weer.*

het bloed en dreigt het lichaam een te hoge pH (alkalose) te krijgen (zie par. 10.2.2).

Hyperventilatie kan ook andere aanwezige ziektebeelden en situaties begeleiden, zoals onder meer decompensatio cordis, longembolieën en zwangerschap (progesteron, wat het ademcentrum gevoeliger maakt voor CO_2-stijging).

De aanwezige verschijnselen zijn te verklaren vanuit een verslechtering van de weefselcirculatie en een tekortschieten van uitwisselen van stoffen die benodigd zijn bij de stofwisseling, wat onder meer prikkeling van het zenuwstelsel tot gevolg heeft. Daardoor treden de volgende verschijnselen op:
- duizeligheid;
- tintelingen en een stijf gevoel rond de mond;
- dove vingers;
- spierkrampen;
- pijn achter het borstbeen;
- ritmestoornissen;
- collaps.

De directe behandeling bestaat uit het opnieuw laten inademen van de uitademingslucht (plastic zakje voor de mond). Psychofarmaca en/of psychotherapie kunnen op hun plaats zijn in de behandeling. Verder moeten somatische oorzaken worden gediagnosticeerd en behandeld. Niet altijd zijn de erbij aanwezige lichamelijke symptomen te relateren aan de CO_2-concentratie in het bloed. Men neigt er daarom tegenwoordig toe ze aan de angststoornis zelf toe te schrijven en niet meer te verbinden aan het hyperventileren.

Pijn
Longweefsel zelf is niet pijngevoelig. Toch kunnen ziekten aan longen en luchtwegen gepaard gaan met pijn als specifiek verschijnsel. De pijn is dan afkomstig van bronchuswanden, bloedvaatwanden (ischemie), het mediastinum en de pleurae. De pijn kan op elk moment in de thorax worden ervaren, vaak echter tijdens de adembewegingen als lucht zich verplaatst langs pijngevoelige plekken of bij hoesten. De pleurabladen zijn zeer pijngevoelig (weivliezen!); als de pleurabladen ruw zijn door een ontsteking (pleuritis) en tijdens het ademhalen over elkaar wrijven, is dit zeer pijnlijk. De pijn zit hier 'vast aan de ademhaling'.

Pijn in de borst kan ook worden veroorzaakt door aandoeningen van andere in de thorax gelegen organen, zoals slokdarm, hart en bloedvaten. Zelfs bij aandoeningen in de bovenbuik (galblaas, alvleesklier etc.) is het mogelijk pijn in de thorax te ervaren.

11.4 Herkennen van longontsteking

Ziekten van longen en luchtwegen worden gedetailleerd besproken in het boek *Interne geneeskunde* uit de serie Basiswerken. Longontsteking (pneumonie) kan als bedcomplicatie voorkomen, de bijbehorende verpleegkundige interventies daaromheen behoren tot de basiszorg, reden om de aandoening hier te bespreken. Het gaat er om het ziektebeeld te kunnen herkennen en (globaal) op de hoogte te zijn van medische maatregelen.

Longontsteking (pneumonie)
Door de liggende houding in bed bestaat de kans dat de patiënt minder goed zal doorademen. De longblaasjes in de onderste longvelden blijven dan dichtzitten waardoor vocht uittreedt naar de inhoud van de longblaasjes. Ook is sprake van retentie van slijm in de luchtwegen. Dit lokt in tweede instantie gemakkelijk infectie en ontsteking uit. Deze vorm van longontsteking wordt *hypostatische pneumonie* genoemd. Daarnaast zijn er ook andere soorten longontstekingen mogelijk met andere redenen voor ontstaan.

Men dient bedacht te zijn op longontsteking bij de volgende verschijnselen:

- hoesten dat van diep weg komt en vaak gepaard gaat met pijn in de borst;
- opgeven van purulent sputum;
- koorts, soms hoge koorts voorafgegaan door een koude rilling (zie voor uitleg hoofdstuk 12);
- dyspnoe en tachypneu eventueel gepaard gaande met 'neusvleugelen' (het meebewegen van de zijkanten van de neus door de versterkte luchtstroom bij in- en uitademen);
- cyanose (zie voor uitleg hoofdstuk 9), door het wegvallen van een deel van de longen voor de gasuitwisseling, met daarbij een enigszins vernauwd zijn van de longvaten als reactie op het ziekteproces;
- pijn tijdens de adembewegingen, met name als de pleura mee ontstoken is; bewegen van de ontstoken verruwde pleurabladen ten opzichte van elkaar is pijnlijk;
- soms 'koortsuitslag', dat is een opflikkering van herpes labialis door weerstandsvermindering.

Een ernstige pneumonie kan vergezeld gaan van shockdreiging. Dit is het gevolg van een begeleidende bloedvergiftiging (sepsis) waardoor vaatverwijding optreedt (zgn. septische shock, zie par. 8.6).

Bij bejaarden kan een pneumonie met minder verschijnselen verlopen en soms alleen te herkennen zijn aan een toegenomen ademfrequentie. Toch is het risico op overlijden reëel: de zogenoemde 'silent killer'.

Als de pneumonie thuis ontstaat of binnen 72 uur in het ziekenhuis (community acquired pneumonia, CAP), dan zijn daar andere micro-organismen bij betrokken dan wanneer de longontsteking zich openbaart na 72 uur ziekenhuisopname. In het laatste geval spreekt men van een *ziekenhuisinfectie* (nosocomiale pneumonie). De kans bestaat dat er dan resistente ziekenhuisbacteriën bij betrokken zijn. Vijf procent van alle ziekenhuispatiënten loopt zo'n nosocomiale pneumonie op.

Bij patiënten met een sterk verminderde algehele weerstand kan de pneumonie een opportune infectie inhouden (zie hoofdstuk 3 en 4).

Als aanvullend laboratoriumonderzoek zijn een thoraxfoto, bloedonderzoek gericht op de ontsteking en sputumonderzoek/kweek de belangrijkste diagnostische middelen.

In de behandeling neemt antimicrobiële medicatie (antibiotica/chemotherapeutica) een belangrijke plaats in. Antimicrobiële medicatie wordt direct gestart na het stellen van de diagnose, ook al bestaat nog geen zekerheid over de verwekker. Er wordt dan afgegaan op het ontstaansmoment van de pneumonie; al of niet nosocomiaal zijn van de infectie.

Verder kijkt men naar het type patiënt, bij een drugsgebruiker met longontsteking is vaak een stafylokok betrokken. Bij bejaarde patiënten en in geval van een hypostatische pneumonie heeft men vaak te maken met de *Streptococcus pneumoniae* et cetera.

Het is van belang de patiënt te stimuleren tot goed doorademen en het ophoesten van sputum. Dit geldt niet alleen als de pneumonie aanwezig is, maar is ook preventief van belang. Na een operatie bijvoorbeeld, als de patiënt dit uit angst voor pijn of ten gevolge van nawerken van de narcotica onvoldoende doet, moet dit worden gestimuleerd.

12 Stoornissen in de temperatuurregulatie

12.1	Normale temperatuurregulatie	311
12.2	Stoornissen in de temperatuurregulatie	314
	12.2.1 Temperatuurverhoging	315
	12.2.1.1 *Oorzaken*	315
	12.2.1.2 *Symptomen*	316
	12.2.1.3 *Behandeling*	317
	12.2.1.4 *Temperatuurmeting en temperatuurregistratie*	317
	12.2.1.5 *Hitteberoerte en hittekrampen*	318
	12.2.2 Ondertemperatuur	320
	12.2.2.1 *Oorzaken*	320
	12.2.2.2 *Symptomen*	321
	12.2.2.3 *Behandeling*	321

12.1 Normale temperatuurregulatie

Om stoornissen in de temperatuurregulatie goed te kunnen begrijpen, is inzicht in de gang van zaken onder normale omstandigheden noodzakelijk. Daarom volgt eerst een overzicht van de belangrijkste feiten die voor dit hoofdstuk van belang zijn. Voor uitgebreidere informatie wordt verwezen naar het boek *Anatomie en fysiologie* uit de serie Basiswerken.

Voor het zo goed mogelijk functioneren van het menselijk lichaam is het nodig dat er in het lichaam een temperatuur van ongeveer 37 °C heerst. Deze temperatuur komt tot stand doordat de aanvoer van warmte in het lichaam, afkomstig uit de verschillende vormen van energie die het lichaam ter beschikking staan, in evenwicht wordt gehouden met het afgeven van warmte aan de buitenwereld.
In het lichaam heerst niet overal dezelfde temperatuur. In het centrum, de kern genoemd, is het inderdaad 37 °C. Daaromheen bevindt

zich de schil met een veel lagere temperatuur (oren, neus en voeten zijn het koudst) die, afhankelijk van omstandigheden, ook nog kan variëren en wisselend van dikte kan zijn (afb. 12.1).

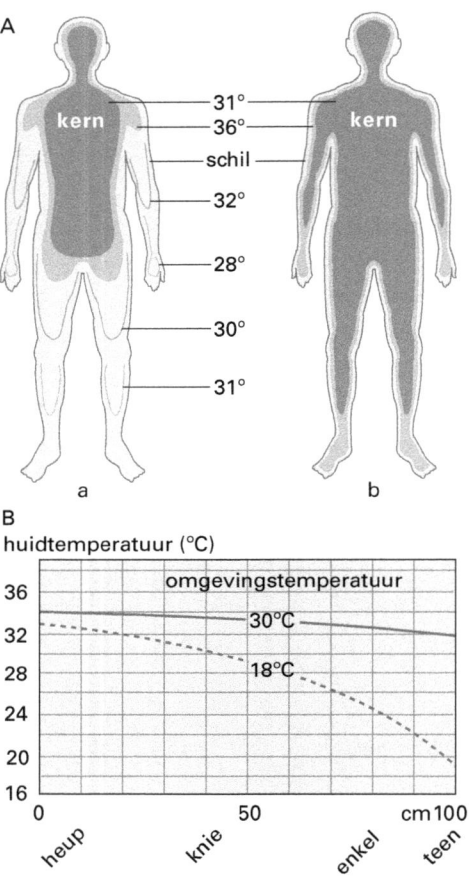

Afbeelding 12.1 A Schematische voorstelling van de kern en de schil van een lage (a) en een hoge (b) omgevingstemperatuur of bij lichamelijke inspannning. B Verloop van de huidtemperatuur van heup naar voet bij een omgevingstemperatuur van 30 °C en 38 °C. Bron: Bouman en Bernards, 2002.

De verplaatsing van warmte in het lichaam gebeurt door geleiding (convectie) door de weefsels heen. Daarbij zijn niet alle weefsels even sterk geleidend; vet is bijvoorbeeld een slechte geleider. Is er veel vetweefsel, dan blijft meer warmte in de kern. Bloed warmt zich eveneens op via convectie en distribueert vervolgens via het bloedvaatstelsel warmte naar alle hoeken van het lichaam; een soort centrale verwarming dus. In de koudste delen bevinden zich extra voorzieningen, de arterioveneuze anastomosen: kortsluitingen tussen arteriolen en venulen die opengaan met als doel extra warmte toe te voeren indien noodzakelijk.

De normale lichaamstemperatuur (kern: bloedtemperatuur) van de mens schommelt dagelijks tussen 36,5 °C en 37,5 °C, 's morgens lager en in de vooravond het hoogst. Dit is een biologische schommeling (diurnaal ritme) die ook bij stoornissen in de temperatuurregulatie blijft bestaan.

Aanvoer van warmte gebeurt vanuit de stofwisseling, de plaats waar energie wordt verbruikt en uiteindelijk vrijkomt in de vorm van warmte. Hier is een groot aantal chemische reacties bij betrokken; daarom wordt dan ook van *chemische temperatuurregulatie* gesproken. De chemische warmteregulatie zorgt ervoor dat de temperatuur in de kern niet daalt. Zo nodig wordt nog gezorgd voor verbranding van extra vetzuren (bijv. bruin vet bij pasgeborenen bevat veel mitochondriën), rillen/klappertanden en een contractie van spiercellen in het lichaam als extra bronnen voor aanvoer van warmte. Deze processen gebeuren buiten onze wil om. De neiging om te gaan bewegen als je het koud krijgt, hoort hier ook bij, maar staat wel onder invloed van de wil.

Afgifte van warmte vindt voornamelijk plaats via de huid. Dit gebeurt door straling (convectie), geleiding (conductie) en verdamping van zweet. Dit zijn natuurkundige (fysische) processen; er wordt dan ook gesproken van *fysische temperatuurregulatie* (afb. 12.2). Straling en geleiding werken beide op basis van hoog-naar-laag-verschillen, het proces is niet regelbaar. Als de buitentemperatuur hoger is, hebben we er ook niet veel meer aan, integendeel, er kan dan een tegengesteld effect ontstaan.

De meest effectieve vorm van warmteafgifte is de verdamping van zweet. Stroming van lucht langs de huid versterkt de geleiding en verdamping: reeds verwarmde en met waterdamp verzadigde lucht wordt immers afgevoerd.

Als het lichaam warmte kwijt moet raken, zal de huiddoorbloeding toenemen, waardoor straling en geleiding worden geïntensiveerd. Bovendien wordt de zweetsecretie gestimuleerd. Het is de bedoeling dat dit zweet verdampt, de verwarmde huid zal hier aan bijdragen. Worden druppels gevormd die langs de huid stromen, dan heeft dat weinig effect meer, zeker niet als ze ook nog weggeveegd worden.

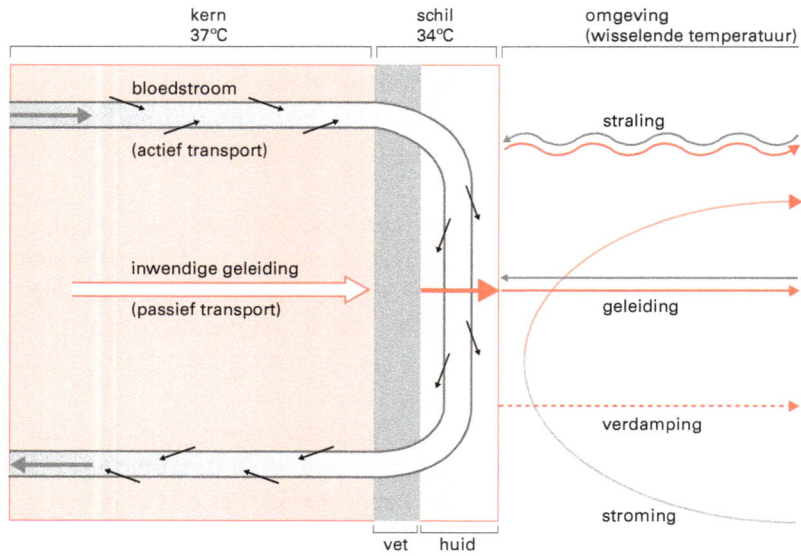

Afbeelding 12.2 *Schematische voorstelling van het passieve en actieve warmtetransport van de kern naar de schil en van de schil naar de omgeving.*

Moet warmte daarentegen binnengehouden worden, dan zullen zweetsecretie en huiddoorbloeding sterk afnemen, terwijl bovendien kippenvel ontstaat door samentrekking van de haarspieren (autonome reactie die de lokale reflexboog versterkt).

Huiddoorbloeding en zweetsecretie zijn regelbaar, dit proces wordt gecoördineerd door het temperatuurregulatiecentrum dat in de hypothalamus is gelegen. De temperatuur van het doorstromende bloed wordt door de hypothalamus voortdurend gemeten. Tevens wordt informatie ontvangen vanuit huidsensoren die warmte en kou registreren. Het centrum is ingesteld op een 'set-point' (ingestelde waarde van de temperatuur). Bij afwijkingen zal de warmteproductie of warmteafgifte worden gestimuleerd, dan wel worden afgeremd, afhankelijk van wat gewenst is.

12.2 Stoornissen in de temperatuurregulatie

Stoornissen in de temperatuurregulatie zijn met grote regelmaat aanwezig. Daardoor kan een te hoge of een te lage lichaamstemperatuur ontstaan.

Als de lichaamstemperatuur (we bedoelen in feite de bloedtemperatuur!) stijgt boven 38°C, dan spreken we van *koorts*. Stijgt de temperatuur boven 41°C, dan heet dat *hyperpyrexie*. Een andere benaming voor extreme temperatuurverhoging is *hyperthermie*. Dit heeft echter een andere reden dan hyperpyrexie, wat in het verlengde van koorts ligt. Komt de temperatuur boven 42°C, dan is dit in principe niet meer verenigbaar met leven omdat celstructuren kapotgaan. Soms is de temperatuur wel verhoogd, maar komt niet boven de 38°C uit; geen echte koorts dus. Dit wordt een *subfebriele temperatuur* genoemd. Van *ondertemperatuur* wordt gesproken als de lichaamstemperatuur (lees weer bloedtemperatuur) daalt tot 36°C en lager. Wordt de temperatuur lager dan 28°C, dan is er weinig kans op herstel en zal vrijwel altijd de dood volgen.

12.2.1 TEMPERATUURVERHOGING

12.2.1.1 Oorzaken
Bij hyperthermie wordt in het lichaam meer warmte geproduceerd dan op dat moment wordt afgegeven. Dat kan bijvoorbeeld als zware arbeid wordt verricht en veel warmte wordt geproduceerd in het lichaam, maar dat de voorwaarden om die warmte naar buiten toe kwijt te raken ongunstig zijn, zoals een warme vochtige omgeving. Bij hyperthermie is de set-point in het temperatuurregulatiecentrum in de hypothalamus normaal ingesteld.

Dat is niet het geval bij koorts (en subfebriele temperatuur). In alle gevallen komt het erop neer dat het temperatuurregulatiecentrum op een hoger set-point wordt ingesteld, zodat in het lichaam maatregelen worden getroffen waardoor een hogere temperatuur ontstaat. De warmteproductie wordt opgevoerd door de stofwisseling te stimuleren en tot spierbewegingen aan te zetten. De huiddoorbloeding vermindert en de zweetsecretie stopt, waardoor de afgifte van warmte sterk afneemt. Oorzaken van een dergelijke ontregeling kunnen zijn:
- *inwerking van koortsverwekkende (pyrogene) stoffen*. Voorbeelden daarvan zijn toxinen van bacteriën, sommige virussen, bepaalde geneesmiddelen, stoffen die vrijkomen bij weefselbeschadiging, producten gevormd en vrijgekomen uit witte bloedlichaampjes (bijv. interleukine) en bepaalde stofwisselingsproducten (zie hoofdstuk 3);
- *ziekten van de hersenen*: doorbloedingsstoornissen, ontstekingen, tumorgroei. Deze zijn alle in staat het temperatuurregulatiecentrum te ontregelen.

Een andere oorzaak die tot een temperatuurverhoging kan leiden is *dehydratie*. Een tekort aan water in het lichaam heeft tot gevolg dat er te weinig vocht is om voldoende te kunnen transpireren en via verdamping van dit transpiratievocht warmte kwijt te raken. Een te hoge omgevingstemperatuur kan ook heel goed leiden tot verhoging van de lichaamstemperatuur. Hier wordt nader op ingegaan bij het bespreken van de hitteberoerte.

12.2.1.2 Symptomen

Op het moment dat het temperatuurregulatiecentrum ontregeld wordt, gaat het lichaam maatregelen treffen om warmte binnen te houden. De persoon in kwestie zal het 'koud hebben' (de koudezintuigen in de huid raken geprikkeld) en er bleek uitzien als gevolg van een verminderde huiddoorbloeding. De huid voelt ook koud aan en is droog omdat de zweetsecretie is afgenomen. Er ontstaat kippenvel, men gaat rillen en klappertanden en bewegingen uitvoeren om het maar 'warm te krijgen'. Men kruipt dicht tegen de verwarming aan of wil meer dekens hebben of extra kleren aan. Hoe sneller de temperatuurstijging in het lichaam is, des te uitgesprokener doen zich de verschijnselen voor. We spreken dan van een koude rilling.

Is eenmaal de nieuwe insteltemperatuur bereikt (bijv. 39,5°C), dan voelt de huid (te) warm aan en is rood en vochtig. Er wordt nu in het lichaam meer warmte aangemaakt en er moet vanaf dit moment ook meer warmte worden afgegeven, wil dezelfde temperatuur (39,5°C) gehandhaafd blijven. Is de ontregeling van het temperatuurregulatiecentrum weer hersteld, dan nemen de roodheid en de warmte van de huid toe doordat de bloeddoorstroming nog meer toeneemt en gaat men zichtbaar transpireren. De temperatuur in het lichaam wordt nu weer op een lager niveau ingesteld en het lichaam moet proberen de overtollige warmte weer kwijt te raken. Men heeft het warm (prikkeling van de warmtezintuigen in de huid) en zal daarom de dekens afgooien, warmtebronnen mijden en weinig kleren dragen. Bij een snelle temperatuurdaling zijn de verschijnselen het duidelijkst waar te nemen.

Behalve de stijging van de lichaamstemperatuur kunnen bij koorts nog andere verschijnselen voorkomen. Men voelt zich over het algemeen niet lekker (malaise). Vaak heeft men hoofdpijn en spierpijn, soms ook rugpijn. Er zijn personen die dit al bij een geringe temperatuurverhoging ervaren. De pols versnelt (per graad temperatuurstijging neemt de hartfrequentie met tien slagen toe), want er wordt een extra beroep op de circulatie gedaan. Ook de ademhaling versnelt: de gasuitwisseling moet toenemen omdat de stofwisseling is geïntensiveerd. Een patiënt met koorts produceert minder, zij het geconcentreerde urine en heeft dorst; beide zijn het gevolg van toegenomen transpiratie. Ook obstipatie kan daardoor optreden. Bij hoge koorts kan, vooral bij oudere mensen, het zenuwstelsel geprikkeld raken, wat leidt tot ijlen (koortsdelier); kinderen kunnen koortsconvulsies (koortsstuipen) ontwikkelen.

12.2.1.3 Behandeling

Koorts kan het beste worden bestreden door de oorzaak ervan op te sporen en te behandelen. Toch kan het belangrijk zijn de temperatuur niet te hoog te laten worden. Er kunnen dan maatregelen worden genomen waardoor afgifte van de warmte door de huid wordt bevorderd (zie het boek *Verpleegkunde*) of geneesmiddelen geven die de koorts verminderen. Deze middelen worden antipyretica genoemd, de meest bekende zijn acetosal (Aspirine®) en paracetamol (zie hoofdstuk 6).

Koorts is niet fysiologisch en daarom ook niet gezond voor het lichaam; koorts kan behoorlijk afmatten. Enige tijd achtereen koorts leidt tot vermagering. Anderzijds denkt men toch dat koorts het zieke lichaam prikkelt tot verdediging. Het vrijkomen van stresshormonen en ook het functioneren van witte bloedlichaampjes wordt door koorts bevorderd. Daarom is al te snel overgaan tot symptomatische koortsbestrijding ook niet goed.

12.2.1.4 Temperatuurmeting en temperatuurregistratie

De lichaams(kern)temperatuur moet binnen de schil worden gemeten. De plaats om dit van buiten af het meest betrouwbaar te doen is rectaal, waarbij de thermometer diep moet worden ingeschoven. Deze methode geeft een goede garantie de werkelijke bloedtemperatuur (kerntemperatuur) te meten, aangezien het rectum een sterk doorbloed slijmvlies bezit dat zich binnen de kringspier bevindt.

Als dit niet mogelijk is, wordt ook wel in de mond of onder de oksel gemeten. Beide zijn minder betrouwbaar, de meetduur moet ook langer zijn.

Voor de metingen worden tegenwoordig elektronische digitale thermometers gebruikt, die de vroegere betrouwbare kwikthermometer grotendeels hebben vervangen. Het gebruik van de oorthermometer, waarbij de meting diep in de uitwendige gehoorgang plaatsvindt, heeft als voordelen de geringe belasting van de patiënt en de mogelijkheid om reeds na één seconde de temperatuur af te meten. De temperatuur in de uitwendige gehoorgang zou dezelfde zijn als die van het bloed dat door de hypothalamus stroomt, zo is vastgesteld. Toch is men niet eenduidig positief over deze methode.

Alleen onder bepaalde omstandigheden is het gewenst van bovengenoemde methoden af te wijken.

De gemeten lichaamstemperaturen worden op temperatuurlijsten geregistreerd, zodat ze eenvoudig kunnen worden afgelezen en bovendien het koortstype kan worden vastgesteld, wat kan bijdragen tot het stellen van de diagnose. We kennen drie koortstypen (afb. 12.3):
- *intermitterende koorts*: het verschil tussen ochtend- en middagtemperatuur is meer dan 1°C, een van beide waarden is normaal;
- *remitterende koorts*: het verschil tussen ochtend- en middagtemperatuur is meer dan 1°C, beide waarden zijn verhoogd;
- *continue* (aanhoudende) koorts: het verschil tussen ochtend- en middagtemperatuur is minder dan 1°C, beide waarden zijn koortswaarden.

Is de lichaamstemperatuur binnen korte tijd sterk gestegen of gedaald, dan spreken we van een *kritische temperatuurverandering*. Is het geleidelijk gegaan, dan heet dit een *lytische temperatuurverandering*. De kritische verandering gaat over het algemeen met veel verschijnselen gepaard. Zo ziet bij een kritische stijging van de temperatuur de patiënt bleek, transpireert hij nauwelijks en ligt hij te rillen in zijn bed (zie eerder). De lytische verandering van temperatuur gaat nauwelijks met verschijnselen gepaard.

Een enkele keer is er sprake van dat 's morgens een hogere temperatuur gemeten wordt dan 's middags. We spreken dan van een *temperatuurinversie*.

12.2.1.5 Hitteberoerte en hittekrampen

Het is mogelijk dat een te warme buitentemperatuur, vooral bij een hoge luchtvochtigheid, een hoge lichaamstemperatuur veroorzaakt. Dit kan zich bijvoorbeeld voordoen tijdens een hittegolf. Het lichaam kan dan de warmte moeilijk via geleiding en verdamping kwijtraken. Dit kan ook gebeuren als iemand te dikke kleding aanheeft of in een te warm bad zit. In alle gevallen treedt wat men noemt *warmtestuwing* op. De lichaamstemperatuur kan daarbij heel hoog oplopen (hyperthermie). Men voelt zich ziek, is duizelig en neigt tot flauwvallen; de circulatie schiet te kort. Soms volgen bewusteloosheid en zelfs overlijden. We spreken dan van een *hitteberoerte*. Als directe zonnestraling de oorzaak is geweest, wordt ook wel gesproken van een zonnesteek. In deze situaties moet in ieder geval direct gezorgd worden voor warmteafvoer. Daarnaast kunnen speciale medische maatregelen noodzakelijk zijn.

Het is ook mogelijk dat *hittekrampen* ontstaan. Zij zijn het gevolg van

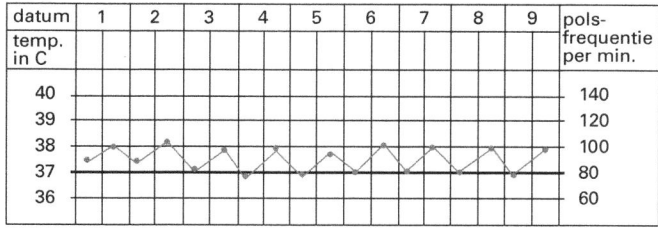
subfebriele temperatuur

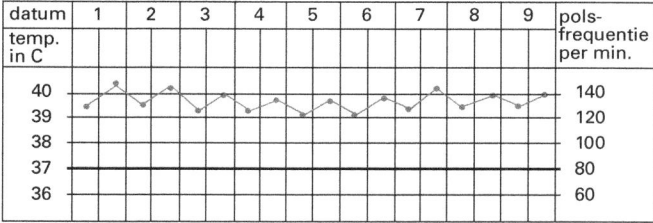
continue koorts

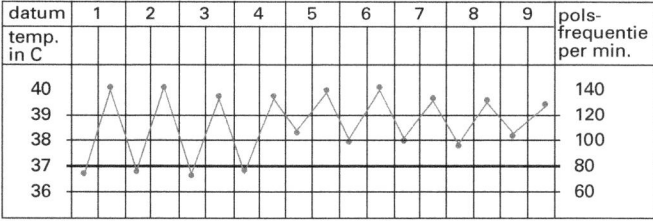
intermitterende (dag 1-4) en remitterende (dag 4-9) koorts

Afbeelding 12.3 *Enkele vormen van een abnormaal beloop van de lichaamstemperatuur (o = ochtend, m = middag). Zie de tekst voor een verklaring van de figuren.*

overdadig transpireren, waardoor het lichaam een tekort aan zout krijgt. Afgezien hiervan kan in die situatie een deel van het zout in het zweet niet door het epitheel van de uitvoergangen van de zweetklier worden teruggeresorbeerd, iets wat normaliter wel het geval is. Het stroomt te snel. Het vocht dat naar buiten komt, heeft een concentratie van 0,9% NaCl, in plaats van 0,2% NaCl. Als dan ook nog alleen water wordt gedronken om de dorst te lessen, wordt de verdunning van zout in het lichaam nog eens versterkt. Voldoende zouttoevoer kan de krampen doen verdwijnen.

12.2.2 ONDERTEMPERATUUR

12.2.2.1 *Oorzaken*

Ondertemperatuur komt veel minder vaak voor dan temperatuurverhoging. Als er al sprake is van een ontregeling van de temperatuurregulatie, dan is het gevolg ervan meestal temperatuurstijging. Toch zijn er situaties die tot een te lage lichaamstemperatuur leiden, waarop men alert moet zijn:

- *langdurige blootstelling aan koude*. Dit komt soms voor bij alcoholisten. De alcohol zorgt voor vaatverwijding (huid), waardoor men het niet koud heeft en gemakkelijk te lang buiten blijft, er soms de roes uitslaapt. De vaatverwijding zorgt dan voor extra afkoeling. Zowel de perifere als de centrale thermo-sensibiliteit neemt af (ook al door alcoholgebruik). Te lang in koud water verblijven kan ook extra daling van de lichaamstemperatuur veroorzaken. Water geleidt warmte namelijk dertig keer zo goed als lucht: de warmte vloeit als het ware weg uit het lichaam. Ook een ongunstige windkracht in combinatie met een lage buitentemperatuur kan snel tot onderkoeling leiden.

Ook in ziekenhuis of zorginrichting is de kans op het ontstaan van onderkoeling levensgroot aanwezig. Over het algemeen worden patiënten bijvoorbeeld niet in een pyjama verpleegd. Het aantal dekens is doorgaans minimaal. De conditie en de reserves van de gemiddelde patiënt zijn minder dan normaal. Bewusteloze patiënten kunnen zichzelf niet meer (rationeel) beschermen tegen afkoelen. Het gebruik van onder meer sedativa en anesthetica verhoogt de warmte-afgifte, vermindert het cognitieve vermogen (waardoor gereageerd kan worden) en dempt de centrale thermosensibiliteit. Grote hoeveelheden infusievloeistoffen worden op kamertemperatuur toegediend. Vanwege een verhoogde kans op decubitus leggen we een patiënt op een (te koel?) watermatras. Een epidurale/spinale anesthesie zal tot een flinke vasodilatatie en daardoor tot een verhoogde warmte-afgifte leiden. Zo zijn er zeer veel omstandigheden en oorzaken te bedenken, die ook klinisch tot een onderkoeling kunnen leiden;

- alle *ziektebeelden* waardoor het temperatuurregulatiecentrum te weinig aanvoer krijgt van voor het functioneren belangrijke stoffen, zoals onder meer een slechte hartwerking, slechte cerebrale circulatie, slecht functionerende longen en te lage bloedglucosewaarden. Een slechte circulatie op zich leidt al tot een slecht transport van warmte in het lichaam en tot stasis van bloed in de lichaamsschil (huid, onderhuids bindweefsel enz.);

– *vergiftigingen* met stoffen die de functie van het temperatuurregulatiecentrum vertragen. Dit kan zich voordoen bij intoxicatie met geneesmiddelen of drugs, bij niervergiftiging en ontregeling van suikerziekte.

Kinderen koelen sneller af dan volwassenen, omdat ze een relatief groter lichaamsoppervlak hebben, maar ook een labielere temperatuurregulatie (koortsen ook gemakkelijker). Met name pasgeborenen hebben een verhoogd risico op hypothermie, omdat ze bovendien minder subcutaan vet bezitten en nog onvermogend zijn tot rillen (zie eerder).

Ook bejaarde mensen koelen gemakkelijker af, mogelijk doordat de temperatuurregulatie door veroudering minder gevoelig is. Er is ook minder subcutaan vet en minder spiermassa (warmteproductie). De stofwisseling is iets trager en de vasoactiviteit is afgenomen. De schildikte neemt niet of onvoldoende toe. Daarnaast is vaak pathologie aanwezig die afkoeling kan ondersteunen (zie hoofdstuk 19).

12.2.2.2 Symptomen

Een patiënt met ondertemperatuur ziet er meestal bleek-cyanotisch uit. Hij voelt koud aan, de pols is langzaam, de ademhaling langzaam en oppervlakkig. De pupillen zijn verwijd. Door tekortschieten van de circulatie kunnen zich oedemen voordoen.

De stofwisseling probeert nog wel de temperatuur te herstellen, maar de mogelijkheden zijn beperkt, zeker als de oorzaak van de onderkoeling niet is weggenomen.

12.2.2.3 Behandeling

Ondertemperatuur kan ernstige gevolgen hebben. Onmiddellijke medische maatregelen zijn daarom vereist.

Een patiënt met ondertemperatuur moet natuurlijk worden opgewarmd. Dit mag door warmteaanvoer van buiten af, wat zonder problemen kan gebeuren wanneer alleen de schil en niet de kern is afgekoeld. Is de kern ook afgekoeld, dan mag geen uitwendige warmtebron worden gebruikt. Omdat in een dergelijke situatie de circulatie al slecht is, zou je alleen lokale verwarming van weefsels bewerkstelligen, maar de warmte wordt het lichaam niet ingebracht. De door de warmtebron ontstane lokale vaatverwijding zal bovendien nog eens extra zorgen voor warmteafgifte. Langzame opwarming is geboden bij kamertemperatuur. Soms gaat men over tot opwarmen van bloed buiten het lichaam (extracorporale opwarming van bloed), waarna het weer wordt teruggegeven aan de patiënt. Ook kan voor spoeling van de buikholte (peritoneale lavage) worden gekozen met behulp van verwarmde isotone vloeistoffen.

13 Verschijnselen vanuit het spijsverteringskanaal ten gevolge van ziekten

13.1	Inleiding	324
13.2	Klachten en verschijnselen	324
13.3	Misselijkheid en braken	327
	13.3.1 Oorzaken van braken	329
	13.3.1.1 *Prikkels afkomstig van het spijsverteringskanaal*	330
	13.3.1.2 *Prikkels die de chemoreceptorprikkelzone beïnvloeden*	330
	13.3.1.3 *Prikkels afkomstig uit andere hersendelen*	331
	13.3.2 Aspect van het braaksel	332
	13.3.3 Gevolgen van veel braken	332
	13.3.4 Behandeling van braken	333
	13.3.5 Reflux, regurgitatie en rumineren	333
13.4	Diarree en obstipatie	334
	13.4.1 Normale feces en normale defecatie	334
	13.4.2 Abnormaal aspect van feces en afwijkende defecatie	335
	13.4.3 Diarree	336
	13.4.3.1 *Acute diarree*	338
	13.4.3.2 *Gevolgen van acute diarree*	339
	13.4.3.3 *Behandeling van acute diarree*	340
	13.4.3.4 *Chronische diarree*	340
	13.4.3.5 *Gevolgen van chronische diarree*	342
	13.4.3.6 *Behandeling van chronische diarree*	342
	13.4.4 Obstipatie	342
	13.4.4.1 *Complicaties*	344
	13.4.4.2 *Behandeling*	344

13.1 Inleiding

Klachten vanuit het spijsverteringskanaal komen heel veel voor. Ze zijn in grote verscheidenheid mogelijk. Het kan komen door ziekten die zich ter plekke afspelen en die vergezeld gaan van verschijnselen die meestal goed kunnen worden uitgelegd vanuit duidelijk aan te wijzen ziekteprocessen. We spreken in dat geval van *organische klachten*. Het is echter ook mogelijk dat zich in het spijsverteringskanaal symptomen openbaren die door ziekteprocessen buiten het orgaansysteem worden veroorzaakt. Een voorbeeld is braken bij een infectie elders in het lichaam. Bacterie- en/of ontstekingsproducten zijn namelijk in staat het braakcentrum te prikkelen (zie verderop). Nog steeds is er sprake van aanwijsbare ziekteprocessen en dit braken geldt dan ook als organische klacht. Soms echter blijken de ziekteprocessen in het geheel niet aantoonbaar, maar bestaan de klachten toch overduidelijk en kunnen ze de patiënt ook veel last bezorgen. In dat geval wordt gesproken van *functionele klachten*. Juist bij het spijsverteringskanaal komen dergelijke klachten nogal eens voor. Een voorbeeld is het prikkelbaredarmsyndroom (PDS) waarbij de beweeglijkheid (motiliteit) van het maag-darmkanaal is ontregeld met als gevolg veel klachten. Het accent ligt bij deze aandoening vaak op de dikke darm, met buikpijnen, diarree en/of obstipatie. Maar ook misselijkheid en maagklachten kunnen aanwezig zijn. En dat alles zonder aantoonbare weefselafwijkingen.

13.2 Klachten en verschijnselen

De symptomen die bij maag-darmziekten kunnen optreden zijn te onderscheiden in *algemene* en *specifieke* symptomen. Tot de algemene verschijnselen behoren malaise, koorts enzovoort. De specifieke verschijnselen zijn die verschijnselen die de aandacht richten op het zieke orgaan. Wat het maag-darmkanaal betreft zijn dat er vele. Ze worden hierna besproken. De belangrijkste, zoals braken, diarree en obstipatie, worden uitgebreider toegelicht.

Gebrek aan eetlust (anorexie)
Ziekten aan het spijsverteringskanaal zullen in de meeste gevallen de eetlust van de patiënt negatief beïnvloeden: zo ontstaat anorexie. Daarbij kan de eetlust echt verdwenen zijn en zelfs een tegenzin in bepaald eten bestaan. Een voorbeeld daarvan is een afkeer van vlees (horror carnis) bij maagkanker. Soms durft men ook niet te eten,

omdat anders pijn en ongemak volgen. Dit laatste is eigenlijk geen echte anorexie.

Anorexie mag dan wel een specifiek verschijnsel worden genoemd, dat wil zeggen een direct gevolg van ziekzijn van de plaats waar het eten wordt verwerkt, toch is bekend dat ook bij veel aandoeningen buiten het spijsverteringskanaal een gebrek aan eetlust aanwezig is. Zelfs psychogeen kan dit aanwezig zijn, zoals bij anorexia nervosa.

Veel mensen zijn ervan overtuigd dat zij bepaalde voedingsmiddelen niet kunnen eten, omdat ze dan last krijgen. Soms zijn dat maagklachten (na het eten van spruitjes bijvoorbeeld), soms misselijkheid en ander ongemak (na het eten van uien bijvoorbeeld). Tot nu toe is het niet gelukt dit verschijnsel voldoende te verklaren. Er wordt gesproken van voedselintolerantie. Het heeft niets te maken met voedselallergie. Bij dit laatste is namelijk sprake van een allergische reactie op iets dat is opgegeten. De gevolgen daarvan kunnen zich uiten in het spijsverteringskanaal, zoals bij een overgevoeligheid voor bepaalde schaaldieren (kreeft, krab) of tarwe-eiwit. Vaak ook ontstaan na het eten ervan huidverschijnselen (urticaria na het eten van varkensvlees, eieren en aardbeien) of volgt een astma-aanval (na inname van acetylsalicylzuur, Aspirine®).

Vermagering
Bij bepaalde maag-darmziekten kan vermagering een belangrijk specifiek verschijnsel zijn. De oorzaak ligt dan in anorexie of er is een duidelijk afgenomen vertering en resorptie door de zieke ingewanden (zie voor voorbeelden par. 13.4.2 over chronische diarree); een tekort aan voedingsbestanddelen leidt tot vermagering.

Ook voor het verschijnsel vermagering geldt echter dat het bij vele andere ziekten kan voorkomen, zoals bij kanker, suikerziekte of anorexia nervosa.

Foetor ex ore
Onder foetor ex ore verstaan we een onaangename geur uit de mond. Oorzaken daarvan zijn weer velerlei, zoals een slechte mondhygiëne, een slecht gebit, ziek mondslijmvlies of sinusitis. Verder kunnen sommige longziekten, ziekten aan het bovenste deel van het spijsverteringskanaal (bijv. divertikel, uitstulping naar dorsaal onderin de pharynx waar voedsel in blijft steken met rotting tot gevolg) en het uitademen van narcosegassen foetor ex ore geven. De onaangename geur die 's ochtends bij het wakker worden aanwezig is, is het gevolg van het heel weinig gebruikt zijn van de speekselklieren gedurende de nacht. Daardoor zijn geurverspreidende bacteriën gaan uitgroeien.

Dysfagie

Onder dysfagie wordt verstaan het niet kunnen passeren van voedsel nadat het is doorgeslikt. Men heeft het gevoel dat het blijft 'hangen'. Soms gaat dit vergezeld van pijn. Een dergelijke dysfagie betreft vooral vloeibaar voedsel als er een motorische afwijking van de slokdarm bestaat: de bewegingen willen dan niet goed meer. Voor vast voedsel is de dysfagie het meest uitgesproken als er een daadwerkelijke vernauwing is, zoals bij slokdarmkanker of bij maagkanker boven in de maag.

Dysfagie moet wel worden onderscheiden van globusgevoel. Daar bedoelen we mee een 'prop' in de keel die niet weg te slikken is. Globusgevoel kan voorkomen bij (hevige) emoties en gespannenheid, men gaat ervanuit dat op psychogene gronden keelspieren zijn samengetrokken.

Pyrosis (zuurbranden)

Onder zuurbranden verstaan we een branderig gevoel achter het borstbeen, meestal opstijgend naar de keel en mond of naar de hals. Zuurbranden is doorgaans het gevolg van terugvloeien van maaginhoud (reflux) naar de slokdarm waarbij het slokdarmslijmvlies geïrriteerd raakt. Dit kan het gevolg zijn van een hiatus herniae (middenrifsbreuk), maar ook van een ontregeling (dysregulatie) van de beweeglijkheid (peristaltiek) van het spijsverteringskanaal wat zowel door lokale ziekten veroorzaakt kan zijn, als een psychogene oorzaak kan hebben.

Opboeren (ructus)

Bij opboeren is sprake van omhoogkomen van ingeslikte lucht vanuit de maag. De lucht is met het doorslikken van voedsel, drank of speeksel in de maag terechtgekomen. Sommige personen kunnen ongemerkt veel lucht inslikken (aerofagie) die in de maag terechtkomt en soms ook in de slokdarm blijft hangen. Naderhand wordt dit dan uitbundig opgeboerd. Dit kan heel goed onder invloed van spanning, of door te haastig eten. Echter, ook veel ziekten in de bovenbuik gaan vergezeld van ructus, onder andere omdat een reflectoir toegenomen speekselproductie vaker slikken nodig maakt. Elke keer verhuist weer wat lucht mee naar de maag.

Hik (singultus)

Een ieder zal wel de ervaring hebben dat na al te snel eten de hik kan ontstaan. Dit is waarschijnlijk het gevolg van een prikkeling van het middenrif door het in de slokdarm passeren van grote brokken voedsel. Hik komt niet voor als gevolg van aandoeningen aan het spijsverteringskanaal, wel als gevolg van ziekten buiten het maag-darmkanaal, zoals bij uremie (niervergiftiging).

Opgezette buik (meteorismus)

Een opgezette buik kan heel goed worden veroorzaakt door de aanwezigheid van extra gas in de ingewanden. Deze situatie doet zich voor bij aerofagie of na het eten van bepaald voedsel, dat als het wordt verteerd aanleiding geeft tot extra gasvorming (uien, bonen). Ook kunnen breedspectrumantibiotica, doordat ze de bacteriële flora in de ingewanden beïnvloeden, tot gasontwikkeling bijdragen. Uiteraard kunnen ook ziekten aan de ingewanden reden tot meteorismus zijn. Darmgassen worden op den duur naar buiten geloosd. Dit ontsnappen van darmgassen, winderigheid, wordt flatulentie genoemd. Normaal bedraagt de gaslozing 600 ml per dag; als meer gas wordt geloosd spreken we van een toegenomen flatulentie. Vaak ook is een opgezette buik helemaal niet het gevolg van extra gasontwikkeling, maar van een veranderde (verminderde) motiliteit van de ingewanden. Daardoor kan zich lokaal darmgas ophopen. Langdurig zitten bijvoorbeeld kan daartoe leiden.

Ingewandsgeluiden (borborygmus)

Lawaaierige geluiden vanuit de ingewanden ontstaan door te sterke ingewandsbewegingen, vaak gecombineerd met een veranderde inhoud van de ingewanden zoals te veel vocht en/of te veel gas (zie par. 13.4).

Pijn

Pijn, buikpijn, is zeer belangrijk als alarmerend verschijnsel bij ziekten van de ingewanden. Pijnklachten gerelateerd aan de ingewanden worden gedetailleerd besproken in hoofdstuk 16 en hoofdstuk 17.

13.3 Misselijkheid en braken

Regelmatig en op alle leeftijden voorkomende verschijnselen zijn misselijkheid en braken. Ook de verpleegkundige heeft daar in de praktijk veel mee te maken.

Misselijkheid (nausea)

Onder misselijkheid of nausea wordt verstaan een zeer onaangenaam gevoel dat vooral in de maag, soms ook in de keel wordt waargenomen, gepaard gaande met afkeer van voedsel. Er is een verminderde beweeglijkheid van maag, twaalfvingerige darm en het eerste deel van de dunne darm. Ernstige misselijkheid gaat vergezeld van vaatvernauwing in de huid (bleekheid), toegenomen zweetsecretie, speekselvorming, een veranderde polsfrequentie (bradycardie) en ook wel bloeddrukverlaging. Blijkbaar overheersen de parasympathische activiteiten (vasovagaal syndroom).

Braken (vomeren), emesis
Braken kan het beste worden beschreven als een met kracht naar buiten werken van de inhoud van de maag en soms ook van de twaalfvingerige darm. Braken is een ingewikkeld gebeuren waarvoor in de hersenstam (verlengde merg) een coördinatiecentrum is ingericht: het braakcentrum. Gewoonlijk is er voorafgaand aan het braken een periode van misselijkheid, maar dit hoeft niet per se. Dat hangt vooral samen met de oorzaak van het braken. Het is ook niet zo dat misselijkheid altijd door braken moet worden gevolgd. Ook bij braken doen zich verschijnselen voor die passen bij het vasovagaal syndroom, zoals beschreven bij de misselijkheid. Vlak voor het braken begint, worden bovendien slikbewegingen gemaakt en haalt de persoon geregeld diep adem. Op het moment dat het braken plaatsvindt, gebeurt onder leiding van het braakcentrum het volgende (afb. 13.1):
– het middenrif trekt samen, waardoor er diep wordt ingeademd. De buikinhoud wordt dan van boven af naar beneden gedrukt;
– als het diafragma 'vaststaat', worden de buikwandspieren sterk aangespannen. De buikorganen worden naar binnen geduwd. De gehele buikinhoud staat nu onder druk;
– intussen zijn zowel het strottenklepje als de achterste neusgaten gesloten (huig omhoog, zoals ook bij slikken gebeurt);
– de maagingang (cardia) en eventueel de maaguitgang (pylorus) gaat openstaan, de maag en slokdarm ontspannen volledig (relaxeren), eventueel ook het duodenum. Niets staat nu meer het uitbraken van de inhoud van deze ingewandsdelen in de weg. De opgebouwde druk in de buik is daarbij de uitdrijvende kracht;
– direct na het braken komt als reactie (reflectoir) een toegenomen speekselsecretie op gang met als doel het 'zure' weg te spoelen. Is het braken achter de rug dan voelt men zich vaak opgelucht.
Het braakcentrum (afb. 13.2) ligt in het verlengde merg en is zowel vanuit andere hersendelen als via aanvoerende (afferente) zenuwvezels vanuit het maag-darmkanaal te prikkelen. Direct naast het braakcentrum ligt de zogenaamde chemoreceptorprikkelzone. Deze zone stuurt ook prikkels door naar het braakcentrum en kan deze 'opladen' zodat braken erop volgt. Deze chemoreceptorprikkelzone speelt een

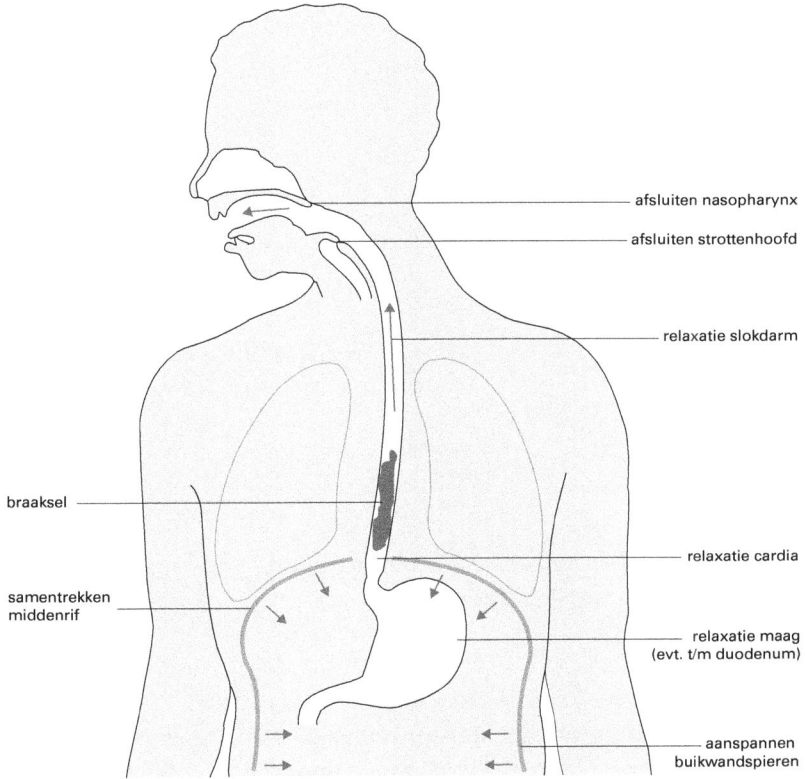

Afbeelding 13.1 *Gebeurtenissen op het moment van braken.*

belangrijke rol als chemische stoffen in de bloedbaan braken tot gevolg hebben. Voorbeelden daarvan zijn medicijnen, maar ook giften (toxinen) afkomstig van bacteriën.

Van braken is nog lang niet alles bekend. We weten nu in ieder geval zeker dat braken alleen kan plaatsvinden als het braakcentrum via aanvoer van prikkels, op welke wijze dan ook, wordt opgeladen. Wat nu precies het moment van braken inleidt, is echter niet geheel duidelijk. Er is zeker ook sprake van een verschil in individuele gevoeligheid.

13.3.1 OORZAKEN VAN BRAKEN

Er zijn vele prikkels waar het braakcentrum gevoelig voor kan zijn. Ze zijn in groepen onder te verdelen.

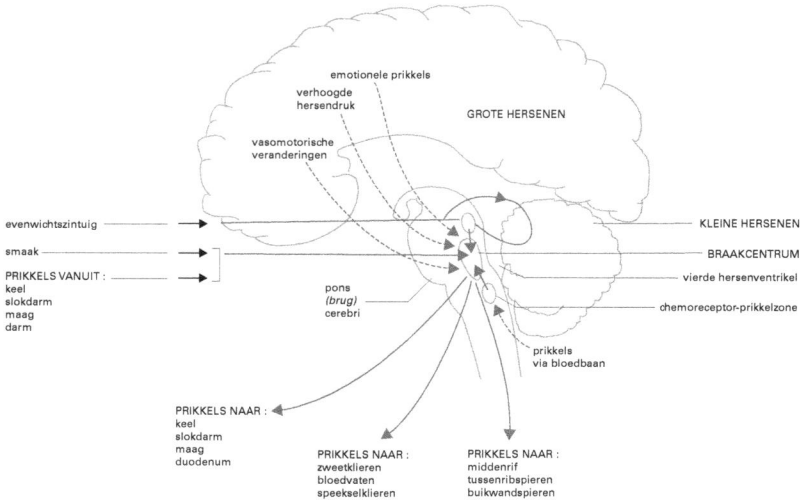

Afbeelding 13.2 De lokalisatie van het braakcentrum in het hoofd. Overzicht van de aan- en afvoerende prikkels.

13.3.1.1 Prikkels afkomstig van het spijsverteringskanaal

Prikkels afkomstig van het spijsverteringskanaal kunnen verschillend van aard zijn, maar komen alle via aanvoerende (afferente) zenuwen in het braakcentrum aan. Voorbeelden:
- het opgerekt zijn van ingewandsdelen, vooral in het bovenste deel van het maag-darmkanaal. Het is een behoorlijk intensieve prikkel;
- acute en chronische ontstekingsreacties in de wand van de ingewanden;
- ingewandsstoornissen waarbij de darmwand door toxische stoffen wordt geprikkeld. Bij voedselvergiftiging is dit bijvoorbeeld heel duidelijk aan de orde;
- verminderde bloeddoorstroming van de ingewanden, zoals bij hypotensie (shock);
- het onder spanning staan van het leverkapsel (bijv. bij decompensatio cordis of bij een leverontsteking);
- maag-darmafsluitingen (zie par. 16.2);
- prikkels vanuit het buikvlies (peritoneum).

13.3.1.2 Prikkels die de chemoreceptorprikkelzone beïnvloeden

Voorbeelden zijn:
- *geneesmiddelen*. Voor diverse geneesmiddelen staan misselijkheid en braken als bijwerkingen genoteerd;

- *infecties*, die zich zowel in als buiten het maag-darmkanaal kunnen afspelen. Het gaat in dit geval om het in de bloedbaan geraken van toxinen of andere stoffen die bij ontstekingen vrijkomen, die dan de chemoreceptorprikkelzone passeren en deze prikkelen;
- *stofwisseling*. Stoffen die vrijkomen uit een abnormale stofwisseling, zoals bij een ontregelde suikerziekte of een niervergiftiging (uremie), kunnen de chemoreceptorprikkelzone prikkelen. Ook de misselijkheid en het braken na een bestraling zijn waarschijnlijk een gevolg van de vrijgekomen stoffen uit de afgebroken weefsels, al kan ook directe beschadiging door de straling van darmepitheelstamcellen (die gevoelig zijn voor straling) en daardoor een verslechterd epitheelonderhoud (kwetsbaarder slijmvlies) een reden zijn voor aanvoer van prikkels via perifere afferente zenuwen naar het braakcentrum;
- *hormonen*. De hormonale veranderingen worden verantwoordelijk gehouden voor het vaak aanwezige braken in de beginfase van de zwangerschap.

13.3.1.3 Prikkels afkomstig uit andere hersendelen
Dit is mogelijk in verschillende situaties.
- Bij een verhoogde hersendruk raakt door de druk het braakcentrum geprikkeld. Het is mogelijk bij een flinke hersenschudding (commotio cerebri) of in het geval van een hersentumor. In het eerste geval zal oedeemvorming de reden van de drukverhoging zijn, in het tweede geval vooral de nieuwvorming van weefsel wat ruimte inneemt. Heel vaak is hier geen misselijkheid vooraf aanwezig en komt het braken zelf heel plotseling en met kracht (projectielbraken).
Nb. Projectielbraken kan ook voorkomen bij een vernauwing van de maaguitgang. Het begeleidt vaak retentiebraken (zie verderop).
- Vanuit de olijfkern in de hersenstam, de plaats waar de prikkels uit het evenwichtszintuig in het rotsbeen (labyrint) binnenkomen, kan het braakcentrum worden opgeladen.
- Psychogeen (emotioneel braken). Dit braken gebeurt meestal tijdens of vlak na de maaltijd. Meestal ontbreekt de misselijkheid. Een bekend voorbeeld is anorexia nervosa, waar het braken na het eten zelfs als een ceremonie kan worden opgevat.
- Migraine. De toegenomen prikkelbaarheid van het zenuwstelsel betreft ook het braakcentrum.

13.3.2 ASPECT VAN HET BRAAKSEL

Het is van belang het braaksel nader te onderzoeken, hoe onaangenaam dit voor sommigen ook is. Bij de eerste keer braken komt maagsap en eventueel recent gegeten voedsel naar buiten; dat is dan ook duidelijk te herkennen. De daaropvolgende keren wordt er vooral waterig-slijmerig vocht (waarin elektrolyten) gebraakt. Bij elke keer braken verdwijnt ook zoutzuur. Als het braken langer duurt, gaat de maaguitgang (pylorus) openstaan en verschijnt gal in het braaksel. Daardoor ontstaat een bittere smaak en krijgt het braaksel een groene kleur.

De *kleur* van braaksel kan ook informatie geven over de directe oorzaak van het braken. Zo kan het bloed bevatten; dan is er dus sprake van een bloeding in de maag of slokdarm. Bloedbraken heet haematemesis. Meestal is dit bloed bruin (koffiekleurig) van kleur, dat komt door inwerken van maagsap op hemoglobine, waardoor hematine ontstaat. Als echter grote hoeveelheden bloed worden uitgebraakt, is de kleur van het braaksel wel rood. Er is in dat geval niet genoeg zoutzuur aanwezig om te reageren met de overmaat aan hemoglobine.

Ook de *geur* van braaksel geeft informatie over de oorzaak van het braken en kan soms een aanwijzing geven over de ernst en ziekteverschijnselen die nog te verwachten zijn. Bij een alcoholgeur is de oorzaak duidelijk en behoeven we ons verder geen zorgen te maken: de betrokkene zal wel weer opknappen. Heeft het braaksel echter een benzinelucht, dan zit die benzine waarschijnlijk ook al in het bloed en wordt het grotendeels via de longen weer uitgeademd (vluchtige stof). In de longen kunnen daardoor longontstekingen ontstaan.

Soms heeft het braaksel een vieze geur (foetor). Dat is het geval als voedsel langer dan normaal in de maag blijft doordat de uitgang van de maag is vernauwd. Na enige tijd zal de maaginhoud met kracht worden uitgebraakt (projectielbraken, zie eerder) waarbij voedselbestanddelen aanwezig zijn die meer dan zes uur geleden zijn gegeten. In dit geval wordt gesproken van retentiebraken. Soms heeft het braaksel de geur van feces. We noemen dit fecaloïd braken. De geur is afkomstig van bacteriën die ook in feces te vinden zijn. Het komt voor bij afsluitingen in de ingewanden waardoor voedsel onmogelijk kan passeren. Het voedsel blijft hangen en wordt al verregaand verteerd.

13.3.3 GEVOLGEN VAN VEEL BRAKEN

Een enkele keer braken is op zich niet zo erg. Problemen treden pas op als langere tijd achtereen wordt gebraakt. De patiënt kan dan gaan klagen over stroeve tanden (aantasting van het tandglazuur), een pijnlijk mondslijmvlies en een pijnlijke keel (beschadiging van het

epitheel door het maagsap). Ook kan de buikwand pijnlijk zijn doordat de buikwandspieren intens worden gebruikt bij het braken.
Gevolgen van meer ernstige aard zijn:
- scheurtjes in de cardia en de slokdarm. Hierdoor kan een kleine hoeveelheid bloed bij het braaksel verschijnen. De scheurtjes zijn het gevolg van de krachten die bij de braakbewegingen aanwezig zijn, onder andere het rukken van het middenrif aan de slokdarm;
- dehydratie en elektrolytenverlies. Vooral bij aanhoudend braken zal dit zich ontwikkelen;
- alkalose (zie 10.2.2). Doordat zoutzuur met het braken verloren gaat, ontstaat op den duur een tekort aan H-ionen in het lichaam, waardoor de pH stijgt: alkalose (verzeping);
- slokdarmontsteking (oesophagitis). Door het voortdurend passeren van zure maaginhoud door de slokdarm raakt deze beschadigd, waardoor een chemische ontsteking ontstaat;
- aspiratie van maaginhoud. Onder aspiratie verstaan we het instromen en/of inademen van maaginhoud in de onderste luchtwegen. Dit gebeurt alleen als er sprake is van een verminderd bewustzijn en bij bewusteloosheid (subcoma en coma).

13.3.4 BEHANDELING VAN BRAKEN
De beste behandeling van braken is het opsporen van de oorzaak en daar iets aan doen. Is dit niet direct mogelijk en blijft het braken maar doorgaan, dan is het belangrijk maatregelen te nemen om het braken te verminderen en de eventueel reeds aanwezige gevolgen van het braken te behandelen. Vocht en elektrolyten moeten meestal per infuus worden gegeven, omdat de patiënt niets binnenhoudt. Het braken zelf kan met behulp van medicijnen behandeld worden. Bekende middelen zijn Domperidon en Primperan, die de beweeglijkheid (motiliteit) bevorderen en daarmee de maaglediging. Stemetil, Haldol en Zofran, middelen die postoperatief en/of bij cytostaticakuren worden gegeven, verminderen het braken door beïnvloeding van het centrale zenuwstelsel.
In sommige gevallen is de beste oplossing het inbrengen van een maagsonde om de maag leeg te houden.

13.3.5 REFLUX, REGURGITATIE EN RUMINEREN
Braken moet wel worden onderscheiden van andere situaties waarin maaginhoud terugkomt in de slokdarm, keel of mond. Dit is aan de orde bij reflux, regurgitatie en rumineren. Het belangrijke verschil met braken is dat het braakcentrum hier niet coördineert en dat de typi-

sche braakbewegingen niet worden gemaakt. Voor de buitenstaander gebeurt het vrijwel altijd ongemerkt.

Reflux houdt in dat maaginhoud ongehinderd terugstroomt naar de slokdarm. Dit kan alleen gebeuren bij een niet goed functioneren van de maagingang (cardia), waardoor de ingang van de maag slecht wordt afgesloten. Reflux gaat eigenlijk altijd vergezeld van zuurbranden (pyrosis).

Regurgitatie is het mondjesmaat teruggeven van maaginhoud. Een veranderde motiliteit van slokdarm en maag zou hiervan de oorzaak kunnen zijn. Is er duidelijk een psychogene reden aanwezig, dan wordt gesproken van rumineren (herkauwen). Maaginhoud wordt daarbij onbewust teruggewerkt tot in de mond. Dat zou een lustgevoel meebrengen. Bij baby's kan dit verschijnsel zodanig ernstig voorkomen ('ruminantjes') dat ziekenhuisopname nodig is. Maar ook onder volwassenen komt rumineren (onbewust) veelvuldig voor.

13.4 Diarree en obstipatie

Als over diarree of obstipatie wordt geklaagd moet eerst worden nagegaan of hier ook werkelijk sprake van is, defecatiegewoonten kunnen heel verschillend zijn en de opvattingen over wat nu wel en wat niet obstipatie of diarree is, eveneens.

13.4.1 NORMALE FECES EN NORMALE DEFECATIE

Voordat wordt ingegaan op diarree en obstipatie, moeten we weten hoe normale feces worden gevormd, hoe het aspect ervan is en hoe vaak feces normaliter worden geloosd.

Naast een hoeveelheid vast voedsel passeert bij een volwassene dagelijks ongeveer negen liter vocht de ingewanden. Een deel ervan (ongeveer anderhalve liter) drink je op (water, koffie, thee etc.). De rest betreft speeksel, maagsap, pancreassap, gal en darmsap. Het meeste vocht wordt in het eerste deel van de dunne darm weer teruggeresorbeerd naar de bloedbaan. Ook alle waardevolle voedingsstoffen worden in de dunne darm geresorbeerd. Als de inhoud van de darm uiteindelijk het colon bereikt, is er nog iets meer dan een liter vocht aanwezig en is er weinig voedingswaarde meer over. In de dikke darm wordt nog zeker een liter vocht opgenomen. Uiteindelijk ontstaat maximaal 200 gram feces, dat voor 60-80% uit water bestaat. De consistentie van normale feces is vast, het model worstvormig. De kleur is bruinrood als veel vlees is gegeten, donkerbruin bij vezelrijke voeding en als de voeding voldoende bladgroente bevat. De kleur is lichtbruin bij het ontbreken van voedingsvezels in het dagelijkse menu en lichtgeel bij baby's die alleen melk drinken. Het eten van bietjes levert rode bijkleuring van de ontlasting op, het eten van spinazie weer een donkergroene bijkleuring. Is het dieet restarm geweest, dan worden minder feces gevormd.

Bij veel eten is de dagelijkse hoeveelheid groter, bij weinig eten kleiner dan normaal. Als in het geheel niet wordt gegeten worden toch feces geproduceerd: feces bestaan immers slechts voor een deel uit voedselresten! Normaal wordt dagelijks gedefeceerd, maar eenmaal in de twee dagen is zeker niet afwijkend. Sommige personen defeceren zelfs slechts tweemaal per week en ook dit kan nog tot normaal worden gerekend. Kortom, de frequentie zelf, zonder verder iets te weten van de voorgeschiedenis en het vroegere ontlastingspatroon van de patiënt, zegt niets over het wel of niet bestaan van een normaal ontlastingspatroon, diarree of obstipatie.

13.4.2 ABNORMAAL ASPECT VAN FECES EN AFWIJKENDE DEFECATIE

Het observeren van feces kan belangrijke informatie opleveren. Komen afwijkingen van het normale beeld voor, dan behoren deze te worden opgemerkt en verklaard. Vaak kunnen ze in verband worden gebracht met ziekelijke veranderingen aan het maag-darmkanaal. Soms kunnen feces zwart van kleur zijn. Dat kan voorkomen als ijzerpreparaten voor bloedarmoede worden gebruikt of Norit voor een ingewandsstoornis. Maar ook *melaena* (bloedontlasting) is zwart van kleur. Een alarmerende oorzaak; het duidt namelijk op een bloeding in het maag-darmkanaal. De zwarte kleur ontstaat door aanwezigheid van hematine. Dit hematine is gevormd na contact van bloed met maagzuur (zie eerder). Er moet dus een bloeding hebben plaatsgevonden in dat gedeelte van het maag-darmkanaal waar contact met maagzuur mogelijk was, zoals in de slokdarm, maag en twaalfvingerige darm. Bij kleine bloedingen kunnen de feces behalve heel donker ook heel vast worden, bij grote bloedingen is er juist sprake van een volumineuze hoeveelheid met een weeïge geur. De feces worden al donker gekleurd als er 70 ml bloed ergens hoog in de ingewanden in terecht is gekomen.

Wordt rood bloed bij de ontlasting gezien, dan moet dit eraan toegevoegd zijn in het laatste gedeelte van het colon, endeldarm of anus (bijv. bij een laagzittende darmtumor of bij aambeien). Anders zou het bloed immers al gemengd zijn met de feces en is het niet meer te herkennen als bloed (occult bloed; kan met de hemoculttest in het laboratorium worden vastgesteld). Feces kunnen wel rood zijn bij massaal bloedverlies hoog in het maag-darmkanaal, maar alleen als het een grote bloeding betreft en de darmpassage zo snel verloopt dat vermenging met feces onvoldoende kan plaatsvinden en omzettingsproducten moeilijk kunnen ontstaan.

Ontkleurde feces (grauwwit van kleur) kunnen voorkomen bij een afvloedbelemmering van de gal naar de darmen en soms voor korte tijd bij een leverontsteking. Deze feces lijken op stopverf en worden daarom ook wel *stopverffeces* genoemd. Soms zijn de feces grijzig, brijachtig-volumineus en vettig om te zien. Dit heet *vetontlasting* of *steatorroe*. Het komt voor bij verteringsstoornissen in de ingewanden doordat de alvleesklier of de darmen ziek zijn. Ook bij afwezigheid van gal kan steatorroe zich ontwikkelen, omdat de emulgerende werking op vetten ontbreekt en vetsplitsingsproducten voor hun resorptie micellen van galzuren missen. Vetdiarree heeft een typische geur van vluchtige korte vetzuren.

Bij zeer ernstige diarree zijn feces soms nog moeilijk te herkennen. Een schoolvoorbeeld hiervan is cholera waarbij per etmaal soms twintig liter (!) feces wordt geproduceerd die er uitzien als rijstewater. Bij tyfus kunnen de feces er uitzien als erwtensoep.

Slijm verschijnt bij overactiviteit van de slijmklieren, zoals zich kan voordoen bij ziekteprocessen (colitis), maar ook bij het PDS, een functionele stoornis van de dikke darm (zie par. 13.1). Etter is vrijwel altijd afkomstig van een ziekteproces in het laatste deel van het maagdarmkanaal.

Soms treedt gisting of rotting op in feces, met als resultaat meestal dunne of brijachtige ontlasting. Bij gisting is de geur zurig en ontstaan kleine belletjes als de feces enige tijd staat. Bij rotting is er een geur van rotte eieren. Oorzaken voor gistings- en rottingsdiarree zijn in de meeste gevallen verteringsstoornissen van respectievelijk koolhydraten en eiwitten, gecombineerd met een daardoor toegenomen aanwezigheid van bepaalde bacteriën in de ingewanden (zie diarree).

13.4.3 DIARREE

Diarree is een symptoom, geen diagnose. Er wordt gesproken van diarree als meermaals per dag weke, brijachtige (bij chronische diarree) of waterige ontlasting (bij acute diarree) wordt geproduceerd, waarbij de dagproductie van 200 gram in ieder geval is overschreden. Dit beeld moet echter wel worden onderscheiden van *pseudodiarree*, waarbij vaak porties normale feces worden geloosd, en ook van *fecale incontinentie*, wat onvrijwillige lozing van feces inhoudt, zoals kan ontstaan door neurologische stoornissen of problemen in het gebied van anus en rectum.

De wijze waarop diarree tot stand komt (pathogenese), hangt direct samen met de oorzaak ervan. Zo kan sprake zijn van osmotische diarree, secretoire diarree, exsudatieve diarree en diarree ten gevolge van anatomische of functionele veranderingen aan het maag-darmkanaal.

Osmotische diarree

Osmotische diarree is het gevolg van de aanwezigheid van grootmoleculaire stoffen in de ingewanden die moeilijk verteerd worden. Deze stoffen veroorzaken een hypertoon darmvocht, waardoor water vanuit de darmwand op basis van osmose naar de inhoud van de darm wordt verplaatst: het grotere watervolume veroorzaakt nu de diarree. Het darmslijmvlies is hierbij onbeschadigd. Voorbeeld: Sorbitol, als zoetstof gebruikt, kan op deze wijze osmotische diarree geven (bijvoorbeeld na het nuttigen van veel kauwgum waar sorbitol in zit).

Secretoire diarree

Bij deze vorm van diarree is, door bepaalde omstandigheden, de afscheiding van mineralen en vocht naar de inhoud van de darm gestimuleerd. Ook hier blijft het darmslijmvlies intact. Secretoire diarree kan ontstaan door de toxinen van de S. *aureus*, de E. *coli* (reizigersdiarree). Ook malabsorptie van galzuren (na ileumresectie) kan de oorzaak zijn.

Exsudatieve diarree

Het woord exsudaat (ontstekingsvocht) doet al vermoeden dat bij deze vorm sprake is van een ontstekingsreactie in de darmwand, van waaruit ontstekingsvocht wordt afgescheiden. Exsudatieve diarree bevat vaak eiwitten, soms is er bloed en slijmbijmenging.

Beschadigd darmepitheel

Als darmepitheel is beschadigd, houdt dat in dat opname van vocht en zouten is verminderd, maar bovendien is de vertering en resorptie van andere voedingsbestanddelen waarvoor eveneens een normaal darmslijmvlies nodig is, verstoord.

Veranderde anatomie en fysiologie

Een te sterke beweeglijkheid van de darmen, waardoor het contact van de inhoud met de darmwand te gering wordt, kan diarree veroorzaken. Diarree kan ook ontstaan als grote darmdelen zijn weggehaald waardoor het totale darmoppervlak te gering is geworden. Daarbij dreigt tevens bacteriële overgroei. Beide situaties hebben gevolgen voor vertering en resorptie.

Gewoonlijk is de darmflora betrokken bij het spijsverteringsproces. Als de normale verhoudingen hierin zijn verstoord (dysbacteriose), beïnvloedt dit de vertering en ontstaat een voornamelijk osmotische diarree. Ook kunnen dan ter plekke pathogene micro-organismen opspelen; de beschermende commensale darmflora schiet immers tekort.

In de dagelijkse praktijk is bij diarree vaak sprake van een mengvorm. Als voorbeeld: bij diarree door een duidelijke ontsteking van de darmwand zal het toch ook al gauw komen tot een slechte vertering waardoor moleculen grootmoleculair blijven en daardoor bijdragen tot een osmotische component van de diarree.

Vooral op grond van de verschijnselen wordt onderscheid gemaakt tussen acute en chronische diarree. Daarbij zijn de oorzaken vaak heel verschillend, evenals de consequenties voor de patiënt en de behandeling.

13.4.3.1 Acute diarree

Acute diarree ontstaat onverwachts bij een verder meestal gezond persoon en kan zeer heftig verlopen. De oorzaak is gewoonlijk een microbiële infectie. De feces zijn dun, soms vermengd met bloed of slijm. Darmkrampen (kolieken) doen zich voor, de patiënt is bovendien vaak misselijk en braakt. Hoofdpijn, koorts en malaise begeleiden het beeld. Na enkele dagen is men al weer een stuk opgeknapt. Alleen bij kinderen en bejaarden kan het nog wel eens tot complicaties komen: bij hen treden namelijk sneller uitdrogingsverschijnselen op (dehydratie).

Oorzaken van een acute diarree zijn:
- *virussen (rotavirus, adenovirus, norwalkvirus)*. Deze tasten het darmepitheel aan (darmvlokatrofie), waardoor het slechter functioneert. De infecties duren één tot drie dagen en verlopen goedaardig;
- *bacteriën*. Deze zijn onder te verdelen in:
- bacteriën die het darmslijmvlies binnendringen met als gevolg een ontstekingsreactie. De diarree is voornamelijk exsudatief. De dunne feces zijn soms vermengd met bloed en slijm. Voorbeelden van bacteriën die dit veroorzaken zijn *Salmonella, Shigella, Yersinia enterocolitica, Campylobacter jejuni* en sommige *E. coli*-stammen.
- bacteriën die door toxinen ziek maken. De diarree is secretoir en kan binnen korte tijd heel heftig zijn. Het slijmvlies is intact. Bac-

teriën die op deze manier ziek maken zijn *Vibrio cholerae, Staphylococcus aureus, Clostridium perfringens* en vreemde *E. coli*-stammen (reizigersdiarree);
- *protozoën*. De bekendste zijn *Entamoeba histolytica* en de *Giardia lamblia*.

Microbiële darminfecties krijgen een grotere kans bij een verminderde immunologische lokale afweer (zoals bij aids; het betreft hier vaak een opportune darminfectie) of bij verstoorde mechanische of biologische lokale barrières in de darm (zie par. 4.2.1).

Andere oorzaken van acute diarree zijn:
- *giftige (toxische) stoffen*, paddenstoelgif, zware metalen en andere vergiften voorkomend in onder meer voedsel. Ook geneesmiddelen (NSAID's, antibiotica, digoxine, cytostatica e.a.) zijn in staat als bijwerking diarree te geven. De wijze waarop dit gebeurt is verschillend; chemokuren (cytostatica) tasten bijvoorbeeld de stamcellen aan in het darmwandepitheel met als gevolg een verminderd onderhoud van het epitheel. Dat functioneert dan slechter met gevolgen voor vertering en resorptie;
- *voedselintolerantie of een allergie* voor bepaalde voedingsmiddelen;
- *niet-bacteriële darmontstekingen*. Dit zijn ontstekingen op vooral immunologische basis zoals de ziekte van Crohn (dunne darm) en colitis ulcerosa (dikke darm). Tijdens het ziektebeloop kunnen zich perioden van verergering voordoen met acute diarree. Deze is dan voornamelijk secretoir;
- *andere buikaandoeningen*, zoals blindedarmontsteking (appendicitis) of een ontsteking van uitstulpingen aan de dikke darm (diverticulitis), kunnen gepaard gaan met diarree. In dit verband moet ook overloopdiarree worden genoemd, die ontstaat bij processen die de darm ten dele afsluiten. Er hoopt zich achter de vernauwing veel vocht in de fecesmassa op. Na een periode van obstipatie volgt diarree;
- *acute stress*. Vlak voor een ingrijpende gebeurtenis kan men heen en weer lopen naar het toilet. De stress zorgt via het autonome zenuwstelsel voor een hyperperistaltiek van de darmen, waardoor acute diarree optreedt.

13.4.3.2 Gevolgen van acute diarree
Als een acute diarree aanhoudt moet men bedacht zijn op de volgende complicaties:
- *dehydratie en tekort aan elektrolyten*. Dit is het gevolg van te veel

vochtverlies en elektrolyten via de ingewanden naar buiten. Vooral kinderen en ouderen zijn hiervoor gevoelig;
- *acidose* (zie hoofdstuk 10.2.1). Verzuring kan optreden als gevolg van uitdroging. In dat geval is er immers sprake van een verminderde weefseldoorstroming, waardoor cellen noodgedwongen overschakelen op een anaerobe stofwisseling, waarbij zure producten (melkzuur) vrijkomen. Ook wordt de verzuring bevorderd doordat de darminhoud licht-alkalisch (bicarbonaat) is. Bij overmatig verlies van bicarbonaat treedt een tekort aan alkalireserve op;
- *geïrriteerde anus*.

13.4.3.3 Behandeling van acute diarree

De behandeling van acute diarree bestaat uit (bed)rust en voedselonthouding naar eigen behoefte, er is geen dieet nodig. Wel is het belangrijk voldoende vocht te gebruiken en elektrolytenverlies aan te vullen. In ernstige gevallen, bij (dreigende) uitdroging, moet dit per infuus gebeuren. In minder ernstige gevallen werken orale rehydratiezouten (ORS, rehydratiedrank, Frisomed ORS, Dioralyte, sportdranken) even effectief. Deze bestaan uit elektrolyten en glucose in bepaalde concentraties. Gebleken is dat elektrolyten gemakkelijker worden geresorbeerd als glucose in de buurt is. ORS is bij apotheek en drogist te koop.

Zo nodig kan een antidiarreemiddel worden gebruikt, zoals loperamide (Imodium of Diacure). Dit middel vermindert de motiliteit van de darm, maar kan beter niet langdurig worden gegeven. Bekende bijwerkingen zijn onder andere obstipatie en buikpijnen. Norit kan worden gegeven om toxische producten in de darm te binden. Tannalbin en Enterosorbine-N verminderen de gevoeligheid van het darmslijmvlies. Antibiotica zijn zelden nodig en eigenlijk alleen geïndiceerd in geval van ernstig ziek-zijn in combinatie met een verminderde weerstand. Meestal zorgen de darmbewegingen, die bij diarree ook nog eens geïntensiveerd zijn, ervoor dat de veroorzakende micro-organismen mee naar buiten verdwijnen. Zo draagt de natuur bij tot de goede afloop.

Acute diarree herstelt zich meestal volledig, gaat een enkele keer over in een chronische vorm, maar dat heeft dan te maken heeft met de achterliggende oorzaak.

13.4.3.4 Chronische diarree

Chronische diarree is min of meer langdurig en ontstaat meestal geleidelijk aan. De ontlasting is niet zozeer erg dun, maar eerder brijachtig. Er zijn regelmatig buikpijnen met borborygmus en flatulentie.

Soms is sprake van koorts en in geval van langer bestaande diarree treedt vermagering op. Bij chronische diarree kunnen de feces een specifiek aspect vertonen, afhankelijk van de oorzaak. Voorbeelden daarvan zijn steatorroe, rottingsdiarree en gistingsdiarree (zie par. 13.4.2) Ook kan sprake zijn van bijmenging van slijm, bloed en pus.

Oorzaken van chronische diarree zijn de volgende:
- *malabsorptie*. Onder malabsorptie verstaan we verterings- en resorptiestoornissen doordat de darmwand is beschadigd, de alvleesklier (belangrijke producent van spijsverteringsenzymen!) niet goed functioneert, of door een tekort aan gal. Een bekend voorbeeld van chronische darmwandbeschadiging is spruw/coeliakie, een ziekte aan de darmen waarbij het darmslijmvlies atrofisch wordt (darmvlokken verdwijnen zelfs) ten gevolge van een overgevoeligheid voor het tarwe-eiwit (gluten).
Malabsorptie ontstaat ook wanneer afwijkende darmbewegingen of door operaties veroorzaakte veranderingen aan de anatomie van de darmen, zorgen voor verstoring van de darmflora. Een normale balans in de darmflora werkt remmend op de groei van ziekmakende bacteriën. Bij verstoring ontstaat bacteriële overgroei, waardoor de bescherming sterk afneemt.
Een dergelijke verstoring van de darmflora met overgroei is ook mogelijk bij een tekort aan immunoglobulinen. In de darmwand bevinden zich normaliter veel B- en T-cellen, vooral in de tonsillen, de plaques van Peyer en de appendix. De B-cellen (humorale afweer) produceren na contact met allergenen in het voedsel lokaal immunoglobulinen, die naar de darminhoud worden afgegeven en zo beschermen tegen virussen en toxinen. De T-cellen (cellulaire immuniteit) zijn in de darmen belangrijk in de strijd tegen andere virussen, schimmels en bacteriën (zie hoofdstuk 4). Een normaal functionerend immuunsysteem speelt dus een belangrijke rol bij de verdediging van het maag-darmstelsel tegen infecties. Immunodeficiëntie gaat dan ook vaak gepaard met chronische diarree (aids);
- *misbruik van laxantia*. In dit geval is de diarree het gevolg van de werking van laxerende middelen;
- *verhoogde schildklieractiviteit* (hyperthyreoïdie). De daardoor toegenomen beweeglijkheid van de darm is de reden voor het ontstaan van de diarree. Eigenlijk is hier ook sprake van malabsorptie;
- *lactasedeficiëntie*. Het voor de splitsing van lactose noodzakelijke enzym is afwezig. Lactose wordt nu niet gesplitst, blijft grootmoleculair in de darm aanwezig en veroorzaakt een osmotische diarree;

- *bestralingsenteritis*. Lokale radiotherapie kan een blijvende beschadiging van het darmslijmvlies veroorzaken;
- *ileumresectie* kan een galzoutdiarree tot gevolg hebben. Galzouten worden normaliter geresorbeerd in het ileum, maar blijven nu in de darm aanwezig en veroorzaken een osmotische diarree.

13.4.3.5 Gevolgen van chronische diarree

Niet zozeer een tekort aan vocht (dehydratie), maar een tekort aan voedingsstoffen en vitaminen beheersen het klinische beeld. Vermagering zal daarvan het gevolg zijn, echter alleen als het slijmvlies ook echt is beschadigd. Dat geldt dus bijvoorbeeld niet bij een tekort aan lactase. In dit laatste geval is er wel sprake van diarree, maar vermagering treedt nauwelijks op. Naast vermagering kunnen om dezelfde reden bloedarmoede, oedemen, ascites en weerstandsvermindering ontstaan. Doordat het beeld veel minder acuut is, zal het lichaam bij chronische diarree tijd vinden om het vocht- en elektrolytentekort tijdig aan te vullen.

13.4.3.6 Behandeling van chronische diarree

De beste behandeling van chronische diarree is de oorzaak opsporen en verhelpen. Soms zijn daarbij voedingsvoorschriften noodzakelijk, zoals bij spruw, waarmee er zorgvuldig voor wordt gewaakt dat het tarwe-eiwit niet in de voeding voorkomt. Zou de patiënt weer gewoon gaan eten, dan keren de klachten onherroepelijk terug.
Deficiënties dienen zo nodig te worden aangevuld via specifieke dieetmaatregelen of parenterale toediening.

13.4.4 OBSTIPATIE

Obstipatie is een veelvoorkomende klacht, vooral onder volwassenen: zeker 15% zou er wel eens last van hebben. Onder de term obstipatie kunnen verschillende dingen worden verstaan: de een bedoelt een moeilijke of pijnlijke defecatie, de ander een weinig frequente defecatie, waarbij eenmaal in de twee dagen defeceren al als obstipatie wordt opgevat. Het is dus belangrijk bij obstipatieklachten na te vragen wat er precies wordt bedoeld. Blijkt het uiteindelijk om een 'echte' obstipatie te gaan, dan moet worden nagedacht over de oorzaak en worden geprobeerd die te verhelpen.
Obstipatie kenmerkt zich door een minder frequente productie van feces in vergelijking met normaal. Dat betekent bijvoorbeeld eenmaal per drie dagen of nog minder vaak. Daarbij worden harde, droge feces gevormd, vaak keutelachtig en bestaande uit kleine harde balletjes (scybala).

Oorzaken van obstipatie kunnen divers zijn. Ze worden grofweg ingedeeld in *verworven* en *aangeboren* oorzaken. Een voorbeeld van een aangeboren oorzaak van obstipatie is de ziekte van Hirschsprung, die zich bij zuigelingen openbaart. Een klein deel van de dikke darm blijkt bij deze aandoening geen zenuwvoorziening te hebben, waardoor de inhoud niet verder kan worden getransporteerd. De buik raakt opgezet, het colon raakt sterk verwijd en zit vol met feces. Door de zich langzaam maar zeker ontwikkelende overdruk, komen de feces bijvoorbeeld eens in de tien dagen naar buiten. Aangeboren oorzaken van obstipatie komen slechts zelden voor.

De meeste oorzaken zijn verworven. Een aantal voorbeelden:

- *verkeerde defecatiegewoonten*. Sommige mensen hebben de gewoonte het signaal tot defeceren te negeren en een bezoek aan het toilet uit te stellen. Er kan een relatie bestaan met traumatische jeugdervaringen (strenge zindelijkheidstrainingen, incest). Daardoor kan obstipatie worden ingeleid en een spastisch-bekkensyndroom ontstaan; de bekkenbodemspieren functioneren verkeerd op het moment van de defecatie;
- *foutieve eetgewoonten*. Ondanks het feit dat eigenlijk iedereen wel weet hoe gezond moet worden gegeten, blijkt in de praktijk dat het nog belangrijker is lekker te eten. Zo bevat het dagelijkse menu in de praktijk nogal eens te weinig voedingsvezels, die zoals bekend de obstipatie tegengaan via volumevermeerdering door aantrekken van vocht. Volumevermeerdering stimuleert de darmperistaltiek. Als er te weinig wordt gedronken geeft dit op zich al hardere en minder volumineuze feces, waardoor verminderde peristaltiek optreedt;
- *gebrek aan lichaamsbeweging* (immobiliteit). Lichaamsbeweging bevordert de darmperistaltiek en daarmee de stoelgang. Gebrek aan mogelijkheden tot bewegen door stoornissen in het bewegingsapparaat of andere ziekten die dwingen tot immobiliteit, hebben vaak obstipatie tot gevolg;
- *gestoorde darmpassage*. Het transport door de ingewanden vindt door ziekelijke oorzaken niet plaats. Deze situatie wordt ileus genoemd (zie hoofdstuk 16). In feite gaat het om iets anders dan obstipatie;
- *geneesmiddelen*. Sommige geneesmiddelen staan erom bekend als bijwerking obstipatie te veroorzaken. Voorbeelden daarvan zijn valium, de huidige slaapmiddelen, ijzertabletten, morfine en vele andere. Misbruik van laxantia kan niet meer goed bewegen (dystonie) tot niet meer bewegen en wijd staan (atonie) van de dikke darm geven met als gevolg ernstige obstipatie die therapeutisch moeilijk te beïnvloeden is;

- *verminderde schildklierwerking* (hypothyreoïdie). De peristaltiek verloopt trager dan normaal en leidt obstipatie in;
- *neurologische afwijkingen*. Beschadiging van zenuwen of zenuwbanen kan obstipatie veroorzaken, zelfs in behoorlijk ernstige mate. We kennen dit bij een dwarslaesie, maar ook bij de neuropathie die door suikerziekte kan ontstaan. Bij de ziekte van Parkinson komt ook obstipatie voor;
- *psychogene oorzaken*. Personen die lijden aan een depressie hebben vaak obstipatie. Ook anorexia nervosa gaat vergezeld van obstipatie, waarbij mogelijk misbruik van laxantia een rol speelt. Nerveuze oorzaken kunnen ook leiden tot functionele segmentatie van de dikke darm. In bepaalde delen blijven dan feces en gas hangen;
- *ouderdom*. Bij oudere mensen komt obstipatie vaker voor. De dikke darm is wat wijder, zodat obstipatie gemakkelijker optreedt. Oorzaken kunnen bij bejaarden echter velerlei zijn: minder eten, minder mobiel, geneesmiddelen en grotere kans op dehydratie.

13.4.4.1 *Complicaties*
Als complicaties bij obstipatie kennen we de ontwikkeling van aambeien (hemorroïden) en soms spleetvormige defecten in de anus (fissurae ani) of een verzakking van het rectum (rectumprolaps): alle het gevolg van bemoeilijking van het defecatieproces. Deze ziektebeelden worden besproken in het boek *Chirurgie* uit de serie Basiswerken.

13.4.4.2 *Behandeling*
Obstipatie kan het beste worden behandeld door de oorzaak op te sporen en daar wat aan te doen. In veel gevallen moeten leefregels worden aangepast: meer lichaamsbeweging en beter samengestelde voeding, ook meer drinken. Veel mensen blijken voor het defeceren onvoldoende tijd te nemen, het komt hun op het kritieke moment niet uit en als ze gaan moet het vlug achter de rug zijn. Dat werkt zonder meer obstipatie in de hand.
Laxeermiddelen worden in Nederland zeer veel verkocht, waaruit al blijkt dat men zich duidelijk druk maakt om een goede stoelgang. Toch is het beter pas over te gaan tot laxerende middelen als andere maatregelen niet helpen. Het gevaar van gewenning aan het medicijn is reëel. Bij langdurig gebruik kan het zelfs voorkomen dat de normale gevoeligheid van de darm sterk vermindert en dat de darm wijd gaat staan (atonie van de dikke darm). Omdat dit weer vergezeld gaat van obstipatie, wordt weer naar de laxantia gegrepen en raakt men in een vicieuze cirkel.
Laxeermiddelen zijn onder te verdelen in:

- *zwelmiddelen* (Volcolon®, Metamucil®, Normacol, Transipeg). Zij zorgen voor volumetoename van feces en bevorderen daarmee de darmperistaltiek (met ruim water innemen);
- *osmotische laxantia* (Importal, Duphalac, Legendal, Microlax, magnesiumsulfaat). Het effect is hetzelfde als bij de zwelmiddelen;
- *contactlaxantia* (Sennecol, Normacol Plus, Bisacodyl, Dulcolax, Nourilax). Deze middelen prikkelen de darmwand tot peristaltiek;
- *glijmiddelen* (Agarol). Zijn verweken ontlasting en vergemakkelijken de passage.

Alle laxantia kunnen diarree en darmkrampen veroorzaken.

Icterus 14

14.1	**Inleiding**	**346**
14.2	**Oorzaken van icterus**	**349**
	14.2.1 Posthepatische icterus	349
	14.2.2 Hepatische icterus	351
	14.2.3 Prehepatische icterus	353
14.3	**Praktische aspecten van icterus**	**355**
	14.3.1 Beoordeling van de gele verkleuring	355
	14.3.2 Andere verschijnselen	355
	14.3.3 Gevaren van icterus	355

14.1 Inleiding

Bij geelzucht (icterus) is het gehalte aan galkleurstof (bilirubine) in het bloed en de weefsels te hoog. Dit geeft bij een lichte verhoging een gele verkleuring van alleen het oogwit, in ernstiger gevallen verkleurt de huid van het gehele lichaam geel.

Icterus is geen diagnose maar een symptoom, zoals anemie en cyanose dat ook zijn. Verschillende aandoeningen/situaties kunnen de oorzaak van het geelzien zijn.

Het afbraakproduct van hemoglobine is *bilirubine*. Met name in de lever wordt hemoglobine omgezet (gemetaboliseerd) tot bilirubine wat in de gal wordt uitgescheiden en via de galwegen (ductus hepaticus, ductus choledochus en ductus cysticus) naar de galblaas wordt afgevoerd. Daar wordt gal voorlopig opgeslagen en dikt ook iets in. Gal bestaat verder uit water, slijm, cholesterol en galzure zouten, die een functie hebben bij de spijsvertering. Gedurende de maaltijd en kort daarna trekt de galblaas zich samen waardoor de inhoud via de galwegen (ditmaal ductus cysticus en ductus choledochus) naar het duodenum wordt getransporteerd.

Om geelzucht te begrijpen, is kennis nodig van de wijze waarop en waar hemoglobine (rode bloedkleurstof) in het lichaam wordt afgebroken en uitgescheiden. Hiervoor wordt verwezen naar het boek *Anatomie en fysiologie* in de serie Basiswerken. Voor zover van belang voor het onderwerp volgt hierna een overzicht van de belangrijkste feiten.

Bilirubinevorming
In afbeelding 14.1 is anatomie van de lever- en galwegen getekend. In afbeelding 14.2 is het proces van afbraak en verwerking van hemoglobine schematisch weergegeven. Om het geheel aanschouwelijker te maken en om de veranderingen die optreden door ziekten in de lever en dergelijke inzichtelijker te maken, zijn er getallenvoorbeelden bijgezet. Deze getallen komen niet geheel overeen met de werkelijkheid, maar het is op die manier wel mogelijk direct te zien wat zich afspeelt onder normale en abnormale omstandigheden. Een hulpmiddel dus.

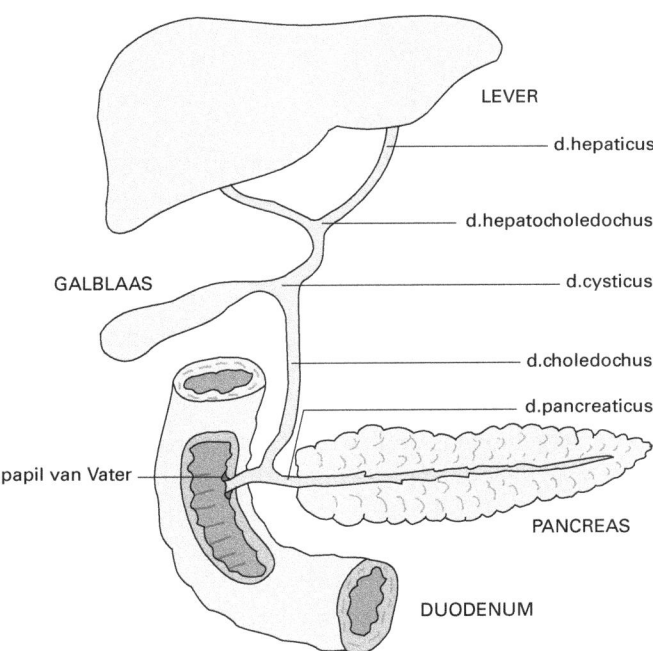

Afbeelding **14.1** *Macroscopische anatomie van de lever- en galwegen (d=ductus).*

Na de productie in het beenmerg en het vrijkomen in de bloedbaan,

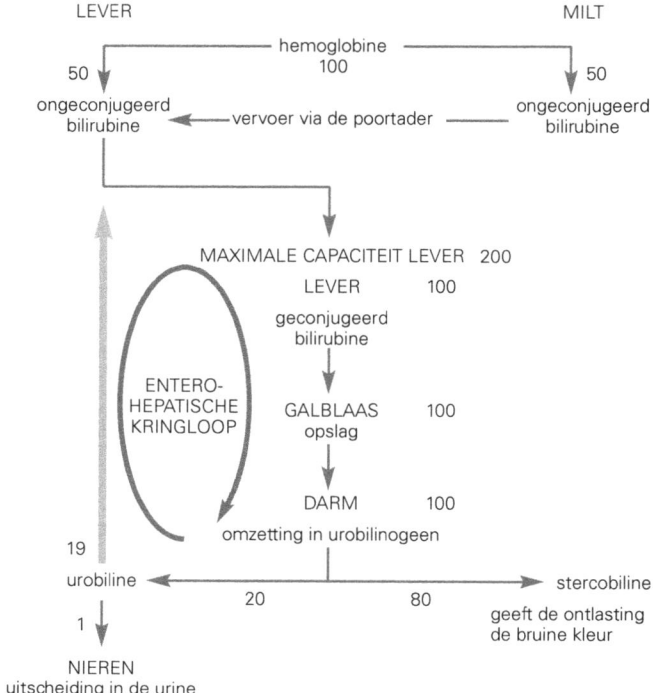

Afbeelding 14.2 Schematische voorstelling van de abnormale afbraak en verwerking van hemoglobine en de vorming van de diverse kleurstoffen (bilirubine, urobiline en stercobiline). Voor een verklaring zie de tekst.

leven rode bloedcellen (erytrocyten) nog ongeveer 120 dagen. Aan het einde van deze periode zwellen ze langzaam op, waardoor ze vooral door de milt en lever als oud worden herkend, uit de circulatie worden gehaald en worden afgebroken. Hierbij komt hemoglobine vrij dat vervolgens door zowel de lever (50) als de milt (50) wordt omgezet in *ongekoppeld (ongeconjugeerd) bilirubine*. Het gedeelte dat in de milt wordt gevormd, gaat vervolgens via de poortader naar de lever (totaal dus weer 100 ongeconjugeerd bilirubine in de lever). De lever wil dit ongekoppelde bilirubine nu uitscheiden in de gal. De gal is echter een waterige oplossing waarin het niet in water oplosbare ongeconjugeerde bilirubine niet kan worden uitgescheiden. De lever maakt het daarom eerst in water oplosbaar door het ongeconjugeerde bilirubine te koppelen aan een andere stof, het *glucuronzuur*. We spreken dan van *geconjugeerd (gekoppeld) bilirubine*. De lever kan grote hoeveelheden van het geconjugeerde bilirubine produceren, veel meer dan hij aangeboden krijgt. In ons getallenvoorbeeld stellen we de maximale capaciteit op 200. Normaal krijgt de lever slechts 100 ongeconjugeerd bilirubine aangeboden, dus zal alle 100 ook aan glucuronzuur gekoppeld worden. Na uitscheiding in de gal en opslag in de galblaas wordt het gekoppelde bilirubine uiteindelijk geloosd in de darm. Daar wordt het vervolgens omgezet in *urobilinogeen*, wat op zijn beurt verder wordt omgezet in *urobiline* (20) en *stercobiline* (80). Het stercobiline wordt met de ontlasting uit ons lichaam verwijderd, het geeft de bruine kleur aan de ontlasting. Het urobiline wordt voor het overgrote deel weer uit de darm opgenomen in de bloedbaan en teruggevoerd naar de lever (de *enterohepatische kringloop*) waarna het weer opnieuw in de gal wordt uitgescheiden enzovoort. In het schema van afbeelding 14.2 is daarbij aangegeven dat het weer omgezet wordt in ongeconjugeerd bilirubine; dit komt niet geheel overeen met de werkelijkheid, maar is behulpzaam bij het uitleggen van het proces. Slechts een gering deel van het urobiline passeert onder normale omstandigheden de lever en wordt vervolgens via de nieren in de urine uitgescheiden.

14.2 Oorzaken van icterus

Bij icterus worden in principe drie groepen van oorzaken onderscheiden: de *prehepatische*, de *hepatische* en de *posthepatische* aandoeningen. In het eerste geval is er niets aan de hand met de lever of galwegen, maar is de productie van hemoglobine te hoog waardoor de lever in capaciteit tekortschiet om alle ongeconjugeerde bilirubine te koppelen aan glucuronzuur. Bij de hepatische icterus zit het probleem in de lever. De maximale capaciteit van de lever is door een ziekte dusdanig verminderd dat het normale aanbod van ongeconjugeerd bilirubine niet verwerkt kan worden. In het laatste geval hebben we meestal te maken met een afsluiting van de galwegen waardoor het in de lever geproduceerde geconjugeerde bilirubine niet naar het duodenum kan worden uitgescheiden. Hieronder worden deze drie oorzaken verder besproken, waarbij begonnen wordt met de posthepatische icterus omdat het mechanisme van geelzucht hierbij het gemakkelijkst te verklaren is.

14.2.1 POSTHEPATISCHE ICTERUS

Wanneer sprake is van een volledige afsluiting van de ductus choledochus, door een galsteen of een pancreaskopcarcinoom (afb. 14.3), wordt de normale verwerking van galkleurstoffen volledig verstoord. Dit is schematisch weergegeven in afbeelding 14.4, een gelijksoortige afbeelding als 14.2, maar met andere cijfers en enkele kleine toevoegingen.

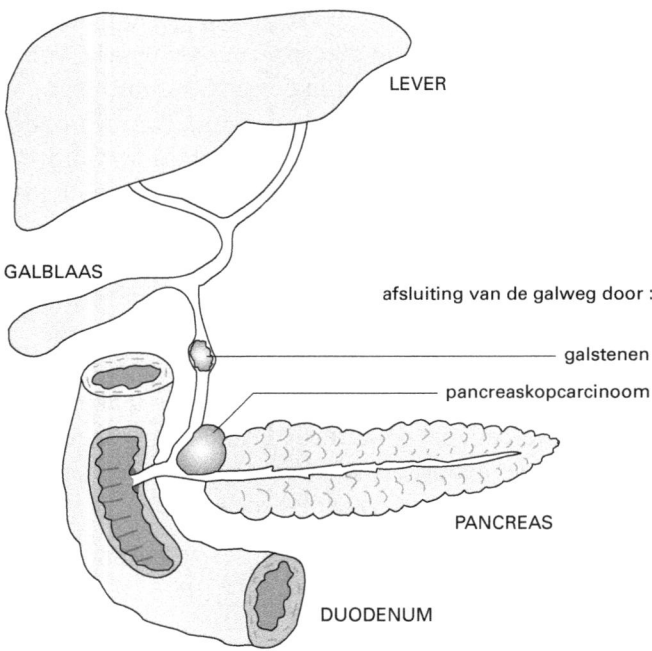

Afbeelding 14.3 Macroscopische anatomie van de lever- en galwegen. In de tekening zijn twee verschillende oorzaken van afsluitingen van de ductus choledochus weergegeven.

De afbraak van hemoglobine in lever en milt blijft gelijk. In de koppeling van bilirubine aan glucuronzuur is ook geen verandering gekomen. Het probleem zit hem in dit geval in het transport van geconjugeerd bilirubine vanuit de gal naar de darm. Bij een volledige afsluiting vindt transport in het geheel niet meer plaats. Dat wil dus automatisch zeggen dat er helemaal geen urobiline (o) en stercobiline (o) meer achter de afsluiting, dus in de darm, ontstaat. Dit valt meteen op doordat de ontlasting bleek van kleur wordt en bovendien door een gestoorde vetvertering een vettige samenstelling bezit. Door dit zeer typische aspect wordt de ontlasting bij deze patiënten ook wel *stopverfontlasting* (stopverffeces) genoemd. Bij laboratoriumonderzoek van de urine kan geen urobiline meer worden aangetoond. In de praktijk is een afsluiting zelden volledig en zullen deze getallen dus niet helemaal nul, maar sterk verlaagd zijn. Vóór de afsluiting, dus in de galwegen en de lever, hoopt zich steeds meer gal op. Na verloop van enige tijd 'loopt de lever over' en vindt de gal waarin bilirubine is opgelost een uitweg naar de bloedbaan. Via de bloedbaan komt het

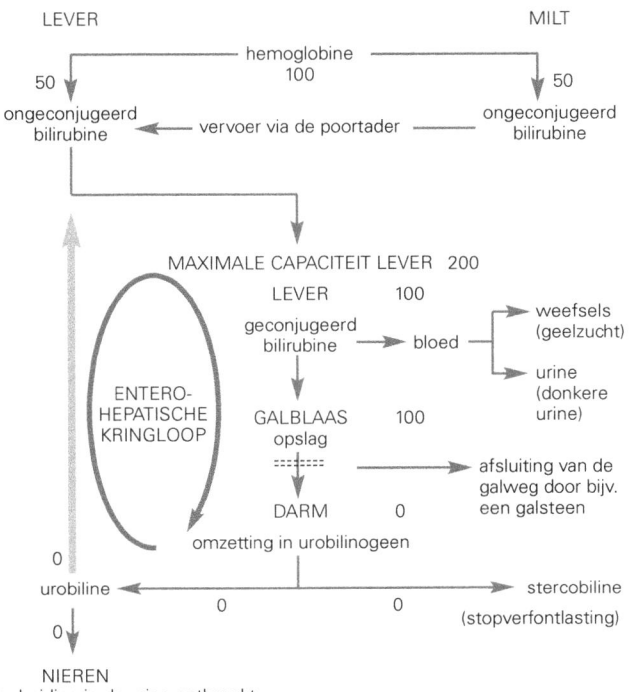

Afbeelding 14.4 Schematische voorstelling van de afbraak en verwerking van hemoglobine en de vorming van diverse kleurstoffen zoals die verloopt bij een volledige afsluiting van de ductus choledochus. Zie ook afbeelding 14.2, maar de getallen die erbij staan zijn veranderd. Voor een verklaring zie de tekst.

bilirubine dan terecht in de weefsels en via de nieren in de urine (geconjugeerd bilirubine is immers oplosbaar in water). Dit wordt zichtbaar door het optreden van geelzucht en donker verkleurde urine. De geelzucht en de donkere urine worden hier dus veroorzaakt door geconjugeerd bilirubine. De urine schuimt gemakkelijk door de aanwezige galzouten. Doordat de lever, ten gevolge van de galstuwing, ongeconjugeerd bilirubine vertraagd conjugeert, zal de concentratie ervan in het bloed (en weefsels) toenemen. Dit draagt weer bij aan de icterus. In tabel 14.1 is een en ander nogmaals verkort weergegeven.

14.2.2 HEPATISCHE ICTERUS

Bij een hepatische icterus hebben we te maken met een stoornis in de verwerking van ongeconjugeerd bilirubine (een leverfunctiestoornis). De maximale capaciteit waarmee de lever glucuronzuur kan koppelen

Tabel 14.1 Verschillen en overeenkomsten in verschijnselen bij de diverse oorzaken van geelzucht. Bij de posthepatische icterus zijn we uitgegaan van een volledige afsluiting van de ductus choledochus.

icterusvorm	posthepatisch	hepatisch	prehepatisch
ongeconjugeerd bilirubine in het bloed	normaal tot verhoogd	verhoogd	verhoogd
geconjugeerd bilirubine in het bloed	aanwezig	kan aanwezig zijn	afwezig
geconjugeerd bilirubine in de urine	aanwezig	kan aanwezig zijn	afwezig
urobiline in de urine	afwezig	verhoogd	verhoogd
kleur van de ontlasting	stopverfkleur	licht	donker
geelzucht door	vooral geconjugeerd bilirubine	vooral geconjugeerd bilirubine	ongeconjugeerd bilirubine

aan bilirubine is bijvoorbeeld nog maar 25%, in het getallenvoorbeeld 50 in plaats van 200.

Het begin van het schema is weer hetzelfde: de afbraak van hemoglobine vindt normaal plaats. In plaats van de normale 100 worden nu slechts 50 eenheden bilirubine gekoppeld aan glucuronzuur. De 50 die niet gekoppeld worden, komen, analoog zoals besproken bij de posthepatische icterus, in de bloedbaan terecht en van daaruit in de weefsels. Dit veroorzaakt dus geelzucht, in dit geval door ongeconjugeerd bilirubine. De ongeconjugeerde bilirubine komt niet in de urine terecht omdat ongeconjugeerd bilirubine niet in water oplosbaar is. De 50 eenheden geconjugeerde bilirubine die wel gevormd zijn, vervolgen normaal hun weg. Veertig daarvan worden omgezet in stercobiline (ook de helft van normaal), dit veroorzaakt een lichtere kleur van de ontlasting dan normaal. Tien worden omgezet in urobiline en worden teruggevoerd naar de lever, waar ze omgezet zouden moeten worden. De lever is echter op maximale capaciteit bezet met de koppeling van glucuronzuur aan bilirubine en heeft geen capaciteit over om het urobiline weer om te zetten. Dit gebeurt dan ook niet, het urobiline passeert de lever en wordt volledig uitgescheiden in de urine. Dit veroorzaakt een bruine kleur van de urine, hier dus door urobiline. Laboratoriumonderzoek van het bloed brengt een verhoogd gehalte aan ongeconjugeerd bilirubine aan het licht (zie tabel 14.1).

14.2.3 PREHEPATISCHE ICTERUS

Bij een prehepatische oorzaak van geelzucht is sprake van een toegenomen productie van bilirubine, bijvoorbeeld door een overmatige bloedafbraak. De normale maximale capaciteit van de lever om bilirubine te koppelen aan glucuronzuur wordt hierbij overschreden. De manier waarop in dit geval geelzucht ontstaat is exact gelijk aan die weergegeven in afbeelding 14.5. Het enige verschil tussen afbeelding 14.5 en 14.6 is de verandering van de getallen.

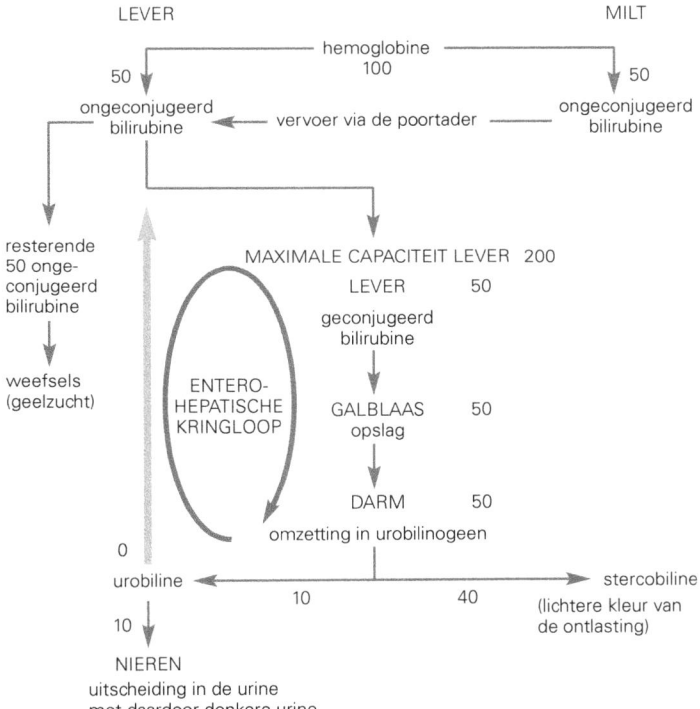

Afbeelding 14.5 *Schematische voorstelling van de afbraak en verwerking van hemoglobine en de vorming van diverse kleurstoffen zoals die verloopt bij patiënten met een gestoorde leverfunctie, waardoor de omzetting van ongeconjugeerd bilirubine in geconjugeerd bilirubine niet meer voldoende plaatsvindt. Zie ook afbeelding 14.2, maar de getallen die erbij staan zijn veranderd. Voor een verklaring zie de tekst.*

Zowel de lever als de milt zetten al het hemoglobine dat vrijkomt om in ongeconjugeerd bilirubine (samen 400). De lever kan echter slechts de helft daarvan (de maximale capaciteit van de lever) koppelen aan

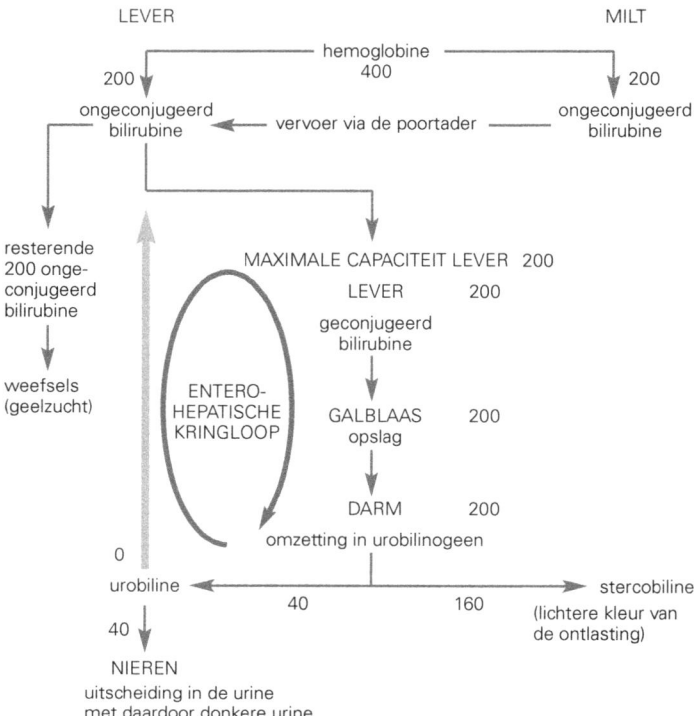

Afbeelding 14.6 Schematische voorstelling van de afbraak en verwerking van hemoglobine en de vorming van diverse kleurstoffen zoals die verloopt bij patiënten met een sterk verhoogde bloedafbraak. De tekening is exact gelijk aan afbeelding 14.5, de getallen die erbij staan zijn echter veranderd. Voor een verklaring zie de tekst.

glucuronzuur. Het overige ongeconjugeerde bilirubine (200) verdwijnt naar de weefsels en veroorzaakt geelzucht. Het geconjugeerde bilirubine vervolgt zijn weg, een hoeveelheid van 160 daarvan wordt stercobiline en 40 urobiline. Het gehalte aan stercobiline is hoger dan normaal, de ontlasting zal dan ook donkerder van kleur zijn dan normaal. De 40 eenheden urobiline zouden weer omgezet moeten worden door de lever, maar dit gebeurt niet (zie bij hepatische icterus): ze komen in de urine en veroorzaken de donkere kleur van de urine. Bij bloedonderzoek zal het gehalte aan ongeconjugeerd bilirubine verhoogd zijn (tabel 14.1).

14.3 Praktische aspecten van icterus

14.3.1 BEOORDELING VAN DE GELE VERKLEURING

Bij een patiënt met een ernstige leverontsteking en als gevolg daarvan een uitgesproken gele verkleuring van de huid, zal iedereen in staat zijn de geelzucht vast te stellen. Vaak echter is de geelzucht minder uitgesproken en moet dan op speciale plaatsen van het lichaam beoordeeld worden. Dat moet dan wel bij daglicht gebeuren, omdat het vrijwel onmogelijk is een beginnende geelzucht bij kunstlicht te zien. Bij jongere patiënten wordt bij voorkeur het oogwit bekeken, waarvan een zeer geringe verkleuring tegen de witte achtergrond al snel zichtbaar is. Naarmate patiënten ouder worden krijgt het oogwit van nature al een gelere kleur; dit wordt veroorzaakt door vetophopingen. In die gevallen waarin het oogwit niet meer bruikbaar is ter beoordeling van geelzucht, kan beter gebruik worden gemaakt van huidgebieden die weinig zonnestralen ontvangen. Bij ouderen kan vooral de buikhuid goed als beoordelingscriterium worden gebruikt.

14.3.2 ANDERE VERSCHIJNSELEN

Behalve de zichtbare verkleuring hebben patiënten met geelzucht ook nogal eens last van jeuk, ongeacht wat de oorzaak is. Jeuk wordt waarschijnlijk veroorzaakt door irritatie door galkleurstof of door galzouten, dat weet men niet precies. Je herkent jeuk onder andere aan de krabeffecten. Bij sommige patiënten, vooral die met progressieve aandoeningen en dus een steeds erger wordende geelzucht, kan jeuk als verschijnsel ernstige klachten geven.

Als laatste verschijnsel kan bij icterus een bradycardie voorkomen, als gevolg van de hoge concentratie galzouten in het bloed.

14.3.3 GEVAREN VAN ICTERUS

Icterus is niet altijd zonder gevaar. Het meest bekend is wel de hersenbeschadiging (kernicterus), die kan optreden bij baby's kort na de geboorte als er zich geelzucht heeft ontwikkeld. In die gevallen hoopt zich ongeconjugeerd bilirubine op in sommige delen van de hersenen, waardoor deze onherstelbaar beschadigd raken. De baby's worden suf en gaan traag drinken, ze kunnen convulsies ontwikkelen en er kunnen zich ernstige restverschijnselen voordoen zoals achterstand in de geestelijke ontwikkeling (mentale retardatie). Voor gedetailleerder beschrijving wordt verwezen naar het boek *Kindergeneeskunde* uit de serie Basiswerken.

Stoornissen in mictie, uiterlijk en samenstelling van urine

15

15.1	Inleiding	356
15.2	Stoornissen in het mictiepatroon en in de hoeveelheden geproduceerde urine	357
	15.2.1 Stoornissen en klachten met betrekking tot de mictie	357
	15.2.2 Stoornissen in de hoeveelheden geproduceerde urine	359
15.3	Stoornissen in uiterlijk en samenstelling van de urine	360
15.4	Routineonderzoek urine	361

15.1 Inleiding

Door de nieren wordt per etmaal ongeveer anderhalve liter urine gemaakt. Daarin zitten vele afvalstoffen, vooral afbraakproducten van de stofwisseling die in de urine kunnen worden uitgescheiden omdat ze in water oplosbaar zijn. Vaak ook komen stoffen in de urine terecht die wel nodig zijn voor het lichaam, maar waarvan op dat moment een teveel aanwezig is. Zo wordt een overschot aan zout uitgescheiden. Als in het lichaam te veel water aanwezig is, wordt dit eveneens door de nieren uitgescheiden; dat is merkbaar omdat de urine dan veel minder sterk geconcentreerd is.
Als er een tekort is aan zout en water, zullen de nieren deze stoffen juist vasthouden.
Het op peil houden van water en zout in het lichaam staat onder controle van twee hormonen, antidiuretisch hormoon (ADH) en aldosteron, die beide in de nieren werken. Andere waardevolle stoffen die worden uitgescheiden als er te veel van in het lichaam aanwezig is, zijn glucose, aminozuren en vitaminen.

Behalve dat de nieren afvalstoffen en een teveel aan stoffen uitscheiden en een belangrijke bijdrage leveren aan het water- en zoutevenwicht (balans) in het lichaam, spelen ze ook nog een rol in het regelen van de zuurtegraad (pH-regulatie). Als het lichaam namelijk dreigt te verzuren, worden onder andere waterstofionen uitgescheiden, waardoor de zuurgraad in het lichaam daalt (zie ook hoofdstuk 10.2.1).

Mictie (lozen van urine) gebeurt in de regel vier- à vijfmaal per dag. Net als bij de defecatie is ook het mictiepatroon per persoon weer anders. 's Nachts wordt niet of weinig geplast; als je slaapt, drink je ook niet. De productie van urine gaat dan wel gewoon door, maar in kleinere, meer geconcentreerde hoeveelheden. De totale hoeveelheid gevormde urine komt niet uit boven de vereiste hoeveelheid die nodig is voor mictiedrang.
Bij kinderen kan bedwateren (*enuresis nocturna*) voorkomen. Zij laten dan 's nachts urine lopen. Meestal heeft dit geen lichamelijke oorzaak; bij het ouder worden verdwijnt het vanzelf.

15.2 Stoornissen in het mictiepatroon en in de hoeveelheden geproduceerde urine

15.2.1 STOORNISSEN EN KLACHTEN MET BETREKKING TOT DE MICTIE

Het komt voor dat veel vaker wordt geplast dan normaal, meestal kleine beetjes urine per keer, zonder dat de dagelijkse hoeveelheid geproduceerde urine toeneemt. Dit heet *pollakisurie*. Het doet zich voor als de blaaswand geprikkeld is, waardoor het mictieproces eerder wordt aangezet.
Bij het plassen kan *dysurie* (pijn onder in de buik) worden ervaren, dit is dan meestal het gevolg van een blaasontsteking (cystitis). De ontstoken blaaswand is pijnlijk bij samentrekken tijdens het mictieproces. Er kan ook sprake zijn van *strangurie* (een branderige straal tijdens het plassen), dit wijst op een ontstoken plasbuis (urethritis).
Er zijn situaties waarin 's nachts wel mictie optreedt, in tegenstelling tot wat eerder is gezegd. Dat gebeurt bij decompensatio cordis (zie par. 8.2.1), maar ook bij een vergrote prostaat, tijdens een zwangerschap en natuurlijk door te veel drinken voor het naar bed gaan. Is alcohol gedronken, dan werkt dit nog extra als ontwateringsmiddel (diureticum). In alle gevallen spreken we van *nycturie*. Eigenlijk houdt nycturie in dat 's nachts meer urine wordt geloosd dan overdag. De term wordt echter ook gehanteerd voor elke vorm van nachtelijk plassen. Bij decompensatio cordis is er sprake van echte nycturie, bij

een grote prostaat niet; de hoeveelheid die 's nachts wordt uitgeplast is kleiner dan die van overdag.
Bij *polyurie* (zie verderop) komt het uiteraard sneller tot nycturie. Bij de waardering van nycturie moet dan ook altijd rekening worden gehouden met een eventueel aanwezige polyurie.

Het onvermogen om urine in de blaas te houden wordt *incontinentie* genoemd. Daarbij raakt men op gezette tijden urine kwijt zonder dat men het wil. Er zijn verschillende vormen van incontinentie.
Inspanningsincontinentie (stressincontinentie) komt het meeste voor, vooral bij vrouwen. In alle gevallen is er een tekortschieten in de spierfunctie rond de blaasuitgang en/of van de bekkenbodemspieren. Dit zien we bij baarmoederverzakkingen (prolapsus uteri), in situaties waarbij een verhoogde druk in de buikholte bestaat zoals bij vetzucht, of heeft bestaan (zwangerschappen) en bij atrofie van weefsels ter plekke (veroudering, oestrogeentekort). Stressincontinentie heeft als kenmerk dat urine kwijtgeraakt wordt in alle situaties waarbij de druk in de buikholte toeneemt: tillen, lachen, hoesten, niezen, persen en dergelijke. Men voelt geen aandrang. 's Nachts zijn er geen klachten. Deze incontinentievorm komt voor bij 25% van de vrouwen boven de 35 jaar.
Ook *aandrangsincontinentie (urge-incontinentie)* komt vrij veel voor. De samentrekkingen voor de mictie komen al bij een geringe vulling van een overactieve blaas, meestal een blaasontsteking (soms urethravernauwing). Er bestaat een hevige aandrang tot plassen waaraan direct moet worden toegegeven, de urine kan niet worden opgehouden. Het komt zowel 's nachts als overdag voor en kan behoorlijke psychosociale gevolgen hebben.
Blaastraining kan de prikkelbaarheid van de blaas doen verminderen. Didrase, Urispas of Detrusidol kunnen de spanning in de blaaswand en de ongeremde contracties verminderen.
Bij *overloopincontinentie* (druppelincontinentie) gaat druppelsgewijs urine verloren als de druk in de blaas groter wordt dan de afsluitende kracht. We zien dit bij een overvulde en overrekte blaas, door bijvoorbeeld vernauwing van de urethra als gevolg van een strictuur of een vergrote prostaat waardoor de urine moeilijk naar buiten kan. Ook kan de oorzaak gelegen zijn in een verminderde tonus van de blaaswandspieren als gevolg van bijvoorbeeld een neuropathie (suikerziekte, alcoholisme). Door een narcose of na een epidurale anesthesie kan tijdelijk een overloopblaas ontstaan. Bij overloopincontinentie voelt men wel aandrang, maar is er een onvermogen het normale mictieproces te hanteren.

In geval van *reflexincontinentie* ontbreekt de controle over de mictiereflex. De mictie verloopt zoals bij kleine kinderen die nog niet zindelijk zijn. We zien deze vorm van incontinentie bijvoorbeeld bij patiënten met een dwarslaesie, multiple sclerose en dementie.

Er wordt gesproken van *volledige incontinentie* indien er geen aandrang is en geen controle over de mictie, druppelsgewijs wordt steeds urine verloren. Dit kan een gevolg zijn van neurologische aandoeningen, maar ook door zenuwbeschadiging bij operaties in het bekkengebied. Bij *functionele incontinentie* is het niet mogelijk tijdig het toilet te bereiken, bijvoorbeeld door mobiliteitsproblemen, maar ook in geval van dementie waarbij de weg naar het toilet vergeten is. Het mictieproces op zich is hier niet verstoord.

Moeite hebben met het lozen van urine kan leiden tot *urineretentie*. De oorzaak is meestal gelegen in een vergrote prostaat (m.n. hypertrofie of carcinoom). Door de volumevergroting is de urethra vernauwd, waardoor de urine moeilijker kan passeren. Het uit zich in prostatismeklachten: traag op gang komen van de mictie, een slappe straal en nadruppelen. Frequente aandrang kan ontstaan door het niet volledig ledigen van de blaas. Op den duur kan zich een chronische retentie ontwikkelen met als gevolg daarvan een overloopblaas. Er kan ook een acute retentie ontstaan. Aanleiding daartoe vormen lang ophouden van urine, veel drinken, alcoholgebruik (geeft vaatverwijding in het bekken), seksuele opwinding (leidt tot extra bloedtoevoer naar het bekkengebied) en obstipatie. Ook medicatiegebruik (anticholinergica) kan acute retentie uitlokken.

15.2.2 STOORNISSEN IN DE HOEVEELHEDEN GEPRODUCEERDE URINE

Het kan zijn dat meer dan twee liter urine per dag wordt geloosd. In dat geval wordt gesproken van *polyurie*. Oorzaken van polyurie kunnen zijn:
- *veel drinken*: meer vocht in de bloedbaan houdt in dat minder ADH wordt geproduceerd;
- *alcoholgebruik*: alcohol gaat het effect van ADH op de nieren tegen en er zal dus meer water in de urine terechtkomen;
- drinken van *veel koffie*: cafeïne versterkt de diurese;
- *diabetes mellitus*: dit geeft een osmotische diurese, dat wil zeggen dat water met een stof, glucose, mee naar buiten wordt genomen;
- *diabetes insipidus*, afwezigheid van antidiuretisch hormoon (ADH) in het lichaam: de nier is hierdoor niet meer in staat om water vast te houden, er kunnen liters vocht worden uitgeplast.

We kennen ook de situatie dat er veel minder urine wordt geproduceerd dan normaal. Indien de hoeveelheid per 24 uur minder is dan 400 ml, dan spreken we van *oligurie*. Wordt hoogstens 100 ml per 24 uur geloosd, dan heet dit *anurie*. Oorzaken van oligurie/anurie kunnen zijn:
- *dehydratie*: een groot tekort aan vocht in het lichaam. Wat er nog is wordt zo veel mogelijk vastgehouden. Alleen het hoogst noodzakelijke aan vocht om afvalstoffen uit te kunnen scheiden komt in de urine terecht;
- *shock* (zie par. 8.6);
- *uitval van nierfunctie* (nierinsufficiëntie): bij nierziekten kunnen nefronen uitvallen met als gevolg dat steeds minder urine wordt gevormd.

15.3 Stoornissen in uiterlijk en samenstelling van de urine

Normale urine is helder (doorzichtig), de kleur is lichtgeel door de urobiline die erin voorkomt. Is de urine geconcentreerder van samenstelling, dan is de kleur oranjegeel.
Zowel voedingsbestanddelen als medicijnen zijn in staat de urine een andere kleur te geven. Iedereen kent de rode kleur na het eten van bietjes. Rifampicine (een antibioticum) kan echter ook een rode kleur geven. Furadantine (een medicijn tegen urineweginfecties) geeft weer een donkere kleur aan de urine. Mahoniehoutkleurige urine komt voor bij een hemolytische icterus/anemie (zie hoofdstuk 14). De urine is donker (bruin) bij aanwezigheid van (geconjugeerd) bilirubine, het schuimt dan ook heel gemakkelijk door de tevens aanwezige galzouten. Het geheel ziet er uit als 'bockbier'. De urine schuimt ook als er eiwitten in zitten.
Bloed in de urine wordt *hematurie* genoemd. Bloed kleurt de urine rood. Bij een diffuus rode kleur is het bloed waarschijnlijk hoog in de urinewegen bijgevoegd, het kon zich goed met de urine mengen. Komt het bloed uit de blaas of urethra, dan zijn vaak slierten bloed in de urine zichtbaar. Belangrijke oorzaken voor bloed in de urine zijn nierstenen en blaasontstekingen. Men moet erop bedacht zijn dat bij vrouwen menstrueel bloed in de urine terecht kan komen en zo een reden kan vormen voor een foute interpretatie. Is alleen bloed aanwezig aan het begin en aan het einde van de mictie, dan ligt de oorzaak in de plasbuis (urethra) of de prostaat.
Als erytrocyten langere tijd in de urine verblijven, kunnen ze door het hypertone milieu van de urine verschrompelen en/of kapotgaan (hemolyse). Hemoglobine komt dan vrij in de urine terecht. Door de

aanwezige cellichamen wordt het aspect van de urine dan meer vleesnatkleurig en minder troebel. Dit doet zich voor bij bloedverlies uit de nieren zelf.

Een witachtigtroebele verkleuring van de urine kan wijzen op de aanwezigheid van witte bloedcellen: *leukocyturie*, eventueel *pyurie* (pus in de urine). Troebel kan de urine ook zijn door aanwezige kristallen (neergeslagen urinebestanddelen); dit kan verder geen kwaad.

Stoffen die in de urine niet thuishoren maar er toch in kunnen voorkomen, zijn glucose en eiwit; dat heet respectievelijk *glucosurie* en *proteïnurie*. Glucose komt in de urine terecht als de nierdrempel voor glucose wordt overschreden. Dit is het geval bij suikerziekte. Het kan ook zijn dat de nierdrempel voor glucose verlaagd is, zodat al vrij snel tot uitscheiding wordt overgegaan (renale glucosurie). Renale glucosurie kan worden onderscheiden van suikerziekte door een bloedglucosebepaling te verrichten; deze zal bij renale glucosurie laag/normaal en bij diabetes mellitus hoog uitvallen. Glucose kan ook in de urine voorkomen bij veel snoepen ('sinterklaasavond'-glucosurie of alimentaire glucosurie), vooral als dit na een periode van lang vasten gebeurt.

Er is altijd een kleine hoeveelheid eiwit in de urine aanwezig, maar niet meer dan 150 mg per dag. Als die waarde wordt overschreden, spreekt men van *proteïnurie*. De oorzaken van proteïnurie liggen vaak in de nieren. Deze zijn dan meer doorgankelijk geworden voor eiwitten als gevolg van een ziekteproces. Een aandoening waarbij de nieren veel eiwitten kunnen doorlaten is het *nefrotisch syndroom*. Daarbij worden zoveel eiwitten uitgeplast, dat er in het bloed een eiwittekort ontstaat (hypoalbuminemie) waardoor zich oedemen kunnen gaan ontwikkelen. Bij jongeren kan een zogenaamde *orthostatische proteïnurie* voorkomen. Deze ontstaat in staande houding bij een sterke lendenlordose (holle rug). Daardoor treedt een tijdelijke nierstuwing op met proteïnurie als gevolg. Bij koorts en soms na extra inspanning is het ook mogelijk dat een hoeveelheid eiwit in de urine terechtkomt, dat heet *functionele proteïnurie* en verdwijnt later weer. Tot slot kunnen aanwezige cellen in de urine, zoals witte bloedcellen bij een ontsteking, bloed of fluor vaginalis (uitvloed uit de vagina bij de vrouw) ook de oorzaak zijn van het vinden van eiwit.

15.4 Routineonderzoek urine

Een gewoon routineonderzoek van de urine wordt uitgevoerd om te beoordelen of aan nieren of urinewegen afwijkingen voorkomen. Het is een voornamelijk kwalitatief onderzoek en moet worden beschouwd als een eerste screening, die door uitgebreider onderzoek moet worden gevolgd als afwijkingen worden gevonden (zie hiervoor het boek *Interne geneeskunde* uit de serie Basiswerken).

Eerst wordt gekeken naar de kleur, helderheid, geur en het al of niet schuimen van de urine. Vervolgens worden de volgende bepalingen uitgevoerd:

- *soortelijke massa*. De bepaling van de soortelijke massa is een test om het concentrerend vermogen van de nier te bepalen. Het gebeurt met een areometer (urometer, densimeter) of een teststrook (ionmeter). Een liter zuiver water is 1 000 gram; de soortelijke massa is 1 000. Worden in het water stoffen opgelost dan neemt de soortelijke massa ervan toe. Urine is een waterige oplossing van stoffen. De normale soortelijke massa van urine ligt rondom de 1 020; het neemt toe als er meer stoffen in zijn opgelost. Dit is aan de orde bij glucosurie en proteïnurie. Het kan ook komen doordat veel zout wordt uitgescheiden of veel ureum. Extra zout wordt uitgescheiden bij een gebrek aan aldosteron (ziekte van Addison). Extra ureum verschijnt in de urine na bijvoorbeeld een grote maag-darmbloeding. Veel van het bloed wordt namelijk in de darmen verteerd, waarbij veel aminozuren ontstaan die weer tot ureum worden omgevormd;
- *eiwitgehalte* (proteïnurie). Eiwit kan in de urine worden aangetoond met behulp van een stick geïmpregneerd met een indicator voor eiwit (Albustix). Niet ieder eiwit wordt met een Albustix aangetoond; bovendien gaat het om een grove screening. Omdat daardoor een diagnose kan worden gemist, geven velen er de voorkeur aan urine in het laboratorium met een betere methode zowel kwalitatief (welke eiwitten zijn aanwezig) als kwantitatief (hoeveel eiwitten zijn aanwezig) te laten onderzoeken;
- *glucosegehalte* (glucosurie). Kan in de urine worden aangetoond met een stick (Clinistix). Toch wordt de voorkeur gegeven aan een bloedglucosebepaling bij verdenking op suikerziekte. De aanwezigheid van glucose in urine loopt altijd iets achter bij de glucose in het bloed;
- *aanwezigheid van bloed*. Bloed in de urine kan eveneens met een teststrip worden aangetoond. Het is echter beter het urinesedimentonderzoek (zie hierna) te gebruiken om erytrocyten vast te stellen, dat is nauwkeuriger;
- *aanwezigheid van leukocyten*. Gebeurt met de dipslide, negatieve uitslag sluit een urineweginfectie echter niet uit;
- *aanwezigheid van bacteriën*. Bestaan er klachten die wijzen op een urineweginfectie, dan kan met behulp van een nitrietstick worden

vastgesteld of voldoende bacteriën aanwezig zijn om van een infectie te kunnen spreken. Het in de strip aanwezige nitriet wordt omgezet in nitraat in aanwezigheid van gramnegatieve bacteriën zoals de E. coli (meestal de verwekker van urineweginfecties). Is de uitslag negatief en zijn er toch klachten, dan wordt voor alle zekerheid toch een sedimentonderzoek gedaan. In het geval van een urineweginfectie worden in het sediment behalve bacteriën ook veel leukocyten aangetroffen. Het vinden van leukocyten is voor de diagnose urineweginfectie veel belangrijker dan het vinden van bacteriën. Veel bacteriën in het sediment, maar geen enkele leukocyt leidt tot de conclusie dat of met het opvangen van de urine of met het bewaren van de urine iets fout is gegaan. Normaliter is de urine die de blaas verlaat steriel. Op weg naar buiten komen er bacteriën bij vanuit het laatste deel van de plasbuis en eventueel bij passage van de uitwendige geslachtsdelen. Opgevangen urine is dus niet meer steriel. Als men deze laat staan bij een wat hogere temperatuur zullen de bacteriën zich snel vermeerderen. Het is dus zaak de urine direct te onderzoeken op bacteriën of anders in de koelkast te bewaren tot het moment van onderzoek. Het is het beste een 'gewassen plas' in te leveren (zie *Verpleegkunde* uit de serie Basiswerken) als men op bacteriën wil onderzoeken;
- *sedimentonderzoek*. Voor dit onderzoek wordt verse (midstream) urine drie minuten gecentrifugeerd bij 1 500 omwentelingen per minuut. De vaste bestanddelen (het sediment) komen tijdens het centrifugeren op de bodem van het buisje terecht. De bovenstaande vloeistof moet worden afgegoten. Vervolgens wordt een kleine hoeveelheid van het sediment op een objectglaasje gedaan en na toevoeging van een klein beetje kleurstof onder de microscoop bekeken. Normaliter mag in het onder de microscoop bestudeerde sediment per gezichtsveld voorkomen:
- sporadisch een erytrocyt;
- twee à drie leukocyten;
- een enkele epitheelcel;
- kristallen;
- enkele bacteriën.

Het spreekt vanzelf dat bij hematurie te veel erytrocyten worden gevonden en bij leukocyturie te veel leukocyten. Beide wijzen op aandoeningen in nieren of urinewegen. Een andere abnormale structuur die kan voorkomen is een cilinder. Dit is een afgietsel van de niertubulus en met het blote oog dan ook niet waarneembaar. We kennen *hyaliene cilinders* en *korrelcilinders*. Hyaliene cilinders bestaan uit eiwitten die in de tubuli zijn neergeslagen. Korrelcilinders bevatten tevens kapotgegane cellen (celdébris). Cilinders komen bij zieke nieren voor. Als daartoe aanleiding bestaat kan er een urinekweek worden ingezet. Daarbij wordt het micro-organisme gediagnosticeerd en tevens het resistentiepatroon voor antimicrobiële medicatie vastgesteld (zie verder hoofdstuk 3).

Kwantitatief urineonderzoek wordt verder besproken in het boek *Interne geneeskunde* uit de serie Basiswerken.

16 Peritonitis en ileus

16.1	**Peritonitis**	**365**
	16.1.1 De acute buik	366
	16.1.2 Verloop	367
	16.1.3 Oorzaken	367
	16.1.4 Behandeling	368
16.2	**Ileus**	**369**
	16.2.1 Inleiding	369
	16.2.2 Mechanische ileus	369
	16.2.3 Dynamische of functionele ileus	373

16.1 Peritonitis

Het buikvlies (peritoneum) bekleedt de vrije buikholte en vrijwel alle organen die zich erin bevinden. Een ontsteking van het buikvlies heet *peritonitis*. Een peritonitis kan vele oorzaken hebben en kan zich op een bepaalde plek manifesteren (lokale peritonitis) of het hele buikvlies betreffen (algehele peritonitis). Meestal begint een ontsteking aan het peritoneum lokaal, maar kan zich zo uitbreiden dat op den duur het gehele buikvlies ontstoken is. Een lokale peritonitis geeft aanleiding tot plaatselijke verschijnselen die nog niet tot ernstig ziekzijn leiden, een algehele peritonitis daarentegen geeft een ernstig ziektebeeld met hoge koorts.

De ontstekingsreactie van het peritoneum ontstaat meestal met als doel een ziekteproces in een aangrenzend met peritoneum bekleed orgaan in te dammen. Dit lukt ook, vaak gebeurt het met behulp van *infiltraatvorming*. Zo'n infiltraat is door de buikwand heen vaak goed te voelen als een vaste, pijnlijke weerstand. Op den duur verdwijnt het infiltraat (dit kan overigens maanden duren) en is de patiënt weer hersteld. Een voorbeeld is het *appendiculair infiltraat*: een infiltraat dat zich vormt rondom een ontstoken blinde darm (eigenlijk het wormvormig aanhangsel van de blinde darm) en die dus rechts onder in de buik voelbaar is. Afhankelijk van de weerstand van de patiënt en uiteraard ook van de virulentie van betrokken bacteriën, lukt het niet altijd om op deze wijze de ontsteking in te dammen. In dat geval zal de peritonitis zich over het gehele buikvlies uitbreiden. Naarmate dit proces voortschrijdt, ontwikkelt zich een algehele peritonitis en wordt de patiënt steeds zieker. De verschijnselen die hiermee gepaard gaan vormen samen een syndroom bekend onder de term *acute buik*.

16.1.1 DE ACUTE BUIK

Bij een acute buik zien we de volgende verschijnselen:
- een scherpe, stekende, continue pijn;
- défense musculaire;
- stilliggen van de darmen.

Scherpe, stekende, continue pijn
Vaak weet de patiënt nog wel aan te geven waar de pijn begon en waar zich dus waarschijnlijk het ziekteproces bevindt. Maar dat is niet altijd het geval en dan is het moeilijk de oorzaak te lokaliseren. Meestal ontstaat de pijn geleidelijk en wordt erger naarmate de peritonitis zich uitbreidt. Soms echter ontstaat de pijn plotseling en hevig (peracuut), maar dat is wel gebonden aan de oorzaak: een maagperforatie bijvoorbeeld kan op deze wijze peritonitispijn geven.
Kenmerkend voor peritoneale pijn is de *druk- en loslaatpijn*. Niet alleen bij druk op het zieke weefsel, maar ook bij het loslaten ontstaat pijn: buikvlies is namelijk uitermate pijngevoelig. Hoesten, lachen, bewegen en, bij lokalisatie boven in de buik, ook de ademhalingsbewegingen doen pijn. Vervoer in de ambulance ('vervoerpijn'), het onzorgvuldig rijden met de brancard en het stoten tegen het bed waarop de patiënt ligt, worden als zeer pijnlijk ervaren in de buik. De patiënt probeert zelf dan ook zo stil mogelijk te blijven liggen.

Défense musculaire
Défense musculaire betekent letterlijk het terugvechten (verdedigen) via spieraanspanning. Bij peritonitis heeft dit als doel te voorkomen dat het peritoneum wordt bewogen (dus om pijn te voorkomen). Het is een onwillekeurig (reflexmatig) aanspannen van de buikwandspieren als gevolg van prikkeling van het buikvlies: passief spierverzet.
De mate van de défense musculaire hangt af van de ernst van de peritonitis. Bij een ernstige vorm kan de buik plankhard worden. Défense musculaire is een belangrijk symptoom, maar kan bij oudere mensen en bij kinderen uitblijven.

Stilliggen van de darmen
Als reactie op de peritonitis zullen de darmen gaan stilliggen (darmparalyse). Elke beweging doet immers pijn. Daardoor zal de passage van darminhoud ook stil komen te liggen. Dat noemt men een *ileus*. Omdat hier verlamming van de darmen de oorzaak is, spreken we van een *paralytische ileus* (zie verder par. 16.2.3). Bij auscultatie zijn geen darmgeluiden te horen, er heerst een 'stilte als in het graf'.
Naast de lokale verschijnselen door de peritonitis komen er algemene ziekteverschijnselen voor: ernstig gevoel van ziek-zijn (malaise), gebrek aan eetlust (anorexie), koorts en een versnelde pols die niet alleen door de koorts ontstaat, maar ook door de shock die dreigt. Doordat grote hoeveelheden vocht en elektrolyten zich in het peritoneum en de vrije buikholte ophopen en er bovendien sprake is van een versterkte bloeddoorstroming in het zieke gebied, zal namelijk een ondervulling van het vaatstelsel optreden met als gevolg shock (zie voor verschijnselen hoofdstuk 8).

16.1.2 VERLOOP
Vooral bij een algehele peritonitis is er grote kans dat het geproduceerde ontstekingsvocht in de buikholte wegstroomt naar de laagstgelegen delen. Bij een patiënt in liggende houding zijn de laagstgelegen delen van de vrije buikholte de ruimte onder het middenrif (subfrenische holte) en de ruimte tussen endeldarm en blaas (bij de man) en baarmoeder (bij de vrouw): het cavum Douglasi (afb. 16.1). Het ontstekingsvocht kan daar vrij gemakkelijk terechtkomen door de ligging van de ophangbanden van darmdelen (mesenteria) en door de ademhewegingen (het middenrif gaat op en neer en zuigt vocht mee). Op de genoemde plaatsen kunnen zich abcessen ontwikkelen. Het subfrenisch abces (onder het middenrif) is door zijn ligging moeilijk te diagnosticeren en te behandelen. Het abces in het cavum Douglasi kan met behulp van een rectaal toucher worden vastgesteld, daarna worden geopend en gedraineerd.
Sepsis kan het beeld begeleiden, daaraan overlijdt 30% van de patiënten.

16.1.3 OORZAKEN
Er zijn verschillende oorzaken van peritonitis:
- *via de bloedsomloop (hematogene weg) besmet raken* van het peritoneum met bacteriën (primaire peritonitis). Dit komt in verhouding tot andere oorzaken weinig voor, in feite alleen bij een sterk verminderde weerstand;

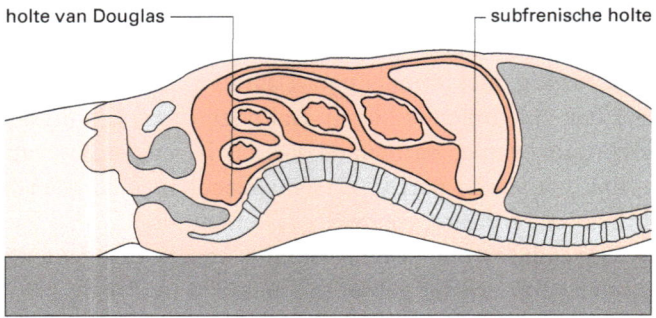

Afbeelding 16.1 In liggende positie vormen de holte van Douglas (links) en de subfrenische holte (rechts) de twee diepste punten in de buikholte.

- ontstekingen in organen die grenzen aan het peritoneum. Heel bekend is de blindedarmontsteking (appendicitis), maar ook bij een galblaasontsteking, een ontsteking van de dikke darm en dergelijke kan peritonitis in tweede instantie optreden;
- perforatie van holle organen grenzend aan de vrije buikholte. De inhoud van het orgaan stroomt dan leeg in de peritoneale holte (maagperforatie, darmperforatie);
- ischemie door afsluiting van een darmvat of beklemming door een volvulus ('knoop') of door invaginatie (zie voor beide par. 16.2.2). Bij een geblokkeerde bloedvoorziening (strangulatie) wordt de darmwand necrotisch en doorgankelijk voor bacteriën die dan in de peritoneale holte terechtkomen en peritonitis veroorzaken. Ook verdwijnt veel vocht naar de vrije buikholte;
- bloeding in de peritoneale holte (milt- en leverruptuur, buitenbaarmoederlijke zwangerschap).

16.1.4 BEHANDELING

De behandeling van een buikvliesontsteking omvat verschillende maatregelen:
- er mag niets worden gegeten of gedronken; maagsonde geven;
- er mogen geen pijnstillers worden gegeven voordat de diagnose is gesteld;
- onmiddellijk antibiotica toedienen (parenteraal), tevens vocht- en elektrolytentekort per infuus aanvullen. Proberen het uittreden van het vele vocht in het zieke gebied enigszins te voorkomen door een infuus met een plasmavervangend middel (zie hoofdstuk 6) te geven, waardoor vocht beter in de bloedbaan wordt vastgehouden;

– *spoelen van de buikholte* met fysiologisch zout (lavage) via laparotomie/scopie (afhankelijk van de ernst van de situatie);
– *bestrijden van shock* (zie hoofdstuk 8);
– de veroorzakende aandoening behandelen.

Een ernstige peritonitispatiënt vergt zeer intensieve begeleiding, zodat verpleging op de afdeling intensive care moet plaatsvinden.

16.2 Ileus

16.2.1 INLEIDING

Onder ileus wordt een stoornis in de darmpassage verstaan, die niet moet worden verward met obstipatie. Ileus kan het gevolg zijn van een volledige afsluiting van de darm waardoor niets meer kan passeren. Ook kan een ileus ontstaan door het verlamd zijn van darmen, zoals dat bij een peritonitis het geval is, of door overmatig aanspannen van de darmspieren.

Is er sprake van een afsluiting, dan noemt men dit een *mechanische ileus*, is de oorzaak een niet goed bewegen van de darm, dan heet dit *dynamische* of *functionele ileus*. Een ileus is een ernstige situatie die, soms al na korte tijd, irreversibel wordt en tot de dood leidt.

Als nog enige passage mogelijk is, is sprake van een *subileus*.

De diagnose wordt gesteld op grond van de verschijnselen. Op een buikoverzichtsfoto (BOZ) in staande houding worden met gas of vloeistof (vloeistofspiegeltjes) uitgezette darmlissen gezien.

16.2.2 MECHANISCHE ILEUS

Er zijn verschillende oorzaken van een mechanische ileus:
– *ruimte-innemende ziekteprocessen* in de darmwand. Voorbeelden zijn ontstekingen en darmkanker, waardoor de gehele darmholte wordt gevuld en daarmee afgesloten;
– *ziekteprocessen buiten de darm*. Indien deze processen zo fors op de darm drukken dat hij wordt dichtgedrukt of afgesnoerd (afb. 16.2), kan een ileus het gevolg zijn. Een voorbeeld daarvan vormen verklevingen van het peritoneum, die een overblijfsel zijn van een eerder doorgemaakt ziekteproces of een operatie. Een darmlis kan erdoor worden afgesnoerd;
– *volvulus en invaginatie*. Een volvulus ('knoop') houdt in dat een darmdeel gedraaid is om zijn ophangband. Het blijft dan klem zitten. Bij een invaginatie schiet een stuk darm binnen in een volgend darmdeel en zit dan klem. In beide gevallen (afb. 16.2) is de darm volledig afgesloten en is er dus sprake van een ileus. Bovendien is de bloedvoorziening in het afgesloten darmdeel geblok-

keerd, we spreken dan van een strangulatie. De gevolgen daarvan zijn al beschreven bij de peritonitis;
- *beklemde breuk* (hernia incarcerata, afb. 16.3). Een darmlis is naar buiten geschoten door een breukpoort en is klem komen te zitten, mede doordat de aders zijn afgeknepen en de slagaders door de er in heersende hogere druk nog bloed doorlaten, het darmdeel zwelt op. Het spreekt vanzelf dat er geen darminhoud meer door dit deel kan passeren;
- *voorwerpen in de darmholte* (het lumen). Grote galstenen (afb. 16.4), een kluwen wormen of een hoeveelheid opgezwollen voedingsvezels kunnen leiden tot een belemmering van de doorgang van de darm en dus tot een ileus.

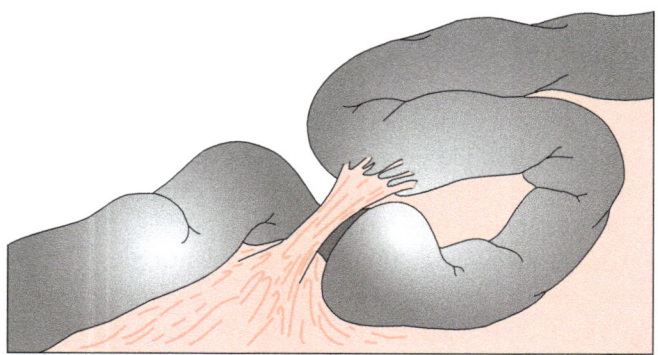

Afbeelding 16.2 *Bindweefselstreng die de darm afsnoert.*

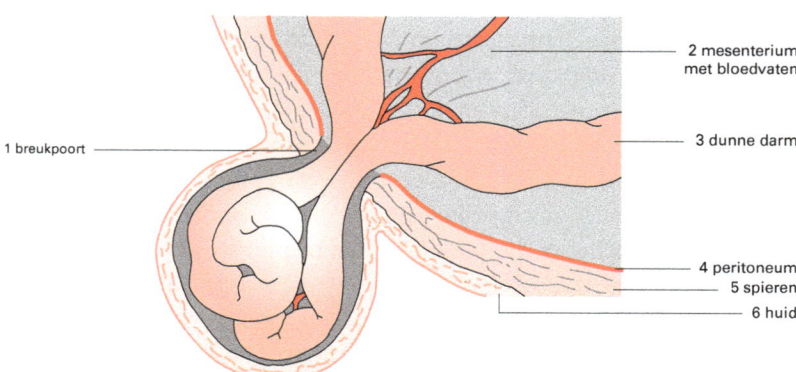

Afbeelding 16.3 *Beklemde breuk: de breukpoort snoert de darmen en de bloedvaten af.*

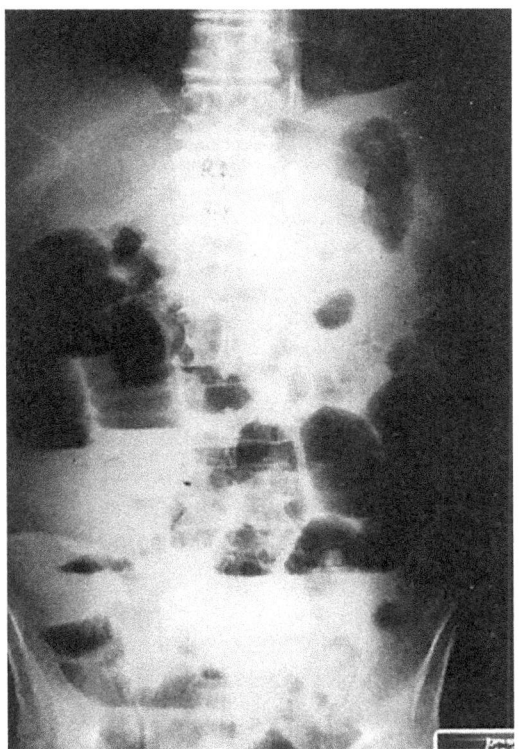

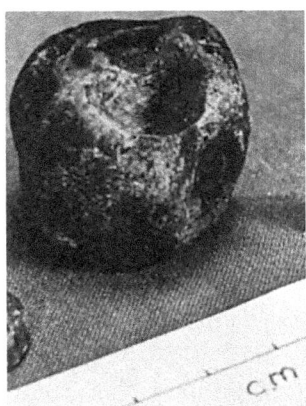

Afbeelding 16.4 A Buikoverzichtsfoto van een patiënt met een ileus. Duidelijk zichtbaar zijn de grote gasbellen (diepzwart) en de spiegels (horizontale grijze vlakken).
B Opname van een galsteen die de oorzaak zou kunnen zijn van de in A getoonde ileus.

Verschijnselen
Bij een mechanische ileus wordt in de praktijk onderscheid gemaakt tussen een *hoge* en een *lage* ileus. Bij een hoge ileus is er een afsluiting in het eerste deel van de dunne darm. Bij een lage ileus zit de afsluiting bijvoorbeeld onder in de dikke darm. Sommige van de verschijnselen van een mechanische ileus zijn meer uitgesproken bij de hoge vorm, andere meer bij de lage vorm.

De verschijnselen zijn:
- *uitblijven van lozen van ontlasting (defecatie) en van darmgassen (flatulentie)*. In het begin is het nog wel mogelijk dat darminhoud die beneden het niveau van de afsluiting zat, wordt geloosd. Daarna stopt het onherroepelijk, het is niet meer mogelijk dat de darminhoud de endeldarm bereikt;
- *pijn*. De pijn die optreedt is een typische koliekpijn en is vooral aanwezig als de afsluiting zich hoog in de ingewanden bevindt;
- *hyperperistaltiek*. De darm is overdreven actief in zijn poging om de afsluiting op te heffen. Soms is de peristaltiek voelbaar en zichtbaar door de buikwand heen;
- *darmgeluiden*. De darmen maken extra lawaai door de combinatie hyperperistaltiek en het overvuld zijn met vocht en darmgassen. Soms zijn 'gootsteengeluiden' hoorbaar als vocht zich heen en weer verplaatst;
- *opgezette buik*. Bij een hoge ileus is de buik opgezet rond de navel, bij een lage ileus meer aan de zijkanten (flanken) van de buik. Het middenrif kan soms omhoog worden geduwd door de toename van de darminhoud, met als gevolg dat oppervlakkig wordt geademd;
- *uitdroging (dehydratie)*. Dit is vooral bij een hoge ileus aanwezig. Dan kan namelijk het vele vocht dat dagelijks de ingewanden passeert (zie par. 13.4.3) niet worden teruggeresorbeerd verderop in de dunne darm, omdat alles blijft hangen boven de afsluiting. Het lichaam had er echter wel op gerekend dat dit vocht weer naar het interne milieu zou terugkeren. Het gevolg is nu uitdroging, waardoor zich shock kan ontwikkelen;
- *misselijkheid en braken*. Dit komt vooral voor bij een hoge ileus. Dat heeft onder andere te maken met de sterkere uitzetting van de darmen door het vele vocht dat erin verblijft. Veel braken bevordert nog eens de dehydratie. Zowel bij een hoge als bij een lage ileus kan op den duur fecaloïd worden gebraakt. Aan het braaksel zit een fecesgeur veroorzaakt door overgroei met bacteriën. (zie par. 13.3.2)

Behandeling
De volgende hulpmiddelen/maatregelen worden toegepast bij een patiënt met een mechanische ileus:
- *maagsonde*. Voortdurend moet door de sonde de inhoud van de maag, eventueel van het duodenum, worden weggezogen. De uitzetting van het darmdeel vermindert hierdoor en de misselijkheid en het braken nemen af;
- *infuus*. Er mag niets per os worden gebruikt. Vocht en elektrolyten moeten dan ook parenteraal worden aangevuld;
- *vochtbalans bijhouden*;
- *herstel zuur-basenevenwicht* (bij veelvuldig braken);
- *oorzaak van de ileus opheffen*. Dit moet vaak operatief gebeuren. De patiënt doorstaat de operatie het beste als zijn conditie zo goed mogelijk is. Daartoe dragen de eerstgenoemde maatregelen bij. Bij een obstructie-ileus veroorzaakt door vastzittende ontlasting (fecale impactie), kan men proberen met de gehandschoende hand of met hoge klysma's dit te verwijderen.

Complicaties
Verminderde bloedtoevoer (ischemie) naar het darmdeel (m.n. bij een strangulatie-ileus, volvulus) waardoor necrose dreigt, bloedvergiftiging (sepsis) en shock zijn de belangrijkste complicaties die kunnen optreden.

16.2.3 DYNAMISCHE OF FUNCTIONELE ILEUS

Oorzaken van een dynamische of functionele ileus kunnen zijn:
- *verlamming (paralyse) van de darmen*. We spreken dan van een paralytische ileus. De oorzaak is meestal een peritonitis. Een andere reden voor een paralytische ileus is een buikoperatie. Als reactie op de manipulatie van de darmen en een eventueel ook bestaande peritonitis blijven de darmen enkele dagen stilliggen;
- *het overmatig aangespannen zijn van de darmen*. Dit wordt een spastische ileus genoemd. Het resultaat is dat de darminhoud evenmin als bij een verlamming van de darmen wordt voortgestuwd.

Verschijnselen en behandeling
Bij een paralytische ileus wordt het beeld beheerst door de tevens bestaande peritonitis met het beeld van de acute buik. De paralytische ileus zal dus verdwijnen als de peritonitis is behandeld. Na een buikoperatie komt na enkele dagen de peristaltiek weer op gang, wat vaak het eerst opvalt door het optreden van flatulentie.

# Ziekteverschijnselen vanuit zenuwstelsel en zintuigen

17.1		Inleiding	375
17.2		Ziekteverschijnselen vanuit het zenuwstelsel (neurologische symptomen)	375
	17.2.1	Uitvalsverschijnselen	375
	17.2.1.1	Paralyse en parese	375
	17.2.1.2	Ataxie	377
	17.2.1.3	Apraxie	378
	17.2.1.4	Afasie en bijkomende problemen	378
	17.2.1.5	Agnosie	380
	17.2.1.6	Amnesie	380
	17.2.2	Prikkelingsverschijnselen	380
	17.2.2.1	Convulsies	380
	17.2.2.2	Paresthesieën	382
	17.2.2.3	Pijn	382
	17.2.3	Jeuk	391
	17.2.3.1	Oorzaken van jeuk	391
	17.2.3.2	Behandeling	392
	17.2.4	Stoornissen in het bewustzijn	392
17.3		Stoornissen in de zintuigfunctie	393
	17.3.1	Duizeligheid	393
	17.3.1.1	Draaiduizeligheid	394
	17.3.1.2	Andere evenwichtsproblemen	395
	17.3.1.3	Licht gevoel in het hoofd, het gevoel bijna flauw te vallen	395
	17.3.2	Slecht horen, doofheid	396
	17.3.3	Slecht zien	397
	17.3.3.1	Hypermetropie	397
	17.3.3.2	Myopie	397
	17.3.3.3	Astigmatisme	399

17.1 Inleiding

De neurologie en neurochirurgie zijn medische specialismen die zich bemoeien met aandoeningen die het zenuwstelsel betreffen (neurologische aandoeningen). Omdat deze zeker niet zeldzaam zijn is het zinvol iets af te weten van verschijnselen die erbij kunnen optreden, het ontstaan ervan te begrijpen en alvast op de hoogte te zijn van verschillende ziektebeelden waarbij ze kunnen optreden. De neurologische en neurochirurgische ziektebeelden zelf worden uitgebreider besproken in de medisch-specialistische uitgaven van de serie Basiswerken.

Zintuigcellen zijn ontstaan uit zenuwweefsel. Het functioneren ervan is dan ook nauw verweven met het zenuwstelsel, daarom wordt aan stoornissen in het functioneren (dysfunctioneren) van de zintuigen in het laatste deel van dit hoofdstuk aandacht gegeven.

Voor kennis van de anatomie en fysiologie van zenuwstelsel en zintuigen wordt verwezen naar het boek *Anatomie en fysiologie* uit de serie Basiswerken.

17.2 Ziekteverschijnselen vanuit het zenuwstelsel (neurologische symptomen)

Neurologische verschijnselen kunnen grofweg worden ingedeeld in *uitvalsverschijnselen* en *prikkelingsverschijnselen*.

17.2.1 UITVALSVERSCHIJNSELEN

Uitvalsverschijnselen treden op als door ziekte zenuwcellen (neuronen) aftakelen/afsterven (degenereren). Er kan in dat geval geen prikkelvorming of prikkelgeleiding meer optreden: de functie van het neuron valt weg. De verschijnselen die als gevolg daarvan kunnen ontstaan zijn paralyse/parese, ataxie, apraxie, afasie, agnosie en amnesie.

17.2.1.1 *Paralyse en parese*

Paralyse betekent verlamming. De oorzaak van verlamming ligt in een niet aankomen van de motorische prikkel in de spier. Dat kan doordat in de hersenschors de prikkel niet is aangemaakt. Het is ook mogelijk dat ergens in de lange weg die de prikkel aflegt vanaf de hersenschors tot zijn eindbestemming een stoornis aanwezig is (afb. 17.1).

Naast paralyse (volledige verlamming) kennen we parese (een gedeeltelijke verlamming), wat krachtsvermindering inhoudt. Een parese

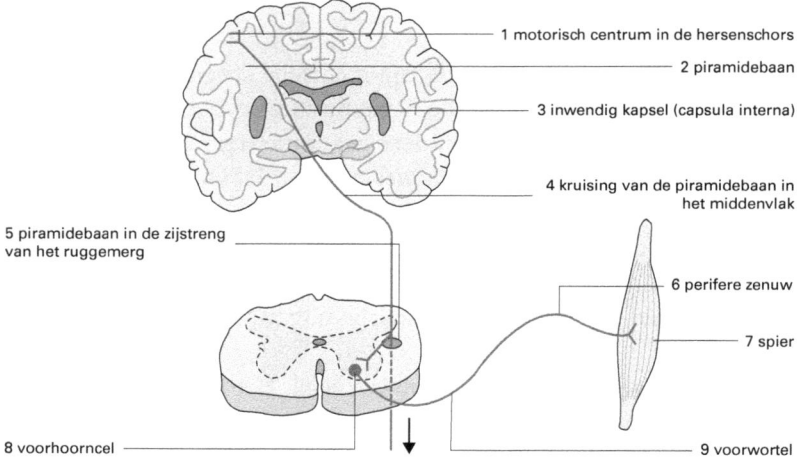

Afbeelding 17.1 *De weg van de motorische prikkel.*

heeft vaak een spastisch karakter die het gevolg is van de ontstaanswijze (zie verderop).

Motorische prikkels worden gevormd in piramidecellen in de grote hersenschors. De neurieten van deze cellen verlopen in een bundel (piramidebaan) door hersenstam en ruggenmerg maar motorische voorhoorncellen die zich zowel in de hersenstam als het ruggenmerg bevinden en waarop de prikkel wordt overgedragen. Via de neurieten van deze cellen bereiken de prikkels het doelorgaan (spieren).
Als er sprake is van een stoornis in de piramidecel, hetzij in de grote hersenschors, hetzij in de neuriet die ergens in zijn verloop beschadigd is, dan volgt direct een paralyse van de betrokken spieren. Na enige tijd ontwikkelt zich echter een parese met spastische kenmerken. Dit komt omdat de motorische voorhoorncellen behalve van de piramidebaanvezels ook nog van vele andere neuronen (extrapiramidale systeem) informatie krijgen. Daardoor ontstaat een toename in de tonus van de spieren, waardoor spasticiteit optreedt. Een dergelijke situatie kan zich voordoen bij een hersenbloeding in de capsula interna (afb. 17.1), waardoor een halfzijdige verlamming optreedt.
Het bijzondere is dat bij een bloeding in de rechter hersenhelft, de verlamming de linker lichaamshelft betreft (vanwege de piramidebaankruising ter hoogte van het achterhoofdsgat), en omgekeerd. Aan het gezicht zijn verschijnselen wél aan de rechterzijde zichtbaar. Een dergelijke halfzijdige parese (eerst paralyse) wordt een *hemiparese* of

hemiplegie genoemd (afb. 17.2). Zo kennen we ook een tetraplegie, waarbij beide armen en benen paretisch zijn, en paraplegie die gepaard gaat met een parese van beide benen of beide armen. Paraparalyse van de benen betekent een volledige verlamming.

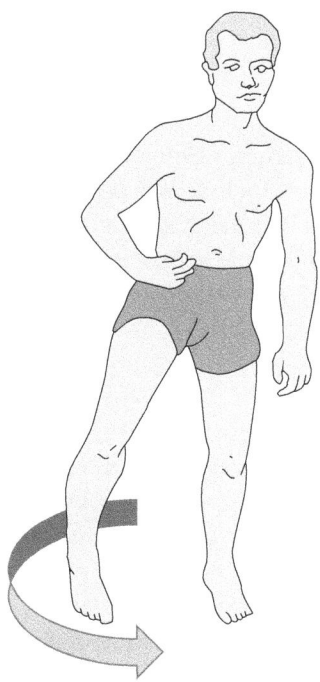

Afbeelding 17.2 Spastische hemiparese rechts. Vleugelvormig afstaan van de arm en circumductie van het been.

Is er iets aan de hand met de motorische voorhoorncel zelf, of is de overdracht naar de spier gestoord of de spier zelf ziek, dan treedt een slappe verlamming op (paralyse). De tonus in de spiercel is verlaagd of geheel opgeheven.

17.2.1.2   *Ataxie*
Ataxie laat zich herkennen als een 'dronkemansgang'. Het is ook werkelijk aanwezig als iemand te veel alcohol heeft gebruikt: dan zijn de cellen van de kleine hersenen 'beneveld' en daardoor verloopt de samenwerking van spieren die bij bepaalde bewegingen betrokken zijn niet goed, er is een slechte coördinatie. De kleine hersenen vervullen daarin namelijk een centrale functie, ataxie is dan ook eigenlijk

altijd aanwezig bij aandoeningen van de kleine hersenen. Het is dan voor de patiënt tevens moeilijk om woorden goed uit te spreken (articuleren): dit wordt *dysartrie* genoemd.

Omdat de kleine hersenen functioneren in het grote geheel van hersenfuncties, waarbij continu uitwisseling plaatsvindt, worden ataxie en dysartie niet alleen gezien bij aandoeningen van de kleine hersenen, ook bij andere hersenstoornissen.

17.2.1.3 Apraxie

Een onvermogen om doelbewuste handelingen uit te voeren wordt apraxie genoemd (a = niet, praxie = handelen). De kracht in de spieren is goed, alleen het doelgericht functioneren lukt niet. Apraxie komt voor als de linker hersenhelft (linker hemisfeer, zie volgende paragraaf) is beschadigd. We komen het verschijnsel dan ook vaak tegen bij afasiepatiënten.

17.2.1.4 Afasie en bijkomende problemen

Afasie is een stoornis in het produceren en begrijpen van gesproken en geschreven taal. Het ontstaat als het centrum van Broca en/of de directe omgeving ervan uitvalt. Het centrum van Broca is bij verreweg de meeste mensen aan de zijkant in de linker hemisfeer gelokaliseerd. Als het centrum, of een deel ervan uitvalt, zijn het taalgebruik en taalbegrip gestoord (afasie wordt ook wel taalstoornis genoemd).

Er wordt onderscheid gemaakt tussen *motorische afasie* en *sensorische afasie*. Bij een motorische afasie is het taalbegrip intact, maar kan de patiënt onvoldoende of helemaal niet zijn gedachten in woorden overbrengen. Bij sensorische afasie is het taalbegrip gestoord. De patiënt begrijpt niet wat tegen hem wordt gezegd. De communicatie met anderen wordt hierdoor zeer bemoeilijkt, 70% van de afasiepatiënten heeft het gevoel dat anderen hierom contact met hen mijden. Afasie is meestal het gevolg van een cerebro vasculair accident (CVA), waarbij de verzorgende slagader (een eindarterie!) afgesloten raakt. Maar ook tumoren, ongevallen of herenoperaties kunnen de oorzaak zijn. Vaak komt men bij dezelfde persoon ook een stoornis in lezen (alexie) en schrijven (agrafie) tegen (afb. 17.3).

Afasie komt zelden geïsoleerd voor, vaak is ook een hemiplegie rechts aanwezig en hemianopsie (hemi = helft, a = niet, opsie = zien): aan één kant van elk oog kan men niet waarnemen. Meestal ziet men de kant van de goede lichaamshelft, maar de kant van de verlamde helft niet. Ook komen andere symptomen tegelijkertijd voor, zoals paralyse/parese, agnosie, apraxie, gestoorde blaasfunctie et cetera. De gevolgen zijn voor iedereen weer anders, zo leert de praktijk.

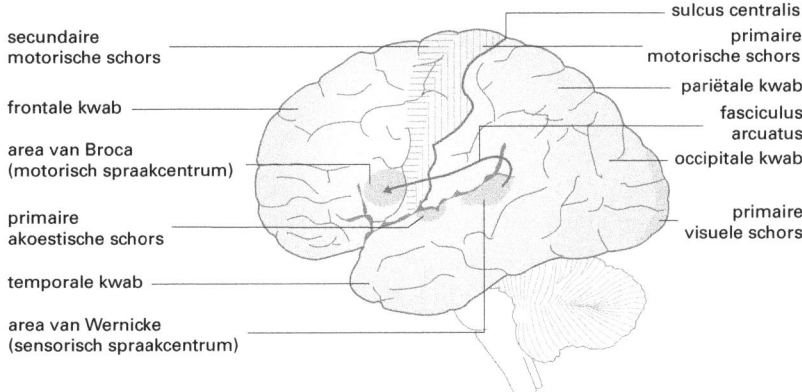

Afbeelding 17.3 Schematische voorstelling van de linker hemisfeer in zijaanzicht, met daarop aangegeven de gebieden die betrokken zijn bij de spraak, bij het lezen en het schrijven. Bron: Bouman en Bernards, 2002.

Omdat afasie hier al binnen het ziektebeeld CVA wordt geplaatst, wordt dit ziektebeeld nader toegelicht. Het gaat hier om een globale indruk, uitgebreidere bespreking is te vinden in de medisch-specialistische delen van de serie Basiswerken.

Onder een CVA wordt verstaan die situatie waarin als gevolg van vaatstoornissen acute neurologische verschijnselen zijn opgetreden die al dan niet blijvend zijn of tot de dood leiden.
CVA's zijn onder te verdelen in *niet-bloedige* (het bloed stroomt niet uit in hersenweefsel) en *bloedige* (het bloed stroomt wel uit in hersenweefsel) varianten.
Voorbeelden van niet-bloedige CVA's zijn:
– transient ischaemic attack (TIA). Hier is sprake van een tijdelijk tekort aan bloeddoorstroming (ischemie) waardoor wel verschijnselen ontstaan die echter binnen 24 uur weer zijn verdwenen nadat de doorstroming weer is hersteld;
– compleet CVA. Het hersenvat is nu afgesloten en er is een herseninfarct ontstaan. De verschijnselen die optreden hangen af van welk vat is afgesloten. Ze zijn echter wel blijvend. Meestal is meer dan één TIA aan een compleet CVA voorafgegaan; die zijn als voorboden te beschouwen.

Een voorbeeld van een bloedige CVA is *apoplexie*. Hier is sprake van een bloeding, meestal in de capsula interna. Apoplexie heeft in het alge-

meen een slechte prognose omdat de bloeding moeilijk tot staan komt. Er treedt plotseling heftige hoofdpijn op, waarna bewusteloosheid al snel volgt.
Afasie is meestal verbonden aan de niet-bloedige vorm.

17.2.1.5 Agnosie
De term agnosie houdt in: het niet kunnen herkennen en begrijpen van wat men waarneemt (zien, horen, ruiken, voelen). Op de tast worden bijvoorbeeld bekende voorwerpen niet herkend en bij het kijken naar een stoel wordt die stoel niet als stoel herkend. Of letters worden niet meer herkend.

17.2.1.6 Amnesie
Amnesie houdt in het onvermogen te kunnen herinneren. Dit ziet men bijvoorbeeld na een schedeltrauma; de persoon kan zich na een korte bewusteloosheid de periode ervoor niet meer herinneren (*retrograde amnesie*). Men herstelt hier na enige tijd weer van. Amnesie kan ook blijvend zijn, zoals bij dementie.

17.2.2 PRIKKELINGSVERSCHIJNSELEN
Prikkelingsverschijnselen ontstaan als zenuwcellen (neuronen) te veel prikkels vormen of te sterk door andere neuronen of prikkels van buiten af worden gestimuleerd. Gevolgen hiervan zijn toevallen (convulsies), prikkelingen/tintelingen (paresthesieën) en pijn.

17.2.2.1 Convulsies
Bij convulsies treden aanvalsgewijs voornamelijk schokkende bewegingen op van een lichaamsdeel of het gehele lichaam, die worden veroorzaakt door een ziekelijke productie en ontlading van prikkels door de hersencellen. Daardoor worden spieren geprikkeld tot samentrekking. Het bewustzijn kan erbij verloren gaan.
Convulsies kenmerken epilepsie. De ontladingen kunnen zich beperken tot één hersendeel (focale epilepsie), maar zich ook uitbreiden over alle hersendelen (gegeneraliseerde epilepsie).
Voorbeelden van focale (partiële) epilepsie zijn:
- *psychomotore of temporale epilepsie*. Soms is de patiënt wel bij bewustzijn, soms ook maar gedeeltelijk. De aanval gaat vergezeld van bepaalde gebaren, eenvoudige routinehandelingen die overigens niet geheel kloppen, smakken en dergelijke. Het kan wel een kwartier duren en soms nog langer. Een enkele maal gaat de aanval over in een gegeneraliseerde epilepsie-aanval;

- *jackson-aanvallen*. Deze aanvallen beginnen in een bepaald deel van het lichaam en breiden zich dan naar de omgeving verder uit. Naderhand kan het lichaamsdeel tijdelijk paretisch zijn. Er is geen bewustzijnsverlies.

Voorbeelden van gegeneraliseerde epilepsie (insult) zijn:
- *tonisch-klonische aanvallen* ('grand mal'). De patiënt raakt bewusteloos en er treedt gedurende ongeveer tien tot dertig seconden een kramptoestand op van de spieren, waarna ongeveer een minuut lang trekkingen optreden die steeds sterker en groter worden. Tijdens de aanval wordt het gezicht eerst rood (door het persen), daarna blauw doordat de ademhaling verstoord raakt. De ogen staan open en de oogbollen naar boven gedraaid. De pupillen zijn wijd en reageren niet op licht. De speekselsecretie neemt toe, wordt ook een periode lang niet doorgeslikt waardoor het schuim op de mond staat. Als de patiënt op zijn tong heeft gebeten is dit schuim rood verkleurd door het bloed. Incontinentie voor urine komt regelmatig voor. Na de aanval treedt een korte periode van bewusteloosheid op, waarna een diepe slaap volgt. Na het wakker worden is de patiënt vaak nog verward. Voorafgaand aan de aanval ervaart de patiënt vaak een vreemd gevoel van onwel-zijn dat in het lichaam omhoogtrekt en met allerlei zintuiglijke ervaringen gepaard kan gaan (aura).
  De eerste hulp bestaat uit het beschermen van de patiënt tegen verwondingen. De patiënt moet de ruimte hebben, dat houdt in dat meubilair moet worden verplaatst. Een tongbeet kan men proberen te voorkomen door iets stevigs (niet te hard, dat is te beschadigend) tussen de tanden te steken, meestal ben je daarvoor te laat. Pas op voor de eigen vingers: de patiënt bijt door! Als de aanval voorbij is en de patiënt is bewusteloos, dan moet gezorgd worden voor een vrije ademweg (stabiele zijligging);
- *absences* ('petit mal'). Dit zijn kortdurende epilepsieaanvallen die niet gepaard gaan met trekkingen en meestal voorkomen bij jongeren. Er is sprake van een bewustzijnsdaling, de patiënt stopt met de normale bezigheden, de blik wordt wazig en er kunnen kleine schokjes aan het gezicht voorkomen. Alles bij elkaar duurt het hoogstens dertig seconden. De patiënt gaat naderhand gewoon verder met waar hij mee bezig was alsof er niets is gebeurd.

Het ziektebeeld epilepsie wordt gedetailleerd besproken in de medisch-specialistische delen van de serie Basiswerken.

17.2.2.2 Paresthesieën

Paresthesieën zijn prikkelingen of tintelingen die worden ervaren in een huidgebied. Een voorbeeld is een 'slapend been', dat berust op druk op de zenuw door een verkeerde houding. Daardoor raakt de zenuw op abnormale wijze geprikkeld. Paresthesieën worden nogal eens gezien bij aandoeningen aan de perifere zenuwen.

17.2.2.3 Pijn

Pijn komt veel voor, het is het meest voorkomende symptoom waarvoor de arts wordt geraadpleegd. Om gezondheid te kunnen herstellen en lijden te verlichten, behoort het begrijpen van pijn dan ook tot de basiskennis in de geneeskunde.

Pijn is moeilijk te meten en laat zich evenmin nauwkeurig omschrijven. Dit komt vooral doordat pijn heel wisselend wordt ervaren (subjectieve beleving), terwijl toch de oorzaak dezelfde is (objectieve prikkel).

Alhoewel het zeker niet zo is dat pijn altijd kan worden verklaard, gaan we er toch van uit dat pijn dient als waarschuwing dat weefselbeschadiging dreigt of dat die al is opgetreden. Pijn dwingt tot rust, iets wat herstel van een eventueel opgetreden beschadiging bevordert.

Pijn kan door een verscheidenheid aan prikkels worden veroorzaakt. Voor iedere soort prikkel blijkt er een *pijndrempel* te bestaan, dat is de grenswaarde in intensiteit van de prikkel waarboven pijn optreedt. De pijndrempels zijn voor iedereen gelijk; zo blijkt bijvoorbeeld de drempel voor warmteprikkels aan de huid 45 °C te zijn. Dit geldt voor de gezonde huid. Onder niet-gezonde omstandigheden kan deze drempelwaarde echter veranderen; zo heeft de verbrande huid een veel lagere pijndrempel. Dat heet *hyperalgesie* (een verhoogde gevoeligheid voor pijnprikkels). Dit is een gevolg van vrijkomende stoffen uit de beschadiging, maar ook uit weefselreacties op die beschadiging. Voorbeelden zijn: K-ionen, serotonine, bradykinine, histamine, leukotrienen en prostaglandines. Ook de stof substance-P, die als neurotransmitter uit het neuron zelf vrijkomt en weefselreacties stimuleert, leidt zo op indirecte wijze tot het ontstaan van hyperalgesie.

Behalve de pijndrempel kennen we de *pijntolerantiedrempel*. Met pijntolerantiedrempel wordt bedoeld de grenswaarde in intensiteit van de prikkel waarboven de pijn niet meer wordt verdragen. De pijntolerantiedrempel ligt voor iedereen anders; hij is afhankelijk van de sterkte van de pijnbeleving, die heel wisselend kan zijn. Daarop van invloed zijn reeds opgedane ervaringen met pijn, psychologische factoren en het cultureel bepaald zijn van hoe met de pijn om te gaan.

Herkenning van pijn
Ondanks het feit dat pijn een subjectief gegeven is, zijn er toch wel mogelijkheden om als buitenstaander erachter te komen dat er inderdaad sprake is van pijn. Uiteraard is het duidelijk als de patiënt het zelf aangeeft. Je kunt er als zorgverlener echter ook naar vragen als je op grond van kennis van het ziekteproces dat zich in het lichaam afspeelt, verwacht dat er pijn aanwezig is (operatie, fractuur e.d.). Pijn dwingt meestal tot het rustig houden van het betreffende lichaamsdeel; er mag ook niet aangekomen worden, omdat bij elke beweging de pijn verergert. Soms echter kan de patiënt juist niet stilliggen, zoals bij een koliekpijn (zie pag. 385).
De aanwezigheid van pijn kan zich uiten in huilen of mimiek. De patiënt kan bleek zien en klagen over misselijkheid, waarbij soms wordt gebraakt en het klamme zweet uitbreekt (vegetatieve reacties). De pols is versneld en de bloeddruk stijgt (ook tijdens narcose merkbaar). Meestal is de eetlust verminderd en slaapt de patiënt ook slecht door de pijn.

Pathofysiologie van pijn
Prikkels die pijn veroorzaken worden *pijnprikkels* of *nocisensorische prikkels* genoemd (noci is afgeleid van noxe = weefselbeschadiging). De sensoren die worden geprikkeld worden *nocisensoren* genoemd. Het zijn geen speciale orgaantjes, maar gewone afferente vertakte zenuwvezels (dendrieten) die verpreid in de weefsels liggen: nocisensorische zenuwvezels.
Voorbeelden van nocisensorische prikkels zijn:
- stoffen die vrijkomen uit de stofwisseling als er sprake is van tekort aan bloedtoevoer (ischemie). De cellen krijgen door de ischemie te weinig noodzakelijke voedingsstoffen, waardoor de stofwisseling niet optimaal verloopt en abnormale *chemische producten* (vormen de pijnprikkel) daaruit vrijkomen. Ischemie ontstaat als bloedvaten vernauwd raken of spieren spastisch samentrekken (zoals bij koliekpijnen);
- stoffen die vrijkomen bij een ontsteking. Zoals in hoofdstuk 4 is gezien, komen bij een ontsteking veel stoffen vrij waarvan een aantal in staat is als pijnprikkel te functioneren of de prikkeldrempel van de nocisensorische vezels te verlagen (b.v. prostaglandinen). Ook hier is dus sprake van een chemische pijnprikkel. Bo-

vendien wordt door druk op de nocisensorische vezel als gevolg van
de zwelling van de ontsteking pijn uitgelokt (mechanische prikkel);
- directe beschadiging door inwerking van een trauma, zoals:
  - verwondingen door geweld van buiten af (mechanische prikkels);
  - hitte/kou (thermische prikkels);
  - bijtende stoffen (chemische prikkels);
  - te sterke rekking van organen (mechanische prikkel);
  - toediening van bepaalde injectievloeistoffen (mechanische en chemische prikkel).

Dezelfde mediatoren die betrokken zijn bij hyperalgesie (zie par. 17.1) veroorzaken, nu in hogere concentraties aanwezig, de pijn.
Pijnprikkels worden opgevangen en verwerkt door het zenuwstelsel. Daarbij zijn bepaalde zenuwvezels, zenuwbanen en hersendelen betrokken. De gang van zaken hierbij wordt in het volgende beschreven.

Nocisensorische zenuwvezels
Er zijn verschillende nocisensorische neuronen: de Aδ-neuronen, waarvan de dendrieten een mergschede bezitten, en C-neuronen, waarbij geen mergschede aanwezig is. De mergschede van de Aδ-vezels zorgt voor een snelle voortplanting van de prikkel: er wordt een scherpe alarmerende pijn waargenomen, waarna snel adaptatie volgt. Aδ-vezels zijn bij reflexen belangrijk, ze blijken vooral gevoelig voor mechanische en thermische prikkels. In die gevallen is immers snelle motorische reflexreactie nodig. De C-vezels kunnen de prikkel veel minder snel voortplanten. Er is daarentegen geen adaptatie. Aanhoudende prikkeling geeft dus een constante impulsstroom met als gevolg een aanhoudende zeurende pijn. C-vezels zijn gevoelig voor vele soorten prikkels.
Aδ-vezels bevinden zich voornamelijk aan het oppervlak van het lichaam, naast ook C-neuronen. Inwendige organen bezitten alleen C-neuronen.

Transport en verwerking van nocisensorische prikkels
In grote lijnen kan worden gesteld dat nocisensorische prikkels uit de romp en de ledematen via het ruggenmerg het centrale zenuwstelsel binnenkomen en nocisensorische prikkels uit het hoofd-halsgebied via de hersenstam binnenkomen (afb. 17.4). Via verschillende opstijgende banen bereiken de prikkels uiteindelijk de grote hersenen, waar bewustwording van pijn plaatsvindt in het gebied vlak onder de hersenschors en de thalamus. Het is niet zo dat alle prikkels ook de grote

hersenen bereiken; direct bij het binnenkomen in hersenstam en ruggenmerg vindt al controle plaats ('gate control'). Dit houdt in dat de toegang naar de volgende neuronen in de achterhoorn wordt geopend bij prikkeling van de dunne afferente (nocisensorische) vezels, maar wordt gesloten bij prikkeling van dikkere vezels. Die dikkere vezels zijn vezels van andere gevoelskwaliteiten aan bijvoorbeeld de huid. In de praktijk wordt hiervan gebruik gemaakt bij ernstige (perifere) pijn door elektrische stimulering van de achterstrengbaan en verder door **t**ranscutaneous **e**lectrical **n**erve **s**timulation (TENS) toe te passen. Op weg naar de grote hersenen worden de prikkels nog beinvloed vanuit andere hersendelen. Zo worden bijvoorbeeld emoties vanuit het limbische systeem toegevoegd. In de thalamus (een soort zeef) vindt dan de laatste selectie plaats. Men heeft in de hersenen geen pijncentrum kunnen aantonen. Er wordt dan ook van uitgegaan dat de hersenen in hun geheel bij de pijngewaarwording zijn betrokken, maar dat het gebied vlak onder de schors hierin belangrijk is.

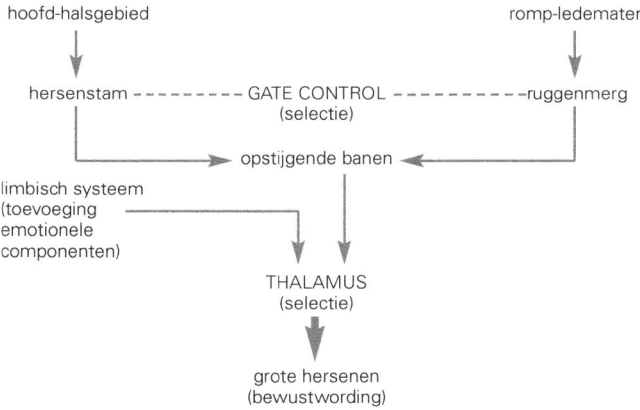

Afbeelding 17.4 *Sterk vereenvoudigd schema van het transport en de verwerking van nocisensorische prikkels in het zenuwstelsel.*

Referred pain (weerpijn)
Door de bouw van het menselijk lichaam kunnen zenuwen uit verschillende verzorgingsgebieden (segmenten) op hetzelfde niveau het ruggenmerg binnenkomen. Daardoor is het mogelijk dat 'referred pain' ontstaat. Dat houdt in dat de pijn wordt ervaren op een andere plaats in het lichaam dan waar de nocisensorische prikkels zijn ontstaan. Een voorbeeld daarvan is de pijn in de linker arm die kan optreden bij angina pectoris (zie par. 8.2.2). Dit wordt verklaard vanuit

het feit dat prikkels uit het hartgebied in het ruggenmerg binnenkomen op hetzelfde niveau als prikkels uit de linkerarm. Het overprikkeld zijn van dit ruggenmerggebied leidt tot het ervaren van pijn in de arm, terwijl het hart ziek is.

Fantoompijn

Er wordt gesproken van fantoompijn (fantoom betekent spook) als pijn wordt ervaren in of aan een niet-bestaand lichaamsdeel, bijvoorbeeld na amputatie van een been of een arm. Als tijdens de amputatie zenuwvezels worden doorgesneden, betekent dat niet automatisch dat de lichaamssensaties uit dat gebied zijn verdwenen; deze zijn namelijk opgeslagen in de hersenen. Wel veroorzaakt het doorsnijden van nocisensorische vezels een ontremming en ontregeling van de betrokken zenuwbanen, waardoor het evenwicht verstoord raakt en pijnsensaties kunnen ontstaan in het voor de hersenen nog 'bestaande lichaamsdeel'. Helemaal duidelijk is het niet.

Pijn en psyche

Soms is niet duidelijk waarom iemand pijn heeft; het is niet te verklaren. De neiging bestaat dan om de pijn toe te schrijven aan psychische oorzaken. Het is belangrijk zich bewust te zijn van het feit dat pijn altijd een psychische kant heeft, zoals de bewustwording ervan en de emoties die ermee gepaard gaan. Soms spelen psychologische factoren zelfs een heel belangrijke rol. Wat de oorzaak ook is, de pijn is voor de patiënt reëel en is een signaal dat te allen tijde serieus genomen moet worden.

Endogene pijndemping

In de Tweede Wereldoorlog viel het een legerarts in Italië op dat de soldaten met ernstige verwondingen maar heel weinig klaagden over pijn. Alhoewel dit voor de arts onverklaarbaar was, weten wij nu dat dit inderdaad zo geweest kan zijn. Er is namelijk ontdekt dat het lichaam bij sterke verwondingen in staat is zelf pijnstillende (analgetische) stoffen aan te maken met zelfs een morfineachtige werking. De stoffen worden *enkefalinen* en *endomorfinen* genoemd. Beide zijn producten van zenuwcellen en worden aangemaakt als er sprake is van lichaamsbeschadiging. Ze verhinderen het doorgaan van pijnprikkels naar de grote hersenen met als gevolg dat enerzijds de bewustwording van de pijn, anderzijds de emotionaliteit rondom pijn niet, of alleen sterk verminderd plaatsvindt. Dit proces speelt zich vooral af bij een acuut groot trauma.

Pijnstillende middelen

Hoe belangrijk en nuttig pijn ook is als waarschuwend symptoom, vaak is het nodig pijn te bestrijden. Dit geldt vooral wanneer pijn moeilijk te dragen is of van signaal overgaat in kwaal. Het allerbeste is natuurlijk de pijn te bestrijden door de oorzaak ervan op te sporen en zo mogelijk te behandelen. Desondanks wordt nogal eens overgegaan tot pijnbestrijding (exogene pijndemping). Dat pijnstillende middelen tot de best verkochte geneesmiddelen behoren, is hiervoor een bewijs. Bij chronische pijnen moet nogal eens worden overgegaan tot 'zwaardere' middelen waarvan morfine nog steeds de allerbeste pijnstiller blijkt te zijn.

Soms gaat men ertoe over blokkades te leggen in de zenuwbanen die te maken hebben met het transport van nocisensorische prikkels in het zenuwstelsel (zie eerder). Dit kan gebeuren met chemische stoffen, door elektrische stromen, met behulp van hitte of koude of door chirurgisch ingrijpen. Anderen vinden baat bij pijnbestrijding vanuit de alternatieve geneeskunde of vanuit de psychologie (o.a. hypnose). Welk pijnbestrijdingsmiddel ook wordt gekozen, het dient te gebeuren in overleg met de patiënt en alleen maar ten bate van hem. In hoofdstuk 6 is pijnmedicatie in de verschillende situaties nader beschreven.

Pijn in de dagelijkse medische praktijk

Hoofdpijn
Hoofdpijn komt zo veel voor dat het haast niet mogelijk is iemand te vinden die daar nooit eens last van heeft gehad. Hoofdpijn is incidenteel aanwezig als begeleidend verschijnsel bij koorts, infectieziekten enzovoort. Het kan echter ook als kwaal voorkomen in de zin van chronische hoofdpijn. Hoe je het ook bekijkt, hoofdpijn is alleen mogelijk als ergens in het hoofd pijnprikkels aanwezig zijn. Deze pijnprikkels worden onderscheiden in pijnprikkels binnen de hersenschedel en pijnprikkels buiten de hersenschedel aan het aangezicht, op het hoofd, aan de hals en de nek. Het is overigens niet altijd duidelijk hoe hoofdpijn tot stand komt, zoals in geval van migraine en spanningshoofdpijn.

- Prikkels binnen de hersenschedel. Binnen de hersenschedel bevinden zich de hersenen, de hersenvliezen en talrijke bloedvaten. Hersenweefsel zelf is niet pijngevoelig, hersenvliezen en bloedvatwanden daarentegen wel.
  - *Hersenvliezen*
    Nocisensorische prikkels kunnen in hersenvliezen ontstaan door ontstekingen (hersenvliesontsteking) of door verplaatsing van de

hersenvliezen, zoals gebeurt bij ruimte-innemende processen (hersentumor, bloedingen). Vaak treedt braken op. Vooral bij een hersenvliesontsteking verergert de pijn bij hoesten en bewegen van de hersenvliezen, wat bijvoorbeeld gebeurt als de kin op de borst wordt geduwd of bij een baby als bij het omdoen van een luier de beentjes worden opgetild. Dit is zeer pijnlijk en wordt respectievelijk 'nekstijfheid' en 'luierpijn' genoemd.
Drukverhoging binnen de schedel gaat gepaard met hoofdpijn door het hele hoofd, er wordt bij gebraakt. Men veronderstelt dat deze hoofdpijn ook het gevolg is van prikkeling van de hersenvliezen.

- *Bloedvaten*
Als binnen de schedel vaatverwijding optreedt, is dat een oorzaak van hoofdpijn. Een dergelijke vaatverwijding kan meerdere oorzaken hebben, zoals toxische stoffen die bij infectieziekten vrijkomen vanuit bacteriën of uit de zieke weefsels. Overmatig gebruik van alcohol geeft ook vaatverwijding, waaruit de hoofdpijn naderhand gedeeltelijk kan worden verklaard. Een tekort aan zuurstof en een laag bloedsuikergehalte gaat om dezelfde reden met hoofdpijn gepaard. Patiënten met angina pectoris die daarvoor vaatverwijdende medicijnen (onder de tong) gebruiken, kunnen er soms tegen opzien dit medicijn in te nemen vanwege de hoofdpijn naderhand.
Ischemie van de bloedvaatwanden binnen de schedel geeft ook hoofdpijn. Slagaderverkalking kan hiervoor de reden zijn, maar ook hoge bloeddruk waarbij de te grote druk van binnen uit op de vaatwand voor een zekere mate van ischemie zorgt.
- *Migraine*
Hierbij zijn acuut optredende ernstige, meestal eenzijdige hoofdpijnen aanwezig. Er wordt voor de aanval geklaagd over flikkeringen voor de ogen of dat er een hoek uit het gezichtsveld is verdwenen. Meestal wordt gebraakt en voelt men zich tot niets meer in staat en verdraagt slecht licht en geluid. Migraine begint vaak in de puberteit en komt meer voor bij vrouwen, vooral rond de menstruatie of bij stress. Tijdens de zwangerschap en na de menopauze kunnen migraineaanvallen uitblijven. Erfelijkheid speelt waarschijnlijk een rol, mogelijk ook een allergie. Veranderde pijngevoeligheid in de hersenen en verwijding van bloedvaten binnen de schedel zijn de directe reden voor de hoofdpijn.
- *Clusterhoofdpijn*
Plotseling optredende heftige hoofdpijn, die binnen enkele uren weer is verdwenen. Vaak eenzijdig, soms een rood oog en tra-

nenvloed of een verstopte neus. Vooral bij mannen boven de 30 jaar, stress en overmatig gebruik van pijnstillers kan het uitlokken. De pijnaanvallen komen in clusters (meerdere malen in aaneengesloten perioden van weken tot maanden). Men denkt dat ook hier een veranderde pijngevoeligheid/regulering binnen de hersenen de oorzaak is.
- Spanningshoofdpijnen
  Spanningshoofdpijnen kunnen perioden achtereen, langzaam verergerend aanwezig zijn. Meestal wordt de pijn voor in het hoofd gevoeld, maar is het gevoel aanwezig alsof een band om de schedel wordt aangetrokken met een stijf en pijnlijk gevoel. Men denkt dat een door stress overmatig aanspannen van de nekspieren een rol kan spelen bij het ontstaan van spanningshoofdpijnen.
- Prikkels buiten de hersenschedel. Buiten de hersenschedel moeten we oorzaken van hoofdpijn zoeken in het aangezicht. Voorbeelden zijn kiespijn, neusbijholteontsteking (sinusitis), oogaandoeningen (bijv. glaucoom, een verhoogde druk in de oogbol) en prikkeling van de gevoelszenuw van het aangezicht (trigeminusneuralgie). In al deze situaties is de plaats waar de pijn zich voordoet wel duidelijk aanwijsbaar, maar op den duur doet het gehele hoofd mee. Aan de slapen en kaken kan pijn ontstaan door het malocclusiesyndroom, een situatie waarin de bovenkaak slecht op de onderkaak sluit.

Pijn in de thorax
Pijn in de thorax kwam al eerder ter sprake (hoofdstuk 8 en hoofdstuk 11). Daar werd gesproken over pijn ten gevolge van afwijkingen aan het hart, respectievelijk de longen/luchtwegen. Een ander in de thorax gelegen orgaan is de slokdarm. Vanuit de slokdarm kan een branderige pijn worden ervaren die het gevolg is van een slokdarmontsteking. Deze ontstaat meestal door terugvloed (reflux) van maaginhoud. Als het slijmvlies eenmaal is beschadigd en ontstoken, zal steeds opnieuw langsstromende maaginhoud een branderige pijn geven. Een aandoening waarbij dit eigenlijk dagelijks aan de orde is, is de middenrifsbreuk (hernia hiatus esophagei). Bij een middenrifsbreuk is, doordat een deel van de maag zich boven het middenrif bevindt, het sluitingsmechanisme van de maagingang dermate verstoord dat bij persen, bukken, liggen enzovoort de maaginhoud gemakkelijk in de slokdarm terechtkomt.
Het is ook mogelijk pijn in (aan) de thorax te hebben door afwijkingen aan de thoraxwand. Bij slijtage aan de wervelkolom kunnen uittredende sensibele zenuwvezels in de knel komen. In het gehele gebied

dat op deze zenuwvezels aansluit wordt nu pijn ervaren. Dat betekent dat een strook van achteren naar voren van de thorax pijnlijk kan zijn. Een andere regelmatig voorkomende oorzaak voor pijn aan de thoraxwand is gordelroos (herpes zoster). Op de huid zijn blaasjes waarneembaar waarin het waterpokkenvirus is te vinden. De infectie ontstaat vanuit een zenuwknoop, het hele huidgebied dat is aangedaan is pijnlijk omdat er ook sprake is van neuralgie. Gordelroos komt voor bij een verminderde weerstand.

Fracturen en kneuzingen van de ribben kunnen ook veel pijn bezorgen. De afwijking is door aftasten van de ribben op te sporen. Een fractuur is met een röntgenfoto te bevestigen.

Pijn in de buik
Buikpijn komt vaak voor. De oorzaak is meestal te vinden in een van de maag-darmdelen of het buikvlies (peritoneum), maar ook andere organen zoals de eierstokken (ovaria), baarmoeder, nieren, urineleiders en blaas kunnen 'pijn in de buik' veroorzaken. Verschillende soorten pijn kunnen in het buikgebied worden ervaren. We noemen er vier.
- *Viscerale pijn*: pijnsensatie vanuit de ingewanden. Dit wordt ervaren als een diepe, diffuse, vaak knagende pijnsensatie, waartoe vooral ontstekingen aanleiding kunnen geven.
- *Koliekpijn*: hevige pijn, die aanvalsgewijs voorkomt. De oorzaak is een spastische contractie van de gladde spiercellen. Deze zijn in de wanden van holle organen en buisvormige structuren te vinden en daar hebben we er genoeg van in het buikgebied. Een koliekpijn komt langzaam opzetten, bereikt een maximum en zakt daarna weer af. Gladde spiercellen kunnen namelijk wel sterk samentrekken, maar kunnen dit niet zo lang volhouden. Een koliekpijn is zo hevig dat de patiënt door steeds te bewegen (motorische onrust) een houding probeert te vinden waarin de pijn het beste te dragen is. Een koliekpijn ontstaat doordat het lichaam daarmee iets probeert op te heffen wat de doorgang belemmert, bijvoorbeeld een steen. Ook kunnen koliekpijnen ontstaan als reactie op een sterk geïrriteerd zijn van het ingewandsdeel. Voorbeelden van koliekpijnen zijn de niersteenkoliek en de galsteenkoliek. Darmkolieken zijn bij velen bekend. Bij een galsteenkoliek kan de pijnaanval eerst in de maag worden gevoeld, daarna in de rechter bovenbuik uitstralend via de rechter flank tot aan het rechter schouderblad. Vaak wordt gebraakt en kan de patiënt kortdurend geel zien (zie hoofdstuk 13). Galsteenkolieken zijn, overigens net als niersteenkolieken, vaak effectief. Enige tijd later kan in de feces een galsteen worden teruggevonden.

- Referred pain: komt in de thorax voor, zoals eerder in dit hoofdstuk ter sprake kwam, maar ook regelmatig in het buikgebied.
- Peritoneale pijn: het peritoneum is zeer pijngevoelig. Als het geprikkeld raakt is een scherpe, continue pijn aanwezig. Belangrijke redenen voor prikkeling van het peritoneum zijn rekking en ontsteking. Een rekking treedt bijvoorbeeld op wanneer ingewandsdelen uitzetten. Het groter worden van lever of milt veroorzaakt pijn omdat de buitenkant is bekleed met peritoneum. Bij een ontsteking kan er lokaal sprake zijn van peritonitis, maar ook het gehele buikvlies kan ontstoken raken.

17.2.3 JEUK

Jeuk (pruritus) is een onaangename sensatie in de huid die aanleiding geeft tot krabben en wrijven. Jeuk wordt door degenen die daar veel last van hebben vaak als erger ervaren dan pijn.

Het zijn vooral vrije zenuwuiteinden die tot boven in de huid lopen, die als receptoren voor jeukprikkels functioneren. Vele stoffen, bijvoorbeeld histamine en serotonine, kunnen deze zenuwvezels prikkelen, het zijn vaak stoffen die door ziekteprocessen in de huid aanwezig zijn. Prostaglandinen kunnen de prikkeldrempel van de zenuwvezels verlagen, zoals dat ook bij nocisensorische vezels het geval is. Omdat prostaglandinen en andere stoffen (zie hoofdstuk 4) in ontstekingen vrijkomen, wordt bij huidaandoeningen die met een ontstekingsreactie gepaard gaan vaak over jeuk geklaagd. Door het krabben en wrijven bij jeuk kunnen de nagels glad gepolijst zijn en vertoont de huid krabeffecten.

17.2.3.1 Oorzaken van jeuk

De meest voorkomende oorzaak van jeuk is een droge huid. Een droge huid kan worden bevorderd door overmatig gebruik van zeep en een lage vochtigheidsgraad van de omgeving, zoals kan ontstaan door de centrale verwarming. Oudere mensen hebben ten gevolge van atrofie vaak een droge huid. Jeuk is dan ook een regelmatig voorkomende klacht bij ouderen, die *pruritus senilis* wordt genoemd, en vooral 's avonds bij het naar bed gaan verschijnt.

Jeuk kan zich voordoen bij vele huidaandoeningen. In de regel zijn afwijkingen aan de huid daarbij zichtbaar. Voor een nadere beschrijving wordt verwezen naar hoofdstuk 6 en naar het boek *Interne geneeskunde* uit de serie Basiswerken.

Jeuk komt ook geregeld voor bij verschillende interne ziekten, zonder dat sprake is van zichtbare afwijkingen aan de huid. Voorbeelden daarvan zijn icterus (vaak ook al bij subicterus), suikerziekte, niervergiftiging, sommige kwaadaardige aandoeningen enzovoort. Ook bepaalde medicijnen zijn in staat als bijwerking jeuk te geven. Dat hoeft helemaal niet vergezeld te gaan van zichtbare afwijkingen aan de huid. Anders wordt het als er overgevoeligheid voor het medicijn in het spel is; dit gaat wel gepaard met zichtbare afwijkingen.

Personen met een atopische constitutie klagen vaak over jeuk, soms uitgelokt door warmte, soms door kou. Het lijkt alsof hun huid overdreven reageert op prikkels. Een gewone douche kan al enorme jeuk veroorzaken. Ruwe kledingstukken kunnen nauwelijks worden gedragen.

Tot slot kennen we nog het verschijnsel psychogene jeuk. Emoties en spanningen (stress) kunnen dit uitlokken.

17.2.3.2 Behandeling

De behandeling van jeuk is moeilijk. Het komt erop neer dat oorzaken van de jeuk moeten worden weggenomen en dat de huidziekten moeten worden behandeld. De volgende maatregelen kunnen altijd van nut zijn:
- bij een droge huid zo weinig mogelijk zeep gebruiken;
- lokaal mentholzalf en andere zalven, schudmengsels en poeders gebruiken; deze bevatten vluchtige stoffen die via verdamping de jeuk verminderen.

Is een ontstekingsreactie aan de huid verantwoordelijk voor de jeuk, dan kan lokaal gebruik van 1% hydrocortisoncrème wonderen verrichten.

17.2.4 STOORNISSEN IN HET BEWUSTZIJN

Onder bewustzijn wordt verstaan het weet hebben van en reageren op de omgeving. Bij bewustzijn onderscheiden we de *bewustzijnsgraad* en de *bewustzijnsinhoud*. Om de bewustzijnsgraad te testen letten we op het helder zijn, het 'erbij' zijn, meedoen en adequaat reageren. Om de bewustzijnsinhoud te beoordelen, letten we op het al dan niet van toepassing zijn op de huidige situatie van wat wordt gezegd en of dat in een afstandelijke wereld wordt geleefd (bijv. hallucinaties). Als het bewustzijn verminderd is, spreken we van een bewustzijnsverlaging. Daarin kennen we verschillende graderingen:
- *somnolentie*: het gemakkelijk in slaap vallen (waar men gemakkelijk uit kan worden gewekt);
- *sopor*: er zijn overdreven veel prikkels nodig om de patiënt te wekken;
- *coma*: de patiënt is niet te wekken, zelfs niet na toediening van pijnprikkels. Als pijnprikkel wordt meestal knijpen in de monniks-

kapspier (musculus trapezius) toegepast. Reageert de patiënt toch nog wel iets, dan wordt van subcoma gesproken. Tegenwoordig beoordeelt men het bewustzijn aan de hand van de zogenaamde glasgow-comaschaal (tabel 17.1). Bij een waardering van 1-5-2 of lager is er sprake van een coma. Een gezond persoon met een normaal bewustzijn scoort 4-6-5.

Een coma kan vele oorzaken hebben, zoals:
- onvoldoende glucose-aanbod aan de hersenen;
- onvoldoende zuurstofaanbod aan de hersenen;
- stofwisselingsstoornissen zoals een leververgiftiging of een niervergiftiging;
- hersenbeschadigingen door traumata of andere hersenziekten.

Tabel 17.1 De glasgow-comaschaal (EMV-schaal).

E ± actief openen van de ogen (E = eye)	1 bij geen enkele prikkel 2 bij pijnlijke prikkels 3 bij aanspreken 4 spontaan
M ± beste motorische reactie van de armen (M = movement)	1 geen reactie 2 extensie na pijnprikkels 3 abnormale flexie na pijnprikkels 4 terugtrekreactie na pijnprikkels 5 lokaliseert pijnprikkels 6 voert opdrachten uit
V ± beste verbale reactie (V = verbal)	1 geen geluid 2 onverstaanbare klanken 3 inadequate woorden 4 verwarde taal 5 georiënteerde taal

17.3 Stoornissen in de zintuigfunctie

17.3.1 DUIZELIGHEID

Duizeligheid is het gevoel dat in het hoofd wordt ervaren als het contact tot de ruimtelijke omgeving is verstoord.

Duizeligheid komt veel voor, zowel als hoofd- als bijverschijnsel bij verschillende ziekten. Bij vrouwen wordt het iets vaker gezien dan bij mannen, bij beide vooral op oudere leeftijd. Duizeligheid kan beangstigend zijn.

Duizeligheid is eigenlijk een verzamelnaam voor verschillende dingen zoals:

- draaiduizeligheid (vertigo), daarbij ervaart men dat òf de omgeving beweegt òf dat men zelf beweegt ten opzichte van de omgeving;
- andere evenwichtsproblemen;
- een licht gevoel in het hoofd of een neiging tot flauwvallen.

Dat de mens in evenwicht blijft, komt door een goede balans tussen verschillende zintuigen en hersendelen. Daarbij zijn betrokken:
- de *evenwichtsorganen*: de halfcirkelvormige kanalen en het voorhof (vestibulum) in het binnenoor, waarmee respectievelijk draaiende hoofdbewegingen en de stand van het hoofd in de ruimte worden vastgesteld;
- de *ogen*, voor oriëntatie op de omgeving;
- het *diepe gevoel in de spieren* (vooral benen) voor de stand van het lichaam in de ruimte, en in de nekspieren voor de stand van het hoofd ten opzichte van het lichaam;
- de *hersenzenuwen*: N. VIII (evenwichtsdeel) en de gezichtszenuw (N. II), en de perifere zenuwen voor het diepe gevoel;
- de *hersenstam en de kleine hersenen*, waar prikkels binnenkomen en verwerkt worden, en de grote hersenen waar onder andere de bewustwording 'duizeligheid' ontstaat.

17.3.1.1 *Draaiduizeligheid*
Draaiduizeligheid is normaal bij niet-gebruikelijke bewegingen (wagenziekte/zeeziekte), een abnormale stand van het hoofd ten opzichte van de nek (plafond verven) of het ervaren van abnormale hoogten en diepten (bergklimmen/diepzeeduiken).
Bij een ziekelijke draaiduizeligheid is er iets niet in orde in het evenwichtsorgaan in het binnenoor of de daarbij betrokken impulsverwerking (N.VIII en betrokken hersendelen), het vestibulaire systeem genoemd.
Dit is aan de orde bij:
- de *ziekte van Menière*. Men denkt dat toename van de vloeistof in het binnenoor (endolymfe) hier de boosdoener is, al weet men niet precies hoe dat komt. De aanvallen van draaiduizeligheid gaan samen met gehoorvermindering (lage tonen) en oorsuizen (tinnitis). De aandoening begint aan één oor, meestal op een leeftijd van veertig tot vijftig jaar. De frequentie van de aanvallen neemt in de loop van de tijd af;
- *beschadigingen van het binnenoor* door oorziekten of hoofdletsels;
- *ontsteking van het vliezige labyrinth* (acute labyrinthitis). Kan door een virus, maar het kan ook ontstaan door een trauma, door ischemie of

door alcohol- of geneesmiddelengebruik. Oorsuizen en doofheid zijn de klachten;
- *neuropathie van de N. VIII* (neuritis vestibularis);
- *benigne paroxismale positieduizeligheid* (BPPD). Men veronderstelt dat hierbij de endolymfe een ongelijkmatige dichtheid heeft, of dat deze 'gruis' (canalolithiasis) bevat. De draaiduizeligheid komt in aanvallen en wordt uitgelokt door veranderingen van de stand van het hoofd (zoals draaien in bed, vooroverbuigen, omhoog kijken). De duizeligheid duurt enige seconden tot enkele minuten. Wordt de beweging herhaald, dan is de duizeligheid op den duur minder erg. Vaak duurt zo'n periode enkele weken en verdwijnt dan spontaan;
- *een CVA van de a. vertebralis of a. basilaris*, die de bloedaanvoer verzorgen naar hersendelen waar prikkels vanuit het evenwichtsorgaan binnenkomen.

Er zijn ook oorzaken waarbij niet het vestibulaire systeem is aangedaan, maar de aan- en afvoerende zenuwvoorziening abnormaal verloopt. Dit gaat op voor sommige neurologische aandoeningen (waaronder migraine, multiple sclerose, hersenschudding, whiplash). Ook vergiftigingen (alcohol), hypoglykemie, vitamine-B12-gebrek en anemie kunnen dit veroorzaken. Draaiduizeligheid komt ook voor bij agorafobie (pleinvrees).

Draaiduizeligheid gaat vrijwel altijd vergezeld van vegetatieve verschijnselen zoals bleek zien, misselijkheid, braken, onwel zijn en nystagmus (heen en weer bewegen van de ogen). Vestibulaire dysfunctie wordt duidelijk bij een snelle draaiing van het hoofd.

Als oorzaken in het vestibulaire systeem zijn gelegen, kan het geven van goede voorlichting over wat er precies aan de hand is de angst voor de draaiduizeligheid verminderen. Soms helpt instructie hoe de duizeligheid het beste op te vangen.

17.3.1.2 *Andere evenwichtsproblemen*
Het is verwarrend dat bewegingsonzekerheid of instabiliteit ook vaak met de term 'duizeligheid' wordt aangegeven. Het is niet echt duizeligheid wat hier speelt, wel een verstoord evenwicht. De sensatie 'niet in balans te zijn' wordt hier waargenomen in benen en romp en niet in het hoofd.

17.3.1.3 *Licht gevoel in het hoofd, het gevoel bijna flauw te vallen*
Een licht gevoel in het hoofd of het gevoel flauw te vallen, komt voor bij:
- orthostatische hypotensie;

- vasovagale klachten (flauwvallen) (zie hoofdstuk 8);
- hart- en vaataandoeningen (bijv. ritmestoornissen, shock) waardoor de output van het hart afneemt en/of de bloedverdeling in het lichaam verandert ten koste van de hersendoorbloeding (zie hoofdstuk 8);
- medicijngebruik: van diuretica, antihypertensiva, fenytoine, carbamazepine en sommige antibiotica is het bekend;
- virusziekten;
- psychische/psychiatrische problemen, zoals angststoornissen (HVS, hoofdstuk 11), bij somatisering van psychische klachten en bij depressie (vooral als het jongeren betreft).

Nb. Bij ouderen moet rekening worden gehouden met een combinatie van meerdere uit bovengenoemde oorzaken, zoals slechter zien, hart- en vaataandoeningen, aandoeningen aan het bewegingsapparaat, afgenomen gevoeligheid voor de positiebepaling en dergelijke.

17.3.2 SLECHT HOREN, DOOFHEID

Slechthorendheid en doofheid komen bij ongeveer 10% van de bevolking voor. In het jaar 2020 zullen er ten minste 3 miljoen slechthorenden en doven in Nederland zijn, vooral ten gevolge van de vergrijzing van de bevolking. Slecht horen heet erger te zijn dan slecht zien. Ogen en oren zijn de belangrijkste instrumenten om inlichtingen te ontvangen vanuit de buitenwereld. Een blinde kan nog rekenen op verfijning van het gehoor dat zich onder die omstandigheden juist ontwikkelt, waardoor nog veel wordt opgemerkt. Een dergelijk compensatiemechanisme is er voor een dove niet. Integendeel, bij het zien wordt hij niet langer geleid door het horen en in feite wordt er dus minder opgemerkt. Geen wonder dat slecht horen iemand sterk kan beïnvloeden en ook doen vereenzamen.

Slechthorendheid komt voor als aangeboren vorm, maar wordt meestal verworven op latere leeftijd. Ziekten aan het oor kunnen tot doofheid leiden, soms is er sprake van familiair voorkomen.

Als slechthorendheid wordt vermoed, kan het beste de kno-arts worden geraadpleegd voor diagnostiek en behandeling. Tot dit laatste behoort soms het aanmeten van een gehoorprothese (gehoorapparaat). Deze zijn tegenwoordig zo klein van afmeting dat ze onzichtbaar in het oor kunnen worden gedragen.

Slechthorendheid en doofheid kunnen het gevolg zijn van:
- *slechte perceptie*, dat wil zeggen dat de prikkel niet in het binnenoor wordt verwerkt; er vindt geen voortplanting van de gehoorprikkel plaats naar de hersenen. Zoiets kan ontstaan door lawaaibeschadi-

ging (discodoofheid). De basale membraan van het orgaan van Corti wordt beschadigd, een bepaalde hoorfrequentie kan voortaan niet meer worden verwerkt;
- *slechte geleiding*, dat wil zeggen een stoornis in de voortgeleiding van de gehoorprikkel tussen de buitenwereld en het binnenoor. Voorbeelden zijn een prop oorsmeer (cerumen), een defect trommelvlies, maar ook een middenoorontsteking en zelfs een gesloten buis van Eustachius.

Bij het vaststellen van de aard van de gehoorstoornis kan het audiogram behulpzaam zijn.

Aandoeningen aan het oor worden besproken in de medisch-specialistische delen van de serie Basiswerken.

17.3.3 SLECHT ZIEN

Om goed te kunnen zien is onder meer nodig dat een scherp beeld op de retina wordt geprojecteerd. Brekende factoren, zoals de cornea en de lens, en de lengte van de oogas zijn daarvoor belangrijk. Past het allemaal goed bij elkaar, dan heet dat *emmetropie*: het netvlies krijgt een scherpe afbeelding. Het komt nogal eens voor dat die afstemming niet perfect is. In dat geval wordt gesproken van *refractiestoornissen*. Voorbeelden daarvan zijn hypermetropie, presbyopie, myopie en astigmatisme.

17.3.3.1 Hypermetropie

Bij hypermetropie (verziendheid, afb. 17.5) is het oog afgesteld op 'verder dan ver'. Er is een te zwakke breking in het oog of de oogas is te kort. Om toch scherp te kunnen zien moet men steeds extra accommoderen, wat hoofdpijn en loensen tot gevolg kan hebben. De afwijking kan worden gecorrigeerd door het oog een beetje bij het accommoderen te helpen met een bril met positieve glazen.

17.3.3.2 Myopie

Bij myopie (bijziendheid, afb. 17.6) is sprake van een te sterke breking of een te lange oogas. Alleen heel dicht bij het oog worden voorwerpen nog scherp waargenomen. Deze afwijking kan worden gecorrigeerd met een bril met negatieve glazen. Daarmee wordt ervoor gezorgd dat de breking weer gedeeltelijk ongedaan wordt gemaakt. Het kan gebeuren dat de bril te sterk is en in dat geval kunnen dezelfde klachten ontstaan als bij een ongecorrigeerde hypermetropie: hoofdpijn en loensen.

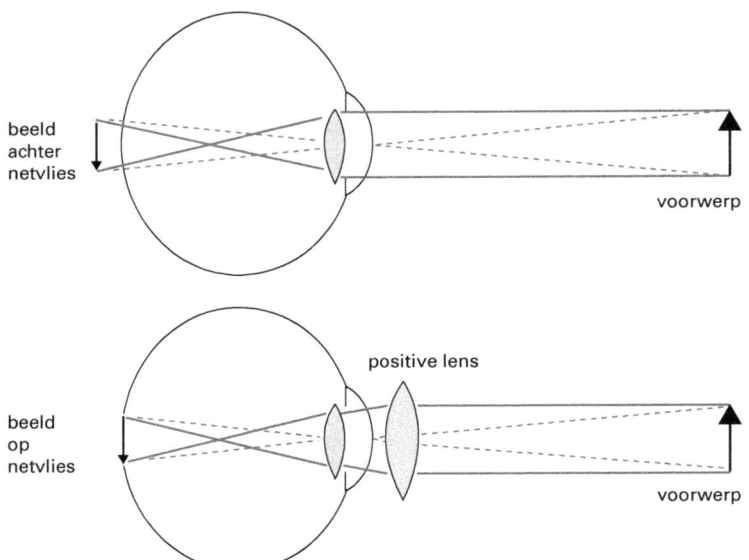

Afbeelding 17.5 Hypermetropie wordt door een positieve bril gecorrigeerd.

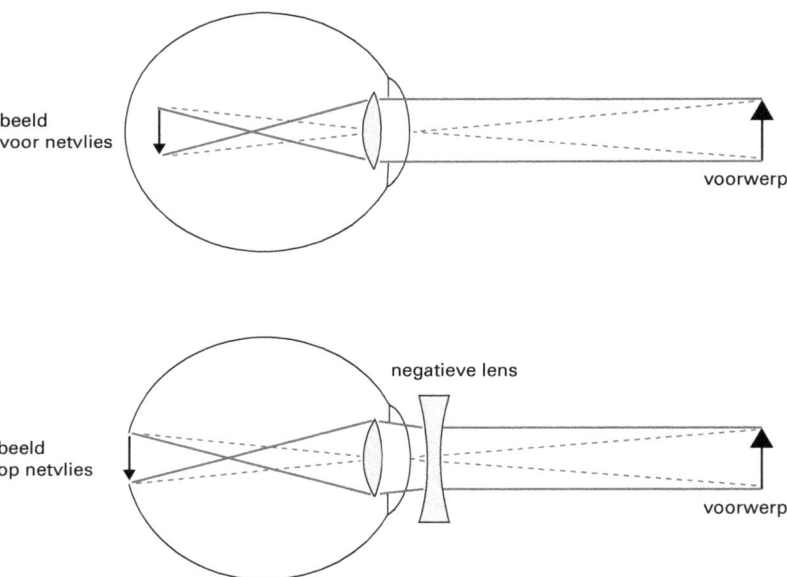

Afbeelding 17.6 Myopie wordt door een negatieve bril gecorrigeerd.

17.3.3.3 Astigmatisme

Astigmatisme (afb. 17.7) wordt meestal veroorzaakt door een ongelijkmatig afgeplat hoornvlies. Daardoor wordt een stip vervormd tot een streep die bovendien onscherp wordt afgebeeld. Een dergelijke afwijking wordt gecorrigeerd door in de bril een cilinder aan te brengen, loodrecht op de kromming van het hoornvlies. Dan wordt de streep weer een stip.

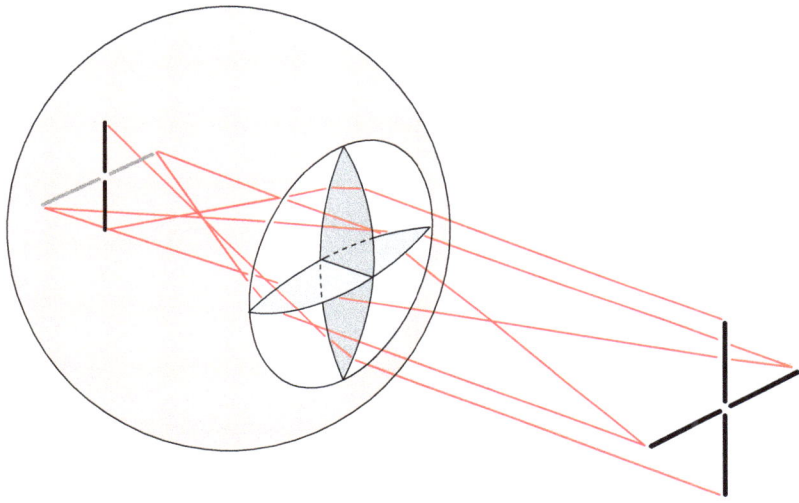

Afbeelding 17.7 *Astigmatisme. De verticale as wordt scherp op het netvlies geprojecteerd, de horizontale as wordt daarentegen achter het netvlies geprojecteerd en daarom als een brede streep onscherp afgebeeld.*

Oogaandoeningen worden besproken in de medisch-specialistische delen van de serie Basiswerken.

Slaap en slaapstoornissen 18

18.1	Fysiologie van de slaap	401
18.2	Structuur van de slaap	403
18.2.1	De non-REM-slaap	403
18.2.2	De REM-slaap (Rapid Eye Movement)	404
18.3	Slaapbehoefte	404
18.4	Het nut van slapen	406
18.5	Slaapstoornissen (dyssomnieën)	406
18.5.1	Slaapstoornissen zonder psychiatrische of lichamelijke aandoening	406
18.5.2	Slaapstoornissen door ongewenste verschijnselen die door de slaap worden uitgelokt of versterkt (parasomnieën)	407
18.5.3	Slaapstoornissen bij psychiatrische stoornissen	408
18.5.4	Slaapstoornissen bij lichamelijke ziekten, alcohol- of drugsgebruik, of ten gevolge van geneesmiddelengebruik	408
18.6	Behandeling	408
18.6.1	Medicamenteuze therapie	408
18.6.2	Bijwerkingen	409
18.6.3	Interacties en contra-indicaties	410

18.1 Fysiologie van de slaap

Veel mensen lijden aan een slaapstoornis. Voordat vastgesteld kan worden of iemand lijdt aan een slaapstoornis, is het van belang kennis te hebben van de fysiologie van de slaap.

De meeste mensen brengen bijna een derde van hun leven slapend door; iemand van 75 jaar heeft dus ongeveer 25 jaar geslapen.

Het slaap-waakcentrum (formatio reticularis) ligt in de hersenstam. Van hieruit stijgen zenuwvezels op die de hersenschors activeren. Wanneer de gehele hersenschors geactiveerd wordt, ontstaat een algehele alertheid/waakzaamheid waarbij alle schorsgebieden betrokken zijn (zien, horen, ruiken, voelen etc.).

Een actief maken van een bepaald gebied is ook mogelijk, de alertheid wordt dan gericht op een bepaalde functie, bijvoorbeeld in een lawaaierige ruimte een gesprek afluisteren.

Wanneer de hersenschors geactiveerd wordt (de persoon is helemaal wakker), worden weer signalen naar het slaap-waakcentrum gestuurd om dit wakker te houden.

Vanuit de slaap-waakcentrum dalen ook zenuwbanen af die de zenuwcellen van het ruggenmerg activeren. Hierdoor wordt de alertheid van de spieren en houding beïnvloed: de spierspanning. Ook hier geldt weer; zijn de spieren geactiveerd dan worden weer signalen naar het slaap-waakcentrum gestuurd om dit wakker te houden; de marathon van Amsterdam al slapend rennend af te leggen is dus niet mogelijk.

Er bestaat een koppeling tussen beide systemen. Bestaat er een geestelijke en zintuiglijke paraatheid dan geldt dit ook voor de houding en de spieren. Voorbeelden:
- is men psychisch gespannen dan blijkt dit ook uit de spierspanning (bijvoorbeeld een verkrampte houding) en psychische ontspanning geeft spierontspanning;
- men kan niet lopend slapen en lopend leren gaat meestal beter dan liggend;
- wanneer men erg moe is en toch in slaap valt terwijl men staat of zit, dan zakt men soms in elkaar. Wanneer de activatie van de hersenschors stopt, stopt ook de activatie van de spierspanning. Het 'knikkebollen' wordt veroorzaakt doordat de spierspanning van de nekspieren vermindert. Het hoofd zakt naar beneden, door het schokje van het hoofd wordt men steeds weer even wakker.

Treedt tijdens de slaap een sterke zintuiglijke prikkel op (wekker), dan wordt het waakcentrum geprikkeld en via de opstijgende zenuwbanen de hersenschors gewekt.

Als men wakker is maar blijft liggen, kan men gemakkelijk in slaap vallen. Als men opstaat gebeurt dit niet.

Vanuit de hersenschors lopen zoals gezegd zenuwvezels terug naar het slaap-waakcentrum, waardoor het waakcentrum weer geprikkeld wordt en 'wakker' blijft. Dus als men naar bed gaat en wil gaan slapen maar de hele tijd piekert, dan wordt vanuit de activiteit van de hersenschors het slaap-waakcentrum wakker gehouden.

Bij het in slaap vallen zijn de zenuwcellen van de slaap-waakcentrum minder prikkelbaar geworden. Dit kan onder andere ontstaan door vermoeidheid van de zenuwcellen van het slaap-waakcentrum.

Prikkeling van het centrum geeft slaap, terwijl vernietiging hiervan slapeloosheid veroorzaakt.

Dus wanneer men wakker is, activeert het slaap-waakcentrum de hersenen en de spierspanning. Hierdoor ontvangt het zelf ook weer prikkels, waardoor de geestelijke en lichamelijke paraatheid blijft bestaan.

De activiteit van het waakcentrum kan direct verhoogd worden door sterke prikkels vanuit de zintuigen of indirect door emotionele activiteit door zenuwbanen uit het limbisch systeem (het systeem in de hersenen dat de prikkels beoordeelt op emotionele aard). Wanneer er veel of interessante zaken gebeuren (veel prikkels aangeboden aan het slaap-waakcentrum), blijft men wakker. Gedurende de slaap verlaagt het slaap-waakcentrum de activiteit in de hersenschors en is er ook een verlaging van de spierspanning.

Het slaap-waakcentrum krijgt zelf ook weinig prikkels. Bij een saaie les door een docent met een monotone spraak ontvangt het slaap-waakcentrum weinig prikkels en valt men gemakkelijker in slaap; bij een sterke prikkel (gillende docent) wordt men wakker.

In het lichaam is een biologische klok aanwezig, die zorgt voor een afwisseling van de waak- en slaaptoestand. Deze klok bevindt zich in de hypothalamus. De klok ontvangt informatie over donker- en lichtafwisseling vanuit het netvlies van het oog. Aan de hand van deze informatie wordt de klok bijgesteld. De hypothalamus stuurt vervolgens informatie over de tijd van de dag en het jaar naar andere hersengebieden.

18.2 Structuur van de slaap

De slaap verloopt in 'golven': er zijn perioden van sterk verschillende slaaptypen, die elkaar min of meer regelmatig afwisselen.
Er wordt een onderscheid gemaakt in de non-REM-slaap en de REM-slaap.

18.2.1 DE NON-REM-SLAAP

Deze slaap is naar 'diepte' (afnemende graad van wekbaarheid) in vier stadia ingedeeld. Na een korte periode van stadium 1 volgen stadia 2 (lichte slaap), 3 en 4 (diepe slaap). Tijdens de slaap overheerst het parasympathische zenuwstelsel (het gedeelte van het autonome zenuwstelsel dat zorgt voor rust en herstel).

Stadium 1 (inslapen) is de overgangsfase tussen slapen en waken. Door het minder functioneren van de traanklier ontstaat een licht branderig gevoel in de ogen; ook worden de oogleden zwaar. De armen en benen worden zwaar en de spierspanning neemt af. Men wordt zich minder bewust van de omgeving zodat gedachten meer of minder op dromen kunnen gaan lijken.
Soms treden korte onwillekeurige spierbewegingen op in armen of benen (uitglijden over een bananenschil of vallen in een gat); dan wordt men weer eventjes wakker, omdat de hersenschors geactiveerd wordt en dus het waakcentrum. Ook heeft men soms het gevoel te zweven.
De reactie op prikkels neemt sterk af, maar het hangt wel af van de soort prikkel. Er wordt nog wel gereageerd op de eigen naam, maar niet op die van een ander.
Stadium 2 wordt gekenmerkt door een krachtige rem op de activiteit van de thalamus. De functie van de thalamus is het doorgeven van informatie van de zintuigen naar de hersenschors. Doordat deze functie geremd wordt is de kans om gewekt te worden verlaagd en de kans dat de hersenschors rust krijgt dus verhoogd.
De spierspanning is verder gedaald en de ogen bewegen nog nauwelijks. Deze fase duurt ongeveer een half uur. In de volgende stadia neemt de diepte van de slaap toe.
Stadium 3 heeft in het EEG een apart patroon en vormt de overgang naar stadium 4. Diepe slaap treedt vooral in het begin van de slaapperiode op. In deze fase is iemand het moeilijkst wakker te maken en na het wekken is hij dan enige tijd gedesoriënteerd. Dit stadium kan tot een uur duren. De spieren zijn maximaal ontspannen, hartslag en

bloeddruk bereiken hun laagste 24-uurs waarde, de ademhalingsfrequentie en lichaamstemperatuur dalen.
In *stadium* 4 komt groeihormoon vrij. Dit bevordert de groei en het herstel van de weefsels. Het is gebleken dat kinderen die slecht slapen minder hard groeien dan hun leeftijdsgenoten. Ook worden tijdens de slaap stoffen uitgescheiden die van belang zijn voor het afweersysteem: wanneer men te weinig slaapt, wordt men gemakkelijker ziek. (Uit onderzoek bij ratten is gebleken, dat na een week zonder slaap het afweersysteem zodanig achteruitgaat, dat de ratten sterven aan infecties).

18.2.2 DE REM-SLAAP (RAPID EYE MOVEMENT)

In deze slaap treden snelle oogbewegingen (Rapid Eye Movement) op. De spierspanning is sterk verlaagd, de hartslag en ademhaling zijn sneller en onregelmatiger; de bloeddoorstroming van de hersenen is toegenomen en de regulatie van de temperatuur is minder effectief. Tijdens de REM-slaap zijn de dromen zeer levendig en complex (meer dan 80% van de personen die uit een REM-slaap wordt gewekt, herinnert zich een droom). Bij de non-REM-slaap ligt dit percentage veel lager (70-30%). De dromen hebben bij de non-REM-slaap een minder complexe inhoud.

Tijdens de nacht wisselen de non-REM-slaap en de REM-slaap elkaar min of meer regelmatig af. De eerste REM-periode begint zeventig tot negentig minuten na het begin van het slapen; deze duurt kort (vijf tot tien minuten). In het verloop van de nacht wordt de slaap geleidelijk minder diep: 80 tot 90% van de diepe slaap treedt in de eerste twee à drie cycli op. Dit is precies omgekeerd ten opzichte van het REM-stadium; deze wordt namelijk steeds langer naarmate de nacht vordert. Bij de laatste slaapcyclus kan men meer dan zestig minuten van de negentig in de REM-slaap verkeren.
In een nacht vinden ongeveer vier à vijf slaapcycli plaats. Dit patroon is in beperkte mate ook overdag aanwezig.

18.3 Slaapbehoefte

De belangrijkste verschillen in slaapbehoefte en -gewoonte hangen samen met de leeftijd. Het pasgeboren kind brengt gemiddeld zestien uur slapend door. Ongeveer 50% van deze tijd wordt doorgebracht in REM-slaap.
Een kind van twee jaar slaapt ongeveer twaalf uur, waarvan 25% REM-slaap. Tot de puberteit blijft de gemiddelde slaapbehoefte tien uur.

Mensen van achttien jaar slapen ongeveer acht uur, waarvan 20% REM-slaap. Gemiddeld (65%) slapen volwassenen zeven à acht uur, maar er bestaan kortslapers (minder dan 5,5 uur) en langslapers (meer dan 8,5 uur). Het percentage REM-slaap blijft vrijwel constant rond de 20%. Bij oudere mensen is de slaapbehoefte gemiddeld zes uur.
Ook neemt de slaapbehoefte toe in omstandigheden waarbij veel van geest en lichaam wordt gevergd (zware inspanning, herstel van een ziekte). Na een zware inspanning neemt in eerste instantie de diepte van de slaap (stadium 3 en 4) toe (afb. 18.1).

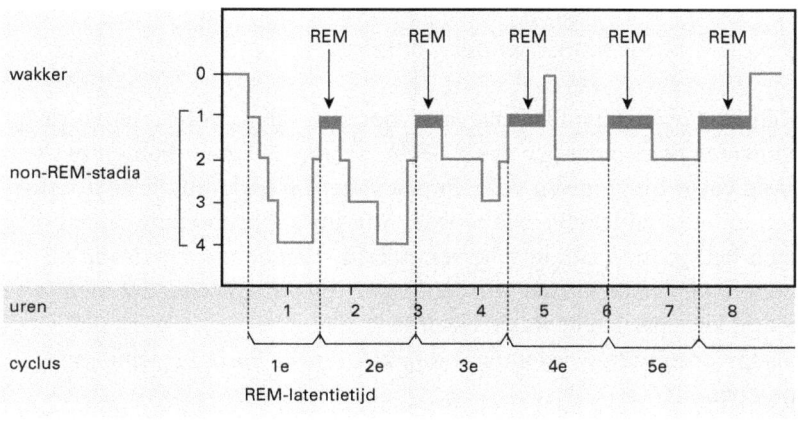

Afbeelding 18.1 Schematische weergave van het verloop van de slaapstadia gedurende de nacht bij jonge, gezonde volwassenen (20-25 jaar).

Naarmate men ouder wordt ontstaan langzamerhand veranderingen in de slaap:
- het inslapen gaat langer duren;
- de hoeveelheid diepe slaap (stadium 3 en 4) neemt af;
- de REM-periode neemt aan het eind van de nacht niet toe;
- de fragmentatie van de slaap (het aantal keren dat men 's nachts wakker wordt) neemt toe.

Deze veranderingen leiden ertoe dat de slaap als slecht ervaren wordt. Dikwijls is men te vroeg wakker. Bovendien voelen veel bejaarden de behoefte om overdag te gaan slapen.
's Nachts wordt gemiddeld minder geslapen, maar overdag meer. Er treedt een verbrokkeling van het slaap-waakpatroon op.
Twintig procent van de bejaarden van vijfenzestig jaar en ouder heeft vaak of altijd slaapklachten (vrouwen vaker dan mannen). Slaap-

klachten zijn niet toe te schrijven aan de 'biologische veroudering' maar zijn het gevolg van één of meer factoren (zie par. 18.5).

18.4 Het nut van slapen

Een functie van de slaap is energiebesparing. Tijdens de slaap daalt de stofwisseling (het zuurstofgebruik en de hart- en ademhalingsfrequentie nemen af, evenals de temperatuur) met als gevolg besparing van energie. De hersteltheorie gaat uit van het feit dat tijdens de slaap meer groeihormoon geproduceerd wordt en ook het afweersysteem een verhoogde activiteit vertoont.

18.5 Slaapstoornissen (dyssomnieën)

Klachten over slapen komen vaak voor: 5% van de volwassenen slaapt minstens twee maal per week slecht. Slaapproblemen komen twee maal vaker bij vrouwen voor en ook vaker bij ouderen. Slaapstoornissen moeten onderscheiden worden van inslaapproblemen bij te vroeg naar bed gaan, fysiologische verandering van het slaappatroon bij ouderen en vaak wakker worden. Het is niet abnormaal dat men twee à drie keer per nacht wakker wordt.
Slaapstoornissen worden naar oorzaak ingedeeld in verschillende groepen.

18.5.1 SLAAPSTOORNISSEN ZONDER PSYCHIATRISCHE OF LICHAMELIJKE AANDOENING

Hieronder vallen:
- slaapstoornissen, waarbij de persoon levenslang moeite heeft met inslapen of doorslapen, of waarbij hij niet uitgerust is na het slapen (primaire (ideopatische) insomnia);
- slaapstoornissen waarbij juist overmatige slaperigheid bestaat (de primaire hyperinsomnia);
- slaapstoornissen waarbij de persoon overdag onweerstaanbare slaapaanvallen heeft (narcolepsie);
- slaapgebonden ademhalingsstoornissen zoals het obstructieve slaapapneusyndroom. Tijdens de slaap treedt een gedeeltelijke of totale obstructie van de hogere luchtwegen op. Dit kan leiden van abnormale vermindering tot stilstand van de ademhaling (hypopneu of apneu). De patiënten snurken luid en worstelen om te kunnen ademen. De slaap is onrustig met wilde bewegingen. Door de ademstilstand wordt de patiënt kortdurend wakker om te ademen. Wanneer zich dit meerdere keren per nacht voordoet leidt dit

tot fragmentatie van de slaap en slaaptekort.
Oorzaken kunnen zijn: anatomische afwijkingen zoals vergrote neus- en keelamandelen, neuspoliepen en ophoping van vet in de weke delen rond de keel bij vetzucht. Gebruik van alcohol of benzodiazepines leidt tot verslapping van de spieren van de hogere luchtwegen en verminderde stimulatie vanuit het ademhalingscentrum (centrale apneu);
- slaapproblemen ten gevolge van omgevingsfactoren kunnen ontstaan door slaapverstorende prikkels (licht, geluid) vooral in ziekenhuizen, maar ook in gehorige huizen, verkeerde temperatuur van de slaapkamer, slapen op een te hard bed en door het eten en/of drinken voor het naar bed gaan (bijvoorbeeld een volle of lege maag en het gebruik van alcohol of cafeïnehoudende dranken voor het slapengaan). Ook kan het leefpatroon een rol spelen bij het ontstaan van slaapstoornissen (dutjes doen overdag, excessief sporten of een spannende film zien vlak voor het slapen);
- slaapstoornissen kunnen ook ontstaan door stoornis in de biologische klok zoals kan ontstaan bij jetlag of het werken in ploegendienst. Ook kan het voorkomen dat de biologische klok ontregeld wordt bij de ziekte van Alzheimer;
- restlesslegssyndroom (rusteloze-benensyndroom). Er bestaan kriebelende, tintelende of brandende nare gevoelens in de benen (vooral de kuiten). Dit leidt tot een onbedwingbare behoefte om 's nachts de benen te bewegen, waardoor kortdurend de klachten minder worden. Het is te begrijpen dat men dan wakker wordt.

18.5.2 SLAAPSTOORNISSEN DOOR ONGEWENSTE VERSCHIJNSELEN DIE DOOR DE SLAAP WORDEN UITGELOKT OF VERSTERKT (PARASOMNIEËN)

Hieronder vallen onder andere:
- slaapstoornissen door tandenknarsen;
- slaapwandelen. Dit kan optreden tijdens stadium 4. Tijdens het wandelen lijkt het alsof de persoon georiënteerd is, maar de oriëntatie berust op herinneringen. Het kan dus verkeerd uitpakken;
- nachtelijke paniekaanvallen (pavor nocturnus) kunnen ontstaan bij het plotseling wekken uit de diepe slaap. De aanval begint met een schreeuw gevolgd door wilde bewegingen van armen en benen. De persoon heeft een angstige gezichtsuitdrukking en zweet soms heftig. Na een paar minuten keert de rust weer terug en valt hij in slaap.

18.5.3 SLAAPSTOORNISSEN BIJ PSYCHIATRISCHE STOORNISSEN

Bij een psychiatrische stoornis treden soms slaapstoornissen op. Dit komt onder meer voor bij een depressie of manie, angststoornis en psychotische stoornis.

18.5.4 SLAAPSTOORNISSEN BIJ LICHAMELIJKE ZIEKTEN, ALCOHOL- OF DRUGSGEBRUIK, OF TEN GEVOLGE VAN GENEESMIDDELENGEBRUIK

Pijn, jeuk, droge mond, dorst,'s nachts moeten plassen (prostaathypertrofie), hoesten en kortademigheid (decompensatio cordis) kunnen allemaal leiden tot slaapstoornissen.

18.6 Behandeling

De behandeling van slaapstoornissen bestaat in eerste plaats uit het bestrijden van de lichamelijke oorzaak, zoals pijnstilling, antihoestmiddelen, behandeling prostaathypertrofie et cetera, het geven van voorlichting over de normale slaap en het geven van slaaphygiënische adviezen zoals:
- ga alleen slapen als men echt moe is;
- gebruik de slaapkamer alleen voor het slapen;
- doe geen dutjes of middagslaap tussendoor;
- creëer een regelmaat in het opstaan en naar bed gaan (ook het weekend);
- doe regelmatig (maar niet vlak voor het slapen gaan) aan lichaamsbeweging;
- geen nicotine, cafeïnehoudende dranken of alcohol voor het slapengaan, ga niet naar bed met een te volle of lege maag;
- zorg voor een goed matras, voldoende geluidsisolatie en een goedgeventileerde kamer.

Niet-medicamenteuze behandelingen zijn onder andere ontspanningsoefeningen en slaapcursussen. Deze vormen van behandeling komen vooral in aanmerking bij langdurige slapeloosheid.

18.6.1 MEDICAMENTEUZE THERAPIE

Slaapmiddelen (hypnotica) zijn geneesmiddelen die een toestand teweegbrengen die op de slaap lijkt door verkorting van de inslaaptijd en/of verlenging van de slaapduur en/of vermindering van het aantal keren dat men wakker is 's nachts. Een slaapmiddel dat hieraan voldoet en tevens de REM-slaap ongemoeid laat, geen sufheid overdag veroorzaakt en niet tot tolerantieontwikkeling leidt, bestaat (nog) niet. Behandeling met slaapmiddelen mag alleen plaatsvinden als het functioneren overdag door de slapeloosheid verstoord is. Het medicijn mag slechts kort (in principe niet langer dan twee weken) voorgeschreven worden. Altijd moeten ook slaapadviezen gegeven worden.

De belangrijkste groep slaapmiddelen wordt gevormd door de benzodiazepinen. Ze hebben een sufmakend, angstdempend (anxiolytisch) en spierontspannend effect. Ook zijn zij effectief tegen epileptische trekkingen.
Benzodiazepinen verlengen de totale slaaptijd doordat men minder vaak en korter wakker wordt en ook doordat de lichte slaap (stadium 2) toeneemt, echter de REM-slaap en de diepe slaap (stadium 3 en 4) verminderen.
Het effect van het slaapmiddel moet snel in werking treden, vooral bij inslaapstoornissen. De snelheid wordt bepaald door de resorptiesnelheid en de verdeling over het lichaam. Voorbeelden van middelen met een snelle resorptie zijn temazepam en lormetazepam.
Bij dagelijkse toediening treedt bij middelen met een lange halfwaardetijd stapeling (cumulatie) op. Dit leidt tot slaperigheid overdag. Daarom is bijvoorbeeld diazepam (Valium®) niet geschikt als slaapmiddel.

Zolpidem (Stilnoct®) en zoplicon (Imovane®) zijn slaapmiddelen met een iets ander werkingsmechanisme dan de benzodiazepinen. Het risico op ontwikkeling van afhankelijkheid zou iets kleiner zijn. Flumazenil (Anexate®) wordt gebruikt bij intoxicaties van benzodiazepinen of om de werking ervan te beëindigen. Het is een antagonist van benzodiazepinen.

18.6.2 BIJWERKINGEN
Veel bijwerkingen hangen vooral samen met de sufmakende (sedatieve) en spierontspannende werking: sufheid, spierzwakte, wazig- of dubbelzien, stoornissen in de coördinatie en verminderd reactievermogen. Dit treedt vooral op bij langwerkende benzodiazepinen waardoor de volgende ochtend een 'hang-over' (benzodiazepinekater) kan ontstaan. Na één tot drie weken verminderen deze effecten.
Geheugenverlies voor gebeurtenissen na inname van het middel (antegrade amnesie) kan optreden met name bij hoge doseringen.
Tegengestelde (paradoxale) reacties kunnen optreden bij jonge kinderen, oude mensen en personen met hersenbeschadiging. In plaats

van sufheid kunnen rusteloosheid, opwinding, agressief gedrag, psychotische verschijnselen, woede of onaangepast gedrag optreden. Langdurige toediening van benzodiazepinen leidt tot geestelijke en lichamelijke afhankelijkheid. Na stoppen van de medicijnen onstaan onthoudingsverschijnselen. Die verschijnselen zijn het omgekeerde van de effecten van de benzodiazepinen; dus in plaats van rustgevend en angstwerend kunnen angst, slapeloosheid, prikkelbaarheid, hoofdpijn en verminderde eetlust ontstaan; in ernstige gevallen verwardheid en hallucinaties. De kans op ontwenningsverschijnselen is groter bij kortwerkende benzodiazepinen en bij langdurige en hoge dosering, of wanneer de persoon tevens andere verslavende middelen zoals alcohol gebruikt. Dit betekent dat bij gebruik langer dan twee maanden de medicijnen moeten worden afgebouwd.

Bij langdurig gebruik kan ook een 'rebound effect' optreden, dat wil zeggen dat na het stoppen van de medicijnen de symptomen van voor de aanvang van de therapie in ergere mate terugkomen.

18.6.3 INTERACTIES EN CONTRA-INDICATIES

Benzodiazepinen in combinatie met andere sedativa (onder andere alcohol, antidepressiva, antipsychotica) kunnen leiden tot een versterkte verwerking en het optreden van meer en ernstiger bijwerkingen.

Benzodiazepinen mogen niet voorgeschreven worden bij het slaapapneusyndroom. Ook bij ernstige longziekten moet men voorzichtig zijn in verband met de kans op remming van het ademcentrum.

19 De oudere mens, sterven en de dood

19.1	**Inleiding**	411
	19.1.1 Ouderdomsverschijnselen	412
	19.1.2 Gerontologie en geriatrie	414
19.2	**Het sterven en de dood**	416
	19.2.1 Het sterven	417
	19.2.2 De dood	418

19.1 Inleiding

Als iemand 65 jaar is geworden, wordt hij/zij gerekend tot de oudere mensen of ouderen. Het aantal ouderen is de laatste jaren sterk gestegen en dat zal de komende jaren nog wel zo doorgaan.
Door de goede verzorging bereiken veel ouderen tegenwoordig bovendien een zeer hoge leeftijd. In Nederland is intussen sprake van een vergrijzing van de bevolking: er is een toename van het aantal ouderen ten opzichte van het aantal jongeren. Dit wordt mede in de hand gewerkt doordat het aantal geboorten door geboorteplanning de laatste tientallen jaren duidelijk is afgenomen. Aan de bevolkingspiramides van 1899 en 1980 (afb. 19.1) is de verhouding al duidelijk af te lezen. Sindsdien is dit alleen nog maar versterkt.
In feite begint veroudering al vanaf de bevruchting van de eicel (conceptie), het zet zich voort tot aan de dood. We gaan het verouderen 'voelen' als het lichaam gebreken gaat vertonen en we niet meer zo veel kunnen als voorheen. Het valt op dat dit bij de ene mens eerder aan de orde is dan bij de andere. De vraag dringt zich op hoe het komt dat mensen ouder worden en dat het functioneren langzaam maar zeker achteruitgaat. Eigenlijk is daar geen goed antwoord op, al zijn er wel theorieën over. De bekendste is de celbiologische theorie. Binnen in de cel (celniveau) wordt het proces ingeleid; het moment van zichtbaar en merkbaar 'ouder' worden is om zo te zeggen al voorge-

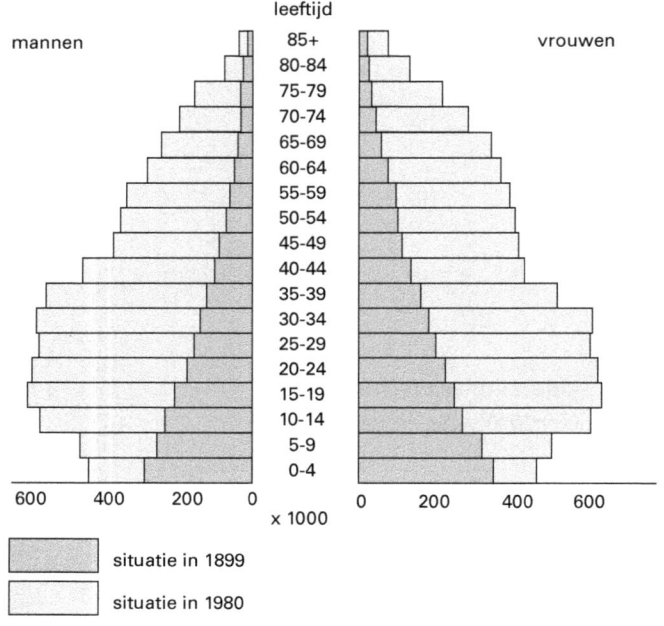

Afbeelding 19.1 Bevolkingspiramide waarin de leeftijdsopbouw van Nederland wordt geschetst zoals die was in 1899 en in 1980. Hierin is duidelijk te zien dat de piramide veranderd is van een vorm met een brede basis en een smalle top naar een figuur waarin de basis smaller is dan het middelste deel (tot ongeveer 40 jaar).

programmeerd in de genen. Deze programmering zou ten dele zijn overgeërfd, maar ook factoren van buitenaf (bijv. straling) kunnen de genen daarin hebben beïnvloed. Doorgemaakte ziekten, slechte voeding, vergiftigingen (roken, alcohol) en dergelijke kunnen via beschadiging van cellen het verouderingsproces eveneens ondersteunen (zie ook hoofdstuk 1).

19.1.1 OUDERDOMSVERSCHIJNSELEN

Bij het ouder worden verschijnen kenmerken die onlosmakelijk verbonden zijn met ouderdom. Een bekend voorbeeld zijn de rimpels in de huid. Deze ontstaan doordat de huid droger en slapper wordt (de turgor neemt af) en de elasticiteit vermindert. Aan de huid kunnen zich bruine maculae (lentigo senilis) vertonen. De haargroei wordt minder, de haren worden grover en door vermindering van pigment grijs.

In het algemeen gesproken gaan alle weefsels in kwaliteit geleidelijk achteruit, wat vergezeld kan gaan van atrofie.

De zintuigen functioneren minder goed. Het niet meer zo goed kunnen horen is meestal het gevolg van versmelting van de gehoorbeentjes of van een verslechtering van de gehoorzenuw. Het gezichtsvermogen neemt af als gevolg van ouderdomsverziendheid (leesbril nodig), cataract (grijze staar) of glaucoom (groene staar). Soms is het achteruitgaan van het gezichtsvermogen een complicatie van suikerziekte, waar tenminste 25% van de ouderen aan lijdt.

Veel ouderen hebben evenwichtsproblemen. Aantasting van het evenwichtszintuig in het rotsbeen is een oorzaak, maar ook de afname in het aantal zenuwcellen (neuronen) en de bij ouderen optredende spieratrofie. De bewegingen van oudere mensen zijn langzamer. Vooral ingewikkelde bewegingen worden veel moeizamer uitgevoerd. Overtollige bewegingen blijven al gauw achterwege. Dit wordt allemaal nog eens erger indien er sprake is van een verminderde bloedtoevoer naar de hersenen.

Lengteverlies is een veelvoorkomend verschijnsel, dat te wijten is aan atrofische veranderingen in de tussenwervelschijven en geringe afplatting van de wervels door osteoporose (botontkalking). Het iets krom gaan lopen komt door atrofie van de spieren van de wervelkolom.

Vrijwel alle orgaanfuncties gaan achteruit, of in het verleden doorgemaakte ziekteprocessen sporen hebben achtergelaten of niet. De motiliteit van het maag-darmkanaal verandert, de kwaliteit en de hoeveelheid van de spijsverteringssappen gaan achteruit. Het gevolg is dat vertering en resorptie stroever verlopen.

In de nieren kunnen zowel stoornissen in de glomeruli als in de tubuli optreden, waardoor de nierfunctie nadelig kan worden beïnvloed.

De longfunctie verslechtert enigszins, de gasuitwisseling ondergaat een duidelijke reductie, echter zonder dat dit tot een echt zuurstoftekort in het lichaam aanleiding hoeft te geven.

De pompkracht van het hart neemt af; dit is vooral bij inspanning merkbaar.

De 'levenskrachten' nemen af, dat wil zeggen dat zowel de geestelijke als de lichamelijke homeostase minder belasting kan verdragen. Treedt die belasting toch op dan is het mogelijk dat achtereenvolgens de diverse regelsystemen instorten en een scala aan ziekelijke afwijkingen zich kunnen ontwikkelen (domino-effect).

19.1.2 GERONTOLOGIE EN GERIATRIE

In de gezondheidszorg rondom ouderen hebben de wetenschappen gerontologie en geriatrie hun plaats. Gerontologie (de leer van het ouder worden) omvat alles wat betrekking heeft op de verouderende mens, functionerend in al zijn aspecten (sociaal, psychisch, lichamelijk). In de geriatrie houdt men zich bezig met de preventie, diagnostiek en behandeling van die ziekten die oorzakelijk samenhangen met de veroudering of in sterke mate worden beïnvloed door de veroudering van de patiënt bij wie ze voorkomen.

De gezondheid van mensen is nooit goed te beoordelen als de mens niet wordt gezien in samenhang met zijn sociale netwerk en de reacties die daardoor worden opgeroepen. Dit blijkt voor oudere mensen wel heel sterk te gelden. Vandaar dat vaak wordt beweerd dat het niet mogelijk is gerontologie en geriatrie in de praktijk van elkaar te scheiden. In de geriatrie is het dan ook belangrijk er aan bij te dragen dat de zelfstandigheid van ouderen kan worden gehandhaafd, meer nog dan naar een volledige gezondheid te streven. Geriatrie is een medisch specialisme dat de laatste jaren een duidelijke plaats heeft gekregen tussen de andere specialismen. Dit heeft zonder meer te maken met het feit dat de bevolking in ons land steeds meer ouderen telt, maar vooral ook met de specifieke aanpak die een zieke oudere behoeft. Zoals hierboven al is beschreven, is de fysiologie bij de oudere mens anders. Dat geldt dus ook voor de lichamelijke reacties bij het ziek-zijn. Het afwijkende beloop van ziekten kan zelfs de diagnostiek ervan bemoeilijken.

Ziekten die vooral op oudere leeftijd voorkomen berusten vaak op degeneratieve afwijkingen of zijn het gevolg van vaataandoeningen (bijv. atherosclerose), maar een oudere kan natuurlijk ook heel goed ziekten krijgen die ook op jongere leeftijd voorkomen. Vaak is bij een oudere sprake van meerdere aandoeningen tegelijk (multipathologie). Hierdoor en dankzij het feit dat de ouderdomsziekten vaak een chronisch karakter hebben, zijn bij ouderen veel vaker ziekteverschijnselen aanwezig dan bij jongeren.

Ziekten die veel bij ouderen worden gezien zijn:
- chronische aandoeningen van hart en bloedvaten zoals hypertensie, ischemische hartziekten (angina pectoris, myocardinfarct), decompensatio cordis en hartritmestoornissen;
- chronische aandoeningen van de longen en luchtwegen zoals chronische bronchitis en longemfyseem;
- cerebrovasculaire accidenten (CVA's);

- reumatische aandoeningen zoals chronische reuma en slijtage aan de gewrichten;
- osteoporose (afname van botmassa met vaak botontkalking), waardoor ook gemakkelijker botbreuken ontstaan;
- diabetes mellitus;
- anemie ten gevolge van ijzergebrek in de voeding of chronisch bloedverlies uit bijvoorbeeld het maag-darmkanaal (kanker, ontsteking);
- kanker, vooral aan het maag-darmkanaal (pancreas, colon);
- urineweginfecties en incontinentie.

De presentatie van de klachten kan bij ouderen heel anders zijn. Zo kunnen bij een hartinfarct in plaats van pijn op de borst verschijnselen van een delier aanwezig zijn. Of er is slechts moeheid aanwezig, of in het geheel geen verschijnselen die passen bij een infarct. Dit wordt *symptoomverarming* genoemd. Zo bestaat ook het begrip *symptoomomkering*; bij gebruik van sedativa ontstaat geen rust, maar in plaats daarvan een paroxysmale reactie met onrust en agitatie. Ook *symptoomvermeerdering* bestaat; bij een patiënt met een collumfractuur wordt de pijn verergerd door de al bestaande artrose van het heupgewricht.

Een geriatrische patiënt kan snel achteruitgaan, dit wordt in de Engelse literatuur wel de *cascade breakdown* genoemd. Door de verminderde functie van veel organen, en daardoor de verminderde handhaving van het inwendig milieu, kan een verstoring door een ziekte van een functie leiden tot uitval van multipele functies (multiple-organ failure, multipel orgaanfalen, ook wel MOF genoemd). Dat het een het ander hierin opvolgt, wordt het domino-effect genoemd.

> Voorbeeld
> Een 86-jarige vrouw, bekend met ernstige atherosclerose (hart, nieren), decompensatio cordis en type-II-diabetes, krijgt na een virale infectie aan de luchtwegen een pneumonie. Door de infectie moet het hart harder werken, daarin schiet het tekort. Als gevolg hiervan en door de verslechterde zuurstofopname in de longen ontstaat hypoxie met als gevolg dat onder meer de hartspier (er ontstaat angina pectoris) en de hersenen (delier) verminderd functioneren. Een slechte doorbloeding van de nieren leidt tot verminderde nierfunctie en vermindering van de klaring van de medicijnen, waardoor intoxicatie dreigt. Door de

bedlegerigheid is er een vergrote kans op trombose en verergering van de osteoporose. Door al deze ellende ontstaat ontregeling van de diabetes mellitus, waardoor de vrouw in coma raakt en overlijdt.

Naast lichamelijke afwijkingen zijn bij ouderen ook typische psychische veranderingen en afwijkingen mogelijk. Depressies, delier (zie voorbeeld), pseudodementie en dementie zijn hier bekende voorbeelden van. Een depressie kan een uiting zijn van een beginnende dementie, maar kan ook op zichzelf staan of tegelijkertijd met beginnende dementie voorkomen. Pseudodementie zien we nog wel eens bij bijvoorbeeld een onverwachte ziekenhuisopname, maar zodra de situatie weer in balans komt herstelt het zich. Een delier heeft altijd een lichamelijke oorzaak, zoals een slechte circulatie, uitdroging, een slechte longfunctie, ontregelde bloedglucosewaarden of medicamentgebruik (m.n. psychofarmaca). In alle gevallen worden de hersencellen slecht voorzien van noodzakelijke stoffen waardoor ze minder goed functioneren. Kenmerken van een delier zijn: stoornissen in oriëntatie, stoornissen in stemming en affect, stoornissen in het slaap-waakritme, moeite met leren en denken (cognitieve stoornissen) en afwijkingen in psychomotorisch gedrag. Hallucinaties en wanen kunnen aanwezig zijn. Angst, verlies van controle door oriëntatieproblemen en aantasting van integriteit zijn de belangrijkste ervaringen van de patiënt. Als de lichamelijke oorzaak is behandeld, herstelt een delier volledig.

Geriatrie wordt uitvoeriger besproken in een van de medisch-specialistische uitgaven van de serie Basiswerken.

19.2 Het sterven en de dood

De dood houdt een onherstelbaar einde in van alle levensfuncties. Levensverschijnselen zijn verdwenen en het lichaam zal overgaan in ontbinding. We gaan ervan uit dat iemand overleden is als voor het leven onmisbare centra in de hersenen verloren zijn gegaan. Dat gebeurt meestal doordat zich een ernstig tekort aan zuurstof (anoxie) heeft voorgedaan. Daar zijn hersencellen, vooral die van de hersenschors, immers heel gevoelig voor. Na drie tot vier minuten zuurstofgebrek zijn in de hersencellen al onherstelbare veranderingen opgetreden. De meeste andere lichaamscellen kunnen wat langer zonder zuurstof, ze leven na het overlijden nog korte tijd door. Het lichaam sterft als het ware in etappes af, de grens tussen leven en dood is dan ook geen scherpe grens. Soms is het vaststellen van de dood zelfs moeilijk.

19.2.1 HET STERVEN

Het sterven verloopt bij iedere mens anders. Soms is er sprake van een acuut overlijden waarbij het stervensproces heel kort is. In andere gevallen is het een langzaam verlopend proces dat dagenlang kan duren. Bij een langdurig stervensproces zie je dat de verschillende lichaamsfuncties steeds slechter op elkaar afgestemd raken. Bij iedereen is dit weer verschillend, het heeft uiteraard ook te maken met de situatie of de ziekte die tot de dood aanleiding geeft.

Er zijn patiënten die als ze gaan sterven al in coma zijn. Voor hen bestaat er een geleidelijke overgang naar de dood. Voor zover we dit kunnen beoordelen – maar wie kan dat met zekerheid zeggen? – merken deze patiënten niet veel van het sterven. Anderen maken juist heel bewust mee dat ze stervende zijn.

Wie aanwezig is bij het overlijden van een patiënt, valt tijdens het stervensproces een aantal zaken op:
- *verlies van de zintuigfunctie*. Langzaam maar zeker verliezen de zintuigen hun functie. Meestal klaagt de patiënt eerst over minder goed zien, daarna wordt de smaak minder en verdwijnen reflexen. Het gehoor blijft echter vrij lang intact, zodat men altijd voorzichtig moet zijn met wat wordt gezegd in de omgeving van een stervende;
- *optreden van spierverslapping*, wat zich uit in het niet meer goed kunnen sluiten van de ogen of de mond (kwijlen). Ook kan incontinentie van urine en feces ontstaan;
- *circulatieverslechtering*. De bloedcirculatie verslechtert; er ontstaat een shock, waarbij de patiënt uiteindelijk bewusteloos kan raken. Een *facies hippocratica* (koud, bleek, klam en ingevallen gelaat, zie hoofdstuk 8) is voor de omgeving vaak een teken dat het sterven nabij is. De slechte circulatie bevordert het uittreden van vocht uit de bloedbaan in de longblaasjes, waardoor de patiënt last krijgt van kortademigheid (dyspnoe) en gaat rochelen, waarbij schuimend sputum wordt opgegeven;
- *verslechtering van de ademhaling*. Door de verslechterde circulatie wordt ook het ademcentrum beïnvloed. Daardoor wordt de ademhaling minder goed geregeld en ontstaat een cheyne-stokes-ademhaling (zie par. 11.2);

- *verandering van de psychische gesteldheid.* Geestelijk kan de patiënt vlak voor het sterven een opleving vertonen, waarbij de stemming iets te opgewekt kan lijken.

19.2.2 DE DOOD

Op den duur zal, als de situatie blijft verslechteren, de dood intreden. De verschijnselen hierbij kunnen worden onderscheiden in direct optredende en enige tijd later optredende verschijnselen.

Direct optredende verschijnselen, ook wel relatieve kenmerken van de dood genoemd, zijn het gevolg van het niet meer functioneren van hersenen, circulatie en ademhaling: het *klinisch dood* zijn. Hiertoe behoren:
- bewusteloosheid;
- afwezigheid van ademhaling;
- afwezigheid van hartslag;
- niet meer waarneembare pols;
- reflexen zijn niet meer op te wekken, de oogpupillen die groot zijn reageren bijvoorbeeld niet meer op licht (lichtstijf), waardoor ze anders kleiner zouden worden;
- de huid wordt bleek door het wegzakken van bloed naar lagergelegen gedeelten: dodenkleur;
- er is geen enkele beweging meer, alle spieren zijn volkomen slap.

Als hartslag en ademhaling gestopt zijn, moet de arts worden gewaarschuwd, die de dood officieel moet vaststellen. Vertoont de patiënt deze verschijnselen pas zeer kort, hooguit enkele minuten, dan kan het noodzakelijk zijn te reanimeren; door uitwendige hartmassage en mond-op-mondbeademing wordt de circulatie in stand gehouden. Mogelijk kan dan enkele minuten later, als speciale apparatuur en gespecialiseerde mankracht zijn gearriveerd, het leven weer worden opgewekt.

Na de dood treden een aantal elkaar opvolgende kenmerken op (afb. 19.2). Op grond daarvan kan de dood met meer zekerheid worden vastgesteld en eventueel worden aangegeven op welk moment deze moet zijn ingetreden. Dit laatste is belangrijk in de zogenaamde gerechtelijke (forensische) geneeskunde. De verschijnselen die nu optreden worden de *absolute kenmerken* van de dood genoemd. Wanneer deze zich voordoen is sprake van een *biologische dood*, ook wel hersendood genoemd (reanimatie is niet meer mogelijk). Tot de absolute kenmerken van de dood behoren:
- *veranderingen aan de ogen.* Na ongeveer vijftien minuten is de oog-

boldruk weggevallen, de pupil wordt hoekig en het hoornvlies (cornea) wordt troebel (de ogen 'breken');
- *optreden van lijkvlekken*. Dit zijn blauwrode huidverkleuringen door bloedophoping in de laagstgelegen delen van het lichaam. Door de zwaartekracht zakt namelijk het bloed (vooral de bloedcellen) weg naar de lagergelegen lichaamsdelen. Ligt de dode op zijn rug, dan zijn deze vlekken waar te nemen boven (schouderbladen) en onder aan de rug en aan de kuiten. Lijkvlekken worden ongeveer vijftien tot dertig minuten na het intreden van de dood zichtbaar. Ze zijn tot vier à zes uur na het intreden van de dood nog weg te drukken of ze kunnen zich verplaatsen in het geval dat het lichaam in een andere houding wordt gebracht. Later kan dat niet meer: de rode bloedcellen (erytrocyten) zijn stukgegaan (gehemolyseerd), de weefsels verkleurd door de vrijgekomen rode bloedkleurstof en het bloed is uit de vaten terechtgekomen;
- *De huid blijft nog wel enige tijd in leven*; dit valt bij mannen heel sterk op doordat de baard nog blijft doorgroeien. De dag na het overlijden kan als onderdeel van het verzorgen van de dode het dus nog nodig zijn de patiënt te scheren;
- *afkoeling*. Het lichaam zal langzaam maar zeker afkoelen tot de omgevingstemperatuur, wat een aantal uren zal duren. Uiteraard wordt deze temperatuur eerder bereikt als het lichaam van tevoren al een lage temperatuur had en duurt het langer als de gestorvene voor het overlijden koorts had. Soms kan die koorts zelfs toenemen vlak na de dood;
- *lijkstijfheid* (rigor mortis). Direct na het intreden van de dood zijn de spieren slap. Na een tot twee uur treedt echter een verstijving van de spieren op die zich voorlopig doorzet tot een maximum van ongeveer acht uur na de dood. Dit is lijkstijfheid die begint bij de onwillekeurige spieren: zich uitend in een darmlozing of het afgaan van darmgassen na het overlijden. Vervolgens verstijven ook de willekeurige spieren. Dit proces begint aan het hoofd (de kaken klemmen op elkaar) en zakt daarna langzaam af in de rest van het lichaam. De oorzaak van deze spiersamentrekking is de laatste ATP (adenosinetriphosfaat, stof in de spieren die energie levert voor spieractiviteit) die nog vrijkomt, waardoor de spiercellen nog eenmaal samentrekken. De lijkstijfheid houdt aan en verdwijnt na enkele dagen weer in dezelfde volgorde als waarin zij gekomen is. Bij een lage omgevingstemperatuur of bij uittering (cachexie) verschijnt de rigor mortis veel langzamer;
- *bloedstolling*. Vrijwel direct na de dood begint het bloed te stollen. Soms is tijdens het sterven al sprake van een algehele intravasale

stolling (AIS). Men heeft ontdekt dat dit regelmatig gebeurt, het wordt door sommigen reeds als onderdeel van het stervensproces beschouwd;
- *ontbinding.* Dit gebeurt door autolyse en rotting. Autolyse is zelfvertering, wat wordt ingeleid door uit de afgestorven cellen vrijkomende enzymen. Rotting kan optreden doordat de darmflora nu ongehinderd kan gaan uitgroeien en weefsels kan gaan binnendringen. Er is geen sprake meer van enige lichamelijke weerstand hiertegen. Rotting geeft gasvorming (opgezette buik) en groenverkleuring, eerst aan de buikhuid, later ook elders. Gal, zoutzuur, pancreassap bevorderen het proces van ontbinding. Door de gasvorming kan iemand die verdronken is na enige tijd weer gaan drijven en zo toch worden gevonden. Bij rotting komt een onaangename lijklucht vrij. Bijzondere omstandigheden kunnen voorkómen dat rotting echt kan doorzetten. In dat geval staan autolyse en indroging op de voorgrond. Er treedt verschrompeling en indroging van de overledene op (mummificatie). Dit kan voorkomen bij droge hitte of als een koude luchtstroming aanwezig is.

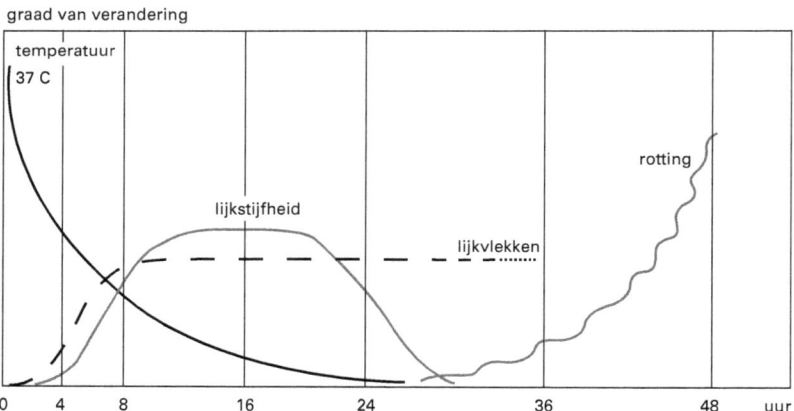

Afbeelding 19.2 *Het verband tussen de tijd en de verschillende kenmerken van de dood.*

Van de hierboven genoemde verschijnselen zijn de lijkstijfheid, lijkvlekken en lijklucht de absoluut geldende criteria voor het vaststellen van de dood.

Bij de verzorging van de overledene moet men op een aantal zaken bedacht zijn om er niet van te schrikken. Zo kunnen de ledematen en het hoofd gemakkelijk wegglijden. Het in de ingewanden aanwezige gas kan gaan borrelen. Tijdens het bewegen bij het afleggen kan door druk op de thorax lucht langs de stembanden ontsnappen en daarbij geluid geven. Een dode voelt bij het tillen veel zwaarder aan dan je denkt.

Nb. Er komen situaties voor waarin iemand dood lijkt: pols en ademhaling zijn niet waar te nemen, maar komen later weer op gang. Dat men iemand toch dood waande berust meestal op een vluchtige vaststelling; nauwkeuriger onderzoek kan een pijnlijke vergissing voorkomen.

Referenties

Beers MH, Fletcher AJ, Jones TV. Merck Manuel Medisch Handboek. Houten: Bohn Stafleu van Loghum, 2005.
Bemmel AL van, Beersma DGM, Groen JHM de, Hofman WF. Handboek slaap en slaapstoornissen. Maarssen: Elsevier Gezondheidzorg, 2001.
Braunwald E, c.s. Harrison's principles of internal medicine. 16th edition. London: McGraw-Hill, 2004.
CBO-decubitus, Tweede herziene richtlijn. Utrecht: CBO. 2002.
College voor Zorgverzekeringen. Farmacotherapeutisch kompas 2005. Amsterdam: CVZ, 2005.
Cranenburgh B van. Neurowetenschappen, een overzicht. Utrecht: De Tijdstroom, 1998.
Vries ThPGM de, Henning RH, van Bortel L. Farmacotherapie op maat. Utrecht: Bunge, 1995.
Eulderink F, Heeren TJ, Knook DL. Inleiding gerontologie en geriatrie. 4e druk. Houten: Bohn Stafleu van Loghum, 2004.
Gooszens HG, Aronson DC, Blankensteyn JD, Bonjer HJ. Leerboek Chirurgie (herziene uitgave). Houten, Bohn Stafleu van Loghum, 2006.
Herk W van. Standaard diagnoseplan dyspnoe. Eindhoven: Catharina Ziekenhuis 2003.
Jong JTE de, Vries DJM de, Zaagman-van Buuren MJ. Interne Geneeskunde (4e druk). Houten: Bohn Stafleu van Loghum, 2003.
Jong JTE. Chirurgie (niveau 5) (4e druk). Houten: Bohn Stafleu van Loghum, 2002.
Kuks JBM, Snoek JW, Oosterhuis HJGH. Klinische neurologie. Houten: Bohn Stafleu van Loghum, 2003.
Leusden HAIM van. Diagnostisch Kompas. Amstelveen: College van Zorgverzekeraars 2003.
Lüllmann H, Mohr K, Hein L. Atlas van de farmacologie. Baarn: Sesam; 2005.
Meer J van der, Stehouwer CDA. Interne Geneeskunde (13e druk). Houten: Bohn Stafleu van Loghum, 2001.
Multidisciplinaire richtlijn hartfalen, CBO-consensus hartfalen, najaar 2002.
Nieuw geriatrie informatorium. Houten: Bohn Stafleu van Loghum.
Sitsen JMA, Smits JMF, Smits P, Cohen AF, Bortel LM van. Farmacologie. Maarssen: Elsevier, 2001.

Six AJ. De cardiologie vereenvoudigd. 2e druk. Utrecht: Uitgeverij Lemma BV, 2003.
Stevens A, Lowe JS. Pathologie. Houten: Bohn Stafleu van Loghum, 2003.
Toth-van den Berg J, Rees T van. De kankerpatiënt. Bohn Stafleu van Loghum, Houten, 2001.
Van den Brande J, Heymans H, Monnens L. Kinergeneeskunde. Maarssen: Elsevier/Bunge, 1998.

Sites

www.artsennet.nl
www.cbo.nl
www.epilepsie.nl
www.geneesmiddelenbulletin.nl
www.hartstichting.nl
www.hoofdpijnpatiënten.nl
www.huidinfo.nl
www.incontinentie.net
www.infectieziekten.nl
www.kankerbestrijding.nl
www.kankerpatiënt.nl
www.microbiologie.nl
www.mlds.nl (site Maag Lever Darm Stichting)
www.neurologie.nl
www.rivm.nl (Rijksinstituut voor Volksgezondheid en Milieu)
www.sanquin.nl (Stichting Sanquin Bloedvoorziening)

Register

aandoeningen, psychosomatische 30
aandrangincontinentie 358
aanhoudende koorts 318
abces 100
absences 381
absolute kenmerken van de dood 418
acidose 293, 340
   –, metabole 295
   –, respiratoire 294
   –, verschijnselen 295
acne vulgaris 219
acute
   –, buik 366
   –, diarree 338
   –, ontsteking 100
   –, pharyngitis 82
   –, ziekte 25
ademhaling
   –, cheyne-stokes- 305
   –, kussmaul- 306
   –, verslechtering 417
ademhalingsweg 297
adenocarcinoom 117
adenoom 117
aderontsteking 87, 282
ADH 239
advanced nurse practitioner 35
aequale pols 251
aequaliteit 249
aerobe bacteriën 61
aerogeen 79
afasie 378
afbraak van rode bloedlichaampjes 278
afonie 300
afsluitende trombose 284
afterload 240
afvoerwegen 122
afweer
   –, indirecte 103
   –, inwendige 101
   –, inwendige, natuurlijke 94
   –, specifieke, verworven 101
   –, uitwendige 92
afweeronderdrukkers 86
agnosie 380
agonist 163
agrafie 378
agranulocytose 280
aids 111, 339
AIS 138, 420
albumine 207
alexie 378
algehele peritonitis 365
algemene
   –, afweer 94
   –, anamnese 37
   –, intravasale stolling 138
alkalose 293, 333
   –, metabole 296
   –, respiratoire 296
allergisch astma 105
allergische reactie 104, 108
allergische rhinitis 299
alternatieve geneeswijzen 34
amfotericine B 193
aminoglycosiden 188
amnesie 380
anaerobe bacteriën 61
anafylactische reactie 105
analgetica 174
   –, niet-opioïde 178, 181
anamnese 36
anaplastisch tumorweefsel 115
anatomische structuren 122
anemie 275
   –, pernicieuze 110
angina pectoris 248
angiogeneseremmers 137

angiografie 45
anorexie 101, 119, 324
antagonist 163
antibacteriële geneesmiddelen 183
antibiotica 87, 183
anticoagulantia 196
 –, orale 145, 172
antidiuretisch hormoon 239
antigeen 101
antigeenpresenterende cellen 102
antigene structuur 101
antihistaminicum 106
antilichamen, monoklonale 73
antimicrobiële medicatie 309
antimicrobiële middelen 87, 186
antimycotica 193
antisera 88
antitrombotica 196
antitussiva 302
anurie, oorzaken 360
anus, geïrriteerde 340
aortavulling, te geringe 246
APC 102
aplasie 114
apoplexie 379
apoptose 31, 120
appendiculair infiltraat 365
apraxie 378
arteriële bloeding 273
arteriogram 45
arthus-fenomeen 106
arthus-reactie 106
artroscopie 54
Ascal 284
ascites 125, 244
aspiratie 333
asthma bronchiale 304
astigmatisme 399
astma, allergisch 105
ataxie 377
atopie 106
atopische dermatitis 105
ATP 419
atrofie 31, 114
aura 25, 381
auscultatie 38
auto-anamnese 36
auto-immuniteit 110
autolyse 420
autonome groei 114
axiale skelet 123

bacil 63
backward failure 242
bactericide middelen 183
bactericide werking 87
bacterie, bouw van 59
bacterieel onderzoek 69
bacteriekweek 64
bacteriële
 –, eiwitsynthese 185
 –, ontsteking 203
 –, overgroei 338
bacteriëmie 85
bacteriën 59
 –, aerobe 61
 –, anaerobe 61
bacteriostatische geneesmiddelen 183
bacteriostatische werking 87
baroreceptoren 259
barrières
 –, biologische 92
 –, mechanische 92
basisreacties, pathologische 31
beenmergarmoede 111
beenmergontsteking 85
behandeling
 –, causale 26
 –, symptomatische 35
beklemde breuk 370
belemmerde afvloed van de lymfe 257
benigne paroxismale positieduizeligheid 395
benigne tumoren 121
benzodiazepinen 173, 409
beschikbaarheid, biologische 156, 162
besmetting 81
besmettingsbron 79
besmettingsweg 79
bestralingsenteritis 342
β-blokkers 172
β-hemolytische streptokok A 84
β-lactamasen 184
bewustzijnsgraad 392
bewustzijnsinhoud 392
bewustzijnsstoornissen 392
bezinkingssnelheid erytrocyten 40
bijwerkingen cytostatica 134
bijziendheid 397
bilirubine 346, 348
bilirubinevorming 347
biologische
 –, barrières 92

–, beschikbaarheid 156, 162
–, dood 418
–, ziekteoorzaken 30
biotransformatie 160
blauwachtige verkleuring 213
blauwzucht 286
bleke huid 213
bloed
   –, occult 335
   –, vol 280
bloedarmoede 275
   –, behandelingen 280
   –, oorzaken 276
   –, verschijnselen 279
bloedbeeld, differentiatie 40
bloedbezinking 41
bloedbraken 332
bloedcellen, witte 96
bloeddruk 241, 257
bloeddrukdaling 283
bloeddrukmeting 260
bloedgasanalyse 43, 293
bloeding
   –, arteriële 273
   –, veneuze 273
bloedingen 272
bloedontlasting 335
bloedproducten 202
   –, toediening 207
bloedtemperatuur 313
bloedtransfusie 205
bloedtransfusiereactie 108
bloedvaten 388
bloedvergiftiging 86
boezemfibrilleren 251
borborygmus 327
borst, pijn in de 308
borstkankerscreening 126
borstklierontsteking 84
botmetastasen 139
bovenste luchtwegen 298
BPPD 395
braakcentrum 328
braaksel 332
brachytherapie 132
bradycardie 249
   –, oorzaken 250
   –, relatieve 253
bradypnoe 305
braken 328
   –, gevolgen 332

–, oorzaken 329
breedspectrumantibiotica 183
breken, van de ogen 419
bronchoscopie 52
BSE 40
buffycoat 206
buik, opgezette 327
buikpijn 327
buitenbaarmoederlijke zwangerschap 272
bulla 215
Butterflykatheter 199
cachexie 86, 138, 228
calor 99
Candida albicans 75, 218
CAP 309
capillairen, verhoogde doorlaatbaarheid 256
capsule 150
carcinogene stoffen 125
carcinoom 117
cardiaal oedeem 244
cardiale syncope 266
cardiogene shock 268
cascade breakdown 415
catarre 99
causa 26
causale behandeling 26
CBG 143
cefalosporinen 188
cellulaire
   –, component 96, 101
   –, reactie 107
   –, stressreactie 31
celwand 59
centraalveneuze bloeddruk 242
centrale cyanose 288
cerebro vasculair accident 378
chemische
   –, ontsteking 203
   –, pijnprikkel 383
   –, temperatuurregulatie 313
   –, ziekteoorzaken 29
chemoreceptorprikkelzone 328, 330
chemotactische factoren 97
chemotherapeutica 87
chemotherapie 131, 133
cheyne-stokes-ademhaling 246, 305, 417
   –, oorzaken 305
chinolonen 191
chirurgie 131

chlooramfenicol 189
chronische
 —, diarree 340
 —, ontsteking 100
 —, ziekte 25
cilinders 364
circulatieverslechtering 417
clinical trials 147
Clostridium tetani 60
clusterhoofdpijn 388
CMV-overdracht 206
co-analgetica 182
coli-bacil 60
collaps 265
College ter Beoordeling van
 Geneesmiddelen 143
colloïden 202
colloïdosmotische druk 256
coloscopie 53
coma 392
 —, oorzaken 393
commensale flora 82, 93
community acquired pneumonia 309
compleet CVA 379
complementbindingssysteem 96
complicatie 25
computertomografie 45
conditie 26
congenitaal 27
constitutie 26
constitutioneel eczeem 216
contactdermatitis 107
contacteczeem 217
contactlaxantia 345
contaminatie 81
continue koorts 318
contractiliteit 240
contractuurvorming 221
contusie 219
convectie 312
convulsies 380
corticosteroïden 221
coryza 298
COX 179
CPK 43
 —, -bb 43
 —, -mb 43
 —, -mm 43
creatininefosfokinase 43
crème 152
cryocoagulatie 219

cryoprecipitaat 207
CT-scan 45, 127
curatieve geneeskunde 35
cutaan 79
cutane toediening 153
CVA 378, 379
 —, bloedig 379
 —, niet-bloedige 379
cyanose 213, 286
 —, centrale 288
 —, perifere 289
cyclo-oxygenase 179
cyste 117, 118, 215
cystic fibrosis 303
cystoscopie 53
cytokinen 102
cytologisch onderzoek 128
cytomegalievirus 72
cytoplasma 59
cytoplasmamembraan 59
cytostatica 133, 221
 —, bijwerkingen 134
cytotoxische T-lymfocyten 102
darmepitheel, beschadigd 337
darmparalyse 367
Daroderm 85
débridement 221
decompensatio cordis 204, 240
 —, behandeling 247
decubitus 226, 228
 —, complicaties 229
 —, lokalisatie 229
 —, stadia 229
decubitusbevorderende factoren 227
defecatie, afwijkende 335
défense musculaire 366
deficiëntie van voedingsstoffen 221
dehydratie 86, 240, 315, 338, 342
depotpreparaat 187
derdegraads huidverbranding 222
dermatitis 215
 —, atopische 105
dermatomycosen 75
desinfectantia 87
desoxyhemoglobine 286
destructieve groei 116
determinant 101
diabetes insipidus 359
diabetes mellitus 220
diagnose, differentiële 40
diagnostiek 63, 73

–, serologische 66
diagnostisch proces 36
diapedese 97
diarree 334, 336
  –, acute 338
  –, behandeling 340
  –, chronische 340
  –, rottings- 336
differentiatie van het bloedbeeld 40
differentiële diagnose 40
digital vascular imaging 47
digitale substractie-angiografie 47
dikkedruppelpreparaat 76
diplokokken 63
directe besmetting 79
distributieve shock 268
diuretica 172
DNA
  –, -code 119
  –, -mutatie 113
  –, -probe 65
  –, -probe-techniek 73
Döderlein, staafjes van 94
dolor 99
dood
  –, absolute kenmerken 418
  –, biologische 418
  –, kenmerken 418
  –, klinisch 418
doofheid 396
doorbloeding, verminderde 244
doorligplek 226
Doppler-onderzoek 50
draaiduizeligheid 394
dragee 149
drager 79
druk
  –, colloïdosmotische 256
  –, hydrostatische 256
drukbelasting 226, 241
drukgolf 248
drukpijn 366
drukpols 250
druppelincontinentie 358
DSA 47
dubbelblind 147
duizeligheid 393
DVI 47
dynamische ileus 369
dysartrie 378
dysbacteriose 338

dysfagie 326
dysfonie 300
dyshidrotisch eczeem 217
dyspnée de repos 244
dyspnée d'effort 244
dyspnoe 244, 303
dysurie 357
E. coli 57, 60
ECG 55
echo 49
echoscopie 49
ectopisch prikkelcentrum 251
eczeem 215
EEG 55
eerstegraads huidverbranding 222
eerstehulpmaatregelen 223
eetlust, gebrek aan 324
eierstokken 390
eiwitbalans, negatieve 221
eiwitsynthese van de bacterie 185
elektrische energie 28
elektrocardiogram 55
elektrocoagulatie 219
elektro-encefalogram 55
elektrografisch onderzoek 55
elektrolyten 238
elektrolytenverlies 333
elektromyogram 55
embolus 283
emesis 328
EMG 55
emmetropie 397
emotioneel braken 331
empyeem 100
emulsie 151
EMV-schaal 393
endemie 78
endogeen 220
endogene factoren 26, 27
endogene pijndemping 386
endomorfinen 386
endorfinen 175
endoscopisch onderzoek 51
endotoxinen 70
energie
  –, elektrische 28
  –, mechanische 27
  –, thermische 28
enkefalinen 386
Entamoeba histolytica 76
enteraal 79

enterale toediening 155
enteric-coatedtablet 149
Enterobacter, gramnegatieve 87
enterohepatische kringloop 349
entvloeistoffen 88
enzymen 42, 69
epidemie 78
epidemiologie 77
epilepsie 380
epistaxis 275
epstein-barr-virus 72
erfelijkheidsmateriaal 59
erosie 215
erysipelas 83
erytheem 215
erytrocyten 137
   –, verminderde aanmaak 277
erytrocytenconcentraat 207
erytrocytensuspensie 108
erytropoëse 276
Escherichia coli-bacterie 57
etiologie 26
etiologische factoren 26
etterige neusverkoudheid 82
exacerbatie 25
exantheem 215
exogeen 220
exogene factoren 26, 27
exogene pijndemping 387
exotoxinen 69
expiratoire stridor 304
exsudaat 99, 256
exsudatieve diarree 337
exsudatieve ontsteking 99
extremiteiten 244
facies hippocratica 417
factoren
   –, endogene 26, 27
   –, etiologische 26
   –, exogene 26, 27
Fallot, tetralogie van 288
familie-anamnese 37
fantoompijn 386
farmacodynamiek 163, 171
farmacokinetiek 161, 170
farmacotherapie bij ouderen 170
fecale incontinentie 336
fecaloïd braken 332
feces 335
fenomeen van Raynaud 289
FFP 207

fibrinolyse 281
fibroom 117
fimbriae 60
first-pass-effect 156
flagellaten 76
flagellen 60
flash burn 222
flatulentie 327
flauwte 265
flauwvallen 265
flebitis 87, 282
flebogram 45
Fleming 145
focale epilepsie 380
foetor ex ore 325
folliculitis 83, 84
forensische geneeskunde 418
fotodynamische therapie 136
fotosensibiliteit 190, 192
Frank-Starling, wet van 242, 251
Fresh Frozen Plasma 207
Friedrich, periode van 222
functieonderzoek 54
functio laesa 99
functionele ileus 369
   –, oorzaken 373
functionele incontinentie 359
functionele klachten 324
functionele proteïnurie 361
fundoscopie 54
fungi 59, 74
furunkels 84
fusieremmers 195
fybrinolytica 198
fysiologie 61
fysische temperatuurregulatie 313
fysische ziekteoorzaken 27
gammaglobulinen 102
gangreen 225
gastroscopie 52
gate control 385
Gauge 199
geconjugeerd bilirubine 348
gedifferentieerd tumorweefsel 115
geelzucht 346
gegeneraliseerde epilepsie 380
gekoppeld bilirubine 348
gele wond 222
gelegenheidsinfectie 111
geleiding, slechte 397
gelijkmatigheid, van pols 249

geneeskunde 33
 -, curatieve 35
 -, forensische 418
 -, palliatieve 36
 -, preventieve 35
geneeskunst 34
geneesmiddelen
 -, antibacteriële 183
 -, bacteriostatische 183
 -, excretie 161
geneeswijzen, alternatieve 34
generische naam 148
genetisch bepaald 27
genetische modificatie 146
geoxigeneerd Hb 286
gerechtelijke geneeskunde 418
gereduceerd Hb 286
geriatrie 414
gerontologie 414
gezondheid 23
gezwel, skirreus 120
gisten 59, 74
gistingsdiarree 336
glasgow-comaschaal 393
glaucoom 389
glijmiddelen 345
globusgevoel 326
glucosurie 42, 361, 362
goed gedifferentieerd tumorweefsel 115
gonokok 186
gordelroos 390
gramkleuring 63
gramnegatief 63
gramnegatieve Enterobacter 87
grampositief 63
grand mal 381
granulatieweefsel 220, 222
granulocytose 281
gray-syndroom 189
grote polsdruk 252
H5N1-virus 72
haarfollikel, ontstoken 83
haemarthros 275
haematemesis 275, 332
haematothorax 275
halsvenen, overvulling van 242
handelsnaam 148
haptenen 101
hartblock 250
hartfrequentie 240
hartglycosiden 172

hartminuutvolume 240, 257
hartritmestoornissen 248
Hb-bepaling 40
HCO_3/H_2CO_3-systeem 292
heat shock proteins 31
heesheid 300
hemangioom 117
hematocrietwaarde 40
hematogeen 79
hematogene metastasering 122, 123
hematologisch onderzoek 40
hematoom 275
hematurie 42, 275, 360
hemianopsie 378
hemiparese 376
hemiplegie 377
hemoglobine
 -, gereduceerd 286
 -, verminderde aanmaak 277
hemoglobinegehalte 40
hemolyse 108, 278
hemolytische transfusiereactie 208
hemoptoë 275, 302
heparine 198, 284
hepatische icterus 351
hernia hiatus esophagei 389
hernia incarcerata 370
herpes zoster 390
herpessimplexvirus 72
hersendood 418
hersenvliezen 387
Hibiscrub 85
hickmankatheter 200
hik 326
histamine 97, 104, 391
histocompatibiliteitsantigenen 110
histologisch onderzoek 128
hitteberoerte 318
hittekrampen 318
hiv, behandeling 194
HLA 102
 -, -klasse I 102
 -, -klasse II 102
 -, -systeem 110
Hodgkin, ziekte van 130
hoesten 301
hoestmiddelen 302
hoge ileus 372
hoge pH 293
homeostase 24, 291
hoofd, licht gevoel 395

hoofdpijn 387
hooikoorts 104
hordeolum 84
hormonale therapie 135
hormoon, antidiuretisch 239
huid, kleurveranderingen 213
huidreacties 66
huidverbranding 222
huidverwondingen 219
humane immunodeficiëntie virus,
  behandeling 194
humane leucocyt antigenen 102
humorale component 96, 101
Huntington, ziekte van 27
HVS 306
hyaliene cilinders 363
hydrostatische druk 256
hydrothorax 125, 244, 246
hyperalgesie 382
hypercapnie 294
hyperchroom 279
hypermetropie 397
hyperplasie 31, 114
hyperpnoe 305
hyperpyrexie 315
hypertensie 241, 261
  –, behandeling 264
  –, diagnose 263
  –, oorzaken 262
  –, primaire 262
  –, secundaire 262
hyperthermie 136, 315, 318
hyperthyreoïdie 341
hypertrofie 31, 114
hyperventilatie 296, 305
hyperventilatiesyndroom 306
hypochroom 279
hypodermoclyse 199
hypokaliëmie 172
hypopnoe 305
hypostatische pneumonie 308
hypotensie 264
  –, orthostatische 260, 266
hypoventilatie 305
hypovolemische shock 267
hypoxie 28, 220, 290
ichthammol 85
icterus 213, 250, 346
  –, hepatische 351
  –, posthepatische 349
  –, prehepatische 353

ideale wond 222
IGRT 133
ileumresectie 342
ileus 367, 369
  –, hoge 372
  –, lage 372
Image Guided Radiotherapie 133
imidazolen 193
immediate type-reactie 105
immobilisatie 282
immobiliteit 227
immuniteit
  –, kunstmatige actieve 89
  –, kunstmatige passieve 89
  –, natuurlijke actieve 89
  –, natuurlijke passieve 90
immunodeficiëntie 111
immunoglobulinen 89, 102
immunologie 58
immunopathologie 104
immunosuppressiva 86, 110
immunotherapie 136
immuunglobulinen 207
impetigo 82
implanteerbare katheters 200
IMRT 133
incidentie 78
incontinentie 358
incubatietijd 81
indirecte afweer 103
indirecte besmetting 79
inentingen 88
infectie 81, 97, 203
  –, opportune 111
  –, subklinische 79
infecties, nosocomiale 86
infectieziekten, relevante 78
infiltraat 99
infiltraatvorming 365
infiltratieve groei 116
infiltratieve ontsteking 99
infiltrerend 116
influenzavirus 72
infusie 199
infuusvloeistoffen 201
ingewandsgeluiden 327
insluitlichaampjes 31
inspanningsincontinentie 358
inspiratoire stridor 304
Intensity Modulated Radiotherapie 133
interferon 98

interferonen 96
interleukine 97
intermitterende koorts 318
intertrigo 218
intra-arteriële katheters 201
intramusculaire toediening 157
intrathecale toediening 158
intra-uterien device 155
intraveneuze toediening 157
invaginatie 369
inwendige
   –, afweer 94, 101
   –, bloedingen 272
   –, vochtbalans 239
ionenkanalen 164
irregulaire pols 251
irreversibele shock 266
ischemie 247
iso-enzymen 43
isotopen 48
IUD 155
jackson-aanvallen 381
jeugdpuistjes 144
jeuk 391
jong litteken 220
kanker 113
   –, behandeling van 131
   –, oorzaken 125
   –, prognose en verloop 137
   –, symptomen 127
karbunkel 84
katheter 199
   –, implanteerbaar 200
keelamandelen, ontstoken 82
keelontsteking 82
keloïdvorming 221
kernicterus 355
kernspinresonantie 50
kinderen, geneesmiddelen 169
Klebsiella 87
kleine polsdruk 252
kleuringstechniek 63
kleurveranderingen van de huid 213
klinisch dood 418
klinisch onderzoek
   –, fase I 147
   –, fase II 147
   –, fase III 147
   –, fase IV 148
kloon 102
knevelverband 273

Koch, Robert 58, 64
kok 63
koliekpijn 390
kolonisatie 82, 93
kolonisatieresistentiefactor 82
koolmonoxidevergiftiging 289
koorts 315, 317
koortstype 318
koortsverschijnselen 316
korrelcilinders 363
koude rilling 316
krentenbaard 82
kringloop, enterohepatische 349
kritische temperatuurverandering 318
kruisbesmetting 86
kruisinfectie 86
kruisresistentie 88, 168
kunstmatige actieve immuniteit 89
kunstmatige passieve immuniteit 89
kussmaul-ademhaling 306
laboratoriumonderzoek 40
lactasedeficiëntie 341
lactatieperiode, geneesmiddelen 169
lactodehydrogenase 43
lage ileus 372
lage pH 293
Lancefield 84
laparoscopie 54
laryngitis subglottica 304
laryngoscopie 54
latent oedeem 254
laxantia 173, 345
   –, misbruik van 341
laxeermiddelen 344
LDH 43
letaliteit 78
leukemie 117
leukocyten 96
leukocytose 97, 280
leukocyturie 361
leukopenie 280
leukotriënen 104
leverfunctietest 129
lichaamsbestraling, totale 132
lichamelijk onderzoek 37
licht gevoel in het hoofd 395
lijkstijfheid 419
lijkvlekken 419
linksdecompensatie 244
linksverschuiving in het witte bloedbeeld 281

lipoom 117
Lister 58
litteken
 –, jong 220
 –, oud 220
locopreparaat 148
lokale perfusie 135
lokale peritonitis 365
longaders 244
longembolie 284
longfunctieonderzoek 54
longoedeem 246
longontsteking 308
loopneus 298
loslaatpijn 366
luchtembolie 203
lymfe, belemmerde afvloed 257
lymfevaten 122
lymfocyten 97
lymfocytose 281
lymfoedeem 257
lymfogene metastasering 122
lymfogram 45
lytische temperatuurverandering 318
macrocytair 279
macrofaag 97
macroliden 190
macula 215
magnetic resonance imaging 50
malabsorptie 341
malaise 25, 101, 119
maligne tumor 118, 121
manifest oedeem 254
mantoux 59
mantoux-reactie 66, 107
Marcoumar 284
mastitis 84
MCH 275
MCHC 275
MCV 275
mean cellular hemoglobin 275
mean corpuscular volume 275
mechanische
 –, barrières 92
 –, energie 27
 –, ileus 369
 –, ontsteking 203
 –, prikkel 384
mediastinoscopie 54
medicatie, antimicrobiële 309
medisch model 34

medische microbiologie 57
medische voorgeschiedenis 37
medullair 120
melaena 335
melanoom 117
membraan 59
Menière, ziekte van 394
meningeoom 117
menorragie 275
merknaam 148
metabole
 –, acidose 295
 –, alkalose 296
 –, compensatie 294
metaplasie 31, 114
metastasen 116, 119
metastasering
 –, hematogene 123
 –, lymfogene 122
metastaseringswegen 122
metastasevorming 122
meteorismus 327
methyleenblauwkleuring 63
microangiopathie 225
microbiologie 57
 –, medische 57
microcytair 279
micrometastasen 134
microscopisch onderzoek 63
mictie 357
middenoorontsteking 82
middenrifsbreuk 389
midstream 363
migraine 388
misselijkheid 327
modificatie, genetische 146
moleculair opgeloste stoffen 239
monoklonale antilichamen 73
monotrichie 60
morbiditeit 78
morfine 175
mortaliteit 78
motorische afasie 378
MRI 50
MRSA 87, 184
mummificatie 225
mycosen 75
myopie 397
myxoedeem 214
nabelasting 240
NaCl 201

nagelriemontsteking 84
nasale toediening 154
nattend eczeem 215
natural killer cellen 96
natuurlijke
   –, actieve immuniteit 89
   –, afweer 94
   –, passieve immuniteit 90
   –, resistentie 88, 183
   –, voedingsbodem 64
nausea 327
necrose 225
nefrotisch syndroom 361
negatieve eiwitbalans 221
negatieve vochtbalans 240
negenoog 84
neoplasma 114
neurologische verschijnselen 375
neuronen, nocisensorische 384
neuropathie 225
neusbijholteontsteking 25, 82
niet-opioïde analgetica 178, 181
niet-steroïde anti-inflammatoire
   middelen 173
nitrietstick 362
NK-cellen 96, 102
nocisensorische neuronen 384
nocisensorische prikkels 383
nodulus 215
non-REM-slaap 403
normochroom 279
normocytair 279
nosocomiale infecties 86
nosocomiale pneumonie 309
NSAID 172, 173, 178, 203
nurse practitioner 35
nycturie 247
nystatine 193
obductie 44
obstipatie 334, 342
   –, behandeling 344
   –, complicaties 344
   –, oorzaken 343
obstructieve shock 269
obturerende trombose 284
occult bloed 335
octrooirecht 148
oculaire toediening 153
oedeem 214, 245
   –, cardiaal 244
   –, latent 254

–, manifest 254
oedeemvorming 254
oesofagoscopie 53
oesophagitis 333
ogen breken 419
oligurie, oorzaken 360
omloop 84
oncogeen 32, 113
oncologie 113
onderste luchtwegen 300
ondertemperatuur 315, 320
   –, behandeling 321
   –, symptomen 321
onderzoek
   –, bacterieel 69
   –, cytologisch 128
   –, elektrografisch 55
   –, endoscopisch 51
   –, hematologisch 40
   –, histologisch 128
   –, lichamelijk 37
   –, microscopisch 63
   –, op proefdieren 66
   –, pathologisch-anatomisch 44
   –, radiologisch 44
ongeconjugeerd bilirubine 348
ongedifferentieerd tumorweefsel 115
ongekoppeld bilirubine 348
ontbinding 420
ontsteking 97
   –, acute 100
   –, bacteriële 203
   –, chemische 203
   –, chronische 100
   –, exsudatieve 99
   –, infiltratieve 99
   –, mechanische 203
ontstekingsmediatoren 97
ontstekingsreactie 96
ontstekingssymptomen 99
ontstoken haarfollikel 83
ontstoken keelamandelen 82
oorzaken van hypertensie 262
oorzaken van kanker 125
opboeren 326
opgezette buik 327
opioïden 174
Opiumwet 177
opportune infectie 111
opsonisatie 97
orale anticoagulantia 145, 172

orale toediening 153, 155
orgaantransplantatie 110
orgaantransplantatiereactie 107
organische klachten 324
orthopnoe 246
orthostatische hypotensie 260, 266
orthostatische proteïnurie 361
osmose 239
osmotische diarree 337
osmotische laxantia 345
osteomyelitis 85
osteoom 117
otitis media 82
otoscopie 54
Otrivin 299
oud litteken 220
ouderdomsverschijnselen 412
ouderen 411
   –, farmacotherapie 170
   –, ziekten bij 414
ovaria 390
overgevoeligheidsreactie 104
   –, immediate type 104
   –, type I 104
   –, type III 106
overloopincontinentie 358
overvulling van de halsvenen 242
oxyhemoglobine 286
packed cells 137, 207, 280
palliatieve geneeskunde 36
palpatie 39
panaritium 84
pandemie 78
paniekaanval 407
papanicolaou-classificatie 303
papel 215
papilloom 117, 118
paralyse 375, 377
paraplegie 377
parenterale toediening 157
parese 375
paresthesieën 382
paronychium 84
pasta 152
Pasteur, Louis 58
pathofysiologie 27, 34
pathogenese 27
pathogeniteit 69
pathologisch-anatomisch onderzoek 44
pathologische basisreacties 31
PCR 65

PDS 324
penicilline 145, 186
perceptie, slechte 396
percussie 39
periode van Friedrich 222
peritoneale pijn 391
peritonitis 365
   –, oorzaken 367
peritrichie 60
pernicieuze anemie 110
petechiën 215
petit mal 381
PET-scan 127
Peyer, plaques van 93
pH 293
pH-regulatie 291
physician assistant 35
pijn 382
   –, herkenning 383
   –, in de borst 308
   –, pathofysiologie 383
   –, peritoneale 391
   –, psychogene factoren 386
pijnbehandeling, principes 182
pijndemping
   –, endogene 386
   –, exogene 387
pijndrempel 382
pijngevoel 228
pijnstillende middelen 387
pijntolerantiedrempel 382
pili 60
pitting oedeem 254
placebo 147
placebowerking 144
plaques van Peyer 93
plasmaconcentratie 161
plasmahalfwaardetijd 162
plasmavervangers 202
plasmide 59, 184
Plasmodia 76
pleurabladen 308
pleuritis 308
pneumonie 85, 308
   –, nosocomiale 309
poliep 117, 118
pollakisurie 357
pols
   –, gelijkmatige 251
   –, onregelmatige 251
polsdeficit 251

polsdruk
 –, grote 252
 –, kleine 252
polsfrequentie 249
polsgolf 248
polsregistratie 253
Polymerase Chain Reaction 65
polyurie, oorzaken 359
porte d'entrée 81
positieve vochtbalans 240
posthepatische icterus 349
PPSB 207
prehepatische icterus 353
preload 240
prevalentie 78
preventieve geneeskunde 35
prikkelbaredarmsyndroom 324
prikkelcentrum 251
prikkelhoest 301
prikkelingsverschijnselen 375
prikkels, nocisensorische 383
primaire hypertensie 262
primaire resistentie 183
principes bij pijnbehandeling 182
prodromata 25
productieve hoest 301
proefdieren, onderzoek op 66
prognose 26
projectielbraken 331, 332
prostaglandine 97, 104, 180
prostaglandinesyntheseremmers 178
proteaseremmers 194
proteïnurie 42, 361, 362
proto-oncogenen 32
protozoën 59, 76
protrombinecomplex 207
pruritus 391
pruritus senilis 391
pseudodiarree 336
pseudokroep 304
Pseudomonas 87
psoriasis 217
psychische gesteldheid, verandering van 418
psychomotore epilepsie 380
psychosomatische aandoeningen 30
pulsus
 –, alternans 252
 –, bigeminus 251
 –, celer 252
 –, durus 252

–, mollis 252
purulent 302
pustel 215
pusvorming 100
pyrosis 326, 334
pyurie 361
QBC-techniek 76
quarantaineplasma 205
RAAS 239
radicale resectie 131
radiofarmaca 133
radiologisch onderzoek 44
radiotherapie 131
Raynaud, fenomeen van 289
reactie
 –, allergische 108
 –, anafylactische 105
 –, bloedtransfusie- 108
 –, cellulaire 107
 –, immediate type 105
rechtsdecompensatie 242
rechute 25
recidief 25
recombinant-DNA-techniek 146
reconvalescentieperiode 25
rectaal toucher 39
rectoscopie 54
referred pain 247, 385, 391
reflexincontinentie 359
reflux 326, 334
refractiestoornissen 397
regelmaat, van pols 248
Registered Trademark 148
regulariteit 248
regurgitatie 334
reincultuur 64
relatie arts-patiënt 34
relatie gast-gastheer 57
relatieve bradycardie 253
relatieve tachycardie 253
relevante infectieziekten 78
remissie 25
remitterende koorts 318
REM-slaap 403
renine-angiotensine-aldosteronsysteem 239
repairvloeistoffen 201
resectie en bloc 131
residiënte flora 82
resistentie
 –, kruis- 88

-, natuurlijke 88, 183
-, verworven 88, 183
-, voorkomen van 185
resistentiebepaling 67
resistentieontwikkeling 86
respiratoire
 -, acidose 294
 -, alkalose 296
 -, insufficiëntie 294
retard-tablet 150
retentiebraken 332
retrograde amnesie 380
reverse-transcriptiedaseremmers 194
reversibele shock 266
Reye, syndroom van 180
rhinitis 298
rhinitis purulenta 82
Rhizopoda 76
rifamycinen 191
rigor mortis 419
rilling, koude 316
ring van Waldeyer 93
ritmestoornissen 248
Riva-Rocci 260
rode bloedlichaampjes, afbraak 278
rode wond 222
roken 221
röntgenfoto 44
röntgenkater 132
roodheid 99, 213
roos 217
rotting 420
rottingsdiarree 336
rubor 99
ructus 326
rumineren 334
S.
 -, aureus 84
 -, epidermidis 85
 -, hemolyticus 85
 -, pyogenes 83
 -, viridans 83
sachet 149
salicylaten 180
sanatio per primam 222
sanguinolent sputum 302
saprofyten 74
SARS-virus 72
satelliettumor 119, 122
scan 48
scheetje op het oog 84

schildwachtklieronderzoek 129
schimmels 59, 74
schuifkrachten 227
scintigrafie 48
 -, sentinel node 129
seborroïsch eczeem 217
secretoire diarree 337
secundaire hypertensie 262
sedimentonderzoek 363
sensibiliseren 106
sensorische afasie 378
sentinel node scintigrafie 129
sepsis 86
septische shock 268
sereuze holten 122
serologische diagnostiek 66
serotonine 391
serumziekte 106
shock 266
 -, behandeling 270
 -, cardiogene 268
 -, distributieve 268
 -, hypovolemische 267
 -, septische 268
 -, verschijnselen 269
singultus 326
sinusitis 82, 300
 -, verschijnselen 300
skirreus gezwel 120
slaapmiddel 408
slaapstoornis 406
slaapwandelen 407
slecht onderhoud van weefsels 227
slecht zien 397
slechte geleiding 397
slechte perceptie 396
slechthorendheid 396
smalspectrum antibiotica 183
smetten van de huid 218
SND 129
somnolentie 392
soortelijke massa 362
sopor 392
spanning van de pols 252
spanningshoofdpijnen 389
spasticiteit 376
spataderen 282
speciële anamnese 37
specifieke verworven afweer 101
spierverslapping 417
spijsverteringskanaal 324, 330

spiril 63
spirocheet 63
sporenvorm 60
Sporozoa 76
sporthart 114, 250
sputum 302
sputum rufum 303
sputumonderzoek 303
sputumproductie 302
squama 215
staafjes van Döderlein 94
stadiumbepaling 129
stafylokok 63, 84, 87
stagering 129
Staphylococcus zie S. 184
steatorroe 336
steenpuist 84
sterven 417
stofnaam 148
stolling, verminderde 220
stollingsfactoren 196, 207
stollingsneiging 283
stoornissen in het bewustzijn 392
stopverffeces 336, 350
stopverfontlasting 350
straling 221
stralingsdermatitis 132
stralingsenergie 29
stralingspneumonie 132
strangurie 357
Streptococcus pneumoniae 310
streptokokken 63, 82
stress 221
stressincontinentie 358
stressreactie, cellulaire 31
stridor 304
stroma 120
stuwing 244
subcutane toediening 157
subfebriele temperatuur 315
subklinische infectie 79
sulfonamiden 191
superinfectie 101
suspensie 151
symbiose 57
symptomatische behandeling 35
symptomen
 –, objectieve 24
 –, subjectieve 24
symptoom 24
symptoomomkering 415
symptoomverarming 415

symptoomvermeerdering 415
syncope 265
 –, cardiale 266
syndroom 25
syndroom van Reye 180
synthetische voedingsbodem 64
systeemmycosen 75
systemische toediening 155
taaislijmziekte 303
tablet 149
tachycardie 249
 –, oorzaken 249
 –, relatieve 253
tachyfylaxie 167
tachypnoe 305
tamponziekte 84
tandenknarsen 407
teletherapie 132
temperatuur, subfebriele 315
temperatuurinversie 318
temperatuurregulatie 311, 313
temperatuurverandering 318
temperatuurverhoging
 –, oorzaken 315
 –, symptomen 316
temporale epilepsie 380
TENS 385
teratogeen 134
teratoom 117
tetanusbacil 60
tetracyclinen 189
tetralogie van Fallot 288
tetraplegie 377
therapeutische breedte 162
therapie
 –, fotodynamische 136
 –, hormonale 135
thermische energie 28
thermische prikkels 384
thoracoscopie 54
thorax, pijn in de 389
TIA 379
TNF-α 96
TNM-systeem 129
toediening
 –, cutane 153
 –, enteraal 155
 –, intramusculaire 157
 –, intrathecale 158
 –, intraveneuze 157
 –, nasale 154
 –, oculaire 153

–, orale 153, 155
–, parenterale 157
–, subcutane 157
–, systemische 155
–, vaginale 154
toedieningssysteem, transdermaal 150
tolerantie 167
tonisch-klonische aanvallen 381
tonsillitis 82
totale lichaamsbestraling 132
totale parenterale voeding 202
tourniquet 273
toxinen 69
Toxoplasma gondii 76
TPV 202
Trademark 148
transcutaneous electrical nerve stimulation 385
transdermaal toedieningssysteem 150
transfusie van plasma 207
transfusiereacties 208
transient ischaemic attack 379
transmissieroute 78, 79
transplantatie, orgaan- 110
transposonen 184
transsudaat 256
trauma 27
trekzalf 85
trendelenburg-houding 270
Treponema pallidum 186
Trichomonas vaginalis 76
trigeminusneuralgie 389
trilhaarepitheel 93
trombocytenaggregatie 180
trombocytenaggregatieremmers 196
trombocytenconcentraat 207
trombolytica 196, 198
trombose 281
 –, afsluitende 284
 –, obturerende 284
 –, verschijnselen 283
 –, wandstandige 284
trombosebevorderende factoren 282
trommelstokvingers 289
tryptase 104
TTS 150
tuberculinereactie 59
tuberculostatica 192
tumor 99, 114
 –, benigne 117
 –, eigenschappen van 120
 –, in situ 119

–, maligne 118
–, satelliet- 119, 122
tumoren
 –, benigne 121
 –, maligne 121
 –, namen van 117
tumorinductie 132
tumormarkers 128
tumornecrosefactoren a en b 96
tumorweefsel 115
 –, gedifferentieerd 115
 –, ongedifferentieerd 115
turgor 214
tweedegraads huidverbranding 222
type
 –, vena cava 123
 –, vena portae 123
 –, vena pulmonalis 123
ubiquitine 31
uitdroging 283
uitgestelde hemolytische reactie 209
uitvalsverschijnselen 375
uitwendige
 –, afweer 92
 –, bloedingen 272
 –, vochtbalans 239
ulcus 215
ulcus cruris 224
urethritis 357
urge-incontinentie 358
urine, routineonderzoek 361
urineretentie 359
vaatverwijdingsshock 268
vaccin 88
vaccinaties 88, 89
vaginaal toucher 40
vaginale toediening 154
varices 282
vasomotore rhinitis 299
vasovagaal syndroom 328
vasovagale collaps 265
vegetatieve verschijnselen 395
vena
 –, cava 123
 –, portae 123
 –, pulmonalis 123
veneuze bloeding 273
Venflonkatheter 199
verhoogde doorlaatbaarheid van de capillairen 256
verlies van zintuigfunctie 417
vermagering 325

verminderd gevoel 228
verminderde doorbloeding 244
verminderde stolling 220
verrucae vulgares 219
verschijnselen, vegetatieve 395
verstopte neus 298
verwardheid 246
verwondingen van de huid 219
verworven resistentie 88, 183
verzeping 293
verziendheid 397
verzuring 293
vesikel 215
vetontlasting 336
vibrio 63
vijfjaarsoverleving 137
viremie 73
virion 70
virulentie 69
virus
 –, cytomegalie- 72
 –, epstein barr- 72
 –, herpes simplex- 72
virussen 59
virustatica 194
viscerale pijn 390
vocht in sereuze holten 122
vochtbalans 240
 –, inwendige 239
 –, uitwendige 239
vochtigheid van de huid 227
voedingsallergieën 105
voedingsbodem
 –, natuurlijk 64
 –, synthetisch 64
voedselallergie 325
voedselintolerantie 325
vogelgriep 72
vol bloed 280
volledige incontinentie 359
volumebelasting 241
volvulus 369
vomeren 328
voorbelasting 240
voortplanting 62
vroegere anamnese 37
waarschijnlijkheidsdiagnose 40
Waldeyer, ring van 93
wandstandige trombose 283, 284
warmte 99
warmtestuwing 318

water- en zoutretentie 246
weefselcultures 73
weefseltypering 110
weerpijn 385
weerstand 91
weinig gedifferentieerd tumorweefsel 115
weivliezen 308
weke pols 252
Wet op de geneesmiddelenvoorziening 143
wet van Frank-Starling 242, 251
WGBO 35
witte bloedbeeld, linksverschuiving 281
witte bloedcellen 96
WOG 143
wondbehandeling 221
wondcomplicaties 221
wondexcisie 222
wondgenezing 219
wondinfectie 83, 84, 221
wondroos 83
wondstoornissen 220
wondtoilet 221
wratten 218
zalf 152
ziehl-neelsenkleuring 63
ziekenhuisinfecties 86
ziekte 23, 25
 –, acute 25
 –, chronische 25
 –, van Hodgkin 130
 –, van Huntington 27
 –, van Menière 394
ziektebeloop 25
ziekten bij ouderen 414
ziekteoorzaken
 –, biologische 30
 –, chemische 29
 –, fysische 27
 –, voortkomend uit voeding 30
zintuigfunctie, verlies van 417
Zovirax 73, 195
zuur-basenevenwicht 291, 293
zuurbranden 326
zwangerschap
 –, buitenbaarmoederlijke 272
 –, geneesmiddelen 168
zwangerschapsimmunisatie 107, 108
zwarte wond 222
zwelling 99, 114
zwelmiddelen 345

GPSR Compliance
The European Union's (EU) General Product Safety Regulation (GPSR) is a set of rules that requires consumer products to be safe and our obligations to ensure this.

If you have any concerns about our products, you can contact us on

ProductSafety@springernature.com

In case Publisher is established outside the EU, the EU authorized representative is:

Springer Nature Customer Service Center GmbH
Europaplatz 3
69115 Heidelberg, Germany

www.ingramcontent.com/pod-product-compliance
Ingram Content Group UK Ltd.
Pitfield, Milton Keynes, MK11 3LW, UK
UKHW062306230426
12049UKWH00005B/115